發現精油新大陸

印度古法
Attar 精油 經典

40種珍稀精油機密檔案
＋330種專業配方毫無保留全公開

Kenny賓至剛 &
EORDA顧問群 ——— 作者

作者序

發現精油新大陸探險隊與他們的故事

By 探險隊領隊 Kenny
香草魔法學苑創辦人，累積二十多年超過 3000 萬元以上的採購經驗

―――――― 緣起 ――――――

　　二十多年前開始接觸精油時，偶爾得知一些稀有神祕的藍蓮花、夜來香……也有精油，但是實在太貴太難找，也太不知名，因此從未試圖去蒐集。直到前幾年，有緣獲得一批品質驚為天人的 Attar 精油樣品，於是展開追尋之路。

　　整個歐美芳療界對獨產於印度的 Attar 精油是陌生的，全無資料，無從比對驗證，這就是一大關卡。印度的民族性風格也讓我吃足苦頭。舉個例子，剛開始找貨源時動用一切關係，找到一位在台灣開公司且經手進口貿易相關的印度商人，非常親切，每次看到我或是 Line 溝通都很熱誠，也很爽快的答應幫我聯絡，在印度也有公司據點可以處理一切出口業務。看似順利，但是每次問他都說：" Everything is fine, no worry." 但是就是沒進度，就這樣可以拖上半年。後來我也在別的窗口慢慢意識到「印度風格」，見面友善親切，回答問題都是搖頭晃腦，但是速度慢、一切都說 OK，但是給的樣品和後來的交貨又不一樣。這些都增加相當大的採購難度，更別提 Attar 本身就是很貴的精油，還有關稅與運費，可以說重重關卡。

　　好不容易掌握了主要的貨源，又遇到疫情。疫情對印度的打擊有多嚴重？這樣說吧！疫情的第一年內，我主要的聯絡窗口全都消失了，只好在疫情結束後重新出發。

　　當這些費心費力又費錢的過程熬過去之後，成果是豐碩且絢麗的。

　　就連多年資深的芳療師，都會驚嘆於在印度這個古文明大陸上，居然可以出產這麼多聞所未聞且品質獨特的精油，欣喜之餘，問題又來了……所有資料從缺。

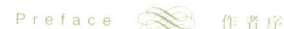

是的！Attar 這個存在上千年，幾十種獨特品種的精油，幾乎找不到任何解說資料。中文英文都沒有，硬要去 Google，只能找到零散片段、互相矛盾、莫衷一是的簡短說明，且多半是含糊不清的唬爛版。

這時候就要介紹 Attar 探險隊的其他成員出場了，也只有各有所長的專業團隊，才能解開千古之謎。（以下依照內容順序安排出場。）

―――― 專家出場 ――――

❖ 品香調香師：熊熊

本職是咖啡師，天生就對香味著迷的暖男。嗅覺是他的魔法天賦，閉上眼他可以從香氣描述出香氛小宇宙，並且帶領你進入，不管是前中後味的解析，還是不同場域的調香公式，熊熊可以開發出每種 Attar 的香味特質。就算你從未接觸過，也可以在他的品香過程感受到 Attar 本人。讀者可以在每種 Attar 的「香氣解析」中，享受到閱讀香味故事的樂趣。

❖ 脈輪冥想引領師：Vrksa

Attar 之珍貴，因其超越一般的精油。別忘了它源出印度，結合了阿育吠陀自然療法之精髓，因此在心靈能量層面更勝一般精油。Vrksa 十多年的修練，從瑜珈、脈輪冥想，到太極、光之療癒……已取得取得臼井靈氣三階治療師認證。

Vrksa 本身就是認證芳療師，之前也常應用精油於脈輪冥想，但是在接觸 Attar 後，發現它的心靈能量引領能更上一層，這也是 Attar 更高階的價值。在「精油脈輪冥想」中，讀者可以領悟每款 Attar 精油對應的脈輪能量，並且嘗試提升自己的心靈領域。

✤ 身心靈與水晶能量師：Joyce

目前為多年經驗的身心科護理長，專業背景為營養醫學、催眠師、NLP 執行師。長期專注於身心靈整合的療癒領域。在實務經驗中發現，當 Attar 精油與天然水晶的協同，可以更具像的傳達心靈能量。加上其本身持續在醫護界的臨床應用經驗，也提供了豐富的實例，這些都是精油專業領域的新創。讀者可以在「水晶能量解析」與「心靈功效實證」中，獲得這些獨創的心得。

✤ 芳療結合中西醫理專家：Cynthia

超過上百場的芳療課程，加上超過十年的中西藥局經驗，Cynthia 的特異功能就是多元跨界，並整合不同的領域，從中西藥理、精油化學、經絡中醫……出發，從而挖掘出 Attar 未知的應用領域。書中許多身心靈功效與配方，都是由她實驗開發並應用的。另外，Cynthia 也是經驗豐富的芳療講師，在我們引入並開發 Attar 的過程中，她也帶領一群樂於分享、互動的學員，共同提供豐富的經驗，因此本書才能有紮實的實作案例分享。

發現精油新大陸

本書介紹了四十種以 Attar 提煉法為主的精油。幾乎都是一般芳療精油介紹從缺的稀有陌生且珍貴的品種。

藍蓮花珍貴但少見，我們又找到粉蓮花、白蓮花，中醫藥材大名鼎鼎的藏紅花（番紅花），印蒿也有 Attar 精油，稀有高價且神祕的沉香，一般只知浸油但也有 Attar 純精油的金盞花，還有綠色的岩蘭草，以及鳳凰木、紅花緬梔、黃金團花……這些稀奇古怪的奇花異草，如果是喜愛精油本質的人，一定如獲至寶、心花怒放，這就是本書的發想由來。

Preface　作者序

　　每個人各有專長，從一開始的採購及品質認證，到成分分析、香味分析，再到應用角度與配方開發，都是全新的領域，也唯有團隊的每個人都全力以赴、無私奉獻，才能提供給讀者最大的收穫。

　　這四十種 Attar 精油神秘的面貌，第一次展現在精油愛好者的面前，希望您會喜歡，也歡迎您給我們指教。

請保留客觀性閱讀的空間

　　本書內容來源為作者群的心得與互動教學體驗、網路資料的蒐集、供應商的資料，我們並派專人至印度產地做直接的採訪調研，獲得第一手的圖文資料。內容務求真實客觀，Attar 雖然在印度是千年以上的應用歷史，但是直至今日都無統一的整理，甚至連每種精油的基本性狀、顏色、香味……都沒有固定的標準，「標準規格」對 Attar 來說實在是緣木求魚。

　　因此本書所提的 Attar 精油，以經過我們統一採購並且固定的特定來源為準。所有性狀描述皆由此參考，無法保證讀者自行查詢或是其他來源的精油能有一致性。對於其他來源的描述解說，我們皆以互相尊重的角度，保留讀者的思考空間，自行求證，以免陷入無謂的爭執。

Contents 目錄

作者序：發現精油新大陸探險隊與他們的故事 ——— 2
附錄：Attar 精油與 MBTI 人格活用術 ——— 353
索引：本書配方依功能性分類一覽表 ——— 359

Part 1 真正的精油之源 Attar

Chapter 1 一切精油的鼻祖 Attar

- 現代精油的起源 ——— 24
- 慢工細活的緩慢蒸餾法 Attar ——— 26
- Attar 精油的獨特與缺稀 ——— 31
- 用靈擺檢測精油能量 ——— 33
- Attar 精油有哪些特性？ ——— 36
- Attar 精油 FAQ ——— 39

Chapter 2 Attar 之都卡瑙傑

- 全印度獨一無二的據點 ——— 45
- Attar 精油追根溯源 ——— 47
- Attar 精油的提煉 ——— 49

Part 2 Attar 精油檔案解析

Chapter 3 大地精華唯春泥

- 春泥的提煉過程 ——— 55
- 春泥精油脈輪冥想：從海底輪擴散到七脈輪 ——— 56
- 春泥精油身心靈功效實證 ——— 57
- 春泥 Attar 精油推薦配方 ——— 61

香氛擴香配方 ——— 61
- 配方1：清新晨曦 61
- 配方2：平心靜氣 61
- 配方3：放輕鬆 61
- 配方4：淨化空間 62
- 配方5：靈活創意 62
- 配方6：美好友誼 62
- 配方7：浪漫感性 62
- 配方8：招財開運 62

按摩油保養配方 ——— 62
- 配方9：舒緩芳香 62

Contents 目錄

- 配方 10：滋潤 Q 彈 63
- 配方 11：青春活力 63
- 配方 12：幸福隨身 63
- 配方 13：一覺到天亮 63

Chapter 4 黃金貴妃金香木

- 金香木精油脈輪冥想：
  太陽神經叢輪　65
- 金香木與賽黃晶能量解析　66
- 金香木成分與功效解析　66
- 金香木精油身心靈功效實證　67
- 金香木 Attar 精油推薦配方　68
  - 按摩油保養配方　68
    - 配方 14：微笑拈花 68
    - 配方 15：幸福荷爾蒙 69
    - 配方 16：注入能量 69
    - 配方 17：呼吸暢通 69
    - 配方 18：泡澡放鬆沐浴鹽 70
    - 配方 19：能量提升沐浴凝膠 70
  - 香氛擴香配方　70
    - 配方 20：兒時鄉村 70
    - 配方 21：煥然一新 70
    - 配方 22：通行無阻 71
    - 配方 23：暢快呼吸 71

Chapter 5 迷情香妃晚香玉

- 晚香玉精油脈輪冥想：臍輪　73
- 晚香玉與橙方解石水晶能量解析　73
- 晚香玉成分與功效解析　75
- 晚香玉 Attar 精油推薦配方　77
  - 香氛擴香配方　77
    - 配方 24：夜幕低垂 77
    - 配方 25：寧靜家居 77
    - 配方 26：幸福假期 77
  - 精油香水配方　77
    - 配方 27：星光璀璨 77
    - 配方 28：魅惑之夜 78
    - 配方 29：安然入夢 78
  - 按摩油保養配方　78
    - 配方 30：夜來花語 78
    - 配方 31：活力奔放 79
    - 配方 32：百花輕撫 79
    - 配方 33：清風吹拂 79
    - 配方 34：神采飛揚 79

Chapter 6 知己佳人紅花緬梔

- 紅花緬梔精油脈輪冥想：心輪　81
- 紅花緬梔與粉紅碧璽水晶能量解析　82
- 紅花緬梔成分與功效解析　82
- 紅花緬梔 Attar 精油推薦配方　84
  - 按摩油保養配方　84
    - 配方 35：無痛一身輕 84
    - 配方 36：暢通無阻 84
    - 配方 37：深層保濕 84

- 配方 38：絕色佳人　85
- 配方 39：修護過敏　85
- 配方 40：舒緩燒曬傷　85

香氛擴香配方　85

- 配方 41：熱帶夢幻　85
- 配方 42：芬多森林　86
- 配方 43：安眠放鬆　86
- 配方 44：浪漫花園　86
- 配方 45：迷情幽夢　86
- 配方 46：深層放鬆　86

Chapter 7　清熱解毒金銀花

- 金銀花精油脈輪冥想：喉輪、太陽神經叢輪　89
- 金銀花成分與功效解析　90
- 金銀花 Attar 精油推薦配方　92

按摩油保養配方　92

- 配方 47：享受金銀　92
- 配方 48：提升免疫力　92
- 配方 49：清新醒腦　93
- 配方 50：心靈平衡　93

精華油保養配方　93

- 配方 51：容光煥發　93
- 配方 52：光彩耀眼　94
- 配方 53：凍齡女神　94

香氛擴香配方　95

- 配方 54：隨心所欲　95
- 配方 55：舒緩呼吸　95
- 配方 56：抗病毒　95
- 配方 57：金銀超能力　95

Chapter 8　潤肺宣氣印度百合

- 印度百合精油脈輪冥想：喉輪　97
- 印度百合與粉水晶能量解析　97
- 印度百合成分與功效解析　98
- 印度百合身心靈功效實證　99
- 印度百合 Attar 精油推薦配方　99

按摩油保養配方　99

- 配方 58：減壓放鬆　99
- 配方 59：提升情緒　100
- 配方 60：還我漂亮肌　100
- 配方 61：百合花床　100
- 配方 62：平衡荷爾蒙　100

香氛擴香配方　101

- 配方 63：情緒舒緩　101
- 配方 64：放鬆入睡　101
- 配方 65：溫暖浪漫　101
- 配方 66：清新提神　101
- 配方 67：溫馨安撫　101

Chapter 9　頂級藥材藏紅花

- 藏紅花精油脈輪冥想：臍輪　103
- 藏紅花精油與赤鐵礦水晶能量解析　103
- 藏紅花成分與功效分析　104
- 藏紅花 Attar 精油推薦配方　107

香氛擴香配方　107

- 配方 68：日出的第一道光芒 107
- 配方 69：漫步在山間小徑上 108
- 配方 70：花園中的搖椅 108
- 配方 71：深山中品嘗一口泉水 108
- 配方 72：微笑的夢 108

按摩油保養配方 109
- 配方 73：推動搖籃的手 109
- 配方 74：乾淨透亮 109
- 配方 75：一切如新 109

Chapter 10 鬆開枷鎖鳶尾花根

- 鳶尾花根精油脈輪冥想：頂輪至七脈輪 111
- 鳶尾花根與藍銅礦水晶能量解析 112
- 鳶尾花根成分與功效解析 112
- 鳶尾花根身心靈功效實證 114
- 鳶尾花根 Attar 精油推薦配方 115

按摩油保養配方 115
- 配方 76：靜夜安寧 115
- 配方 77：晨曦煥活 115
- 配方 78：永恆之美 115
- 配方 79：心靈淨土 116
- 配方 80：平衡之源 116

香氛擴香配方 116
- 配方 81：黃昏花園 116
- 配方 82：清新靈感 117
- 配方 83：夏日悠閒 117
- 配方 84：森林小屋 117
- 配方 85：浪漫今夜 117

Chapter 11 清新脫俗梔子花

- 梔子花精油脈輪冥想：臍輪 119
- 梔子花與月光石水晶能量解析 119
- 梔子花成分與功效解析 122
- 梔子花 Attar 精油推薦配方 122

精油香水配方 122
- 配方 86：華麗盛宴 122
- 配方 87：魅力情人 123
- 配方 88：公主夢境 123

按摩油保養配方 123
- 配方 89：好好愛自己 123
- 配方 90：活力充沛 124
- 配方 91：花間輕舞 124
- 配方 92：休養生息 124

香氛擴香配方 125
- 配方 93：晨曦花園 125
- 配方 94：夢幻森林 125
- 配方 95：寧靜禪院 125
- 配方 96：花漾悅魅 125
- 配方 97：冥想空間 125

Chapter 12 神之紋身指甲花

- 指甲花精油脈輪冥想：心輪 127
- 指甲花與扁平水晶能量解析 128
- 指甲花成分與功效解析 128
- 指甲花精油常見問題與解答 129

- 指甲花 Atatr 精油推薦配方 —— 131
  - 按摩油保養配方 —— 131
    - 配方 98：寧靜之息 131
    - 配方 99：活力復甦 131
    - 配方 100：絲滑潤澤 131
    - 配方 101：能量平衡 131
    - 配方 102：自在輕盈 132
  - 香氛擴香配方 —— 132
    - 配方 103：荒漠綠洲 132
    - 配方 104：月光花園 132
    - 配方 105：陽光檸檬茶 132
    - 配方 106：森林雨露 133
    - 配方 107：溫暖冬夜 133
    - 配方 108：清晨露珠 133
    - 配方 109：夜幕下的秘密 133

Chapter 13　愛與智慧黃金團花

- 黃金團花精油脈輪冥想：喉輪 —— 135
- 黃金團花與黃水晶能量解析 —— 136
- 黃金團花成分與功效解析 —— 136
- 黃金團花身心靈功效實證 —— 137
- 黃金團花 Attar 精油推薦配方 —— 138
  - 按摩油保養配方 —— 138
    - 配方 110：粉撲輕拂 138
    - 配方 111：提神醒腦 139
    - 配方 112：睡眠舒眠 139
    - 配方 113：東方美人 139
  - 香氛擴香配方 —— 140
    - 配方 114：午后陽光庭園 140
    - 配方 115：夏日森林的微風 140
    - 配方 116：花香滿溢的庭院 140
    - 配方 117：寧靜的夜晚 140
    - 配方 118：清新活力的早晨 141
    - 配方 119：浪漫的燭光晚餐 141
    - 配方 120：放鬆的 SPA 141
    - 配方 121：漫步在林間 141

Chapter 14　橘色能量金盞花

- 金盞花精油脈輪冥想：臍輪 —— 143
- 金盞花與綠幽靈水晶能量解析 —— 144
- 金盞花成分與功效解析 —— 145
- 金盞花 Attar 精油推薦配方 —— 148
  - 按摩油保養配方 —— 148
    - 配方 122：舒敏修護 148
    - 配方 123：透亮輕盈 148
    - 配方 124：平衡肌膚 148
    - 配方 125：溫柔呵護 149
    - 配方 126：肌膚水噹噹 149
    - 配方 127：美麗人生 149

Chapter 15　自在眞我鳳凰木

- 鳳凰木精油脈輪冥想：喉輪為主臍輪為輔 —— 151
- 鳳凰木與紅瑪瑙水晶能量解析 —— 152
- 鳳凰木成分與功效解析 —— 154
- 鳳凰木 Attar 精油推薦配方 —— 154

按摩油保養配方 ──── 154
- 配方 128：乾淨絕不妥協 154
- 配方 129：花香精靈 155
- 配方 130：留住青春 155

精油香水配方 ──── 155
- 配方 131：晚宴婚宴香氛
  ──優雅鳳凰 155
- 配方 132：約會性感香氛
  ──鳳凰之惑 156
- 配方 133：日常睡前香氛
  ──夜眠鳳凰 156

香氛擴香配方 ──── 156
- 配方 134：晨曦的輕語 156
- 配方 135：下午茶 157
- 配方 136：浪漫黃昏 157
- 配方 137：臥房中的鳳凰 157
- 配方 138：森呼吸 157

Chapter 16 煥然新生印蒿

- 印蒿精油脈輪冥想：心輪 ──── 159
- 印蒿與琥珀水晶能量解析 ──── 160
- 印蒿精油成分與功效解析 ──── 161
- 印蒿精油身心靈功效實證 ──── 161
- 印蒿 Attar 精油推薦配方 ──── 162

按摩油保養配方 ──── 162
- 配方 139：身心安頓 162
- 配方 140：活力回春 163
- 配方 141：美肌滋養 163
- 配方 142：脈輪平衡 163
- 配方 143：閃電充能 163

Part 3 Attar 精油家族大集合

Chapter 17 宛如貴婦藍蓮花

- 藍蓮花精油脈輪冥想：海底輪 ──── 167
- 藍蓮花與青金石水晶能量解析 ──── 167
- 藍蓮花成分與功效解析 ──── 168
- 藍蓮花精油身心靈功效實證 ──── 169
- 藍蓮花 Attar 精油推薦配方 ──── 171

按摩油保養配方 ──── 171
- 配方 144：睡蓮之心 171
- 配方 145：佛心滋潤 171
- 配方 146：神采飛揚 171
- 配方 147：情感平衡 172
- 配方 148：心智加分 172

香氛擴香配方 ──── 172
- 配方 149：夜幕藍蓮池 172
- 配方 150：清新能量在於晨 172
- 配方 151：心靈寧靜去煩躁 173
- 配方 152：古寺花園 173
- 配方 153：山林靈感 173
- 配方 154：創意之源 173
- 配方 155：愛的溫馨 173

Chapter 18 滿滿少女心粉蓮花

- 粉蓮花精油脈輪冥想：心輪 ──── 175
- 粉蓮花與紅紋石水晶能量解析 ──── 175
- 粉蓮花成分與功效解析 ──── 178

- 粉蓮花身心靈功效實證 —— 178
- 粉蓮花 Attar 精油推薦配方 —— 179
  - 按摩油保養配方 —— 179
    - 配方 156：來自遠方的祈福 179
    - 配方 157：安神平衡 179
    - 配方 158：活力提神 179
    - 配方 159：粉蓮佳人 180
    - 配方 160：粉蓮貴婦 180
  - 香氛擴香配方 —— 180
    - 配方 161：夢幻花園 180
    - 配方 162：清新森林 181
    - 配方 163：貴妃的臥房 181
    - 配方 164：陽光沙灘 181
    - 配方 165：靈感書房 181

Chapter 19 神聖療癒白蓮花

- 白蓮花精油脈輪冥想：喉輪以上 —— 183
- 白蓮花與透明水晶能量解析 —— 184
- 白蓮花成分與功效解析 —— 186
- 白蓮花身心靈功效實證 —— 187
- 白蓮花 Attar 精油推薦配方 —— 188
  - 按摩油保養配方 —— 188
    - 配方 166：夜夜好眠 188
    - 配方 167：氣質美人 189
    - 配方 168：悠閒從容 189
    - 配方 169：緩解疲勞 189
    - 配方 170：減壓生活禪 189
  - 香氛擴香配方 —— 189

- 配方 171：夢幻湖畔 189
- 配方 172：淨化清心 190
- 配方 173：靜謐寧靜 190
- 配方 174：柔情浪漫 190
- 配方 175：青草悠遊 190
- 配方 176：平和寧靜 190
- 配方 177：活力晨曦 191
- 配方 178：平衡和諧 191
- 配方 179：夏日花園 191
- 配方 180：溫馨之家 191

Chapter 20 頂級香氣麝香家族

- 有哪三種麝香？ —— 193
- 三種麝香精油脈輪冥想：海底輪 —— 197
- 麝香與水晶能量解析 —— 198
- 麝香精油功效解析與實證 —— 200
- 麝香 Attar 精油推薦配方 —— 203
  - 按摩油保養配方 —— 203
    - 配方 181：麝香寧神 203
    - 配方 182：晚安助眠 203
    - 配方 183：能量升級 203
    - 配方 184：溫暖放鬆 204
    - 配方 185：皮膚滋潤 204
  - 香氛擴香配方 —— 204
    - 配方 186：森林之夢 204
    - 配方 187：星光花園 204
    - 配方 188：清晨露珠 204
    - 配方 189：古典之夜 205
    - 配方 190：海洋微風 205
    - 配方 191：暖冬記憶 205

Chapter 21 精油之王茉莉家族

- 印度原產茉莉精油其他品種 —— 207
- 茉莉精油脈輪冥想 —— 211
- 茉莉精油能量冥想 —— 214
- 茉莉精油主要成分與功效 —— 217
- 茉莉精油身心靈應用實證 —— 218
- 四種獨特茉莉的特色與比較 —— 220
- 茉莉 Attar 精油推薦配方 —— 221

  精油香水配方 —— 221
  - 配方 192：夜色茉莉 221
  - 配方 193：知性文青 221
  - 配方 194：浪漫約會 222

  按摩油保養配方 —— 222
  - 配方 195：月光輕舞 222
  - 配方 196：元氣喚醒 222
  - 配方 197：花漾光彩 223
  - 配方 198：靈魂之窗 223
  - 配方 199：活力再生 223

  香氛擴香配方 —— 224
  - 配方 200：春日綻放 224
  - 配方 201：夏日清風 224
  - 配方 202：秋意濃情 224
  - 配方 203：冬季暖陽 224
  - 配方 204：晨曦微光 224
  - 配方 205：花語晚安 225
  - 配方 206：心靈休息站 225
  - 配方 207：本我對話 225
  - 配方 208：靈感旅者 225

Chapter 22 精油之后玫瑰家族

- Attar 古法和 Otto 玫瑰師出同門 —— 227
- 各種玫瑰精油品鑑 —— 232
- 玫瑰精油能量解析 —— 235
- 玫瑰精油功效解析與實證 —— 238
- 玫瑰精油的應用價值 —— 240
- 玫瑰 Attar 精油推薦配方 —— 240

  按摩油保養配方 —— 240
  - 配方 209：溫柔時光 240
  - 配方 210：玫瑰天堂 240
  - 配方 211：紓壓安神 241
  - 配方 212：幸福香氣 241
  - 配方 213：超越自我 241
  - 配方 214：宛若重生 241
  - 配方 215：海闊天空 241
  - 配方 216：輕鬆自在 242
  - 配方 217：迎向朝陽 242

  香氛擴香配方 —— 242
  - 配方 218：玫瑰閨蜜 242
  - 配方 219：睡前舒眠 243
  - 配方 220：溫柔的力量 243
  - 配方 221：浪漫氛圍 243
  - 配方 222：清新淨化 243
  - 配方 223：優雅女性 243
  - 配方 224：永遠的春天 243
  - 配方 225：靜思冥想 244
  - 配方 226：清爽夏日 244
  - 配方 227：溫暖冬陽 244
  - 配方 228：香氣交響曲 244
  - 配方 229：雲淡風輕 245
  - 配方 230：活力早晨 245

- 配方 231：浪漫夜晚 245

Chapter 23 獨一無二草香家族

- 美好青草香：綠香根草 ——— 247
- 綠香根草精油脈輪冥想：臍輪、心輪 ——— 247
- 綠香根草能量解析 ——— 248
- 綠香根草精油身心靈實證 ——— 249
- 綠香根草精油推薦配方 ——— 249

  精油香水配方 ——— 249
  - 配方 232：百搭室內香氛 249

  香氛擴香配方 ——— 250
  - 配方 233：如釋重負 250
  - 配方 234：自信滿滿 250
  - 配方 235：專心一意 250
  - 配方 236：安然入睡 250
  - 配方 237：無憂無慮 250

- 大地能量魂：綠岩蘭草 ——— 251
- 綠岩蘭草精油脈輪能量冥想：海底輪至臍輪 ——— 253
- 綠岩蘭草與赤鐵礦水晶能量解析 ——— 254
- 綠岩蘭草身心靈功效與實證 ——— 255
- 岩蘭草與香根草的差別 ——— 257
- 綠岩蘭草 Attar 精油推薦配方 ——— 257

  按摩油保養配方 ——— 258
  - 配方 238：大地能量 258

- 配方 239：日日幸福 258
- 配方 240：百花之吻 258
- 配方 241：身心平衡 258

  香氛擴香配方 ——— 259
  - 配方 242：溪頭日出 259
  - 配方 243：夜幕低垂 259
  - 配方 244：浪漫花園 259
  - 配方 245：心靈靜思 259
  - 配方 246：腦力激盪 259

Chapter 24 最神秘的乾焙家族

- 什麼是乾焙提煉 Choya？ ——— 261
- 最常用的三種 Choya 精油 ——— 263
- 乾焙家族精油脈輪冥想 ——— 265
- Choya 精油與水晶能量解析 ——— 267
- Choya 精油身心靈應用實例 ——— 270
- 乾焙乳香 Choya 精油推薦配方與用法 ——— 273
- 乾焙望天樹 Choya 精油推薦配方 274

  香氛擴香配方 ——— 275
  - 配方 247：令人放心的「老爸的味道」275
  - 配方 248：增強自信的「可依靠的肩膀」275
  - 配方 249：「山中古剎」上一炷香 275

- 乾焙貝殼 Choya 精油推薦配方 ——— 276

  香氛擴香配方 ——— 276

Contents 目錄

- 配方 250：海景套房的陽台 276
- 配方 251：海灘椰子樹下的吊床 277

按摩油保養配方 ———————— 277
- 配方 252：漫步心靈海灘 277
- 配方 253：海洋的溫柔撫觸 277

Chapter 25 世間頂香唯沉香

- 沉香不是沉香木 ———————— 279
- 沉香精油脈輪冥想：七脈輪 ——— 281
- 沉香精油與黑碧璽能量解析 ——— 282
- 沉香精油成分分析 ——————— 283
- 沉香的身心靈功效 ——————— 283
- 沉香精油實證心得 ——————— 284
- 沉香 Attar 精油推薦配方 ———— 286

按摩油保養配方 ———————— 286
- 配方 254：境隨心轉 286
- 配方 255：溫柔撫慰 286
- 配方 256：美好時光 287
- 配方 257：愉悅心情 287
- 配方 258：放鬆舒眠 287

香氛擴香配方 ————————— 288
- 配方 259：安寧之森 288
- 配方 260：夏日清新 288
- 配方 261：安逸之窩 288
- 配方 262：清晨活力 288
- 配方 263：情侶之夜 288
- 配方 264：靜心冥想 289
- 配方 265：春日花園 289
- 配方 266：森林之旅 289

Part 4 有魔法的香味：
印度特色複方 Attar 精油

Chapter 26 歲月打磨的琥珀

- 琥珀精油脈輪冥想：全身，特別是頂輪 ———————————— 293
- 琥珀精油與水晶能量解析 ——— 294
- 琥珀精油成分與功效 ————— 296
- 琥珀精油身心靈功效實證 ——— 297
- 琥珀 Attar 精油推薦配方 ——— 299

按摩油保養配方 ———————— 299
- 配方 267：放鬆紓壓 299
- 配方 268：清爽舒暢 299
- 配方 269：琥珀換膚 299
- 配方 270：情感平衡 300

香氛擴香配方 ————————— 300
- 配方 271：沉靜的琥珀之夜 300
- 配方 272：琥珀溫馨居家 300
- 配方 273：夢幻琥珀花園 301
- 配方 274：寧靜的琥珀森林 301
- 配方 275：琥珀之甜蜜誘惑 301

Chapter 27 印度獨家印度香

- 印度香精油脈輪冥想：全身 —— 303
- 印度香精油能量解析 ————— 304
- 印度香精油身心靈功效 ———— 305

- 印度香 Attar 精油推薦配方 —— 306
  - 按摩油保養配方 —— 306
    - 配方 276：暮光再生 306
    - 配方 277：心靈庇護 306
    - 配方 278：能量之輪 307
  - 香氛擴香配方 —— 307
    - 配方 279：正能量 307
    - 配方 280：順心如意 307
    - 配方 281：補中益氣 307

Chapter 28 幸福洋溢豐收果香

- 豐收果香精油脈輪冥想：臍輪 —— 309
- 豐收果香與太陽石水晶能量解析 —— 310
- 豐收果香的香氣與成分 —— 311
- 豐收果香身心靈應用實證 —— 312
- 豐收果香複方 Attar 精油推薦配方 —— 313
  - 按摩油保養配方 —— 313
    - 配方 282：擁抱快樂 313
    - 配方 283：幸福洋溢 313
    - 配方 284：清爽提神 313
    - 配方 285：平衡情緒 314
    - 配方 286：豁然開朗 314
  - 香氛擴香配方 —— 314
    - 配方 287：清新工作室 314
    - 配方 288：放鬆瑜伽 314
    - 配方 289：甜蜜浪漫 315
    - 配方 290：清新沐浴 315
    - 配方 291：安心入眠 315
    - 配方 292：秋日溫馨 315
    - 配方 293：歡愉加分題 315

Chapter 29 心靈饗宴七脈輪

- 七脈輪精油脈輪冥想：生命之樹 —— 317
- 七脈輪精油能量解析 —— 319
- 七脈輪複方 Attar 精油推薦配方 —— 320
  - 精油香水／香氛擴香配方 —— 320
    - 配方 294：魅力光環 320
    - 配方 295：欲望火焰 320
    - 配方 296：七脈輪的平衡 321
  - 按摩油保養配方 —— 321
    - 配方 297：瑜伽之光 321
    - 配方 298：靜心之息 322
    - 配方 299：心靈花園 322
    - 配方 300：平衡之源 323
    - 配方 301：煥然新生 323

Part 5 阿拉伯特色複方精油

Chapter 30 淨化神聖烏木香

- 低調奢華阿拉伯香 —— 327
- 烏木香精油脈輪冥想：眉心輪 —— 328

- 烏木香與舒俱徠能量解析 ——— 329
- 烏木香身心靈功效實證 ——— 331
- 烏木香 Attar 精油推薦配方 ——— 331
  香氛擴香配方 ——————— 331
  - 配方 302：黃昏幻境 331
  - 配方 303：靈感之林 332
  - 配方 304：天空之舞 332
  - 配方 305：夜幕迷情 332
  - 配方 306：溫暖柔情 332
  按摩油保養配方 ——————— 332
  - 配方 307：烏木療癒 332
  - 配方 308：提神活力 332
  - 配方 309：溫暖安定 333
  - 配方 310：舒爽清涼 333
  - 配方 311：煥膚一新 333

Chapter 31　真我男香伊斯蘭皇家

- Majmua 有何特性？ ——— 335
- 伊斯蘭皇家精油脈輪冥想：全身 ——— 336
- 伊斯蘭皇家精油能量解析 ——— 337
- 伊斯蘭皇家身心靈功效實證 ——— 339
- 伊斯蘭皇家 Attar 精油推薦配方 ——— 341
  精油香水配方 ——————— 341
  - 配方 312：私享時光 341
  - 配方 313：皇家盛宴 341
  - 配方 314：沙漠之夜 341

  按摩油保養配方 ——————— 342
  - 配方 315：皇家紓壓 342
  - 配方 316：回復元氣 342
  - 配方 317：伊斯蘭換膚術 343
  - 配方 318：全神貫注 343
  - 配方 319：全身暢通 343

Chapter 32　至高無上天堂花園

- 此香只應天堂有 ——— 345
- 天堂花園精油脈輪冥想：臍輪 ——— 346
- 天堂花園精油能量解析 ——— 347
- 天堂花園身心靈功效實證 ——— 349
- 天堂花園 Attar 精油推薦配方 ——— 349
  精油香水配方 ——————— 349
  - 配方 320：絕代風華 349
  - 配方 321：秘密花園 350
  - 配方 322：夜闌人靜 350
  - 配方 323：靈感泉源 350
  - 配方 324：甜蜜夢鄉 351
  按摩油保養配方 ——————— 351
  - 配方 325：月夜花語 351
  - 配方 326：晨曦曙光 351
  - 配方 327：花顏月貌 351
  - 配方 328：靈魂花園 352
  - 配方 329：絕不認輸 352
  - 配方 330：保養三效合一 352

ATTAR 精油全書

設計概念說明 1

1　每款精油的植物本人或精油家族、複方精油的具體長相。

2　每款精油的基本檔案，含中文、英文、拉丁學名、植物科屬與五行、性味、歸經等，快速清楚每款精油的特性與應用方式。

3　香氣賞析包含「香氣印象」與「香氣描述」，精準地描述每款精油的前中後調香氣。

4　每款精油的油色，可做為選購精油時的參考依據。

5　每款精油介紹3種香氣搭配方式，可快速理解精油的香氣應用。

6　每款精油的中文名稱。

7　每款精油的英文名稱。

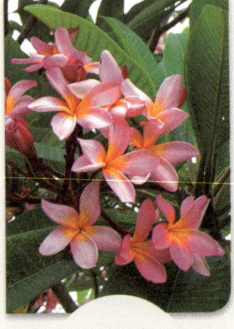

基本檔案
Data

中文別名	紅雞蛋花
英文俗稱	Frangipani
拉丁學名	*Plumeria*
植物科別	夾竹桃科
提煉法	印度古法 Attar
五　行	屬木
性　味	性涼、味甘、澀、苦
歸　經	肺、大腸經

FRANGIPANI

紅花緬梔

香氣銳度 ★★☆☆☆

香氣賞析
Aroma

* **香氣印象**
在少許陽光照射到的假山、流水處，和好友們品談天。

* **香氣描述**
首先撲鼻開嗅覺的，是一股清澀淡雅沖泡過的茶葉氣。細細品嘗後，可以發現似是桂花綠茶的氣味，幾分鐘後，濃醇的奶香陪同著花香，在鼻腔中飛舞並舞蹈著。像是在古色古香的茶館中，一邊欣賞庭曼妙舞姿的舞者表演，並同時將沖泡好的茗品入口中，再咬上一口奶油餅乾般的享受著。緊接著的重頭戲是，終忽即逝的紫羅蘭花朵倩麗身影，像在捉迷藏一樣，若有若無。不只把鼻腔帶往幽境，更因為這股若有似無的香氣，勾得人心癢。就像在這一刻，把我們的時間停住，讓我為她駐足在原地佇立，毫無防備的接受香氣，一波波的全面襲擊。更如紅緬梔花的花語一般，真實、信任、臣服，完全沒有保留的，把最美最原始的香氣，全盤托出給我們。

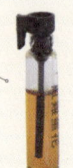

* **香氣搭配**
1　紅花緬梔＋快樂鼠尾草＋秀英茉莉→將香甜的茶感，小幅度有感的提升起來。
2　紅花緬梔＋琥珀＋藍蓮花→大幅度提升奶香感。
3　紅花緬梔＋岩蘭草＋春泥→創造當季花盛開時，站在緬梔花樹下的香氣感受。

80

18

Layout Instructions　設計概念說明

8　每款精油的香氣銳度，共分為 6 顆☆，★愈多，香氣銳度愈強，可做為配方參考。

CHAPTER　6

知己佳人｜紅花緬梔 ——— 9　每款精油的標題名稱與關鍵字。

紅花緬梔在東南亞特別是度假島嶼，是非常常見的庭院景觀植物，可以說看到它就想起度假與放空，但是親近它又會被它奶油花香彷彿能溶化內心，並帶來熱情與活力，彷彿偷情般的俏皮活力，那怕老僧入定的心也會心猿意馬。 ——— 10　每款精油的概念介紹。

紅花緬梔精油脈輪冥想：心輪

嗅吸冥想過程中，隨著紅花緬梔 Attar 精油充滿厚實的甜香味，自然感受到「心輪」能量鼓脹起來，成為一顆充飽氣的粉紅色氣球。接著熱情填滿內在，使表層鼓脹的光滑晶亮，填滿整個內心，補足消耗掉的能量與熱情。而氣球的表層之外，能量突破限制的圈，對外抱持著開放，卻也感受到盪出去的迴盪。折射回來的連翹，捕捉到每一個小小的期待，找到潛藏內心的不滅火種，像是一張撒出去的粉紅色網，向外擴張，不同溫柔淡雅的粉紅色調，亮麗、繽紛、輕快、雀悅遍及每一處。將你所喜愛的美好全部融合起來，使生命之河持續流動著，在心裡形成特有的美麗詩篇。

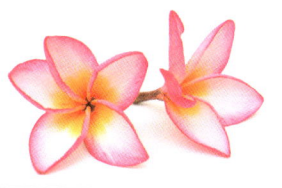

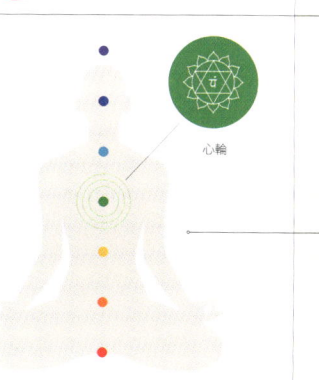

心輪

11　每款精油的七脈輪冥想位置。

12　每款精油的脈輪冥想位置示意圖。

81

19

ATTAR 精油全書

設計概念説明 2

1 | 每款按摩油配方的標題。

2 | 每款配方的編號，本書共介紹 330 款配方。

3 | 每款按摩油配方的內容，含精油名稱與滴數（用 d 表示）。如果沒有配方中的 Attar 精油，用一般的蒸餾精油或溶劑萃取的原精代替也可以。

4 | 每款按摩油配方的目的與功效，配方濃度為參考用，可依需求自行調整，或請教專業芳療師。

5 | 每款按摩油配方的適合對象，或適用的心情、時機與場所。

6 | 每款精油的按摩油推薦配方。

7 | 某一款按摩油配方調製後的照片示意圖。

紅花緬梔 Attar 精油推薦配方

 按摩油保養 ▸ 配方

配方 35

* 無痛一身輕

紅花緬梔 Attar 精油 4d ＋迷迭香精油 3d ＋薑精油 2d

・目的 / 功效：將以上配方用基底油稀釋成 5% 濃度，按摩肌肉與關節，可減輕肌肉和關節疼痛。

・適合對象 / 心情 / 時機 / 場所：季節變化引起的痠痛，運動傷害或是扭傷的疼痛。

配方 36

* 暢通無阻

紅花緬梔 Attar 精油 3d ＋薄荷精油 2d ＋薑精油 2d

・目的 / 功效：將以上精油用基底油稀釋成 5% 濃度，然後用指尖以順時針方向輕輕按摩腹部，可舒緩消化不適、腸道通暢。

・適合對象 / 心情 / 時機 / 場所：飯後 10 分鐘。

配方 37

* 深層保濕

紅花緬梔 Attar 精油 1d

・基底：乳霜 / 精華液 / 植物油（如椰子油、杏仁油或葡萄籽油）10ml

・目的 / 功效：紅花緬梔精油具有保濕和滋潤的特性，可以深層滋潤乾燥肌膚，增加皮膚的水分含量，使肌膚柔軟、光滑且有彈性。

・適合對象 / 心情 / 時機 / 場所：覺得皮膚乾燥時，每日沐浴後睡前。

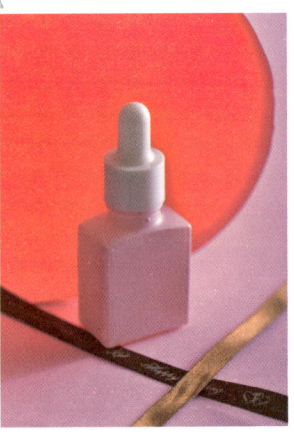

↑ 紅花緬梔精油可以深層滋潤乾燥肌膚，增加皮膚的水分含量，使肌膚柔軟、光滑且有彈性。

Layout Instructions　設計概念說明

* 絕色佳人 紅花緬梔 Attar 精油 1～2d ＋橙花精油 1d ＋薰衣草精油 1d • 基底：任一植物油 5ml • 目的/功效：紅花緬梔精油具有抗氧化和抗衰老的特性，可以減少皺紋和細紋出現。橙花精油和薰衣草精油也有助於促進皮膚的彈性和緊實度，維持青春。 • 適合對象/心情/時機/場所：一周兩次使用。 * 修護過敏 紅花緬梔 Attar 精油 2～3d • 基底：葵花籽油 10ml • 目的/功效：紅花緬梔精油擁有抗炎和舒緩的特性，可用於治療皮膚炎症和緩解過敏反應。葵花籽油則具有保護和滋養皮膚的功效。 • 適合對象/心情/時機/場所：季節性過敏不適，皮膚乾癢時。 * 舒緩燒曬傷 紅花緬梔 Attar 精油 3d ＋薰衣草精油 3d ＋洋甘菊精油 3d	• 基底：任一植物油 10ml • 目的/功效：紅花緬梔精油對於舒緩燒傷和曬傷具有鎮靜和消炎的效果。 • 適合對象/心情/時機/場所：曬後皮膚發紅時（如有灼傷需先處理鎮定）。 　香氛擴香　‧　配方 * 熱帶夢幻 紅花緬梔 Attar 精油 2d ＋檸檬香茅精油 2d ＋伊蘭伊蘭精油 1d ＋香草精油 1d • 目的/功效：營造一個放鬆且充滿熱帶放假風的氛圍。紅花緬梔獨特的熱帶花香結合檸檬草的清新提振和伊蘭與香草的甜美，營造出一個令人放鬆且心情愉悅的環境。 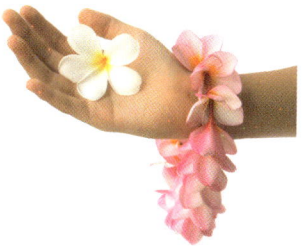 ↑緬梔香氣迷人，也是獻給印度神祇的供花之一。

8 每款精油的香氛擴香配方。請注意：香氛擴香配方也可以加入 95% 以上的酒精或香水酒精調製成精油香水，可依需求自行調整濃度。

9 每款香氛配方的標題。

10 每款香氛配方的內容，含精油名稱與滴數（用 d 表示）。如果沒有配方中的 Attar 精油，用一般的蒸餾精油或溶劑萃取的原精代替也可以。

11 每款香氛配方的目的與功效，配方濃度為參考用，可依需求自行調整，或請教專業芳療師。

Part 1

真正的精油之源 Attar

如何保存最精細的香味？如何抓住稍縱即逝的氣味？

有一個顯而易見但你一定無法回答的問題是：

泥土有味道嗎？雨水有味道嗎？當然有！例如乾旱已久，突然而來的一場大雨，地面彷彿冒著煙氣嘶嘶，你走到街上戶外，一定會聞到一種「乾裂後的滋潤」、「熱氣中帶著潮濕水氣」的味道，請問這種味道提煉得出來嗎？能保存起來嗎？電影《香水殺手》中那個嗅覺靈敏的香水天才問他師傅說：「破銅爛鐵的味道能提煉出來嗎？」師父說：「當然不能，你腦袋抽了！」

這一段在電影在原著中都是重要轉折，但是其實直到結束都沒有答案。大家包含你我都認為：「破銅爛鐵的味道當然不能提煉出來。」

其實是可以的。

像是晚香玉這種夜香型的植物只有晚上的香氣最飽和，如果提煉精油，是不是也是在晚上才香？顯然它的香味是有變化的，也不可能固定在花朵裡，那又該如何獲得真正的香味來源？

直到現在，任何其他的精油（包含各種精油提煉法）都是基於 Attar 精油提煉法的原理衍生出來的。所以我們要為你講述 Attar 精油的故事，包含它是怎麼來的？為什麼說它是「精油之源」？

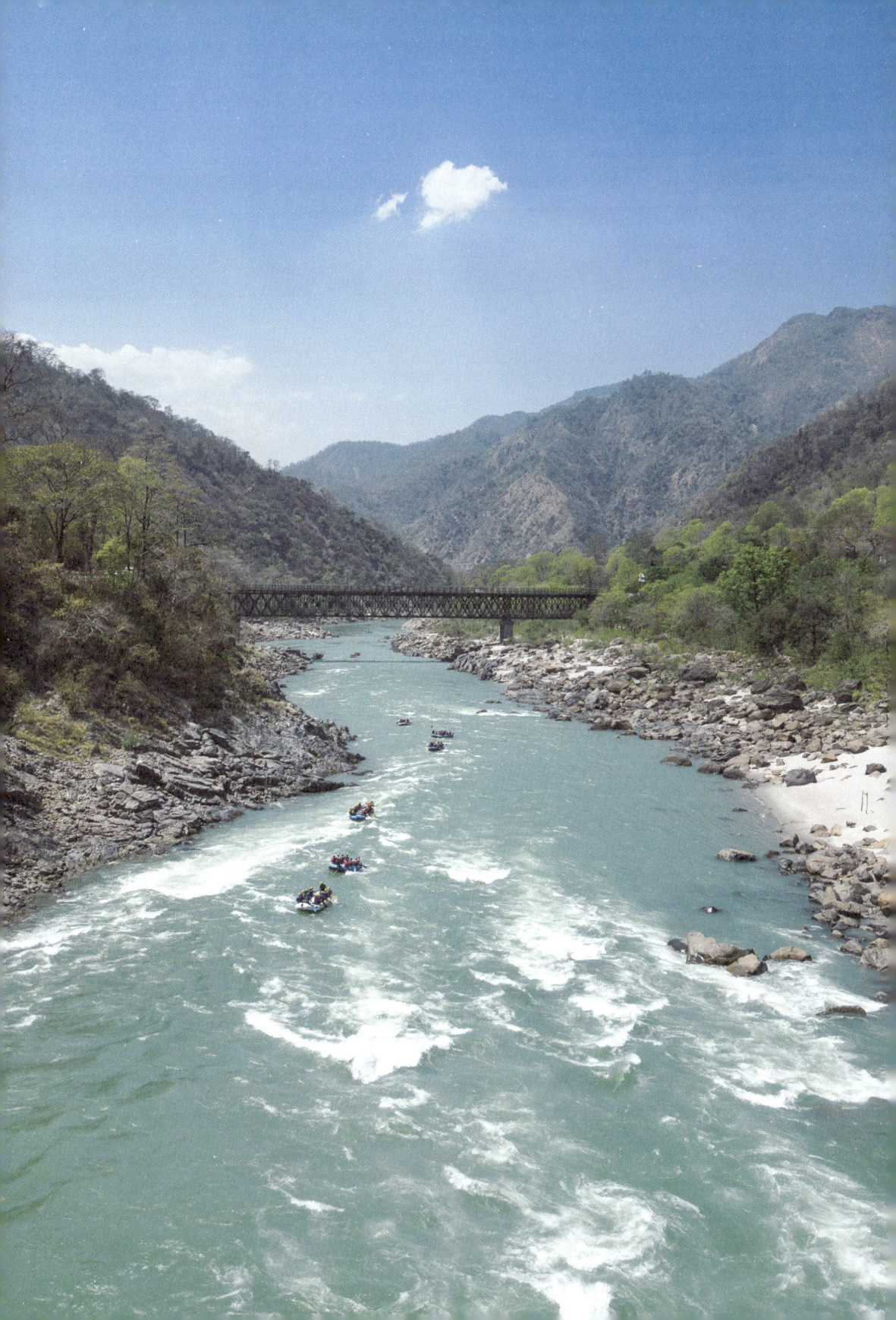

CHAPTER 1

一切精油的鼻祖 | Attar

從未聽說過其實存在已久的 Attar，音譯為「阿塔」，其實是一切精油的鼻祖。

人類開發出「香水」的概念是從古埃及時代，把香花植物碾碎與油混合，再用這種充滿香氣的油塗抹身體，這是最早的「香油」。雖然嚴格說來它不能算是「精油」，但即使如此，這也只限於貴族與僧侶階級才能接觸到的高級奢侈品。

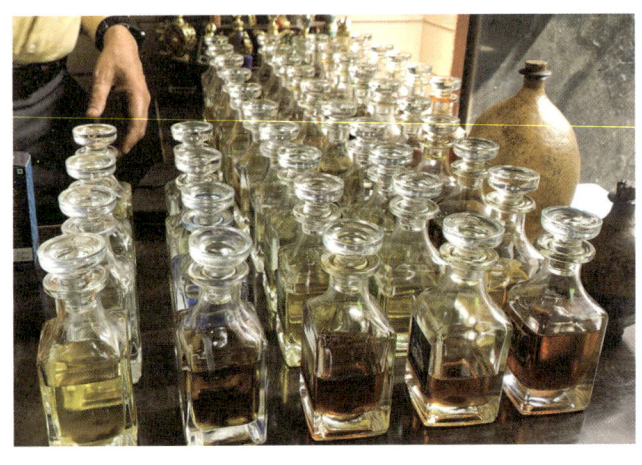

←印度商店裡陳列的 Attar 精油。

現代精油的起源

純度高的精油萃取以「蒸餾法」為主，一直到波斯帝國的伊本・西那（Avicenna）開發出把玫瑰用蒸餾的方式可以提煉出精油，這種更濃縮更精華的香精油是現代所有精油的最初版本，之後才有各種香草植物提煉各種精油，慢慢演變成如今你看到的這些精油及相對發展的芳香療法。

以上只是「歐美版」精油的故事，現在主流的芳療與精油，當然「言必稱歐美」。可是別忘了！最初版本的精油蒸餾法是伊斯蘭世界的波斯帝國的發明。從十世紀以來，精油發展的另一個方向，是往

PART 1　　真正的精油之源 Attar

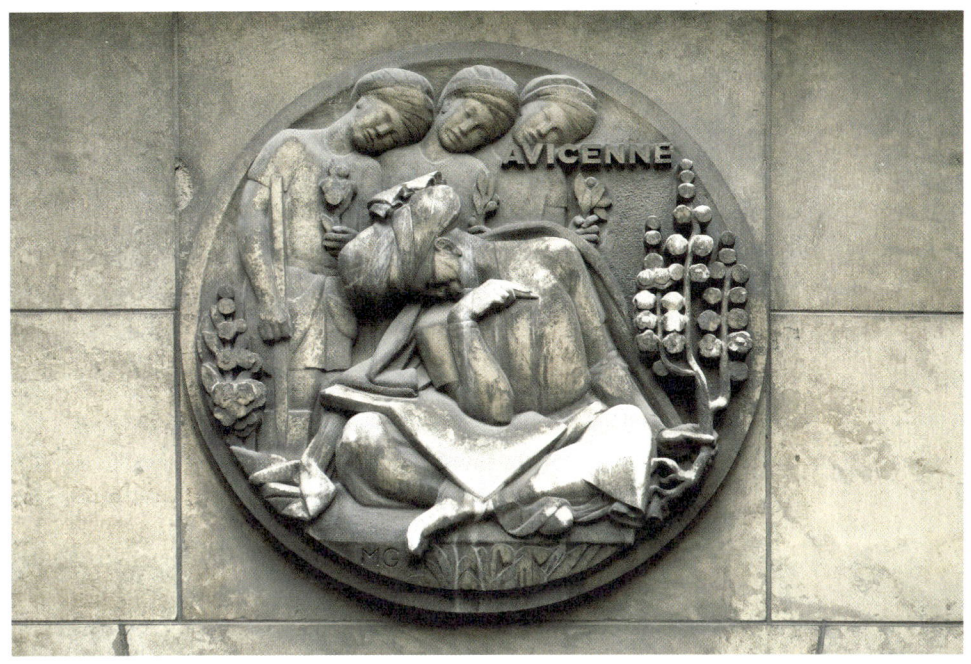

↑ 波斯帝國偉大的學者伊本・西那（Avicenna）。

東方、往整個伊斯蘭世界，往印度次大陸的精油發展，更是博大精深，而這就是 Attar 精油的典故。

當然這也是為什麼連一些資深的芳療師或精油愛好者都沒聽過 Attar 的原因。

我們的書名是《發現精油新大陸：印度古法 Attar 精油經典－－40 種珍稀精油機密檔案＋330 種專業配方毫無保留全公開》，就是指 Attar 是精油的古大陸，並著根於印度次大陸。而接下來就是一連串的驚奇探險。

來自波斯的 Attar

Attar 這個字源來自於波斯，是波斯語「香水」之意，印地語也稱為 ittar（伊塔）。Attar 精油是波斯傳來，茁壯於印度。目前印度小城「卡瑙傑」（Kannauj）受到印度法律《貿易知識產權協議》（TRIPS）協議中的地理標誌（GI）的保護。而 Kannauj 香水被列為印度政府通過的 1999 年地理標誌法案第 157 項。

也就是說，只有卡瑙傑所產的 Attar，才是正宗的 Attar 精油產地。

波斯帝國的玫瑰精油版圖

十世紀前後全盛時期的波斯帝國，或者我們稱為伊斯蘭世界，用現代的眼光來看，版圖可以從印度次大陸，一直到伊朗、伊拉克、敘利亞、土耳其，整個阿拉伯半島，一直到保加利亞。

我們不是來講歷史，只是點出一個事實——到現在為止，世界上主要的玫瑰精油產地從印度開始，到伊朗、土耳其、保加利亞，全部都是以產油量最多的大馬士革品種（又稱為突厥玫瑰），有著粉紅色多重花瓣為特徵。因為這些都是當年伊斯蘭領域下，波斯人研發的蒸餾法，玫瑰精油當然成為當時重要的經濟商品。

精油當然不只有玫瑰，但玫瑰精油的確是整個精油提煉的重點，那麼，精油又是怎麼到了印度成為 Attar 精油呢？

慢工細活的緩慢蒸餾法 Attar

全盛時期的波斯帝國也佔領了印度的北方，卡瑙傑正是當年印度笈多王朝與戒日王朝的皇宮首都。因此這種源自波斯的精油提煉技術，後來帶到印度的卡瑙傑，並且發揚光大改良成獨特的 Attar 提煉法。

Attar 萃取提煉法與蒸餾精油法非常相似，是將新鮮採集的花瓣，置入大銅鍋中，密封之後，只留出蒸氣導管，然後加溫銅鍋，讓花瓣中的精油蒸餾而出。

但是與一般蒸餾法不同的地方有兩點：

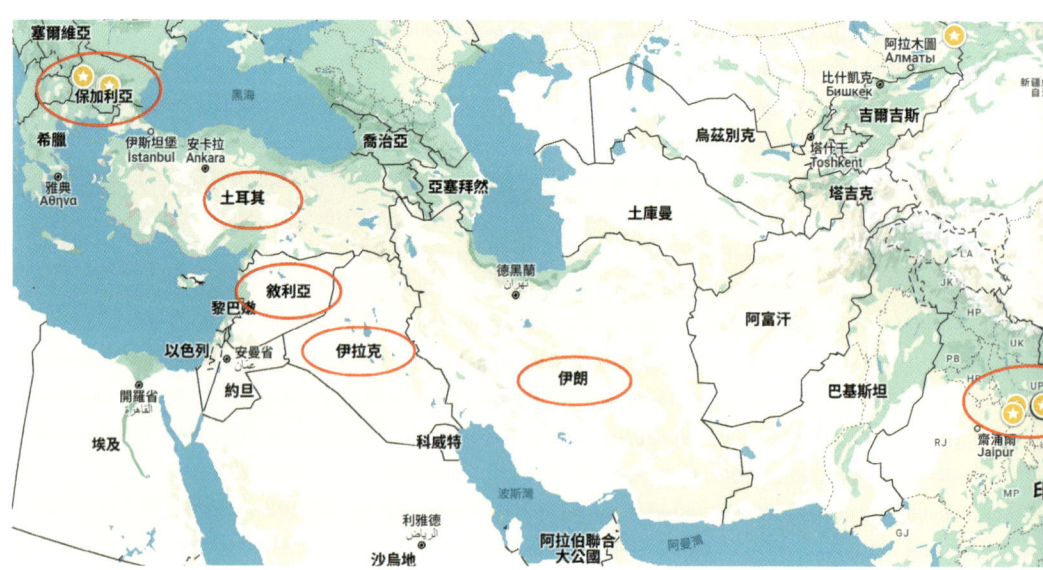

↑ 波斯帝國的玫瑰版圖，從印度次大陸，一直到伊朗、伊拉克、敘利亞、土耳其，整個阿拉伯半島，一直到保加利亞。

PART 1　真正的精油之源 Attar

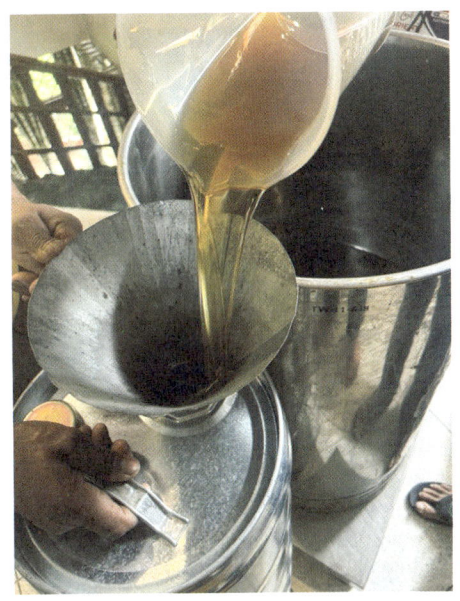
↑ 剛提煉好的檀香精油在分裝中。

第一、刻意的緩慢中溫蒸餾，所以 Attar 精油要大量長期的技術人力。

因為太高的溫度會把花朵的香味破壞掉，所以蒸餾的溫度不高，只能以小火慢燒，導致蒸餾的時間也比較長。專業的 Attar 蒸餾都在固定的蒸餾廠裡，溫度不能高也不能低，必須由熟練的師傅輪班看管，所以是一種需要大量人力、經驗、技術的專業，而蒸餾廠裡一次幾十個鍋爐同時開動，溫度很高，倍加辛苦。

第二、刻意用檀香底油吸附花朵香氣。

Attar 的目的是要蒐集最稀有最難取的香味。如果有看過電影《香水》的人應該記得，電影中主角想學收集香味的方法，所以才拜在香水師門下。香水師自己用的是蒸餾法提煉，所以擁有個大蒸鍋，主角就偷偷拿這個蒸鍋練習提煉卻失敗了。香水師說，真正最好的提煉方法在格拉斯，那裡才有酯吸法的技術，因此主角又跑到格拉斯去學習酯吸法。

其實香水師說錯了！因為他並不知道，在遙遠的東方印度，才存在著真正厲害、真正頂級的香味萃取法——那就是 Attar 精油提煉法。

因為印度人相信，花香非常難以捉摸，更難採集，所以一定要用穩定的樹脂類精油來蒐集才行。另有一說是花類精油是陰性、女性，所以要用陽性的精油與之陰陽調和，才能功德圓滿。

全世界只有印度才有這種優勢，因為印度的特產檀香，正是香味非常棒，完全能與花類精油調和，且在地取材容易，因此檀香精油當然是首選。

那麼如何使用呢？在冷卻收集壺裡，已經先放入如檀香之類的精油了。這樣蒸餾出來的花類精油香氣，首先會通過檀香

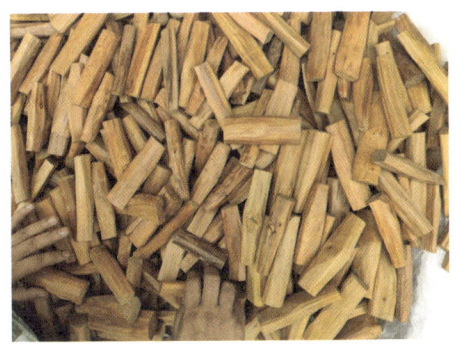
↑ Attar 精油刻意用檀香作為底油吸附香氣。

精油，並被檀香精油吸收與結合，成為花香與檀香的化合體。就這樣，經過更長期的蒸餾過程，以檀香為底香的精油，也飽和了撲鼻花香。

Attar 是香水與靈藥

波斯人、印度人、阿拉伯人……雖然是不同的種族，但是有兩點共同處。那就是：

- 他們都很喜歡香水。
- 他們都很有錢（貧富不均，財富集中在土豪與統治階級）。

從原來的蒸餾法，改良為 Attar 的緩慢蒸餾法，就可以發揮出 Attar 精油獨特的價值與魅力──也就是萬物皆可煉出香味，而針對市場的需求，這點相當重要。

以上所說的這些土豪皇家貴族，對香水的需求非常強烈，加上又有足夠的消費能力，Attar 精油早已是伊斯蘭世界及印度土豪大佬的必備。做為香水，Attar 比一般的香水更顯獨特，同時結合了各自的習俗與文化信仰，Attar 早已佔有不可或缺的角色。

在阿拉伯的習俗中，遠道而來的客人，風塵僕僕的下馬，最好的迎接禮，就是端上一盆飄著 Attar 精油的香水，客人沾取幾滴滴在額頭與身體上，藉以消除旅途疲勞與身上的塵土汗水味。

在印度，Attar 的使用更會搭配印度古法的阿育吠陀傳統醫學，以及七脈輪能量，在做冥想、瑜伽、宗教儀式，甚至日常都會把 Attar 當作香水也當作靈藥。

也因此，Attar 在印度以及伊斯蘭世界中，早已存在許久，被需要被使用很久。有時候你會被從身邊經過的阿拉伯人身上傳來一陣從來沒有聞過但又非常棒的香味驚嘆許久，或是有些朋友、瑜伽教練、對印度文化有興趣的同好，去印度玩的時候，帶回來一些從來沒聽過，但是香味獨特又迷人，也稱為精油的伴手禮，為之心動與好奇。

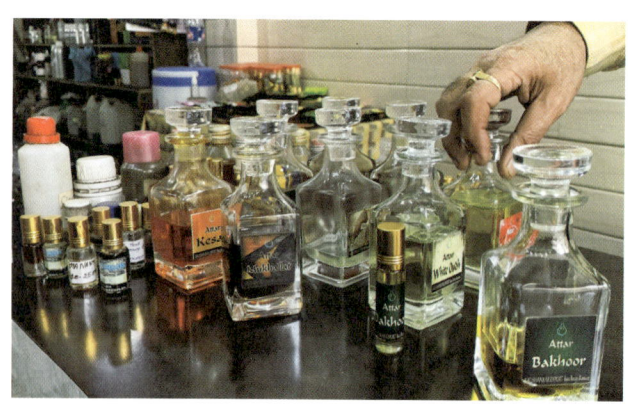

← Attar 精油比一般香水更獨特，同時結合各自的習俗與文化信仰，在印度更可當作香水與靈藥。

Attar 適合提煉珍稀花香

波斯傳來的蒸餾技術，加以印度特產的檀香與大量的人力，改良成 Attar 緩慢蒸餾法，只要在這鍋中的香味原料，用耐心慢慢提煉，都可以把香味保留在檀香油中，因此，印度的 Attar 師傅，就可以發揮無限的創意了。

稀有的植物可以提煉，例如在傳統的精油中，藍蓮花非常稀有，就可以用 Attar 提煉法。其他如金香木、紅花緬梔……都可以提煉 Attar 精油。

另外還有許多只有印度特產的香花草植物，例如印度麝香草、指甲花、印度香根草，還有太多太多外界根本不知道的香花草，都可以提煉 Attar。

光是茉莉在印度就有七、八種不同的品種，不同的香味。因為印度可是住著十幾億人口歷史悠久的「次大陸」，加上印度又是極度崇尚鮮花香味的文化。你可以看看寶萊塢印度影視片中，出現多少慶祝、敬神的典禮，用了多少鮮花，就知道當愛花如癡的印度人遇上什麼香味都可以提煉的 Attar，就可以玩出多少品種，多少香味！

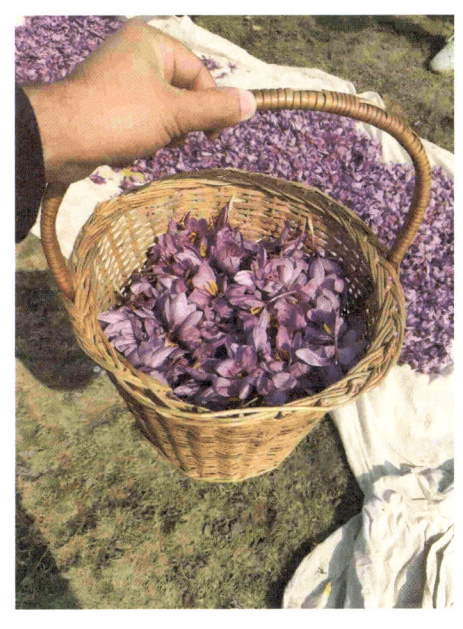
↑ 珍貴的藏紅花。

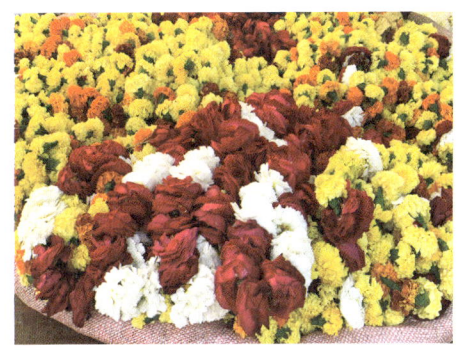
↑ 市場上的金盞菊。

Attar 提煉氣味與靈魂

印地語有個字「Ruh」可以翻譯為「靈魂」，也可以描述看不到但是聞得到的氣味。仔細想想，像「靈魂」、「脈輪能量」這些看不到但是能感覺它的存在，不正好與「香味」一樣？

所以這就要問：如果夜來香的花半夜開出撲鼻的香味，為什麼白天那些香味就沒了？顯然這些香味並不會永久存在花朵

中，也不是以固定的精油成分存在，不然，我們提煉精油就可以把這些香味收藏起來了。

「Ruh」代表了 Attar 提煉法的要義：把看不到但是聞得到的香氣用緩慢的中溫蒸餾方式，吸附在底油中，所以哪怕是沒有精油只有香味的各種對象，甚至不只是植物，都可以用 Attar 提煉法。

Attar 創意複方無限發揮

以上還只是用單方的角度來解釋，Attar 提煉還有複方。

也就是用來提煉的那一鍋花草原料，也可以是一鍋複方，多種原料以合適的比例添加下去，一起蒸餾出複雜的氣味，最後得油，這才是「印度文化」的特徵。

直到今日，印度許多專業技職都還維持著祖傳的特質，代代相傳。所以每個 Attar 提煉廠，每個 Attar 師傅，都有其獨家的「祖傳特調」配方。每一家 Attar 供應商的 Attar 精油，雖然名稱一樣，但是香味與成分都不一樣，各有其考究。

更奇妙的 Choya 乾焙提煉

如果說 Attar 是印度提煉精油古法中最稀有的，那「乾焙提煉」，又稱為無水提煉、破壞性蒸餾、直火提煉（Dry Distillation），可以說是更稀有的精油提煉法了。印地語 Choya 就是指這種提煉法提煉出的精油，目前主要有三種：Choya Loban、Choya Ral、Choya Nakh。對於深度精油迷來說，一定想知道這是什麼？有什麼獨特之處？

乾焙提煉印地語 Choya，據說是指提煉時專用的陶鍋，以區別於 Attar 提煉法用的 Deg 鍋，這種說法較為可性。

乾焙提煉的過程是，把要提煉的乾燥材料放入 Choya 鍋中，但是不加一滴水就直接加熱（所以也稱為直火提煉），並在上方瓶口處慢慢滴出深色的精油。最直接的說法就是，它不是蒸餾出來的（因為沒有水），而是被烤出來的。

為什麼印度人要發明這種奇怪的提煉法呢？

① 如果用水的蒸餾法，原料會與水先結合再提煉出來的，所得的精油成品就會有經過水的影響或改變。

② 用陶鍋而不用銅鍋的原因是，也不能讓

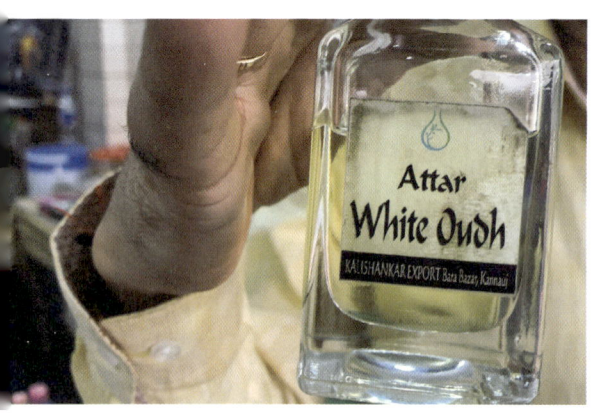

← 每一家 Attar 供應商的 Attar 精油都有自己的獨家秘方。

原料和銅產生反應。
③ 用這種特殊的萃取方式，是因為萃取的來源是有特殊定位的自然界產物，並且在印度用途也有特定的目的（祭祀／典禮／宗教儀式／阿育吠陀療法／印度水煙）。
④ 這種方法提煉出來的精油，因為沒有經過水的稀釋與緩衝，所以氣味都是強烈而直接，且可以用來捕捉更細微的特殊氣味，例如可以用香貝（當地人俗稱鱷魚的手指）提煉出鹹鹹的海風與乾燙的沙灘那種辛辣香味。

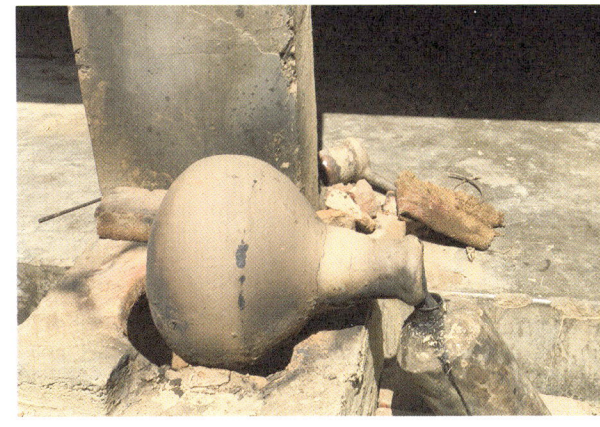
↑ 比 Attar 更奇妙的 Choya 提煉法。

Attar 精油的獨特與缺稀

當你開始接觸 Attar 精油時會發現，它已經遠超越「一般精油」，我指的是芳療師與市面常見的那些如薰衣草、迷迭香、花梨木、葡萄柚……的精油，把精油拉到更高的層次：香味更優美、香味更持久，在身心靈的表現上，提供更純正的植物能量，也更能與性靈與心理內在結合。

Attar 精油用「檀香」打造出天下第一香

你可以看到所有的資料都在告訴你花香非常脆弱難得，花香精油也一直是市面上珍貴少見的，因此 Attar 提煉法才會用檀香精油做為基底油，去吸附花香。

檀香是印度原生植物，也是印度特產。特別在英國殖民印度時期大量開採檀香木出口，輝煌一時，因此至今檀香還是以印度邁索爾的東印度檀香精油為極品。

那麼當檀香遇上花香呢？

所有人的第一個問題都是：檀香會不會蓋味？把花香掩蓋掉了？

請注意 Attar 提煉法是緩緩的用溫火把花香逼到檀香精油中，所以這個過程就在讓花香與檀香結合。理由是：檀香是最完美的後味也是最穩定的定香，因此這個過程會讓檀香精油本身產生變化、升級，在最脆弱的一刻安撫了受驚的花香，並與之結合。

想像一個畫面，戰火中受驚的絕世美女正惶惶不安的尋求新的安身之所，這時她遇到了英姿挺拔的大帥哥，大帥哥安撫她，手牽手一起走入夢幻花園，這種場景正好就是 Attar 精油提煉過程的擬人化。

Attar 貨源極不穩定

Attar 精油廠的廠長都說，同一批的玫瑰花瓣，就可能煉出重量不同、香味不同的 Attar，完全依賴師傅經驗值。因此市面的 Attar 精油的價格／品質從來都不是固定的，Attar 精油又多半來自印度鄉間。因此這就解釋了，為何一般人所能得到的 Attar 精油，大部分是個人零散小量的散貨或合購，且品質價格良莠不齊。

Attar 提煉完全依賴師傅經驗

想像你要滷一鍋肉，需 24 小時不間斷的滷好幾天，只能用小火，且在鍋爐間有幾十鍋要顧。那種高溫，正常人都待不了一分鐘而你卻要待好幾天，如果成功了，當然是價值連城的寶物；但如果失敗了，就是整鍋泡湯。你覺得這種師傅需要多高的經驗值？

更深刻的體驗是，2019 年底開始的全球性疫情，眾所周知印度是重災區，災情慘重到什麼程度呢？我原先聯繫的許多 Attar 精油廠，在疫情過後完全失聯，由此可見一斑。

另一個實際的問題是，這種嚴重依賴人工經驗與技術的提煉法，也會面臨工業競爭，難敵化學合成的對手，所以 Attar 精油的貨源也逐漸稀少而造成它的缺稀。

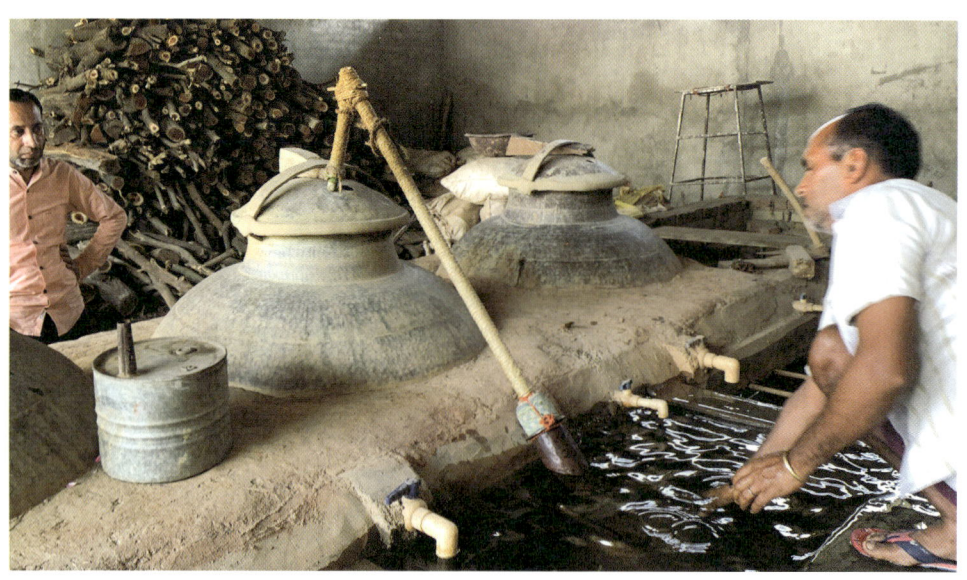

↑ Attar 精油提煉完全依賴師傅的經驗。

Attar 精油萬物皆可提煉香氣

因為 Attar 提煉原理是用檀香精油做定香來吸附氣味，因此任何有氣味的原料皆可用來提煉 Attar。如果看過電影《香水》，應該還記得主角一開始就是拿一堆破銅爛鐵想要提煉出香味，所以被師傅臭罵一頓，笑說：「這種氣味是萃取不出來的。」

那是因為他不知道 Attar。

想像一下，春天的濕泥，夏天的第一場雨有沒有氣味呢？其實是有的！

在 Attar 的萃取原料中，就有用泥做原料，因此得出非常特別的土香味。前面不是說到 Attar 精油一定是非常珍貴的高價材料才會提煉嗎？怎麼連泥土都拿來提煉？

你可以換一個角度想，就因為沒有人有辦法提煉出土香味，因此，是不是真正的土香味變得非常稀少？物以稀為貴，如果真有這種泥香 Attar（就是 Mitti Attar），肯定很貴也值得！

如何辨別 Attar 精油品質好壞？

❖ Attar 精油是用中溫經過長期緩慢提煉出來的，對香味的破壞最小，因此 Attar 的留香程度也最久，好的 Attar 精油可以留香十幾天都有尾韻，這會是鑑定 Attar 精油品質的關鍵。

❖ Attar 精油因為都是小量手工生產，所以量一定不大，且品種比較多。

❖ Attar 精油每一批都會不同，所以如果買到好的 Attar 精油，建議立刻對同一批多買些存起來，因為 Attar 精油特點就是，只要是密封狀態，Attar 精油可以存放很久（三年以上）。

❖ Attar 精油古法是用檀香精油為底，但檀香精油本身也是缺稀品且越來越貴，所以現在也會用其他的精油，如：岩蘭草做為底香精油，當然香味與價格也有差別。

用靈擺檢測精油能量

長久以來，能量被許多人感應，甚至可以自由使用。然而它也被許多人稱是「騙人」的，因為看不見也摸不著，所以，若能以相較科學的方式「看見」能量，是非常值得研究與探討，也能當作品質好壞及是否優良或衰退的參考依據。

有個非常棒，也非常好取得的工具之一，那就是——「靈擺」。

什麼是靈擺？

用一條細繩下吊一個特定的物體就是個靈擺。

不同的物體也有不同的特性，一般歸類為：

① 水晶靈擺：是最常見的靈擺，水晶因本身具有靈性和能量特性，可以幫助更好地接受訊息。

② **金屬靈擺**：通常用銅製成，具有強大的導電性和導磁性，適合用來檢查磁場和能量場。

③ **木頭靈擺**：由天然木材製成，具有溫暖、自然和平靜的能量，適合用來進行地理探測或土地療癒。

在此建議最好用水晶靈擺，有較好的能量感應與檢測。

靈擺入手後，最好先進行淨化消磁，放在自然光（溫和的陽光或是月光都可）幾小時或整晚就可。或是有其他水晶淨化的操作經驗也可以。

靈擺的原理

靈擺之所以會擺動，絕對不是所謂「靈」，而是反應與放大你的潛意識與能量的交流，並由手中的細繩與水晶擺錘放大，所以操作時，關注你的焦點（例如精油瓶）並企圖與之交流是很重要的，只要你能與你的精油對話，不但能更好的運用其他傳達給你的能量，也可以用靈擺清楚的感應能量的存在。

如何用靈擺量測精油能量

我們應用靈擺做成量測 Attar 精油能量的參考依據，不但有趣，而且更可以直接看得出來 Attar 精油在能量上先天即佔盡優勢，以下是量測的方式和準備用具：

準備工具與步驟：2 張紙、15 或 30 公分的尺、靈擺、精油。

① 準備一張白紙，中間畫一個小十字（當成放置精油和尺標的起點）。接著以十字為中心，左右各畫一條橫線後，由中間十字出發，向外延伸每 1 公分註記一次，並寫上數字。（圖 1）

② 準備另一張紙，將精油高度畫出來，並畫上橫線（精油瓶底與紙張邊線齊平；以 5ml Attar 精油為例，高度為 5 公分）。接著從橫線正中央，畫一個倒 T，圖上幾個黑點是為了確保線是直的。然後在精油高度線以上，每 2 公分畫一註記並寫上公分數。（圖 2）

③ 將第一張紙平放於桌面，第二張紙垂直站立，並將精油罐擺在十字上。以開始準備量測動作。（圖 3）

開始量測

① 量測前自己狀態的準備：請盡量準備好放鬆或放空的大腦（或自己做幾次呼吸），相較穩定的心理狀態（要於執行前進行冥想、靜坐、持咒等大家方便隨意），雙手可以甩動一下，再按揉幾下促使手臂肌肉放鬆（這麼做是因為身心狀態也是反映能量的體現，稍微梳理一下狀態，可以在測量時讓靈擺穩定性更高、保持中立狀態，並減少測試者能量干擾）。

② 開始握好靈擺，使之穩定靜止，並於離精油瓶蓋上約 1 公分處開始能量繞場旋

轉。這裡需注意一下，當開始旋轉起來，有可能會在某一個範圍持續旋轉幾圈後，再繼續擴大或縮小，故需等待它，直到確定範圍就是這麼大不太再改變，這時的數值才是準確的。（圖4～5）

③ 接著來量測高度，一樣於精油瓶蓋上約1公分處，開始先繞場旋轉，這時只要開始旋轉，就能漸漸往上拉提，每提一段停一下（每次提的高度約2～3公分，能依自己意思看要漸進拉提多少，主要是要辨別靈擺在哪樣的高度會因為能量而旋轉）。一旦靈擺開始停滯、左右搖晃、晃動幅度幾乎很小，能量高度就差不多是那個公分數了。

④ 量測結果：以 Attar 金香木精油為例：能量半徑約在 10.3 公分左右，高度約 18 公分。（圖6～9）

補充說明

能量感應因人而異。若比較敏感、能量感應力較強的人理解更深，例如能量可能有鈍、有圓滑、性質可能較輕盈鬆散、可能性質扎實飽滿。

量測半徑和高度僅能提供此精油散發出來的能量「範圍」，並無法直觀的表示範圍小等於能量小，因為它也能以集中而密集強大的方式呈現。

一般的精油，因其個別的植物本質不同，所能展現的能量也不同，但只有像是

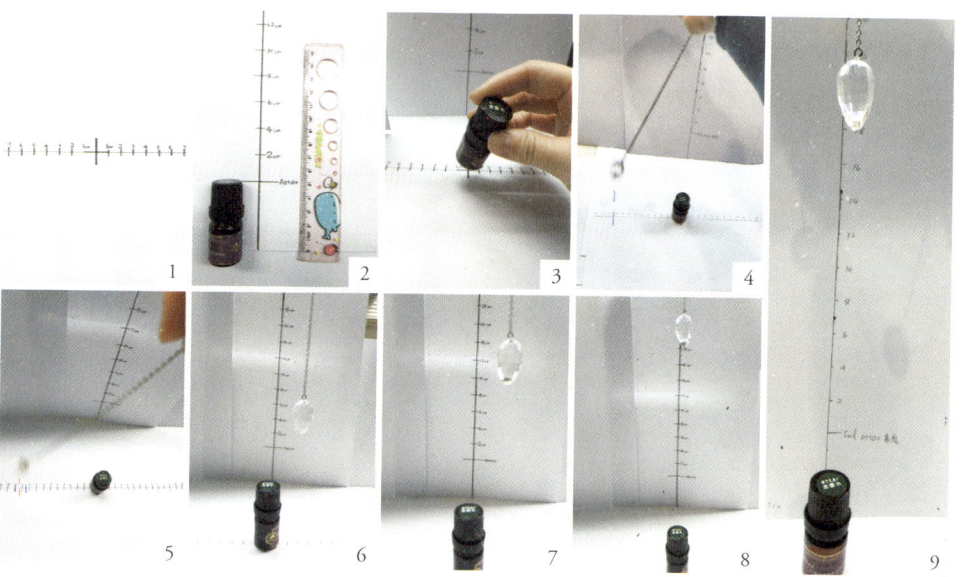

↑ 用靈擺可以測得精油的能量。

檀香、檜木……這類是由多年生的植物提煉，才會有較明顯的能量檢測。Attar 精油由於特殊的原材料，特殊的提煉方式，因此更能表現出植物能量的差異，在往後的介紹中，我們會不斷地提供各種實證範例，因此先了解靈擺這種簡易入手可操作的能量檢測的好方法，有助於你往後的 Attar 修煉之路，不妨將自己的精油拿出來一起實測看看吧！

Attar 精油有哪些特性？

想像一件事：用精油之神的檀香，融合珍貴稀有的花香，那是什麼香味？Attar 精油只提煉世間稀有香味，從沉香、金香木、晚香玉、粉蓮花，就算玫瑰、茉莉在 Attar 系統中都是入門款，就知道 Attar 的珍稀了，除了無敵的香味，Attar 還有什麼特點？

Attar 性狀非常穩定

Attar 精油是高濃度的植物精華，但是因為它是用檀香做基底，所以無刺激性，可直接接觸皮膚，且可長期保存，如果在密封不接觸空氣下，可以長期保存數年，且香味越陳越香（和檀香精油一樣的特性）。

因為 Attar 需費大量人工與師傅經驗值，因此 Attar 精油品質極不穩定，每一批精油會因材料、提煉的過程，以及許多人為的變數，得到的精油也不同。就算是同樣的 Attar 精油名稱，不同的工廠、不同的師傅，提煉出來也會有非常大的差別，所以如果遇到滿意的 Attar 精油，不用猶豫直接收藏起來。

Attar 能量極高

Attar 精油在小心呵護下才能取得最珍

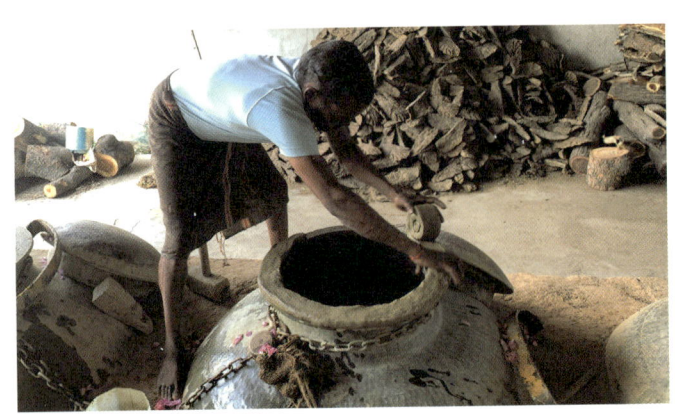

←Attar 需費大量人工與師傅經驗值，因此 Attar 精油品質極不穩定。

貴的花香，甚至連蒸餾的過程都是溫火慢工細活，就是怕破壞了細緻的花香成分，因此可以說是自然界最純粹的植物精華，未經破壞的原生態能量。加上又是用檀香這種本身能量極高的精油做定香，因此Attar精油的植物能量滿格也是名符其實。

而且做為Attar提煉用的這些植物，如檀香、金香木、沉香、蓮花不但都是印度的原產地，也是在宗教文化中頻繁出現的神聖屬性，印度本身又是諸多宗教的發源地，凡此總總，Attar精油對有信仰的族群、追求心靈層面的族群、精神態/能量態敏感的族群，都有莫大的啟發意義。

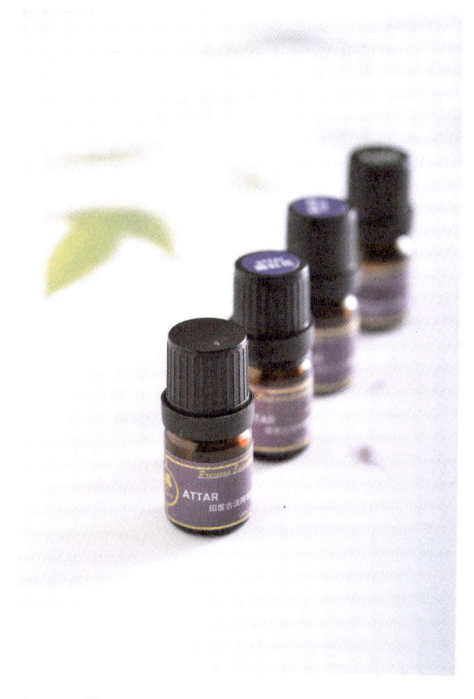

Attar精油可單獨當作香水使用

因為Attar的香味從前味到後味完整而獨立，留香度又超強，且能直接與皮膚結合，所以更划算且完全不浪費的Attar用法，就是當作香水。

如果以香水的等級來看Attar，就是留香度最高級的極品香水。注意喔！如果你是買市面上一般品牌香水，最高級也不過是濃香精，還是化學香精，說真的對身體健康並不太好。

而Attar精油，只要一滴，抹在你喜歡的身體部位，就可以享受這種從天然植物精華萃取出來的極致香味，源源不絕。Attar精油一抹在皮膚上，很快就被皮膚吸收，不用擔心它消失了，因為香味已經和你的皮膚結合。接下來至少一整天，你都會感

↑ Attar精油可單獨當作香水使用。

受到它帶給你那種自然能量的香味，香而不嗆，優雅的釋放出來。我們的經驗值是，如果你是對香味很容易共鳴的人，可以超過兩天！

一般人只要接觸過優質的Attar精油，就知道以上所言不虛。

Attar SPA：至高的享受

Attar精油也可以做為芳香療法的各種應用，並與其他精油、其他Attar精油搭配使用。

想像如果拿Attar精油做全身SPA按摩，

又是如何？你可以加到護膚品、按摩油裡，只要一點點就能很好的享受。從臉部到全身的保養用品，你都可以添加 Attar 精油，比例以 2～3% 為宜，不需太多，因為它的香味比一般的精油至少強五倍以上。

Attar 精油結合脈輪／心靈共鳴

Attar 既然是印度特有的珍品，當然可以和許多印度特有的宗教與文化結合。特別是風靡全球的「瑜伽」與「脈輪」（Chakra）更是相得益彰。

瑜伽中對於吐納氣息非常講究，如果在吐納中加以 Attar 精油的芳療輔助，是不是可以讓吐納的效果與感受更強烈？

脈輪理論把人由下而上分成七個脈輪，每個脈輪分別掌管人體的七個層面，例如最下面的海底輪主掌「免疫系統、新陳代謝」。Attar 精油在印度的醫藥中，也負擔了重要的配方來源，所以將 Attar 精油搭配七輪，更能彰顯印度醫學的要義。

「身病好治、心病難醫」，因為心病是心理上的、心靈上的弱點與缺陷，很難言喻更難發現，這種心靈上的能量補充最容易淪為玄學或是騙財把戲，而 Attar 精油正可以充分展現這種植物能量的輔助。

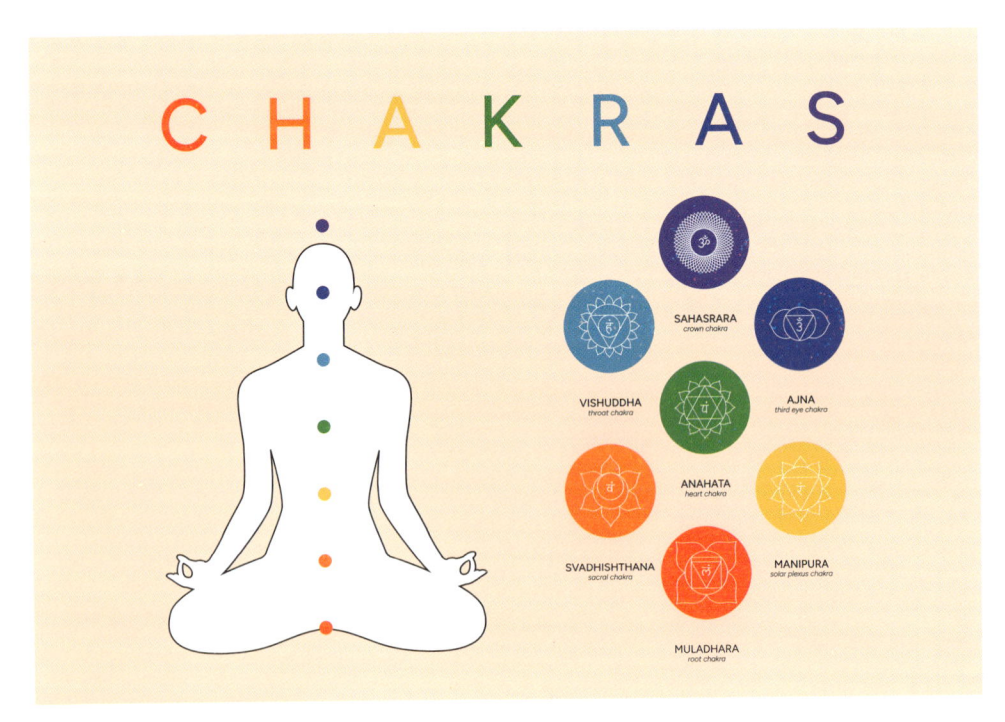

↑ Attar 精油可以結合脈輪與瑜珈。

說了這麼多，其實一瓶典藏級的Attar精油，聞香即是享受，就像一頓米其林頂級料理，或是一杯陳年佳釀，或是一首極動聽的優美旋律，或是絕世美女，這些不可言喻的感覺，都是種不可言喻的享受。

Attar精油FAQ

一、為什麼波斯發明的Attar精油，會在印度成為主流？

印度為全球第二大精油出口國，也是農業大國，精油本就是香草植物提煉的經濟產品，所以印度本就是重要的精油產地。

且印度也是許多香草香料植物與特殊香花的原產地，波斯帝國全盛時期的佔領地，以及其後的影響，涵蓋了阿拉伯、土耳其、伊拉克、伊朗……所有於今的伊斯蘭國家，甚至包含印度次大陸也是，只不過印度在脫離英國殖民統治後，將伊斯蘭教從印度教徒分離出去，成為今日的巴基斯坦及孟加拉，這也是兩國互看不爽的主因。

其實對歐美國家最知名的保加利亞奧圖玫瑰，其技術也是來自土耳其，奧圖玫瑰和Attar精油，系出同門，一個在歐洲趨之若鶩，一個深受中東以及印度人的喜愛，這都是其歷史典故。

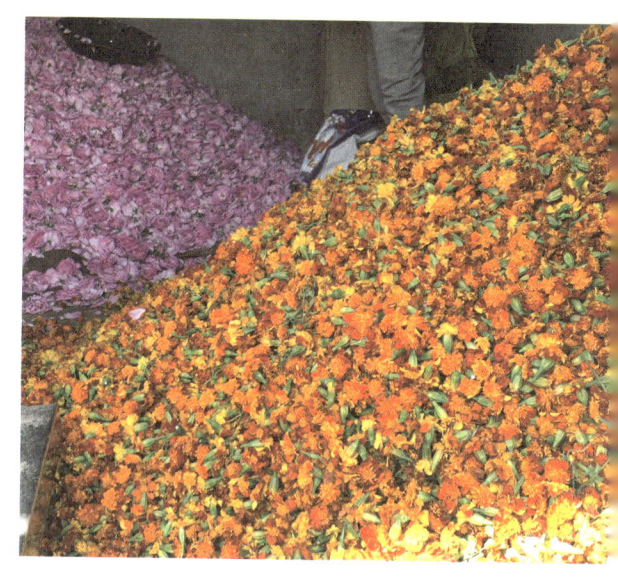

↑ 印度是許多香草香料植物與特殊香花的原產地。

二、Attar精油與一般精油有何差異？

要大量的人力，還要珍貴的檀香精油做底，全世界也只有印度才有地利與人力。Attar精油是印度古法提煉的精油，也是所有提煉精油的手法中最獨特珍貴的，因為Attar精油是為了最頂級的客戶需求：印度的皇家貴族，巨富土豪，提供最頂級的心靈享受。

對於從來沒有接觸過這種精油的玩家來說，Attar精油最特別的差異處有：
① 如果你是非常在乎香味，並追求心靈最高享受的香味。

因為Attar使用如檀香、岩蘭草等定香很強的精油做底，本身就有非常棒的後味

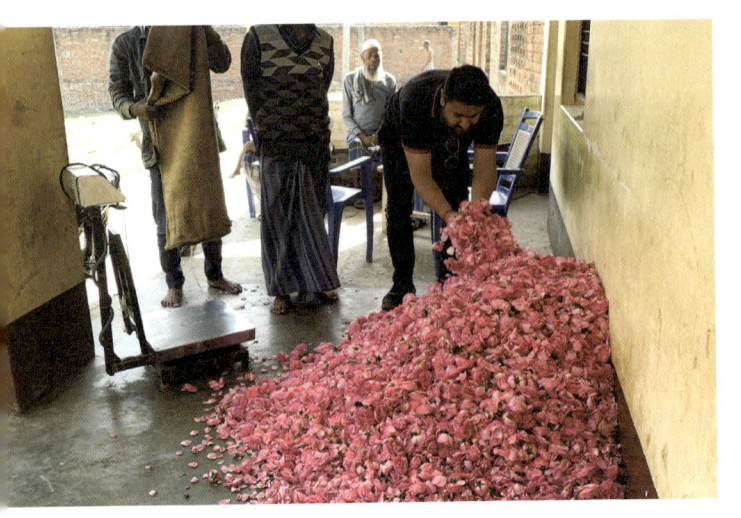

↑ 用 Attar 萃取法所得的玫瑰精油更有特色。

底香,加上在過程中溫和而逐漸的手法讓檀香精油與花香精油結合,因此 Attar 精油就成了香味的頂級藝術品,完美的呈現一種獨特的香味。這種精油的療效已經是心靈層次了,光是享受這種香味,就足以使你得到放鬆、滿足、喜悅、開竅等等無上的歡喜境界。

② 只有量小又珍貴,香味獨特的花香精油才會用 Attar 提煉法。

檀香本身已經是非常珍貴的精油,拿檀香來做底才能提煉的 Attar 精油,顯然比檀香更珍貴。因此也只有量小又珍貴的花類,才會考慮用 Attar 提煉法。

主要的 Attar 精油種類有:

❖ 蓮花類精油,又分為白蓮花、粉蓮花、藍蓮花三個主要品種。蓮花是優雅香氣的極致代表,蓮花香要提煉成精華,人間難得幾回聞。【編注:白蓮花與粉蓮花為山龍眼目 / 蓮科 / 蓮屬,藍蓮花正式名稱是「藍睡蓮」,為睡蓮目 / 睡蓮科 / 睡蓮屬,所以嚴格說來,前兩者與後者完全沒有任何親屬關係喔!】

❖ 玫瑰與茉莉,雖說已經有酯吸法及蒸餾法可以取精油,但是用 Attar 所得的玫瑰精油與茉莉精油,又別有一番特色。

❖ 夜來香、梔子花、晚香玉等等這些用傳統方式都無法取得足夠香味的花類,用 Attar 法就能完全還原其自然的香味。

❖ Shamama, hina……一些中文英文的資料都奇缺的精油名稱,正好就是某些複方 Attar 的特調,提供了獨特而迷人的香味與成分。

③ Attar 精油萃取過程依賴豐富的技術經驗值。

Attar 提煉過程比較長,全程需要有經驗的師傅隨時調整火力並控溫。這完全是經驗值的展現,就如同一位 Attar 精油廠老闆接受訪問時說:「這種工作環境非常辛苦,整個鍋爐間非常熱,且隨時要注意火候的調整,師傅們完全憑經驗,有時候只是加一塊濕毛巾在某個銅管的動作,但是就是這樣,每一批提煉出來的 Attar 油都不一樣,香味不一樣,甚至得油多少都不一樣,這完全是經驗。可惜的是,下一代已經沒有意願接班了……。」

三、什麼品種的精油才會用到 Attar 萃取呢？

檀香都已經這麼貴且不可多得了，能用得上檀香當作打底又要多花功夫的花類精油，都是世人少見且香味獨特的品種，像玫瑰 Attar，茉莉 Attar 只能算是入門品種，而粉蓮花、藍蓮花、藏紅花、雞蛋花、金香木、夜來香、金銀花、沉香……這些奇花珍草，都是用得上 Attar 精油提煉的對象，因為這些珍貴的花朵，也只有 Attar 萃取法才可能得油。

另外也有些量少而奇特的 Attar 品種，例如春泥是從挖出的河泥來做原料，提煉出土地精華與泥土芬芳，藏紅花是從全世界最貴也是有奇效的中藥材藏紅花做為原料提煉，其他如印度麝香草能模擬出麝香的香味，琥珀（其實是複方的藥材植物）提供近似厚重的樹脂芳香，發現 Attar 精油就像是發現精油的新大陸，一些傳說中從未接觸過的名稱，當你接觸聞到時，只有不斷地詫異與讚歎。

四、為什麼會有便宜的 Attar 精油？

Attar 精油價格昂貴且來源稀有，因此 Attar 愛好者在找尋時，也會找到一些便宜的精油也稱為是 attar，其實有幾個可能性：

① **來自民間自煉的 Attar 油。**

非正規的 Attar 專業廠或是專業師傅，因為 Attar 在香水界的名氣太大，常常供不應求，因此也有可能民間散戶會自煉 Attar 精油販賣。因為自煉的成本低自然價格便宜，但是品質不穩定，所以務必先驗貨確定品質以免上當。

② **不是用檀香做基底引味的 Attar。**

檀香價格太高，因此也有可能使用其他的材料做基底，可以使用的基底其實非常多，如岩蘭草、印度麝香草、乳香都可以。事實上，不同的基底用油也能得出不同的香氛，並無不妥，但是務必要講清楚是用什麼基底，畢竟這些和檀香精油的價格也差了一大截。

還有用 Paraffin（石蠟）做為基底的，那當然是最便宜的。總之這些差別也關係著價格 / 品質比。

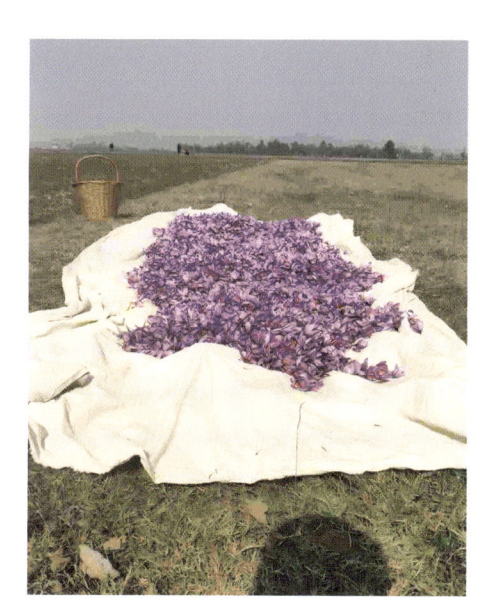

↑ 藏紅花是 Attar 精油從全世界最貴也是有奇效的中藥材藏紅花做為原料提煉。

五、為什麼一般芳療界都很少接觸到 Attar 精油？

芳香療法以歐洲為主，法國、德國、英國，乃至美國、紐澳，我們所有的知識與學習派系都以這些為來源，使用的精油也是以歐美能理解能接觸到的品種。對於精油入門者來說，最早的初淺觀念甚至認為精油要認定法國生產的，品牌也指定法國或是歐洲的，這種主觀意識，自然會排除其他的精油來源。

第二個原因是，文化歷史與宗教的背景。Attar 精油主要的市場在伊斯蘭國家與印度教國家，並與他們的宗教背景、文化信仰息息相關，這對於基督教及天主教的歐美國家來說，又是另一個隔閡。

第三則是印度本身並沒有針對 Attar 精油做系統性、科學性、邏輯性的整理。簡單的說，大家很難找到完整有系統的 Attar 精油資訊或是資料庫可供參考，就算有，也少見於英文或外界主要的文字流通。事實上，就算你去 google、維基百科或是 ChatGPT 等資料庫上搜尋，得到的答案很難得到頭緒，描述不清、簡略，說法不統一，都會讓想要接觸 Attar 精油的人，摸不到頭腦。

最直接的例子就是我們在找尋 Attar 精油一開始，吃足了苦頭，同樣的藍蓮花 Attar 精油，找了七、八家，給出了七、八種樣品，居然差別大到沒有類似的樣貌外觀，甚至香味都差別甚大。如果你同樣的方式找尋薰衣草精油，就算不同產地不同國家，也不可能出現如此巨大的差別。以上種種，算是我們在研究 Attar 精油的甘苦談，同時也理解，為什麼一般外人（非印度）想要理解研究 Attar 精油，會如此困難。

六、為什麼有些 Attar 的花草植物從來都沒聽過？

先要認識幾個前提：
① 印度是個非常大的次大陸，有 14 億人口，而且存在生活了上千年。
② 印度人是非常愛花的民族，你可以仔細想想你看過的印度電影，你會發現印度人撒花的程度遠超過任何其他國家。特別是與宗教儀式或是慶祝節日有關的活動。
③ 印度是個農業大國，全世界精油產量前兩名的大國。
④ 印度人喜歡吃重口味的飲食習慣，也造成更容易有體味，所以印度人用香水的機會也比誰都高，當然是有錢人才行。
⑤ 印度還是許多香草植物的原產地。

以上種種，都告訴你一個事實：印度盛產非常多而且是全球原生的花草植物品種，印度人又非常喜歡用花用香水，因此香花香草種植行業在印度是主流。例如光是玫瑰花主要生產就有四、五種，茉莉更是七、八種以上。我們理解的茉莉最多就是大花茉莉以及小花茉莉，你可能沒聽過還有爬藤茉莉、夜香茉莉、繡球茉莉、香水茉

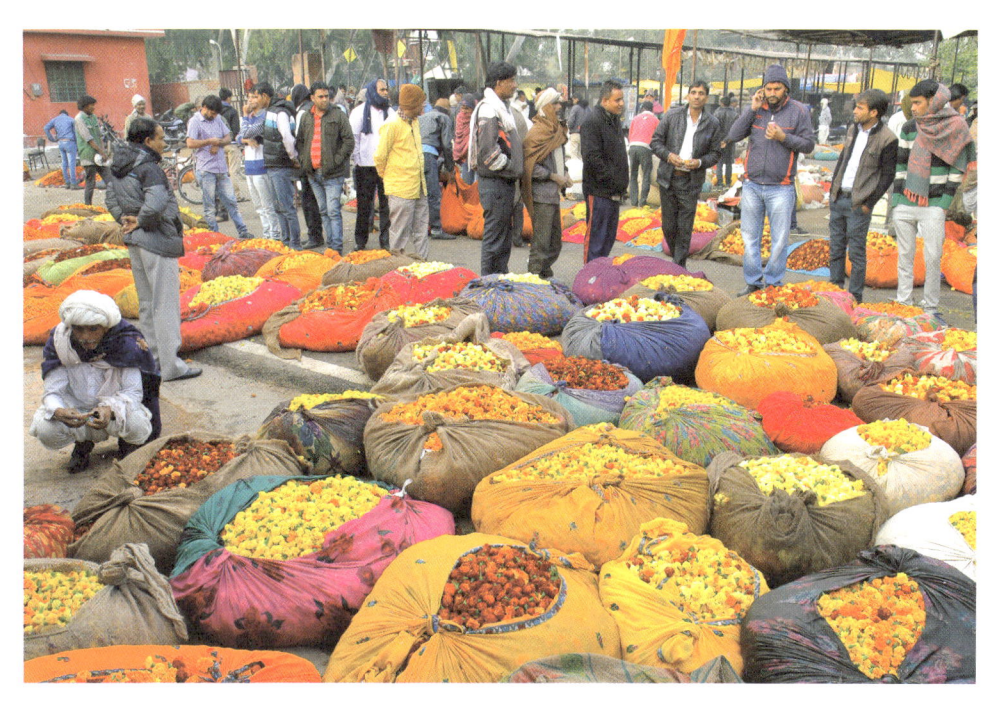

↑ 印度盛產非常多且是全球原生的花草植物品種。

莉……。

一般芳療師以為岩蘭草就是香根草，但是在印度，印度岩蘭草、印度香根草是不同的植物，不同的香味，雖然同樣都是從植物根部提煉出精油。

而且，這些香草植物雖然都是用英文字母拼出來的，但是你在 google 翻譯中都找不到真正的譯名，印度的香草植物，就算你在 google 翻譯查詢，甚至問 ChatGPT 的人工智慧 AI，都查不出什麼合理的說法。

七、可以把 Attar 精油和一般精油調配在一起嗎？

Attar 精油的性狀其實和一般精油都差不多，每種除了有自己獨特的顏色、黏度、香味特徵外，使用起來就和一般精油是一樣的。

所以你當然可以把 Attar 精油做為妳的精油配方，同時因為 Attar 精油留香度非常高，也都有非常棒的功效，你可以把它想成是精油配方的升級版，不管做為按摩、擴香，或是其他常用的精油用途，只要你捨得（因為 Attar 精油價格都不便宜），它

絕對讓你的芳療享受更上一層樓。

八、Attar 精油和香水有什麼差別？

Attar 精油主要的用途就是當做香水，但是香水在印度及伊斯蘭文化中，又和我們習慣的歐美習慣中的香水不一樣。

對原產地印度及主要使用市場伊斯蘭國家來說，香水也是一種藥，是針對身心靈各方面都有作用的，所以一開始我們就把香水與靈藥當作 Attar 的定義。

另外，Attar 是沒有用到酒精的香水，這與歐美習慣上，由不同比例的香精與酒精調配出的香水概念截然不同。在嚴格的伊斯蘭教義中是禁酒的，酒及酒精都算，因為這會使人喪失心智。而 Attar 精油就是沒有使用酒精的香水，這點又讓它在伊斯蘭世界中有獨一無二的被需要性。

所以你當然也可以把 Attar 精油當作香水使用，點塗在肌膚上或是噴灑在衣服上，如果你對脈輪略有研究，也可以在身體對應的脈輪部位使用，但是請記住：Attar 不只是香水。

九、Attar 精油使用上需注意哪些事項？

❖ Attar 類精油通常沒有保存期限的限制，只要保持不見光、密封不揮發、室溫恆溫，可以存放超過三年以上，也沒有變質的問題。

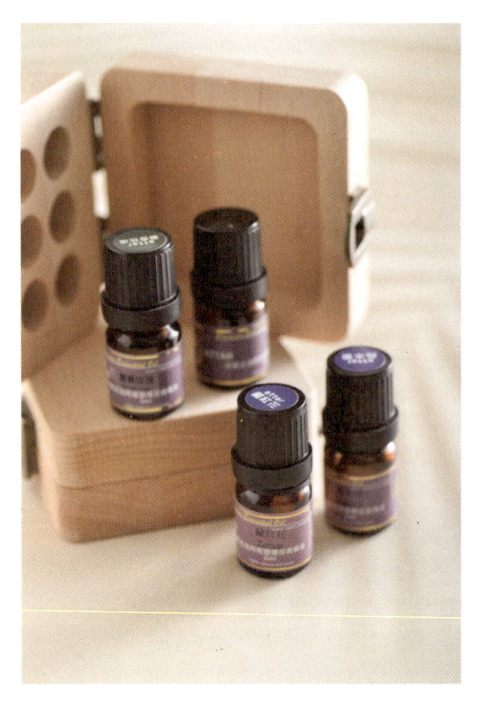

↑ Attar 類精油通常沒有保存期限的限制。

❖ 因為以檀香精油為基底，檀香也是非常溫和親膚性極高的精油，Attar 精油都非常溫和，目前並沒有引起過敏的案例，因避免精油中可能會植物性激素的影響，孕婦在懷孕期不宜接觸 Attar 精油，寵物與嬰幼兒只要不接觸，擴香保留一公尺的距離即可。

❖ 如果有需要，Attar 精油可以添加在保養品中做為護膚保養，用 1 滴在 1ml 的乳液、乳霜中使用，或與其他精油搭配使用。

❖ Attar 精油不可食用。

CHAPTER 2

Attar 之都｜卡瑙傑

　　大約是中國漢唐之際，卡瑙傑（Kannauj）是印度古普塔王朝和哈沙王朝的首都，據說唐三藏西天取經時所到達的印度皇都就是卡瑙傑。曾經如此輝煌的古都，如今卻是個識字率約六成的農村城鎮，卡瑙傑經歷了千年興衰，如今 Attar 香水之都的定位，也算是印證了過去的輝煌。

全印度獨一無二的據點

　　在千年前的全盛時期，也是精油提煉的創造頂峰，因此 Attar 緩慢提煉法得以發明，並在卡瑙傑這個皇都保存下來，又因為印度常見的家傳技藝與事業，讓卡瑙傑的 Attar 精油成為全印度獨一無二的據點。

　　後來王國衰敗、分裂成為三個小王國，卡瑙傑又居於三個王國中間成為必爭之地，連年的戰爭攻伐，漸漸讓卡瑙傑殘破與沒落，但是，它還是靠著 Attar 精油，成為不可或缺的存在。

　　如今我們造訪這個城鎮，特別費力。沒有機場也沒有鐵路，從新德里要開五、六小時的車程才能到達。

為何是卡瑙傑？

　　卡瑙傑是印度政府明定智財文化保護的代名詞，Kannauj 香水被列為印度政府通

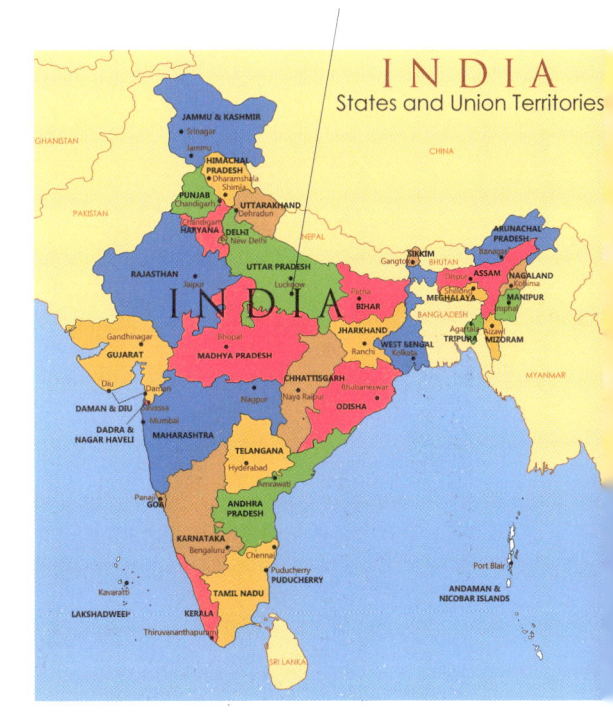

卡瑙傑（Kannauj）

↑ 卡瑙傑（Kannauj）是印度北方邦（Uttar Pradesh State）卡瑙傑縣的一個城鎮，也是 Attar 香水之都。

過的 1999 年地理標誌法案第 157 項。但為什麼是卡瑙傑？

從千年前開始，當卡瑙傑還是古皇朝的首都時，Attar 提煉技術就在此生根並普及。印度又是以家族傳承為主要的技術延續，所以世世代代的 Attar 產業一直持續傳承至今，離不開卡瑙傑，就像法國的格拉斯是歐洲的香水之都，卡瑙傑就是印度的香水之都。

除了卡瑙傑當地就有豐富的各種香花農場做為直接的提煉來源，全印度各地也會把當季各種的鮮花與香草材料，運輸到此，像印度南方盛產的岩蘭草、蓮花，海邊特有的香貝殼，北方生產的藏紅花，甚至尼泊爾喜馬拉雅山特有的幾種珍貴香草藥草……卡瑙傑是全印度的香花香草的集散地與提煉中心。

漫步卡瑙傑街頭

走在卡瑙傑街上是一種非常奇妙的經驗。看到路邊的香水舖，琳瑯滿目的香水打造出 Attar 香水一條街，路上的行人與商人來自全球各地，從中東阿拉伯採購商，到印度當地的大盤，甚至還有歐美香水原料來此一探寶庫。

每個店有它的背景與歷史，例如這家香水老店，據說已經有幾百年的歷史，光從店門面外觀就可察覺，但是無緣的是，他們不讓我們進去拍攝，因此也無法讓大家分享裡面的歲月沉積感。

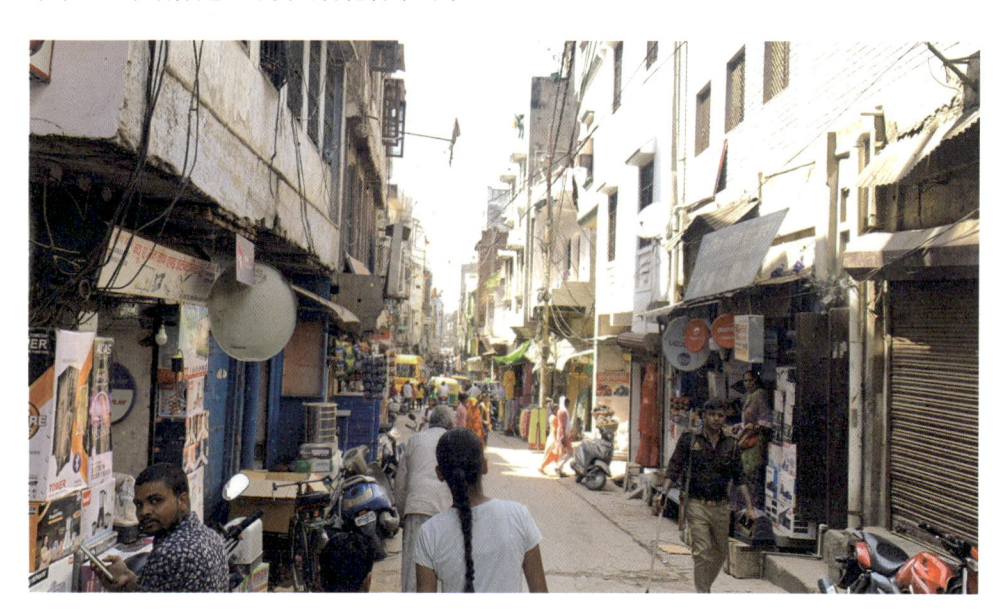

↑ 琳瑯滿目的香水打造出 Attar 香水一條街。

有些店會出示一些他們的獨家配方。在這裡 Attar 的名稱五花八門，千奇百怪。你不要太介意，為什麼沒有統一的名稱，不像熟悉的精油，薰衣草就是薰衣草，玫瑰就是玫瑰。在這裡就算是茉莉都有好幾種，配方不同又出現不同的名稱，對印度人來說，這些名稱代表了獨家的配方。也代表他們千年以來沉積的研究心得。

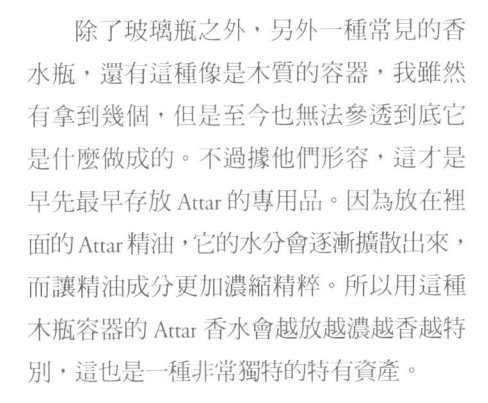

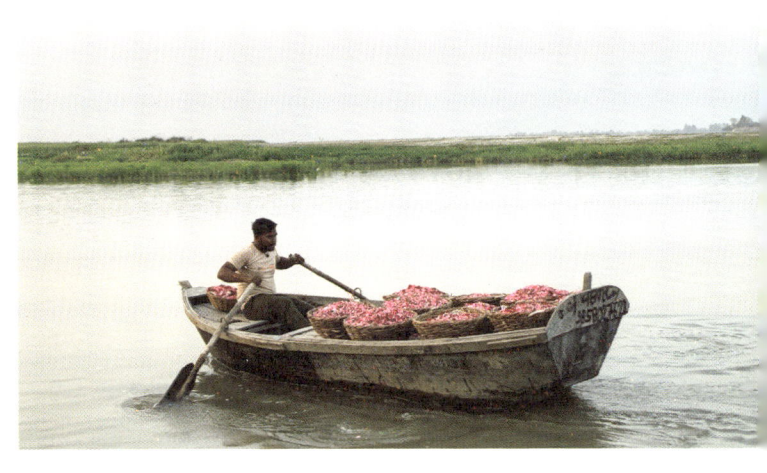

除了玻璃瓶之外，另外一種常見的香水瓶，還有這種像是木質的容器，我雖然有拿到幾個，但是至今也無法參透到底它是什麼做成的。不過據他們形容，這才是早先最早存放 Attar 的專用品。因為放在裡面的 Attar 精油，它的水分會逐漸擴散出來，而讓精油成分更加濃縮精粹。所以用這種木瓶容器的 Attar 香水會越放越濃越香越特別，這也是一種非常獨特的特有資產。

↑ 恆河上運送玫瑰的小船。

卡瑙傑的環境

卡瑙傑位於恆河流域，堆積出的肥沃土地讓這裡得天獨厚的生機盎然。我們清晨出發隨同農場主人參觀他的收成，在這裡看不到肥料袋或是農藥罐，而是蟲鳴鳥叫、鳥語花香的自然氛圍，告訴我們這是有機友善的耕種環境。其實「有機栽種」這個名詞發明以前，這裡就是印度的玫瑰盛產地了。我們還看到幾隻孔雀也在玫瑰園中漫步其間。

印度的香花不像我們認知在花店中嬌嫩的插著造型，精美的包裝，這裡的花除了做為精油提煉的材料外，也常用於人們身上的花環裝飾，以及寺廟中獻佛的供品，還有各種慶典的撒花。採收下來的花會集中在集散倉先過磅，儲放，在花市交易中，成噸的批發。

Attar 精油追根溯源

就像絕大多數的農業城鎮一樣，卡瑙傑四周也圍繞著整片的種植農場，只不過這裡都是以香花草為主要作物。春天收玫瑰，夏季收茉莉，四季皆可見的則是金盞花。

與千里外驚人的相似

這裡也發現一個細節，就是玫瑰農場的樣貌，像極了我在保加利亞玫瑰農場。

整體的農場環境幾乎一樣，玫瑰樹叢自由發展，並不整齊，開花也是各開各的，這種「小農式」的栽種——土地自然肥沃，最多施點農家肥而不用化肥，玫瑰樹本身也無嚴重蟲害，不需施打農藥，在保加利亞是如此，在印度也是如此。更有意思的是，打開google地圖，我們可以發現：

東從印度卡瑙傑，跳過阿富汗巴基斯坦的荒漠高山，來到伊朗、土耳其，西到保加利亞，正是全世界主要的玫瑰精油產區。

印度的玫瑰採收是三月，伊朗土耳其是四月、五月，保加利亞是六月，正好是一整片，依照月份進行，由東向西的玫瑰採收帶，且他們產的，全部都是敘利亞大馬士革品種，又稱突厥玫瑰。只不過保加利亞的玫瑰古法提煉法叫做奧圖Otto玫瑰精油，而在印度則是Attar玫瑰精油。

這裡順帶一提的是，在保加利亞的玫瑰園，普遍採用的有機認證為Demeter認證，Demeter典故來自希臘收穫女神狄蜜特之名，這是提倡「生機互動農耕法生產」，所有農作物栽種時所需的資源與養分皆在農場內生產，絕不使用任何化學合成的農藥和肥料。土壤培育方面，使用牛糞堆肥、綠肥作物的方式，以提高土壤的肥沃度；作物栽培期間，以草藥萃取物來取代化學性殺蟲劑來維持農作物的健康；同時，所

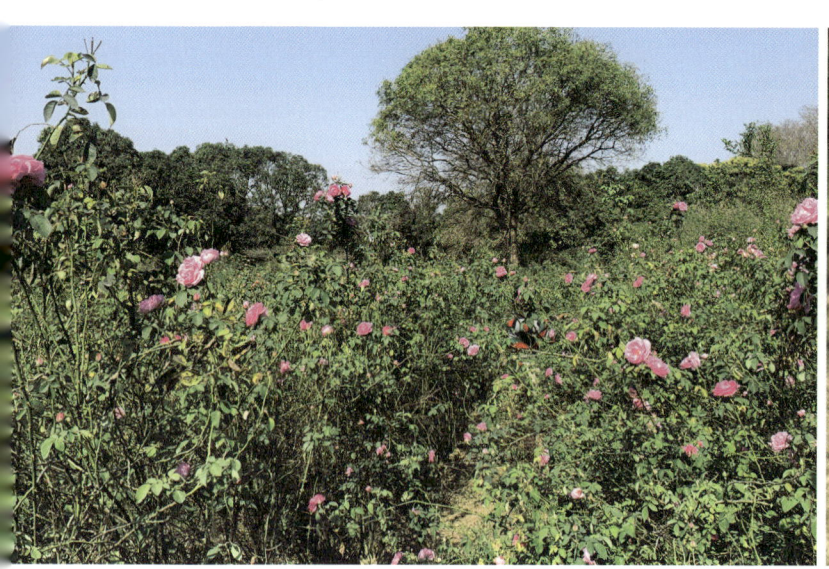

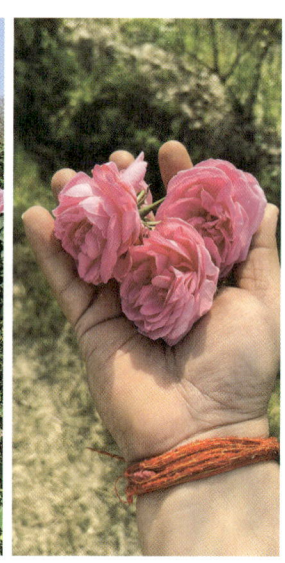

↑ 印度的玫瑰農場。

↑ 印度採下的玫瑰。

有農作物採取生物多樣性的輪作方式，提高農場的產能。

以上的生機栽種依據與架構，同時也是印度的玫瑰農場所依循的，只不過這裡並不會有所謂「有機認證」。對他們來說，這裡奉行的是多年以來的自然耕種，外界的種種「認證」對他們來說其實有些多此一舉。因此這種印度「小農」的栽種方式，雖沒有什麼有機證書，但是更勝有機。

Attar 精油的提煉

有圖有真相，我們用步驟圖說的方式來解釋 Attar 精油的提煉過程。

① 首先把收購來的玫瑰花瓣倒在地上攤平，讓花瓣舒展透氣，也可以同時整理玫瑰花瓣的品質或是雜物。（圖1）
② 然後把這些玫瑰花瓣倒在提煉缸裡面。（圖2）
③ 是倒在提煉鍋爐中的玫瑰花瓣。一個鍋爐大概可以放100公斤的花草提煉材料，但是只能煉出幾毫升的精油（一毫升大概等於一公克重）。（圖3）
④ 是師傅用黏土把鍋爐做封口。將整個提煉鍋爐完全密封後，只留出一個出氣口。蒸餾出來的花香蒸氣，可以從這個口出來。（圖4～5）
⑤ 接著安排出氣口與冷卻管及冷卻爐的連接。冷卻爐中已有檀香油做為基底油，用來吸收冒出來的花香蒸氣。在操作時要嚴格控制全部的溫度，溫度太低蒸氣

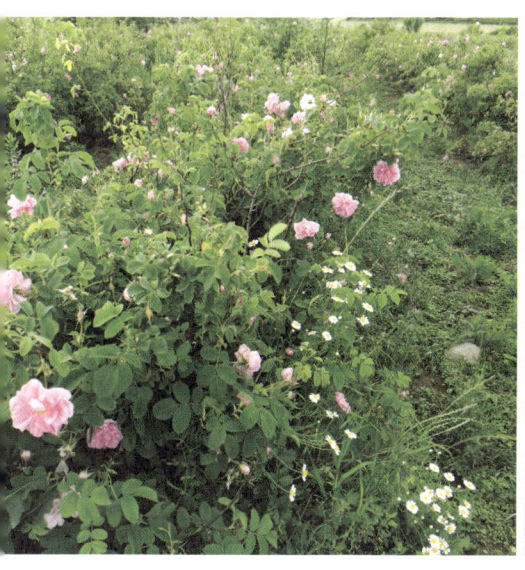

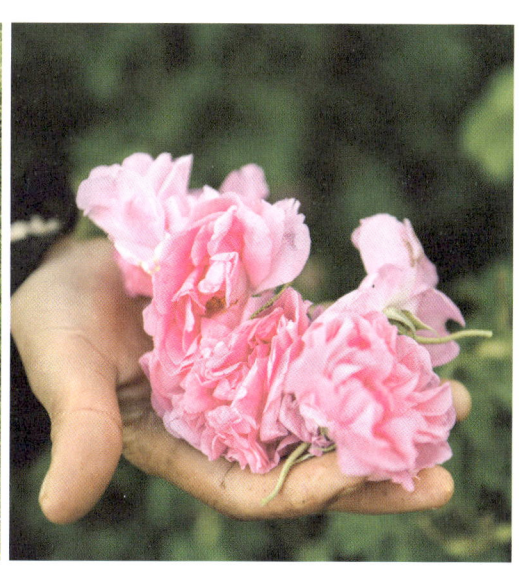

↑ 保加利亞的玫瑰農場。　　↑ 保加利亞採下來的玫瑰。

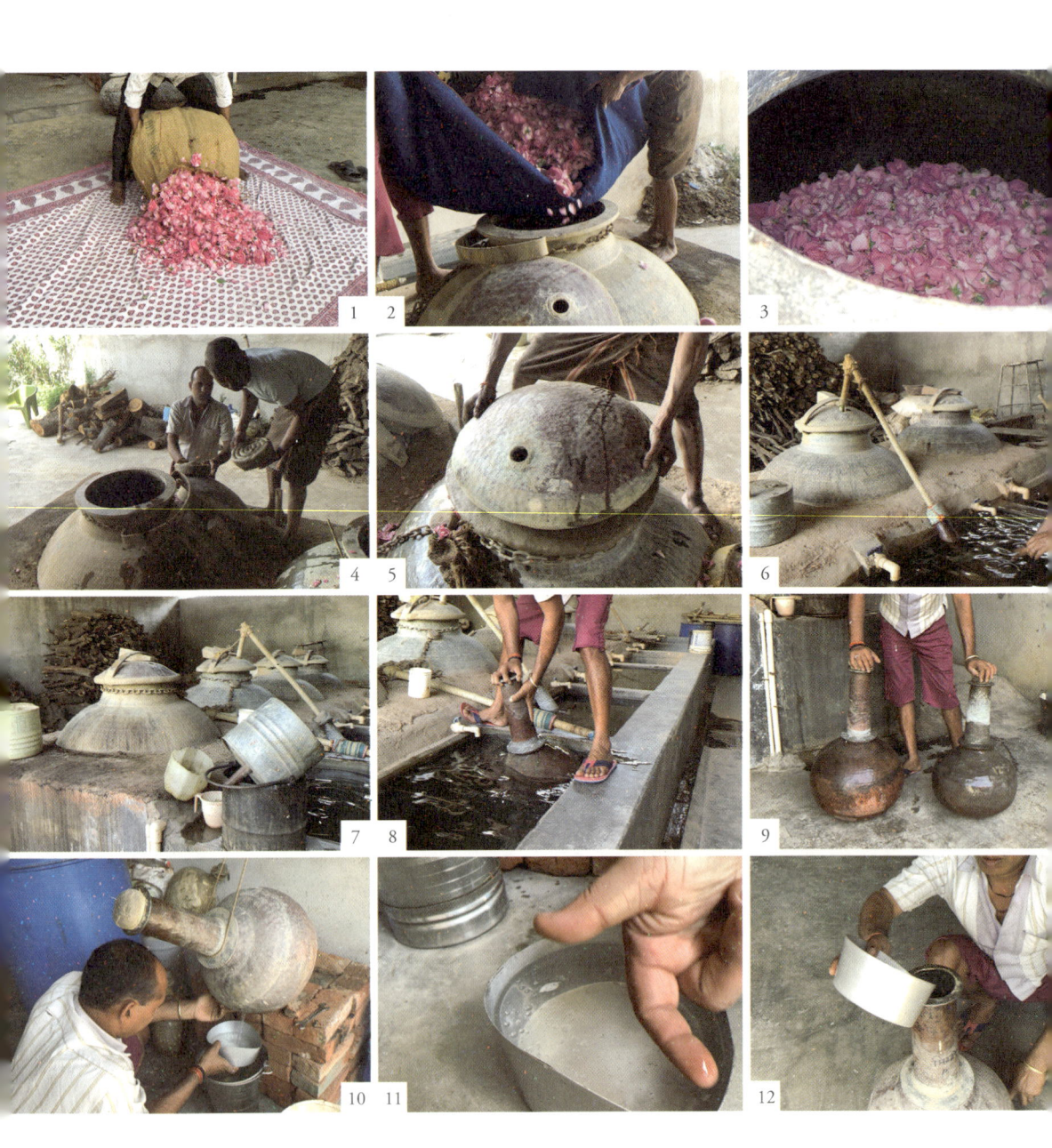

發現精油新大陸：印度古法 Attar 精油經典

出不來無法帶出花香，太高又把花瓣蒸熟破壞掉香味，我們稱Attar提煉法為緩慢蒸餾法，就是這個原因。它不像常見的精油蒸餾，快速且高溫的把帶有精油的水蒸氣蒸出冷卻，Attar蒸餾法是中低溫的方式讓水蒸氣帶出「香味」，再讓香味留駐在冷卻壺中收藏。（圖6）

我們一開始就有提到，很多「香味」沒有油質成分存在，是無法提煉精油的。很多香味有時效性的特徵，只在特定的時間或是特定的條件下才會有最好的香味，Attar提煉講究的就是把這種「香味」做極致的保留。

⑥ 可以看到這個Attar提煉廠裡一排的提煉鍋爐，這算是較小規模的提煉廠，大型提煉廠可能有數十個提煉鍋爐，許多師傅都要忙碌的進行各種準備工作。（圖7）

⑦ 完成提煉的冷卻壺。通常來說提煉過程要進行幾天幾夜，整個提煉進度和時間完全由師傅掌握。（圖8～9）

⑧ 接下來則是把剛剛提煉出來的精油再做處理。（圖10～12）

師傅把多餘的水倒出，在水的表面已經懸浮了油滴，這就是Attar精油的半成品。而倒出來的水不可以浪費，因為這些水其實已經飽含了珍貴的香氣。所以會將這些水再倒回鍋爐中，再重複蒸餾的過程，讓水成為蒸氣，冷卻時繼續讓檀香基底油吸收香味，產生Attar精油，這個迴圈過程會一直重複到師傅覺得已經沒有更好的香味值得保留為止。因此塔精油的提煉是一個瑣碎繁複、費時、費工，且需要從頭從頭到尾的提煉過程，且每一批會因為師傅的判斷與耐心程度，得到香味濃厚度不一，且品質不一的Attar精油。

我們用流程圖來解釋Attar緩慢蒸餾法與一般精油蒸餾法的不同：

- Attar緩慢蒸餾法：花草材料與水混合→用小火讓水帶著植物香氣蒸發出來→到冷卻壺讓檀香基底油吸收香味，帶著花香的蒸氣也冷卻成蒸餾水→再把蒸餾水倒回鍋爐中，重複前面流程→直到香味吸收殆盡為止。

- 一般精油蒸餾法：花草材料與水混合→大火產生高溫蒸氣，帶出植物中的精油成分→進行冷卻後，油水分離→得油完成。

一般人無法參觀精油提煉，但也可以用生活中最常見的例子，來理解為何一般精油蒸餾法並沒有完全取出精油香味。

高壓高溫萃取的義式咖啡機，它的原理與精油蒸餾法很像：把咖啡粉磨碎後，填充在小容器中，咖啡機把高溫高壓的水快速沖過咖啡粉容器，滴漏出香濃咖啡。但是任何人都知道，就算是萃取完的咖啡渣，還是充滿香氣。

Part 2

Attar 精油檔案解析

在印度，Attar 精油的種類繁多，大致有以下幾個分類方式：

一、**單方精油**：由一種主要的花草植物為材料，例如：玫瑰、茉莉、蓮花……表現出單一植物特徵（成分及香味）的 Attar。值得一提的是，印度地大物博，加上悠久的愛花歷史，因此印度的花草植物品種繁多，所以有許多特產於印度的或是在全世界極稀有的品種，例如茉莉有四、五種，蓮花主要有三種，各具特色。

二、**複方精油**：由多種材料依照特定的比例（通常是每個 Attar 提煉廠祖傳的配方），例如 Shamama 就最具代表性，Shamama 就像是餐廳的「招牌飯」，或是酒吧「獨家特調」的概念，它通常是由多種花草原料的特定比例組成，且每一家都不太一樣，做為該 Attar 提煉廠的招牌特色。你也可以想像就像香水一樣，每個品牌都有自己的特調香水與特別的名稱，用以招攬顧客。因此複方 Attar 精油的名稱也千奇百怪。

三、**概念精油**：通常是以某種固定的對象為「模仿」或是「致敬」的對象，例如沉香、麝香為名的 Attar 精油，麝香來自植物的麝香草（毛麝香，*Adenosma glutinosa*）、麝香葵（皇葵，*Abelmoschus moschatus*）、麝香籽（黃葵籽，*Hibiscus abelmoschus*）……這類印度特產的麝香系列的原料，白麝香代表在此基礎上香味更顯清幽，黑麝香代表更有深沉煙燻味的麝香。同理還有白沉香、白琥珀……等等，可以稱為「概念命名」的 Attar 精油。

我們整理出四十種最常見的 Attar 精油，並以「單方」、「複方」、「家族」來分類。

精油檔案特色

除了介紹精油標準的資料，如：精油由來與背景、精油配方、精油使用心得外，本書另一大特點就是「跨界」，也就是把 Attar 精油與其他專業領域整合。這當然是因為本書的作者群有豐

富的跨界能力，每位除了都是資深芳療師外，還有更多的專業領域經驗。例如：

✚ **香味賞析單元**：由芳療師＋咖啡品鑑師執筆，擁有極強的品香與定義能力，不但能解析香味的前中後味，還能用情境描述來發揮，讓讀者進入香氣故事的實境與氛圍。

✚ **脈輪冥想單元**：由芳療師＋脈輪／太極／靈氣療癒師執筆，原本就有多年的脈輪冥想帶領與太極氣功修煉的實際經驗，再結合了 Attar 精油的搭配，更優化了原先的運作。

✚ **五行與身心靈應用單元**：由芳療師＋中西醫多年經驗執筆，分享的案例與配方建議均為本身及上百名學員／會員的真實心得。

✚ **水晶能量解析**：由芳療師＋身心科護理師＋ NLP 執行師負責，這是全新的領域與心得分享，把 Attar 精油與水晶能量結合，你可以注意到 Attar 精油有非常多與自然能量結合的發揮點，這也是 Attar 精油超越一般精油的特色。

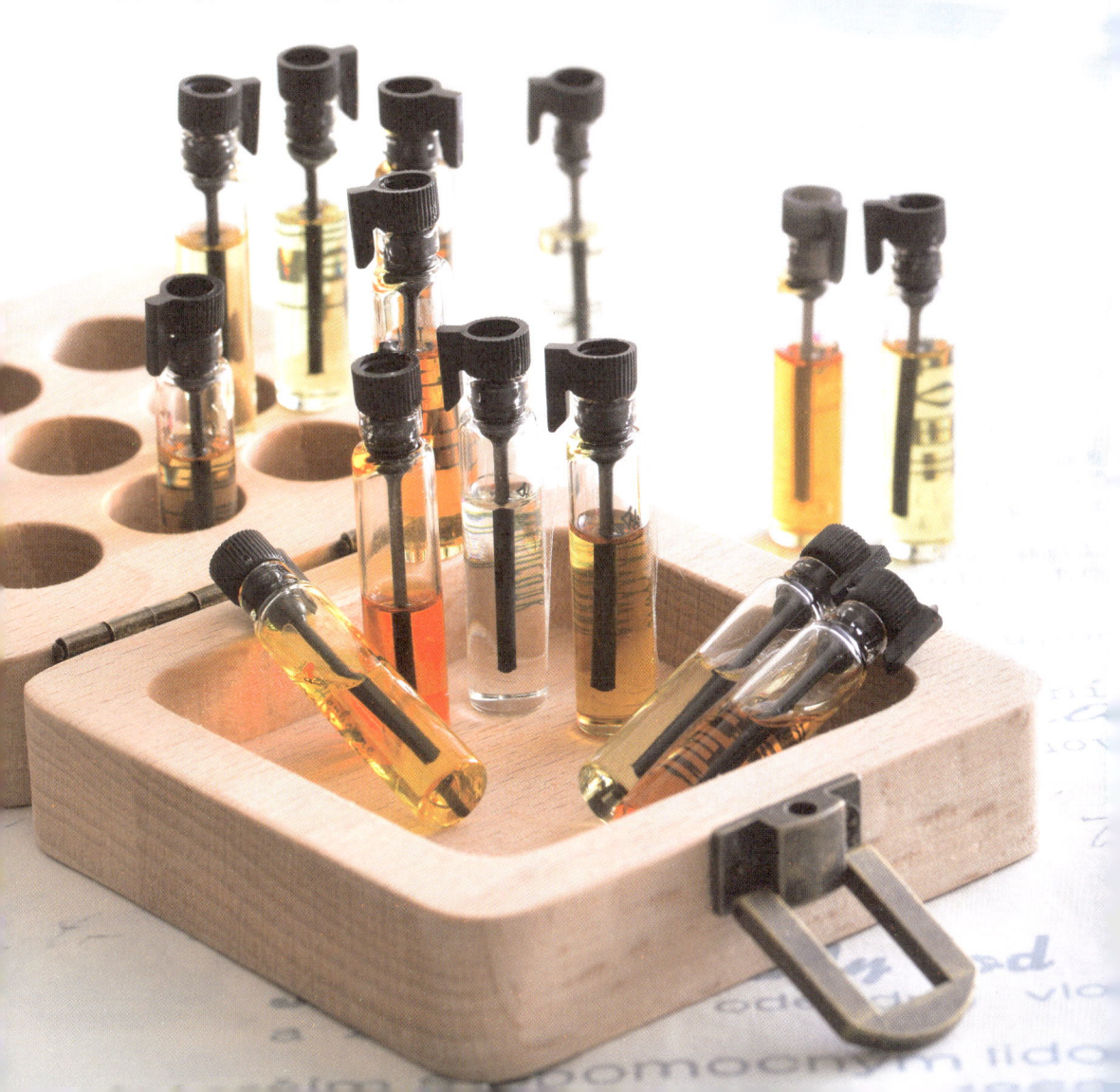

MITTI

春泥

香氣銳度 ★★☆☆☆☆

香氣賞析
Aroma

*—— **香氣印象**

雨水正在敲打午後烈日曬透的大地。

*—— **香氣描述**

春泥精油忠實的呈現了春泥的組合，春雨的芳香，泥土的芳香，土窯煙燻的芳香；埋在其中還有整個河川的故事也會隨著香味而展開。一開始的感覺即是在淅瀝雨中的泥地上行走著，空氣中的氣味，皆像是是被雨水拍打而飛起的清晰泥味。接著漸漸的飄出類似白玉蘭花的淡雅香氣，並挾著一絲來自籽類香料的甜味。緊接著出現的香氣是，剛烘完咖啡豆後，豆子外膜（銀皮）的香味。在後段，有微微的桂花香氣倏忽即逝。

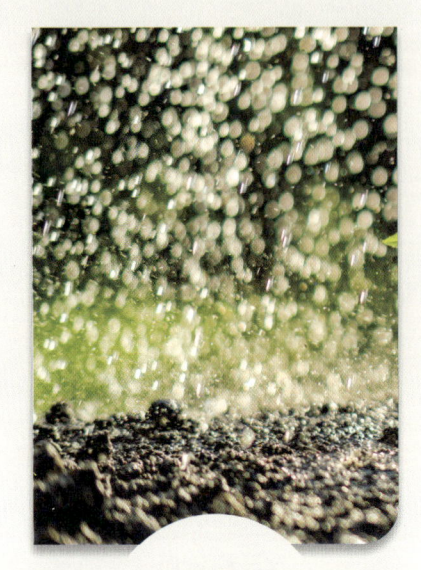

基本檔案

中文別名	泥土
英文俗稱	Mitti（印度語）
拉丁學名	無
植物科別	非植物（提煉來源為乾河床泥土／陶土）
提 煉 法	印度古法 Attar
五 　 行	屬土
性 　 味	味甘、鹹
歸 　 經	脾、腎經（溫脾暖腎、補氣安神）

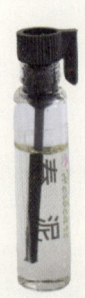

*—— **香氣搭配**

1　春泥＋雪松＋尤加利→增加豐富與飽滿度。
2　春泥＋岩蘭草＋廣藿香→更厚實的泥香。
3　春泥＋苦橙葉＋杜松→較為輕靈的調整。

CHAPTER **3**

大地精華唯 | 春泥

　　所有探詢春泥精油的人都會用 "Fragrance of the First Rain"（第一場春雨的香味）來形容它，倒也合理。做為全世界唯一能提煉出泥土與春雨的香味，春泥無疑是 Attar 系列中最神奇又不可或缺的要角。要認識 Attar 精油，也要從春泥開始。

春泥的提煉過程

1. 在春天下過第一場春雨後，工人會到河床上挖掘帶有濕氣的泥塊。（圖1）

2. 把泥塊做成一個一個的小杯狀，並且做第一次燒煉。可以燒出陶土杯。這種量大且便宜的陶土杯可以當作民生日用品的容器使用，當然，也有大量的燒壞、裂開、垮型的陶土杯也是非常好的春泥材料。（圖2、3）

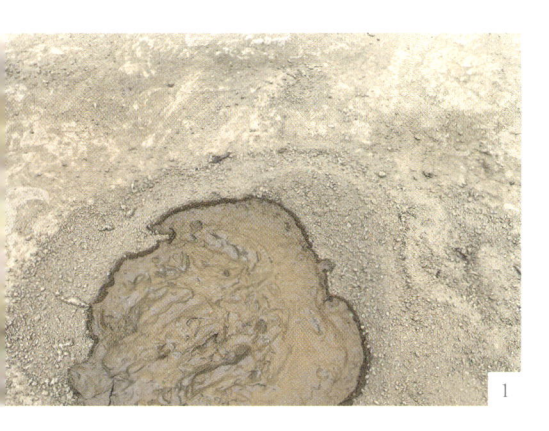

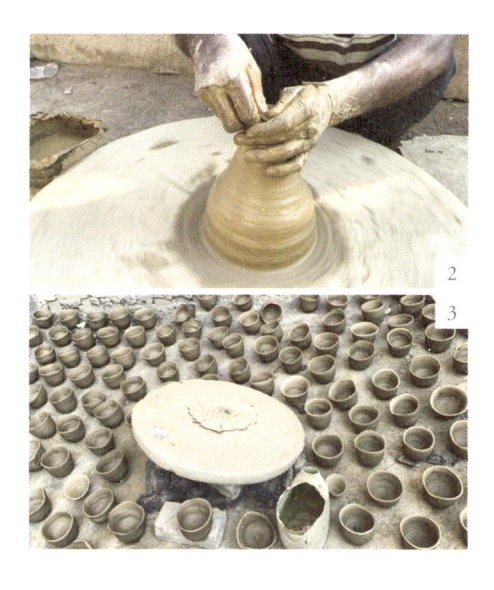

3. 春泥可以用的材料，可以用燒壞的陶土杯，提供乾燥、焦香、細緻的土香，也可以用比較濕、沒有燒煉過的土，提供潮濕、複雜、略帶些黴香味的粗土香，兩種合適的搭配比例才是最完美最真實的春泥配方。（圖4）

4. 接著再運到Attar提煉的工廠，把這些陶土杯倒入鍋爐中，澆上足量的水後，開始蒸餾。（圖5）

5. 任何人第一次看到這幕都會吃驚，同樣提煉香花香草的Attar鍋爐，也會堆入滿爐的土渣土塊碎陶罐，用來提煉春泥。但是光是這樣是不夠的，因為這些材料光有泥土香卻沒有一點點油，所以在冷卻壺中要放入檀香油，把鍋爐加熱出讓帶著土味的蒸氣通到檀香精油中，緩緩加熱，慢慢讓精油吸附土香，經過一段時間後，就煉成了帶有土香味的春泥精油。（圖6）

春泥是精油嗎？當然是，雖然春泥本身沒有任何油脂成分，但緩慢蒸餾法的特性就是讓檀香精油去吸附土香味，在漫長的過程中檀香精油其實就是和春泥的香氣分子結合，完成蛻變，成為春泥精油。

春泥精油脈輪冥想：
從海底輪擴散到七脈輪

印度流傳五千多年阿育吠陀生命智慧，當其中的脈輪冥想和古印度傳統精油熴煉的「春泥 Mitti 精油」相遇，一定在體內會引起獨特的觸動並激起燦爛火花。春泥的能量運作，不僅是享受脫變與重生的感知，而是在全身淨化後，能量會由海底輪向上流動，並感覺到體內每個脈輪的跳動，及亢達里尼（也稱「靈蛇」或「拙火」）向上流動力量。

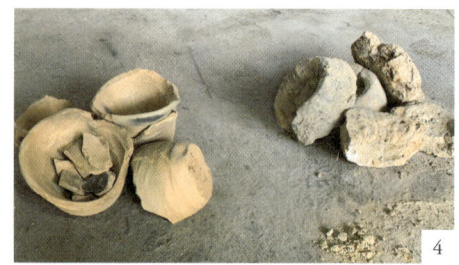

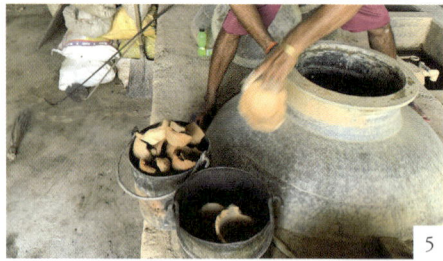

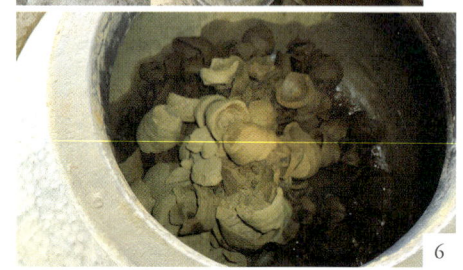

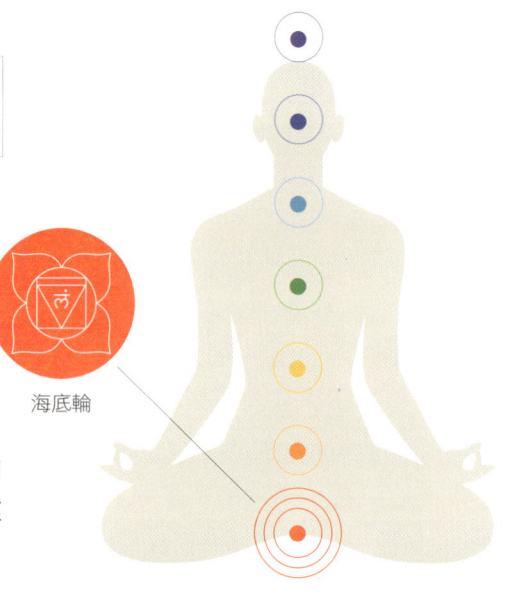

海底輪

透過脈輪冥想品味「春泥」前，先閉上眼睛，做幾次深而細長的呼吸。藉由專注呼吸，讓心先安靜下來。再轉開瓶蓋，沾些「春泥」在掌心之間，雙掌輕且慢的推抹，再將掌心移至鼻子前方，嗅吸泥土清香味，感受如春雨帶給大地的淨化力量，連結大地之母使生命能量穩定盤踞。「春泥」是一種釋放，就像孩童時，依偎在母親溫暖懷抱時，沒有任何的擔憂、焦慮、壓力，一切都放下了，讓人感到安穩、安心。

春泥冥想，有無限的可能：
① 可以面朝下趴在和式、木地板尤佳，或瑜珈墊上，更深刻，感受從肚臍連結大地，盡情釋放、交出自己。
② 下雨天就是體驗春泥最好的冥想天！找個地方讓自己舒服、自在的大字型仰躺著，擴香「春泥」，專注聽著窗外雨聲，彷彿雨灑在窗外，也淋在身上，讓雨水沖走一切的煩憂、不愉快，都流入大地的泥土裡，排出的負能量也被大地轉化為一種養分。

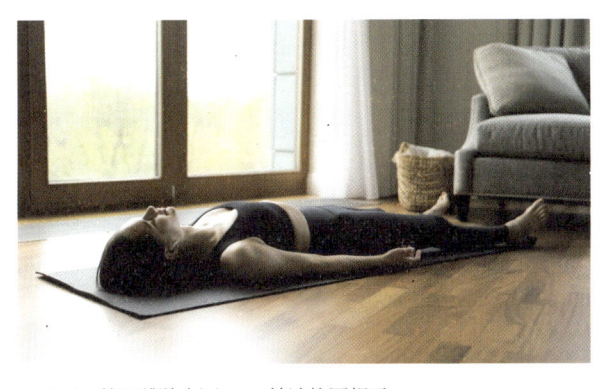

↑ 下雨天就是體驗春泥 Attar 精油的冥想天！

春泥精油身心靈功效實證

以下內容來自已經購買並使用過的實際心得的整理，詳見作者序中新大陸的共同發現者名單，並基於閱讀順暢度做必要的編輯改寫。

香味感受

以下兩段詩意般的見解，來自深深喜愛春泥的芳療師，建議你一邊朗誦文字一邊吸嗅，從而欣賞到春泥美好的特質。

它的土味很複雜，複雜到你要一而再，再而三的嗅吸；但它其實沒有躲藏，它一直很赤裸裸的攤開在你面前，只是我看不懂他的雋永，到底在說著什麼樣古老的故事。只能一次一次的去聞，去接觸，就像自己身上也有著一樣的古老起了共鳴。（Alfreda）

關於春泥，我會這麼說。如果味道是一本可以閱讀的書，他是普魯斯特的追憶似水年華。

他連結的不是味道，而是時刻；

就像味道只是一把鑰匙，打開門後直達記憶裡的那個時刻。

首先是嗅吸，是那種微濕的森林裡的泥土，可能前幾天下過雨，有很多松果或者是木屑掉落在這片土底下，踩下去時有點濕

有點軟,會出來的的那個味,……

混雜著很多。林木沉睡在泥土下多樣微生物似乎的鬆動……（CJ）

助眠主功效

幾乎絕大多數的實證口碑都在春泥的「助眠」上。

因為令人放鬆的花草自然香味,許多精油都有助眠的身心靈功效,但是春泥的助眠力又多了些不同。

因為春泥為土之精華,所有植物精油都是從土生長,因此春泥與所有的精油都能搭,也都能加分,你原先習慣使用的睡前配方,只要多加春泥,都會讓香味更踏實,更有厚度。這是把春泥做為輔助配方之用。

我們引用芳療師 CJ 的感悟如下:

在春泥為底的大地之上,
疊香上任何手上有的精油不管那是花、果、木……
你會發現他完全有別於原來的味道……
就像味道落地,長了根……
在厚實的底蘊下,味道會充滿生命力的繼續成長變化著……
但很微妙的是,
大地之母,不管加上什麼。
都擁有一種說不出來的樸實的安定。
但又繼續充滿生命力的華麗變身……
每天手腕上的感官之旅,
太令人值得期待了……
擁有春泥,
就像在嗅覺的世界裡,有了自己的一畝地……
就像生命,
你可以期待,但無法掌握……
他會在你手腕上開出怎麼樣的芬芳……

如果你只用春泥 Attar,可以在睡前,洗完澡後,先吸嗅並在腳心處（腎經的起點）滴幾滴並做按摩,這種「接地氣」的方法,可以讓你的心情沉澱下來,你可以搭配香味感受的短文的朗讀,讓這種回歸

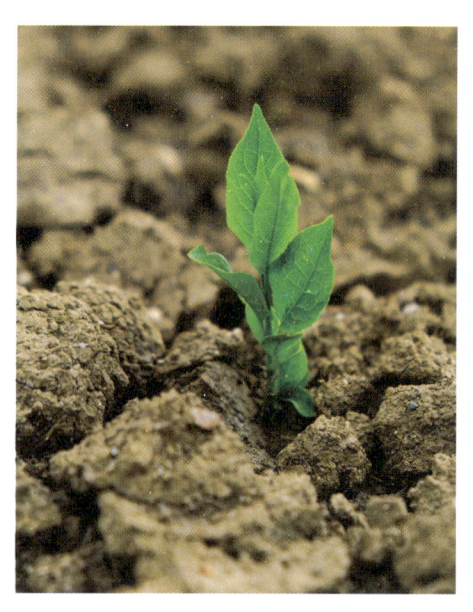

↑春泥為土之精華,所有植物精油都是從土生長,因此春泥與所有的精油都能搭,也都能加分。

本我初心更直覺一些,把心情放鬆了,不管是入睡的速度與睡眠品質,都能獲得提升。

如同一致的口碑表達,「春泥的味道真的讓人有回到大地懷抱的感覺。」

經絡養生調香師推薦功效

春泥 Attar 的氣味直入太陽神經叢,充滿金黃色光芒,爽朗直率的跨出步伐去突破、面對挑戰,就像多了一個可靠的夥伴陪伴身邊,給予穩定支持的力量。適合生命正值挑戰、缺乏勇氣、提升自我認同感的對象。

春泥有著很好的吸附包容特性,所以適用於油性皮膚,也是調香師的最愛,搭配很多花朵類精油都能襯托得更有質感。另外對於神經系統有很大的安撫功能,所以容易緊張、神經性疼痛、失眠、自律神經失調的人都能試著使用看看。

可以與柑橘類、甜茴香、生薑等精油加入植物油(基底油)中,調成 3% 的複方按摩油,幫助舒緩胃寒、脹氣、胃痛。若正處於脾胃不舒服的急性狀態,如胃痛、脹氣、拉肚子,將上述配方調好後,直接塗抹肚臍周圍,並以掌心熱敷 3 分鐘左右,肚臍周圍是脾經經絡分布位置有許多穴道,可快速吸收舒緩。

若脾胃偏弱、慢性的胃食道逆流或腸胃不適者,可將調好的油應用於日常保養,早晚塗抹於足三里(脾經經絡分布位置)

按摩 5 分鐘,每天都可以使用。

有土斯有財,春泥也是稀有的土香系精油(另一種是岩蘭草),所以也適合做為招財開運類的香水或是精油配方。

身心科照護護理師實證

自身實證操作的方式,是把春泥應用在第一、第二脈輪,也就是丹田(腹部)以下的部位。

建議能在上班前和基底油稀釋成 1:1 方式使用,可緩解稍有「備戰狀態」的感覺。由於氣場往下帶,自然放緩腳步和氣息,身體肌肉也跟著稍微放鬆,緩和呼吸,也讓午休時間很自然好睡。很像裹著被子,舒服上班的感覺,卻不影響精神。

也可單純將春泥或春泥+岩蘭草用在小學以上的孩子,於睡前塗抹腳底板。孩子表示睡眠品質得比沒有使用時「更好」。

生活的日常應用則可以將白蓮花與春泥 Attar 各一滴,在白天家裡擴香,可提升心理舒適感並降低浮躁,特別適合夏天使用。

個案分享 用春泥得到真正的休息

30 歲出頭的女性,工作薪水算是很不錯,感情也上和生活也上了軌道,和家人關係也找到一個平衡的相處模式。因為完美主義,很容易給自己壓力導致焦慮症而會浮躁、心悸、不能專注,也因此腦袋一

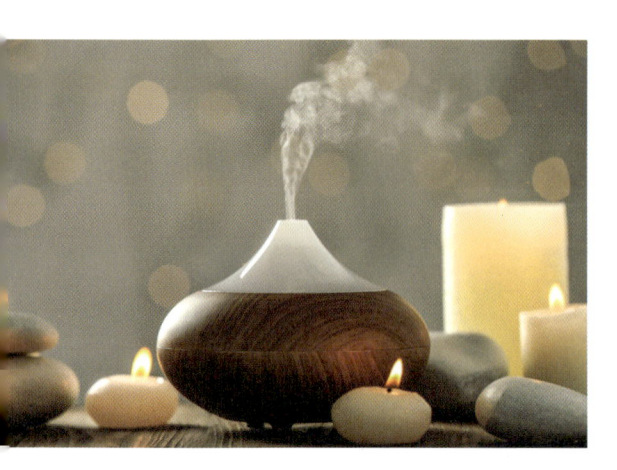

↑用擴香儀擴香春泥 Attar 精油，可讓心情愉快放鬆。

直轉停不下來而無法得到適當休息。

使用方式：將春泥 5 滴＋甜杏仁油 5ml 調和成 5% 濃度的按摩油，可於早上和睡前，滴一元大小至手心，均勻在手心抹開後嗅吸，閉上眼睛，深吸深吐 3～5 次後，輕抹於心包經和胸口並做按摩。

感想：嗅吸完後，身體變得很放鬆，好像腳踩在綠地一樣補充到大地的能量，然後思緒漸漸慢下來，情緒也逐漸平穩。覺得最棒的是情緒平穩，不是那種太沉的那種感覺，很溫和也很溫暖的被對待著的感受。

個案分享　低潮消極尋求平靜

女性，覺得人生有很多無意義的事，覺得活著很辛苦，也不會想自殺！只是覺得人生很累！

使用方式：用 2 滴春泥精油來嗅吸，大概兩、三天使用一次。

感想：大概使用一星期左右，她個人覺得心靈上比較平靜！也會在睡前用薰衣草精油香水噴房間，讓自己舒服的進入夢鄉！春泥讓她的心情變得越來越寧靜！

個案分享　更年期的安眠應用

50 多歲女性，可能更年期的問題影響了睡眠品質，半夜起床後，會很難入睡，之前只有薰衣草加香蜂草會好些。但是她先生就不好睡。他要薰衣草和橙花加甜橙（但是換她不喜歡）。

使用方式：將春泥 Attar 精油使用擴香儀擴香，配方是：薰衣草 5 滴＋甜橙 5 滴＋橙花 2 滴＋春泥 2 滴，每天擴香約 30 分鐘。

感想：單聞春泥沒什麼味道，後來就想加入擴香儀。擴香後，發現味道從原先的花香甜味轉至一種較深層次的香氣，讓她的心靈愉快放鬆，那一夜睡到天亮。試了幾天後，發現先生晚上也會睡得比較沉，起來的次數會減少。她也曾試著不擴香，但那晚就無法一覺到天亮。

個案分享　紓解一天的辛勞疲憊

50 歲女性，平常工作壓力大，需站立一整天，腳容易痠。希望藉由精油來開啟一天的活力並且緩解一天的疲憊。

使用方式：早上使用春泥純精油，塗抹腳底，配合老師的脈輪冥想音樂做了一個月的冥想練習，覺得做完心身舒暢。

感想：原本早上起床就匆忙準備上班的她，在使用春泥精油前，常會覺得起床後沒睡飽、頭腦昏沉。後來跟著老師上春泥精油脈輪冥想的練習，開始在一早起來用春泥純精油擦抹腳底，同時搭配老師的脈輪冥想音樂做完約 20 分鐘後，感覺心輪敞開，頭腦清醒，同時也有紮根的感覺，讓她可以充滿活力開啟新的一天。昨天剛做完三十天的練習，真心覺得人有一種更新的感覺！超神奇的！

春泥 Attar 精油推薦配方

香氛擴香 ▸ 配方

配方 1 ＊ 清新晨曦

春泥 Attar 精油 5d ＋ 檸檬精油 3d ＋ 薰衣草精油 2d

- 目的 / 功效：提升早晨的活力，讓空間清新。
- 適合對象 / 心情 / 時機 / 場所：起床時，客廳。

配方 2 ＊ 平心靜氣

春泥 Attar 精油 4d ＋ 洋甘菊精油 4d ＋ 岩蘭草精油 2d

- 目的 / 功效：創造寧靜氛圍，有助於冥想和放鬆。
- 適合對象 / 心情 / 時機 / 場所：冥想室、客廳，晚上。

配方 3 ＊ 放輕鬆

春泥 Attar 精油 3d ＋ 玫瑰精油 4d ＋ 佛手柑精油 3d

- 目的 / 功效：營造浪漫花園氛圍，放鬆心情。
- 適合對象 / 心情 / 時機 / 場所：浪漫晚餐，沐浴後或睡前。

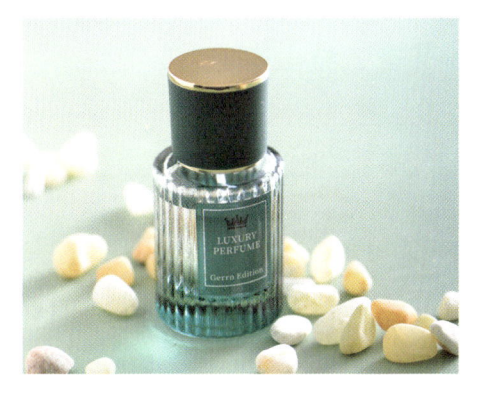

↑將「清新晨曦」配方混合好擴香，可提升早晨活力，讓空間清新。也可將精油加入 10ml 酒精中做成香氛噴霧。

配方 4　＊──淨化空間

春泥 Attar 精油 5d ＋茶樹精油 3d ＋金香木精油 2d

- 目的 / 功效：淨化空氣，驅散不良氛圍。
- 適合對象 / 心情 / 時機 / 場所：家中，空氣品質不佳時。

配方 5　＊──靈活創意

春泥 Attar 精油 3d ＋薄荷精油 4d ＋葡萄柚精油 3d

- 目的 / 功效：激發創造力，提高集中力。
- 適合對象 / 心情 / 時機 / 場所：工作室，創作時。

配方 6　＊──美好友誼

春泥 Attar 精油 4d ＋茉莉精油 4d ＋花梨木精油 2d

- 目的 / 功效：舒緩情感，提升愉悅感。
- 適合對象 / 心情 / 時機 / 場所：客廳，與朋友相聚時。

配方 7　＊──浪漫感性

春泥 Attar 精油 5d ＋玫瑰精油 3d ＋檀香精油 2d

- 目的 / 功效：燃起激情，提升浪漫情感。
- 適合對象 / 心情 / 時機 / 場所：浪漫之夜，情侶共度時。

配方 8　＊──招財開運

春泥 Attar 精油 5d ＋羅馬洋甘菊精油 2d ＋岩蘭草精油 2d

- 目的 / 功效：有土斯有財，運氣加持。
- 適合對象 / 心情 / 時機 / 場所：營業場所，居家財位。

按摩油保養 ▸ 配方

配方 9　＊──舒緩芳香

春泥 Attar 精油 4d ＋薰衣草精油 3d ＋檀香精油 2d

- 基底：葡萄籽油 10ml
- 目的 / 功效：舒緩壓力、緩解焦慮，促

進放鬆。
- **適合對象 / 心情 / 時機 / 場所**：壓力大、焦慮的人。

配方 10 ＊ 滋潤 Q 彈

春泥 Attar 精油 3d ＋ 玫瑰精油 4d ＋ 白蓮花精油 2d

- **基底**：甜杏仁油 10ml
- **目的 / 功效**：滋潤肌膚、提供深層保濕。
- **適合對象 / 心情 / 時機 / 場所**：乾燥肌膚的人。

配方 11 ＊ 青春活力

春泥 Attar 精油 3d ＋ 葡萄柚精油 3d ＋ 香蜂草精油 2d

- **基底**：葡萄籽油 10ml
- **目的 / 功效**：提升活力、增強精神。
- **適合對象 / 心情 / 時機 / 場所**：疲倦的人。

配方 12 ＊ 幸福隨身

春泥 Attar 精油 4d ＋ 洋甘菊精油 3d ＋ 茉莉精油 2d

- **基底**：甜杏仁油 10ml
- **目的 / 功效**：平衡情緒、提升幸福感。

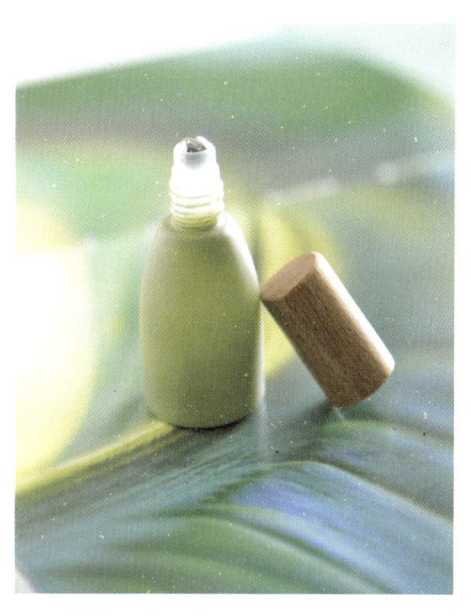

↑將「一覺到天亮」配方調成按摩油塗抹身上，可促進深層睡眠，減輕失眠問題。

- **適合對象 / 心情 / 時機 / 場所**：情緒不穩定的人。

配方 13 ＊ 一覺到天亮

春泥 Attar 精油 3d ＋ 薰衣草精油 4d ＋ 晚香玉精油 2d

- **基底**：葡萄籽油 10ml
- **目的 / 功效**：促進深層睡眠，減輕失眠問題。
- **適合對象 / 心情 / 時機 / 場所**：睡眠困難的人。

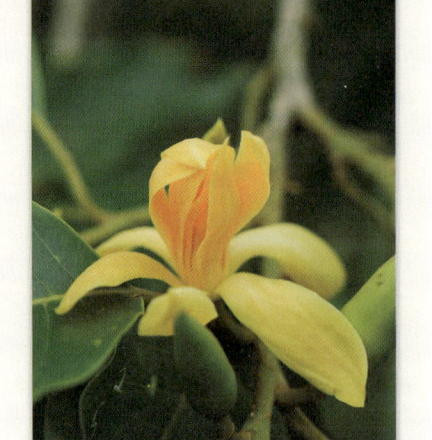

CHAMPACA

金香木

香氣銳度 ★★★★☆☆

香氣賞析
Aroma

* —— **香氣印象**

在刨冰店裡，看著老闆手中一杓又一杓的糖水淋到碎冰上。

* —— **香氣描述**

初聞時，似乎像極了在夏日最炎熱的時段，頂著汗水走進冰品店，老闆正好舀起一大匙金黃色的砂糖水，淋在擺滿了果乾的刨冰上，以及後手隨即澆上的蜂蜜香氣撲鼻而至。這時準備享用品的人，用了在台前擺著印有 LUX 的香皂，把雙手給徹底洗了一番，再接過老闆手中滿碗香甜的冰品，還不忘的讓老闆加上一些煉乳，徹底把香甜滋味衝上最高點。

在大快朵頤充滿奶香甜氣，又因果乾而帶點清苦微酸的冰品後，更是令人感覺像走在午後有風的林蔭大道上，嗅吸著迎風而來，屬於夏天節奏的香氣。

基本檔案
Data

中文別名	金玉蘭、黃玉蘭
英文俗稱	Champaca
拉丁學名	*Michelia champaca*
植物科別	木蘭科
提 煉 法	印度古法 Attar
五　　行	屬土
性　　味	性涼、味甘
歸　　經	脾、肺經（清熱解毒、滋養脾胃）

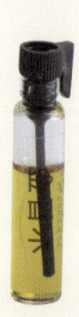

* —— **香氣搭配**

1. 金香木＋乾焙乳香＋春泥→提升沉穩度，但不失甜美。
2. 金香木＋白蓮花＋繡球茉莉→把金香木的活潑甜感提升。
3. 金香木＋永久花＋白玉蘭葉→將豔麗的金香木，轉為清香脫俗感。

64

CHAPTER 4

黃金貴妃｜金香木

　　金香木又稱金玉蘭，在印度的宗教文化中，金香木（Champaca）是印度教三大天神之一，毗濕奴神之花。三大天神是：梵天主管「創造」、濕婆主掌「毀滅」，而毗濕奴即是「維護」之神，印度教中被視為眾生的保護之神，而印度的國王也視為該神的凡間肉身。它的香味具有穿透力，彷彿能彰顯其金黃色花瓣的香氛，這些典故也讓金香木的身分格外不同，所以它才是印度宮廷中、寺廟裡常栽種的植物，加上它的樹型高大可至六、七層樓高，開花時滿樹百花綻放，花香撲鼻，都顯示出尊貴的王者之香。

金香木精油脈輪冥想：太陽神經叢輪

　　使用金香木精油或精油香水後，閉上雙眼，感受香味進入太陽神經叢輪（在胸骨下方「中間」的位置）。萬丈光芒下出現金碧輝煌的寶藏，一枚枚閃亮的金幣般，光芒四射，帶來照亮生命的光，由上接引外在高頻能量而下。進入體內後，隨著香氣流轉，雙手在太陽神經叢輪處畫出無限符號，太陽神經叢輪充滿著光亮，宇宙光源般的高頻能量，飽滿到有股明顯的鼓脹感，像是一顆巨大的黃色燈泡在此照耀著。讓你明確知道自己的生命光源有多麼充足，為你充電，使周圍環境神聖化並促進積極性。這道向四周強烈照耀的光，使周圍的環境能量變得高潔、明亮，鼓舞著你更能積極地展現出自己。

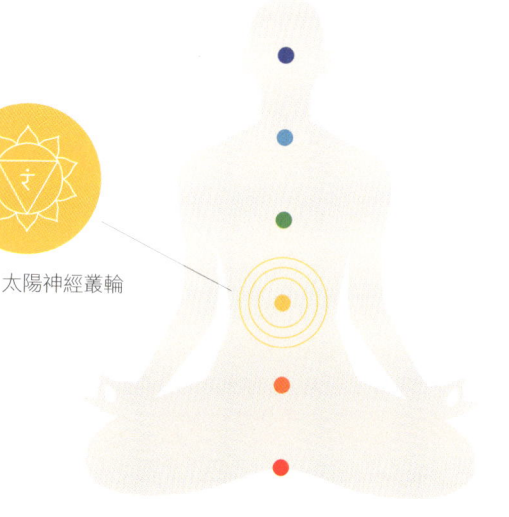

太陽神經叢輪

金香木與賽黃晶能量解析

賽黃晶（Danburite）主產於美洲大陸，顏色從透明到淡黃色都有，具有導電的能量，與散發和收斂有關，帶有開啟更高靈性智慧的能力，是一種高頻能量晶石，可以幫助提升精神力量和意識覺醒。它也具有平衡和淨化的能力，可以幫助釋放負面能量，帶來正向的能量。作用於心輪、頂輪、八脈輪之上。

金香木與賽黃晶的搭配

金香木作用於太陽神經叢輪以上，在心輪以上的能量供給特別明顯，可提於頂輪之上，與賽黃晶特質非常相像。除了有助心輪提供精神勇氣，亦能帶著我們嘗試行動、溝通與表達（人際關係、愛的推動與展現）。

提供「充電後再上」的特質，例如每日上班前的通勤，可用它做為補充精神能量的方式之一。

↑賽黃晶是一種高頻能量晶石，可以幫助提升精神力量和意識覺醒。

另外，也因為具有微催眠的特色，亦能在空間和心情上做「轉換」（很適合擴香），如果用來一個人待在負能量的空間，能夠提供淨化、心情與空間上的穩定、轉換氣場的功效，並且補充陽性能量，也能提氣。

使用方法：
❖ 將噴霧使用於身體，可以在周圍形成淨化和能量保護罩。
❖ 加上配戴賽黃晶水晶，即有增加能量保護與一定程度的心靈支撐。

金香木成分與功效解析

金香木精油的主要成分有：
● 鄰氨基苯甲酸甲酯（Methyl Anthranilate）
金香木的主要成分之一，也是其強烈類似葡萄果香的來源，給予安全感與自信心。
● 吲哚（Indole）
最知名的性感與吸引異性的香味，傳達催情的同時，也有消除孤寂感與找回團體情感的強大心靈暗示。
● α-檀香醇（α-Santalol）
具有抗菌、抗炎和抗氧化特性，有助於保護皮膚免受感染，減輕炎症反應，並中和自由基損傷。
● 橙花叔醇（Nerolidol）
具有抗真菌和抗寄生蟲特性，可用於治療皮膚真菌感染和寄生蟲感染。

◆ 香豆素（Coumarin）

具有抗凝血和抗氧化特性，有助於促進血液迴圈和保護皮膚免受自由基損傷。

◆ 金合歡醇（Farnesol）

具有抗菌和抗炎作用，可用於控制細菌生長並減輕皮膚炎症。

金香木精油身心靈功效實證

金香木精油獨特的酯類可以很好的抵禦紫外線，讓肌膚有抗老美白的效果，具有清熱的特性，對於熱腫脹、腫痛皆能緩解，脾胃不適也能有效緩解。

如前介紹，金香木有獨特且極具能量的香氛，可以單獨使用，或與其他精油搭配成複方使用。它像是無形的能量輔助，特別在進行心靈與內在提升的活動時，例如：冥想、瑜伽、打坐、禪修，或是在例行從事思考、分析等腦力工作的場域，都可以利用金香木的穿透性能量為你心靈充電。

金香木 Attar 最值得的使用法，就是將一滴金香木 Attar 精油滴在手肘或合谷穴上（拇指與食指間，人體保健大穴），然後慢慢吸嗅香味。

滴上精油後，並稍微推開塗抹，一下子就會與皮膚結合，但香味至少會持續半天以上。持續的時間要看個人的感受力與負能量的化解與消耗，若能完美地與心靈結合，香味則可持續至一天至兩天以上。

這之間可以繼續各種工作或是活動，如能打坐、冥想或靜修最好，如原本有信仰或是禪修的習慣，會發現它能給予更多的心靈能量，與一種滿滿的幸福感。

在身體按摩與皮膚保養上，金香木的成分各有不同的協同功效，例如利用其舒緩作用與促進血循的特性，搭配相關精油按摩就能很好的緩解肌肉緊張和不適，在放鬆的同時也有很好的皮膚保濕與保養。

因為金香木精油能夠平衡油脂分泌、消除細紋和皺紋、修復受損的皮膚組織。所以可以利用金香木精油來製作面霜、護膚油、身體乳液等護膚產品。所以在保養品上添加金香木，不只是增加獨特的香氛來源，也有很好的功效協助。

經絡養生調理師的實證

金香木加上金銀花、檸檬可以清熱解毒，加上永久花、藍蓮花是很好的美白配方。「父親最近染上流行性感冒，不停的咳嗽和打噴嚏，吃了藥睡了一覺起來，依然沒有停止過，將金銀花、薰衣草、金香木與植物油調成 3% 的按摩油後，塗抹喉嚨和鼻子兩旁後，不到一小時便緩解症狀，只有偶爾咳嗽幾聲而已。」

靈氣療癒師的實證

「金香木」是繼「春泥」後，第二款帶給我巨大衝擊感知的 Attar 精油，因找到

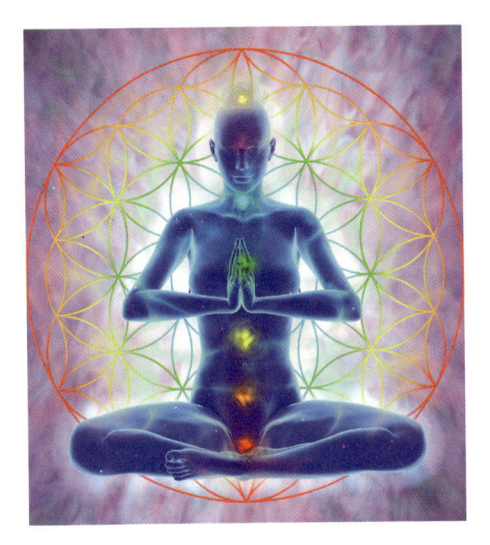

↑進行冥想、打坐時，都可利用金香木的穿透性能量為心靈充電。

內在的寶藏，而感動的、興奮的想哭，喜極而泣的哭。很久沒有這種強烈的、新穎的感觸了！如果說「春泥」帶你回到久遠的記憶，讓生命穩定，那「金香木」就會為你帶來照亮生命的光，讓生命被自我肯定著。原精油如同接受宇宙光源般的高頻能量，而稀釋後的「金香木」，卻讓身為小小螺絲釘的你，照亮專屬於你的每個角落，只因樸實的光將由你為自己，由內而外的散發出來。

個案分享　氣療過程展現金香木優異修補能量

年前為一位診斷為癌症第四期，經化療多月已安排開刀的朋友，希望在她住院前，能以靈氣能量導引方式幫她補氣。以往為氣脈不通的個案進行能量導引工作，只能將成個案全身分段成多個小段的氣脈能量逐一接通，耗時極長，且接通後能量流動感知仍屬微弱，持續時間有限。

但這次以「沉香」、「金香木」以1：1的比例調配後，塗抹於掌心，藉由雙手接觸個案的身體部位，逐一將其能量流串連起來。其修復能量和氣感帶動，使得整個能量調整的過程更加順暢且快速。並且在相隔一周後，進行的第二次靈氣能量導引時，明顯覺察氣脈的連通仍是完整，且展現出一些身體自癒效果。

這款配方也曾用於一位背部有舊傷的脈輪冥想夥伴，有時舊傷表面傷口癒合完整了，但在能量氣層裡，仍有需要修補、養護舊傷的需要，用同樣方式使用後，效果也非常令人驚豔。

金香木 Attar 精油推薦配方

按摩油保養 ▶ 配方

配方 14　＊— 微笑拈花

金香木 Attar 精油 3d ＋薰衣草精油 2d ＋佛手柑精油 2d

• 基底：任一植物油 10ml

- **目的 / 功效**：將以上精油混合均勻後，可以用來按摩身體放鬆肌肉，促進血液循環，減輕壓力和緊張感。金香木具有舒緩神經和幫助放鬆身體的功效。搭配其他精油如薰衣草、佛手柑等可以幫助放鬆身心、紓解壓力、笑顏逐開。
- **適合對象 / 心情 / 時機 / 場所**：可搭配紓壓按摩 SPA。

配方 15　＊ ─ 幸福荷爾蒙

金香木 Attar 精油 3d ＋ 洋甘菊精油 2d ＋ 佛手柑精油 2d

- **基底**：任一植物油 10ml
- **目的 / 功效**：金香木精油可以輕鬆減輕壓力和焦慮，適用於重壓下的情緒失調，也是愛好者常用的抗憂鬱配方之一。此外，金香木精油更以其能平衡肌膚油脂分泌，改善痘痘肌的功效而受到關注。此配方可以促進人體內的多巴胺、血清素等幸福荷爾蒙的分泌，搭配按摩手法更可全身紓壓。
- **適合對象 / 心情 / 時機 / 場所**：想紓解工作壓力，消除身心疲勞者。

配方 16　＊ ─ 注入能量

金香木 Attar 精油 5d ＋ 薰衣草精油 3d ＋ 薄荷精油 2d

- **基底**：任一植物油 10ml（如葡萄籽油）
- **目的 / 功效**：將以上精油混合均勻後，可以塗抹在脖子後頸或腕部等脈搏點或脈輪點，享受能量提升和鎮靜的效果。
- **適合對象 / 心情 / 時機 / 場所**：加班或是腦力激盪中，準備考試前。

配方 17　＊ ─ 呼吸暢通

金香木 Attar 精油 4d ＋ 尤加利精油 3d ＋ 薄荷精油 2d

- **基底**：任一植物油 20ml
- **目的 / 功效**：金香木是一種有效的精油，具有抗菌和鎮靜作用。將以上精油混合均勻後，可以用來按摩胸部和背部，幫

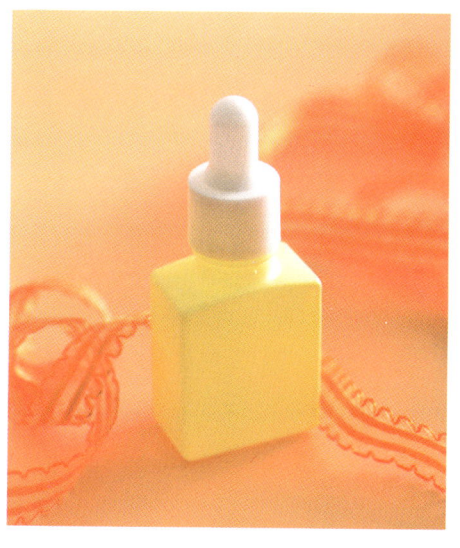

↑ 將「微笑拈花」配方混合均勻後，可以用來按摩身體放鬆肌肉，促進血液循環。

助舒緩呼吸道不適、減輕堵塞感。
- **適合對象 / 心情 / 時機 / 場所**：感覺胸悶或是空氣不流通的環境。

配方 18 ＊—— 放鬆泡澡沐浴鹽

金香木 Attar 精油 4d ＋薰衣草精油 3d ＋檀香精油 2d

- **基底**：海鹽 10g
- **目的 / 功效**：將以上精油加入海鹽中，攪拌均勻後將其放入溫水浴缸中。享受這種芬芳的浴鹽可以舒緩壓力、放鬆身心。
- **適合對象 / 心情 / 時機 / 場所**：睡前自我調整放鬆。

配方 19 ＊—— 能量提升沐浴凝膠

金香木 Attar 精油 4d ＋檸檬精油 3d ＋薑精油 2d ＋苦橙葉精油 1d

- **基底**：無香沐浴凝膠 20ml
- **目的 / 功效**：將以上精油加入無香沐浴凝膠中，充分攪拌均勻。在沐浴時，將其塗抹在身體上，享受提升能量和提神的效果。
- **適合對象 / 心情 / 時機 / 場所**：運動後，瑜珈後，旅遊健行後。

香氛擴香 ▸ 配方

配方 20 ＊—— 兒時鄉村

金香木 Attar 精油 5d ＋春泥精油 3d ＋乳香精油 2d

- **目的 / 功效**：將以上精油加入擴香儀中，讓其散發出令人放鬆的香氣。這款配方有助於營造舒適的環境，減輕焦慮和疲勞。
- **適合對象 / 心情 / 時機 / 場所**：悠閒的假日午後，或是下班回家的紓壓氛圍。

配方 21 ＊—— 煥然一新

金香木 Attar 精油 4d ＋檸檬精油 3d ＋迷迭香精油 2d

- **目的 / 功效**：將以上精油加入擴香儀中，讓其散發出清新提神的香氣。這款配方有助於增加能量、提升注意力和專注力。金香木精油本身具有飽滿的植物能量，可以幫助增加身體的血液循環，從而提高身體的能量。此外，金香木精油還可以幫助改善呼吸系統和增強免疫系統。如果想要增強身體能量，建議在每天早上使用金香木精油，就能感受到全新的

能量和獲得更多的動力。
- **適合對象 / 心情 / 時機 / 場所**：需要維持效率的營業場所，例如科技公司辦公室或是設計中心。

配方 22

* ── 通行無阻

金香木 Attar 精油 4d ＋薰衣草精油 3d ＋尤加利精油 2d

- **目的 / 功效**：將以上精油加入擴香儀中，讓其散發出清新的香氣。這款配方有助於打開呼吸道、緩解鼻塞和喉嚨不適。
- **適合對象 / 心情 / 時機 / 場所**：流感季節或是有感冒前兆時。

配方 23

* ── 暢快呼吸

金香木 Attar 精油 3d ＋茶樹精油 2d ＋檸檬精油 2d

- **目的 / 功效**：在一個碗中加入熱水，將以上精油添加到熱水中。臉靠近碗，用毛巾蓋住頭部和碗，深呼吸蒸氣。這款配方可以幫助舒緩鼻塞和充血，提供暢通的呼吸感。
- **適合對象 / 心情 / 時機 / 場所**：感冒初期或是長期呼吸不順時。

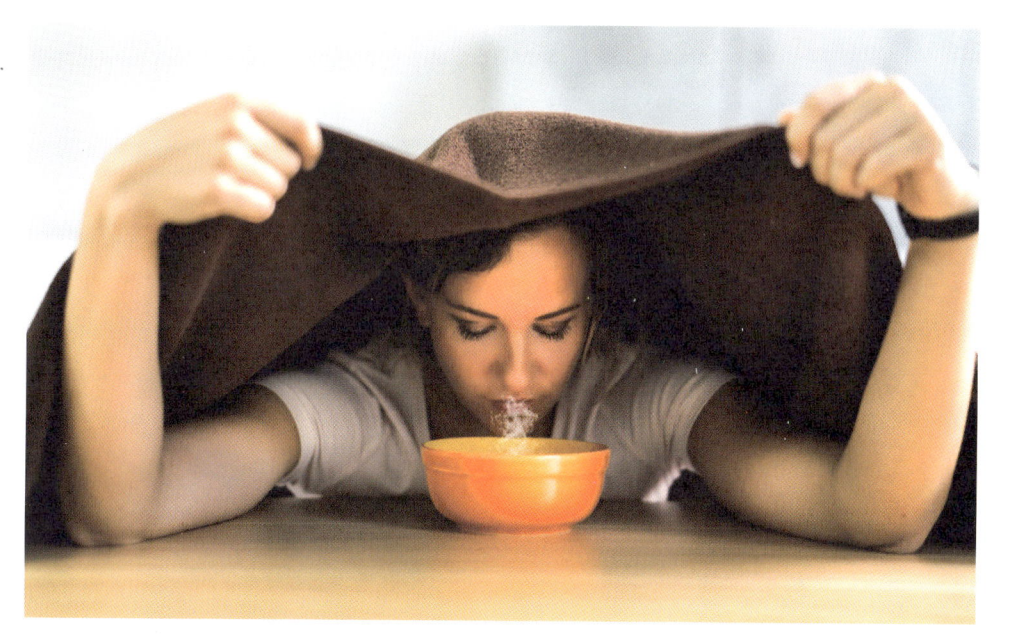

↑ 在一碗中加入熱水，並將「暢快呼吸」的精油加入熱水中。將臉靠近碗，用毛巾蓋住頭部和碗，深呼吸蒸氣，可以幫助舒緩鼻塞和充血，讓呼吸暢通。

TUBEROSE

晚香玉

香氣銳度 ★★★☆☆

香氣賞析
Aroma

* ── **香氣印象**
倘佯在午夜無人街道上的熱戀情侶。

* ── **香氣描述**
首度襲來的，是一股猶如晚風將白日炙熱吹散帶著微發黃的草葉香氣，以及挾帶一絲塵土的樸實氣味。這是一種悠閒甜蜜的感受，又彷彿在落日時刻，於夕陽觀景台上佈滿了一對對情侶，正藉著夕陽的魔力，相互傾訴著彼此的愛意。如晚香玉花語一般，象徵著幸福與美好。在後段出現的涼感映著甜感，有如沐浴在晚風中，並在餘暉的祝福下，邁上歸程的情侶們（附：香氣中有著白玉蘭花混搭著黃玉蘭花的香氣）。

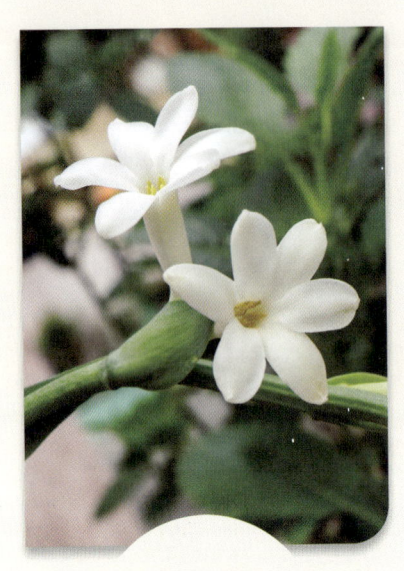

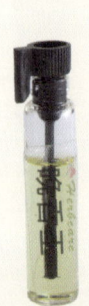

基本檔案

中文別名	夜來香
英文俗稱	Tuberose, Night Queen
拉丁學名	Polyanthes tuberosa
植物科別	石蒜科／龍舌蘭科
提 煉 法	印度古法 Attar
五　　行	屬金
性　　味	性涼、味酸、甘
歸　　經	肺、心、肝經（清熱降火、滋陰降躁）

* ── **香氣搭配**
1. 晚香玉＋依蘭＋春泥→將晚香玉的花朵調提升一個層次。
2. 晚香玉＋千葉玫瑰＋乳香→把特有的花果香調放到前頭出現。
3. 晚香玉＋快樂鼠尾草＋澳洲尤加利→把晚香玉的清涼活潑更突顯的展現出來。

CHAPTER 5

迷情香妃｜晚香玉

晚香玉（Tuberose）又名夜來香，英文稱為 Night Queen（「夜之女王」），可見其份量。初聞晚香玉就會感受到其霸氣與濃郁的香氛，源源不絕，甚至會有人感到「暈香」，但是只要能馴服它，晚香玉會是你香氛配方中，最具魔性的一款。

晚香玉精油脈輪冥想：臍輪

晚香玉的感知作用在「臍輪」。冥想時，先平靜內心和思緒，保持一點距離的美感。嗅吸晚香玉的精油香氣，隨著嗅吸香氣，可以感知能量運作在「臍輪」（丹田穴向身體中央探之），如同熟成果實的鮮美汁液，濃郁甜美的豐沛能量不斷地落入臍輪之內。

每一滴都是充滿豐碩能量的水珠，匯集在臍輪時，如同山間溪流，永不止息向前奔流，即使面對曲折、斷層也無法阻止你勇往直前，成就水瀑下跳躍的美麗水花和清澈壯麗的飛瀑珠簾，濺起生命美好的水花。將喜悅和美滿，溫暖、滋養著生命，喚醒生命本源的力量，讓你明白，生命的喜悅即來自於每一次你鼓足勇氣向前，面對挑戰，無論結果如何，都值得為自己鼓掌喝采。

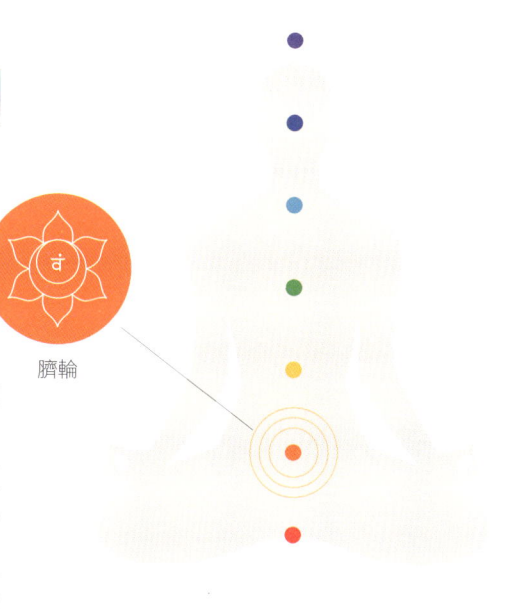

臍輪

晚香玉與橙方解石水晶能量解析

「晚香玉」作用於第二脈輪（臍輪），能連動第三脈輪（太陽神經叢）、第四脈輪（心輪）。

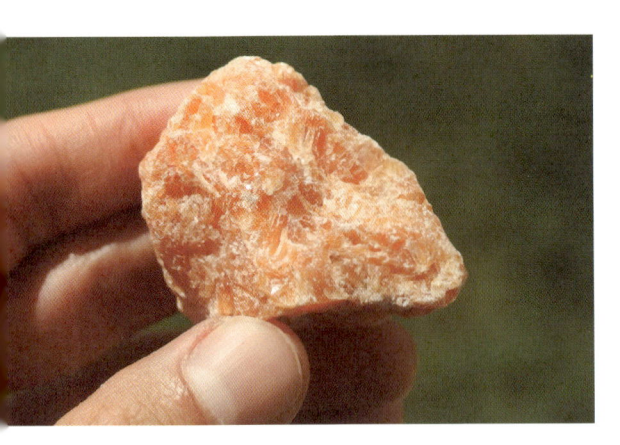

↑ 橙方解石和晚香玉 Attar 都有提供創造力的共同特質。

當與晚香玉接觸那一刻，讓人更接近「本我」之所在（我是誰、真實情況我的感覺是什麼、內在聲音其實是……？），在此基礎下去發展情感認同、情欲與感情間的流動、還有關係經營、創造力等等。

晚香玉在成長期間需要充足的陽光，但不能直曬，在有陽光的陰影下能成長更好。於是可以在夜晚盡情飄香，就如同需要照顧「我」（這個孩子）一樣，告訴母親和世界需要用愛和熱情滋養我，但請不要太過於熱情不然會害怕。當在安全的依附中成長時，可以看見我將打開心，用真誠向你和世界展現「我是誰，我在這裡」。

無論在花香或本質上，都提供了「安靜的陪伴，存在但不打擾，協助情感能量流動並給予支持」的特色。

因此，它有助於打開情緒體，紓解瘀滯的情緒，在獲得支持下讓內在與外界產生交流。

另外香味角色明顯，亦有令人著迷的類麻醉催眠香、蘊含著熱情和浪漫。

綜合以上，它非常適合陪伴「獨居、失去自我感、情緒起伏、嬰幼孩的驚嚇」，提供自我認識、陪伴、增加自信並與世界產生溝通管道的推動力。

晚香玉與橙方解石使用

橙方解石（Orange Calcite）本質是碳酸鈣，也是石灰岩、大理岩的主要組成礦物。

❖ **於日常生活做為一般用途**：硬度 3，拿取時也是盡量輕巧，具有吸附潮濕、改善異味作用，有些人會將方解石放在車上、浴廁。

❖ **能量空間擺放上**：也特別適合放在「會議室、需要開會」的地方，或是放在希望彼此能「盡量」真誠溝通、產生信任的地方（空間），當談一個合作案件的時候，也很適合將橙方解石放在旁邊。

❖ **於色彩能量學角度**：橙色是紅色、黃色綜合體，因此也具有紅黃特質，像是：正向、熱情、喜慶，可以提高能量、有助增加身體體液（代謝、血循……）活動、改善鬱悶感。但擺放它也最好視空間場合而定，若在休息睡覺的臥室，可以擺放小顆橙方解石（增加夫妻伴侶感情），其餘不要太多，尤其是本身容易失眠的話，就盡量不要讓它能量太大，有可能會讓精神更好。

晚香玉和橙方解石的共同特質

✤ 提供創造力、活力的向上能量。
✤ 給予默默支持，漸進增加安全感。（當我們工作時，會全神貫注在工作環境或是正在做的事情上，當僅僅只是看著旁邊的橙色方解石，或是調和含有晚香玉 Attar 的香水，精神意識上也能有拉回來一下的感覺，好像能將那些向外投放的能量拉回來，像是喘口氣、放鬆一下，對於需要長年、長時間專注的工作者，即使能放鬆回歸 1 秒應該都很值得。）
✤ 調和人際關係。
✤ 助情感流動的推動力、協助建立信心、打開與外界溝通管道。

從下班到晚上睡覺前亦或當休閒的假日時，也不妨嘗試將晚香玉 Attar ＋佛手柑＋春泥 Attar 擴香，配方加上晚香玉轉換空間氣氛一絕的能力，有助於打開心輪和穩定、放鬆這個空間，也很適合伴侶或夫妻想在增加感情時，使用的香氛。

晚香玉成分與功效解析

苯基酯是帶有苯環的酯類，可細分為各種化學成分，通常出現在花朵類的精油中，像晚香玉、茉莉、玫瑰與梔子花等等，是濃烈花香的主要來源。而晚香玉精油的主要成分為：

● 苯甲醇（Benzyl Alcohol）
具有抗菌和防腐特性，可用於保護皮膚免受細菌感染，並延長產品的保質期。

● 茉莉內酯（Jasmine Acetate）
賦予晚香玉精油芳香的特性，有助於提升心情，具有舒緩和鎮靜的作用。

● 苯甲酸卞酯（Benzyl Benzoate）
具有抗病毒和抗真菌特性，有助於保護皮膚免受感染。

● 芳樟醇（Linalool）
具有鎮靜和放鬆的作用，有助於緩解焦慮和促進睡眠。

● 香豆素（Coumarin）
具有抗凝血和抗氧化特性，有助於促進血液迴圈和保護皮膚免受自由基損傷。

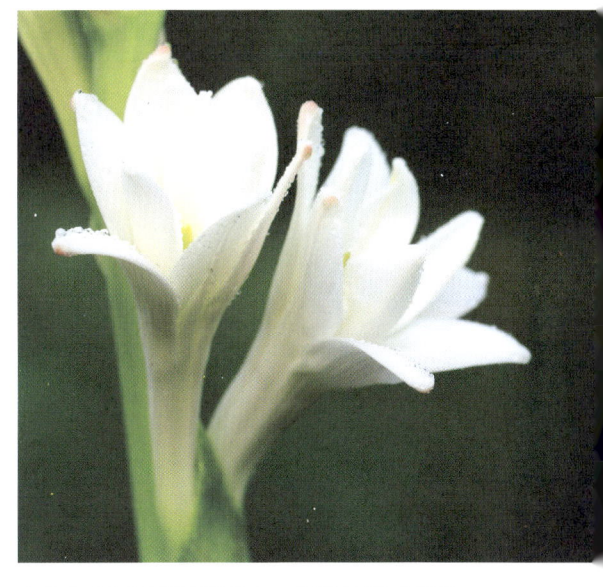

↑晚香玉的香氣濃郁且持久，嗅覺敏感的人甚至會有「暈香」感。

經絡養生調香師推薦的多元功效

大分子的苯基酯能夠非常有效的緩解疼痛，安撫和鎮定情緒。晚香玉可緩解陰虛火旺、陽亢造成的不適。加上粉紅蓮花、茶玫瑰，可逆齡回春、保濕嫩白；加上玫瑰、檸檬塗抹肝經，可疏肝解鬱、緩解失眠。

早春天氣陰晴不定、冷暖無常，因氣候大幅的變化，是過敏及憂鬱的好發季節。讓很多忙碌與壓力大的現代人，容易造成不好入睡及睡眠不穩定。只要將晚香玉、玫瑰、檸檬精油調成 5% 濃度的按摩油，塗抹在腋下兩脅處，上下輕敲 10 分鐘後，可以很快的感受到睡意撲襲而來。每日持續的使用，可讓不好入睡的你不再煩惱今天會不會又睡不著，而是有穩定充足的睡眠，也會帶走入春時胸悶和低谷情緒不適心情的感受，迎接輕盈喜悅的心情。就像春季天上掛著甦醒的天空藍，滿地青翠的綠草與盛開的花朵，總是容易讓人感到開心與不自覺的微笑。

忙碌時也能神采奕奕

晚香玉強大而持續的香氣，可以當作工作壓力大而繁忙時持續的無形支持。最簡單的方式就是加入約 1% 在日常使用的保養品中，增加隨身香氛感並感受持續的獨特氛圍。而在忘我的工作狀態中，意外的發現，晚香玉也能發揮緊緻皮膚的效果！或許你也是忙到每天中午吃了什麼都不記得了，但是那種臉部肌膚明顯感受到從眼尾處被向上拉提的感覺，或是偶爾照個鏡子，發現自己在忙碌中也能神采奕奕！

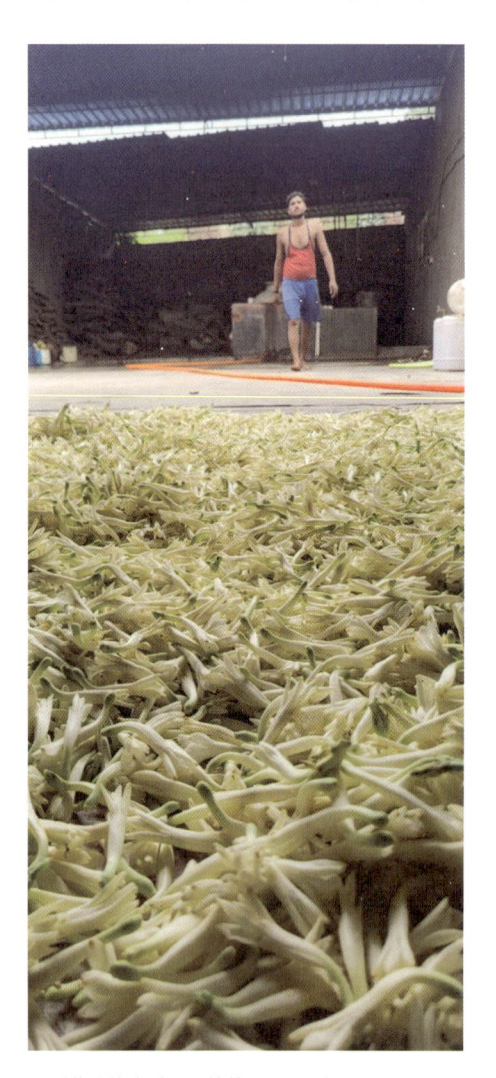

↑剛收穫的晚香玉正等待 Attar 提煉。

晚香玉 Attar 精油推薦配方

香氛擴香 ▸ 配方

配方 24　＊　夜幕低垂

晚香玉 Attar 精油 1d ＋薰衣草精油 3d ＋豐收果香複方精油 4d ＋檀香精油 1d

- 目的/功效：晚香玉的甜美混合薰衣草的放鬆、果香的飽滿和檀香的深邃，創造出一個安寧和放鬆的夜晚氛圍。
- 適合對象/心情/時機/場所：適合繁忙一天後需要放鬆的人，在家庭客廳或睡前使用；也適合渴望安靜舒緩心情的時刻。

配方 25　＊　寧靜家居

晚香玉 Attar 精油 2d ＋乳香精油 3d ＋橙花精油 2d ＋廣藿香精油 3d

- 目的/功效：晚香玉和橙花的甜美香氣，與乳香的沉靜，以及廣藿香的土木香味相結合，營造出一個適合冥想和深層放鬆的環境。
- 適合對象/心情/時機/場所：適合進行瑜伽或冥想的人，以及尋找內心寧靜的時刻，適合個人空間或靜修場所。

配方 26　＊　幸福假期

晚香玉 Attar 精油 2d ＋茉莉精油 2d ＋香草精油 2d ＋依蘭精油 2d

- 目的/功效：結合晚香玉的豐富香氣、茉莉的高雅、香草的甜蜜和依蘭的溫馨，創造出一個充滿愉悅和幸福感的氛圍。
- 適合對象/心情/時機/場所：適合家庭聚會或假日時刻，為聚會增添溫馨愉快的氣氛，或任何想要提升幸福感和愉悅心情的場合。

精油香水 ▸ 配方

配方 27　＊　星光璀璨

晚香玉 Attar 精油 10d ＋玫瑰精油 5d ＋橙花精油 5d ＋依蘭精油 2d ＋乳香精油 3d

- 基底：95% 以上酒精 25ml
- 目的/功效：這款香水如同夜空中最璀璨的星星，融合了晚香玉的夜香與玫瑰的浪漫，橙花的清新與依蘭的溫暖，最後由乳香帶來的神秘感做為基調。
- 適合對象/心情/時機/場所：可以讓第一次約會留下美好的印象，也非常適合參加晚宴或婚宴場合使用。

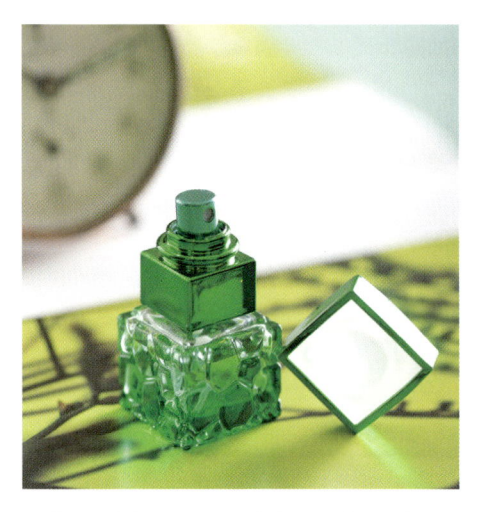

↑「星光璀璨」這款香水融合了晚香玉的夜香與玫瑰的浪漫，橙花的清新與依蘭的溫暖，最後由乳香帶來的神秘感做為基調。

配方 28 ＊── 魅惑之夜

晚香玉 Attar 精油 10d ＋香草精油 4d ＋快樂鼠尾草精油 3d ＋藍蓮花精油 2d ＋檀香精油 4d

- **基底**：95% 以上酒精 25ml
- **目的 / 功效**：魅惑之夜香水是約會夜晚的完美選擇，晚香玉的神秘夜香混合香草的甜美，快樂鼠尾草的清新與藍蓮花的氣質精緻，最後由檀香的溫暖木質香做為基底，創造出令人難以抗拒的性感魅力。
- **適合對象 / 心情 / 時機 / 場所**：這款香水在重要的社交場合也能同時表現出端莊與性感，可以讓你在月光下更加迷人，為你的約會夜添上一絲神秘與誘惑。

配方 29 ＊── 安然入夢

晚香玉 Attar 精油 10d ＋薰衣草精油 5d ＋甜橙精油 4d ＋絲柏精油 2d ＋香蜂草精油 3d

- **基底**：95% 以上酒精 25ml
- **目的 / 功效**：安然入夢香水是專為睡前設計，結合了晚香玉的溫馨夜香與薰衣草的放鬆效果，甜橙的甜美與絲柏的清新，香蜂草的輕柔甜香做為點綴，創造出一個讓人放鬆並準備進入夢鄉的氛圍。
- **適合對象 / 心情 / 時機 / 場所**：結束繁忙一天後，給自己的一份溫柔擁抱，助你在夜晚安然入夢。

按摩油保養 ▸ 配方

配方 30 ＊── 夜來花語

晚香玉 Attar 精油 3d ＋薰衣草精油 4d ＋甜橙精油 5d ＋乳香精油 3d

- **基底**：葡萄籽油 20ml
- **目的 / 功效**：結合晚香玉的溫馨、薰衣草的放鬆效果、甜橙的正能量提振以及乳香的深層安撫，創造一個幫助舒緩壓力、安撫心靈的氛圍。

- **適合對象 / 心情 / 時機 / 場所**：適合工作壓力大、需要放鬆心靈的人群。

配方 31　＊ 活力奔放

晚香玉 Attar 精油 1d ＋ 薄荷精油 4d ＋ 迷迭香精油 4d ＋ 檸檬精油 3d

- **基底**：甜杏仁油 20ml
- **目的 / 功效**：此配方利用薄荷和迷迭香提振精神，檸檬帶來清新感覺，晚香玉則增加深層的放鬆感以及持續的香氛來源，有助於緩解身心疲勞。
- **適合對象 / 心情 / 時機 / 場所**：特別適合身心俱疲、需要恢復活力的人群。

配方 32　＊ 百花輕撫

晚香玉 Attar 精油 2d ＋ 玫瑰精油 3d ＋ 茉莉精油 2d ＋ 橙花精油 3d

- **基底**：甜杏仁油 20ml
- **目的 / 功效**：結合玫瑰、茉莉和橙花的滋潤和修復效果，以及晚香玉的香氣，有助於保濕、提亮膚色，使皮膚恢復光澤。
- **適合對象 / 心情 / 時機 / 場所**：需要皮膚保養、追求膚質改善的人群。

→「神采飛揚」按摩油配方結合各精油的優點，有助於運動後恢復身體平衡。

配方 33　＊ 清風吹拂

晚香玉 Attar 精油 2d ＋ 乳香精油 4d ＋ 檀香精油 3d ＋ 洋甘菊精油 4d

- **基底**：葡萄籽油 20ml
- **目的 / 功效**：此配方旨在透過乳香、檀香和洋甘菊的冥想促進作用，結合晚香玉的平和氛圍，幫助冥想和脈輪平衡。
- **適合對象 / 心情 / 時機 / 場所**：適合進行瑜伽、冥想和尋求內在平靜的人群。

配方 34　＊ 神采飛揚

晚香玉 Attar 精油 1d ＋ 松針精油 4d ＋ 薑精油 3d ＋ 薰衣草精油 4d

- **基底**：葡萄籽油 20ml
- **目的 / 功效**：利用薑精油和松針精油的舒緩肌肉作用，薰衣草的放鬆效果，以及晚香玉的舒心香氣，有助於運動後恢復身體平衡。
- **適合對象 / 心情 / 時機 / 場所**：特別適合運動後或瑜伽後需要肌肉放鬆和身體恢復的人群。

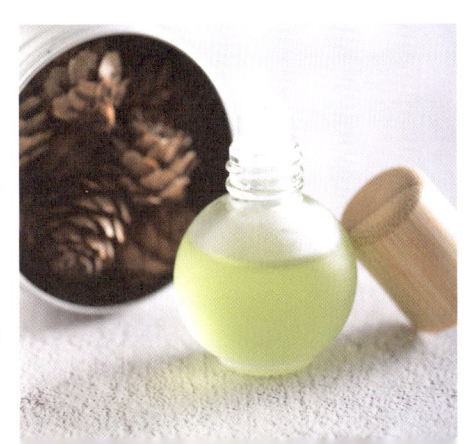

FRANGIPANI

紅花緬梔

香氣銳度 ★★★☆☆☆

香氣賞析
Aroma

*—— **香氣印象**

在少許陽光照射到的假山、流水處，和好友們品茗談天。

*—— **香氣描述**

首先橇開嗅覺的，是一股清澀淡雅沖泡過的茶葉香氣。細細品嘗後，可以發現似是桂花綠茶的氣味。幾分鐘後，濃醇的奶香陪同著花香，在鼻腔中綻放並舞蹈著。像是在古色古香的茶館中，一邊欣賞中庭曼妙舞姿的舞著表演，並同時將沖泡好的茗品放入口中，再咬上一口奶油餅乾般的享受著。緊接著的重頭戲是，倏忽即逝的紫羅蘭花朵倩麗身影，像在捉迷藏一樣，若有若無。不只把鼻腔帶往更深的幽境，更因為這股若有似無的香氣，勾得人心癢癢的。就像在這一刻，把我們的時間停住，讓我們為她駐足在原地佇立，毫無防備的接受香氣一波又一波的全面襲擊。更如紅緬梔花的花語一般，是誠實、信任、臣服，完全沒有保留的，把最美最好的香氣，全盤托出給我們。

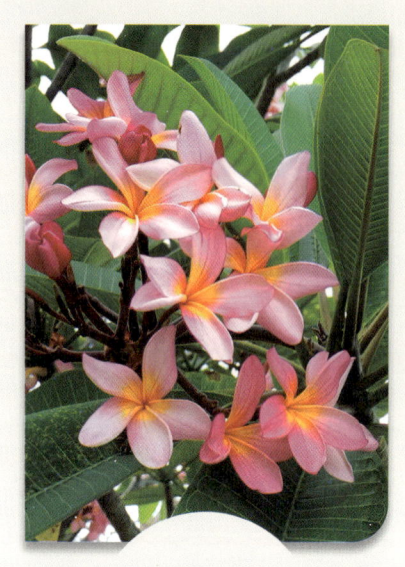

基本檔案

中文別名	紅雞蛋花
英文俗稱	Frangipani
拉丁學名	*Plumeria*
植物科別	夾竹桃科
提 煉 法	印度古法 Attar
五　　行	屬木
性　　味	性涼、味甘、澀、苦
歸　　經	肺、大腸經

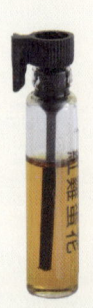

*—— **香氣搭配**

1. 紅花緬梔＋快樂鼠尾草＋秀英茉莉→將香甜的茶感，小幅度有感的提升起來。
2. 紅花緬梔＋琥珀＋藍蓮花→大幅度提升奶香感。
3. 紅花緬梔＋岩蘭草＋春泥→創造當季花盛開時，站在緬梔花樹下的香氣感受。

CHAPTER 6

知己佳人｜紅花緬梔

　　紅花緬梔在東南亞特別是度假島嶼，是非常常見的庭院景觀植物，可以說看到它就想起度假與放空，但是親近它又會被它奶油花香彷彿能溶化內心，並帶來熱情與活力，彷彿偷情般的俏皮活力，那怕老僧入定的心也會心猿意馬。

紅花緬梔精油脈輪冥想：心輪

　　嗅吸冥想過程中，隨著紅花緬梔 Attar 精油充滿厚實的甜香味，自然感受到「心輪」能量鼓脹起來，成為一顆充飽氣的粉紅色氣球。接著熱情填滿內在，使表層鼓脹的光滑晶亮，填滿整個內心，補足消耗掉的能量與熱情。而氣球的表層之外，能量突破限制的圈，對外抱持著開放，卻也感受到盪出去的迴圈。折射回來的漣漪，捕捉到每一個小小的期待，找到潛藏內心的不滅火種，像是一張撒出去的粉紅色網，向外擴張，不同溫柔淡雅的粉紅色調，亮麗、繽紛、輕快、雀悅遍及每一處。將你所喜愛的美好全部融合起來，使生命之河持續流動著，在心裡形成特有的美麗詩篇。

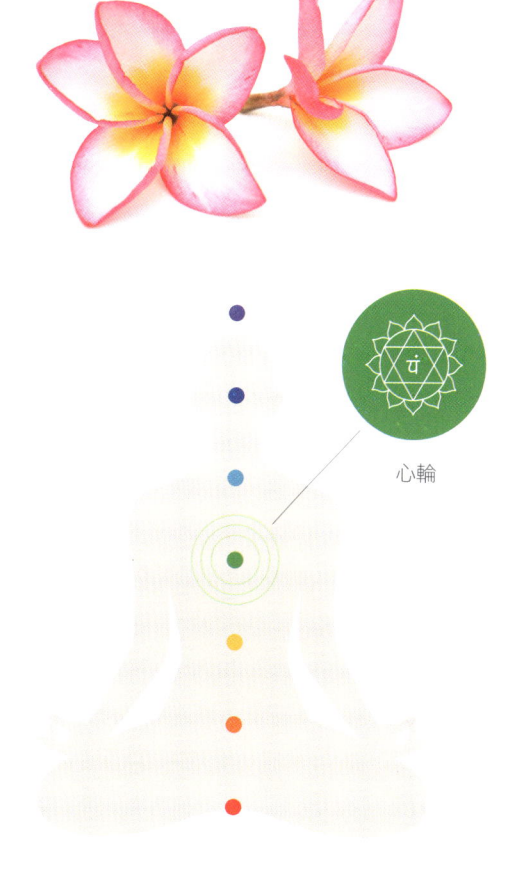

心輪

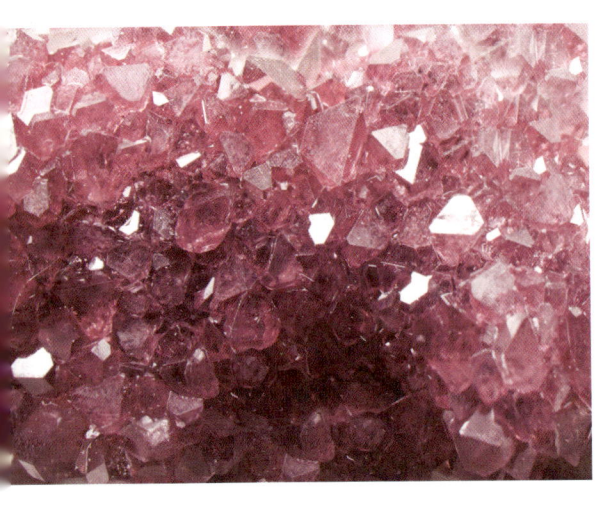

↑粉紅碧璽有良好的透明度和閃閃的玻璃光澤，它的存在就是表達「盡情去愛吧」！

紅花緬梔與粉紅碧璽水晶能量解析

紅花緬梔的能量在心輪間運轉，帶著春夏的艷陽在此處綻放，並給予無懼的勇氣。熱情的紅花，攜帶著水的能量，持續上揚往在喉嚨間產生一點如花蜜的甜味感並促進唾液產生。讓你勇於嘗試打開喉嚨，除了提醒水分平衡的重要，也同時鼓勵說出一切的不滿和委屈。在一邊修復心輪之下，一邊學習知道當霧、雲、雨水以不同形態呈現時，其實本質是不會改變的。而這能帶領靈魂更多的信任與學習，然後一步步的成長，進而從中學習在這世界上的一切，最後能與高我和更高維度整合相關有意義的一切資訊。

粉紅碧璽（Pick Tourmaline）的顏色從淡粉到深紅不等，有良好的透明度和閃閃的玻璃光澤。它的存在，就是在表達「盡情去愛吧」！

綠色和粉（紅）色都是心輪的顏色，而粉色碧璽更帶著「出發、給予勇氣」去表達愛的動能（愛人、愛世界和慈悲），所以無論在情感上曾經受傷得修復，或是希望提起勇氣向家人、喜歡的人告白，也都非常適合。相較於粉紅水晶粉，粉紅碧璽在動力上會更加強一些。

紅花緬梔成分與功效解析

紅花緬梔精油中含有的精油成分，如檸檬烯（Limonene）、β-石竹烯（Beta-caryophyllene）和α-蒎烯（Alpha-pinene）。這些成分賦予了精油其特有的香氣特徵。其中有關舒緩和鎮靜成分如類似類黃酮和水楊酸甲酯等成分，這些成分賦予精油抗炎和抗氧化的特性，有助於保護皮膚健康和緩解炎症反應。

紅花緬梔擁有回春聖品金合歡醇的成分，加上抗氧化的類黃酮，讓紅花緬梔的美容功效十分卓越。加上岩玫瑰、乳香可以回春緊緻拉提皮膚，加上白珠樹、藏紅花、乳香可以緩解肌肉關節疼痛。

紅花緬梔 Attar 精油推薦用法

推薦用法一：肌膚保養

推薦用於年過 40 歲的肌膚保養，讓皮膚看起來不顯老。只要每天使用紅花緬梔和岩玫瑰，持續一週左右的時間，就可以看到自己的皮膚更緊緻、毛孔不再明顯、細紋也變少了。等照鏡子時，發現鏡中的自己氣色更佳紅潤，明顯變年輕，回春的感受大概就是這樣的感覺了。

推薦用法二：保濕香氛

將紅花緬梔精油加在保養品中使用，就像是隨身香氛般，時時聞到美好的香氣。每天早上可用蘆薈凝膠 15ml ＋紅花緬梔 1d ＋粉蓮花 1d 配好使用，除了保濕補水之外，香味也可以跟隨著你一整天。

推薦用法三：冥想打坐

難以想像紅花緬梔這麼強大竟然是用來療癒心輪創傷的。先嗅聞精油的香氣，想像香味開始蔓延開來，就像漣漪一樣散開時，感覺到紅花緬梔的味道變甜了。之後將雙手放在大腿上，盤腿坐姿，感覺整個人像在金字塔中穩穩地坐著，有親人撫慰般。慢慢地，不疾不徐，在不圓滿中看到圓滿，有一種對自己的心疼和感動，沒錯！這就是自我慈悲。

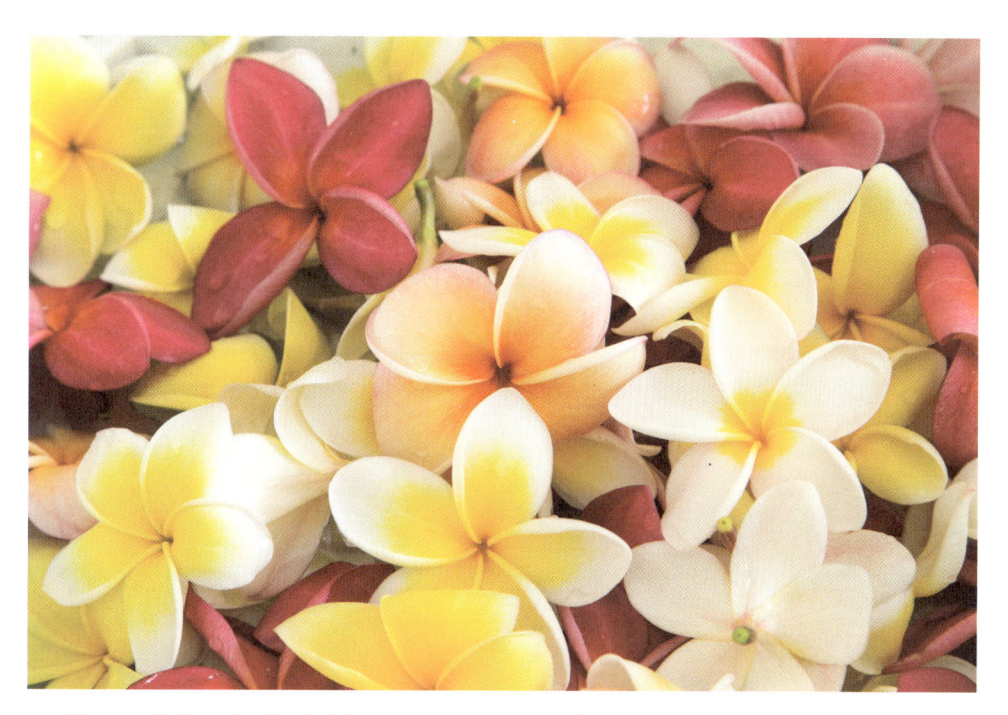

↑不管是紅花緬梔或白花緬梔都可提煉精油，香氣、成分與功效幾乎相同。

紅花緬梔 Attar 精油推薦配方

按摩油保養 ▸ 配方

配方 35　＊──無痛一身輕

紅花緬梔 Attar 精油 4d ＋迷迭香精油 3d ＋薑精油 2d

- **目的／功效**：將以上配方用基底油稀釋成 5% 濃度，按摩肌肉與關節，可減輕肌肉和關節疼痛。
- **適合對象／心情／時機／場所**：季節變化引起的痠痛，運動傷害或是扭傷的疼痛。

配方 36　＊──暢通無阻

紅花緬梔 Attar 精油 3d ＋薄荷精油 2d ＋薑精油 2d

- **目的／功效**：將以上精油用基底油稀釋成 5% 濃度，然後用指尖以順時針方向輕輕按摩腹部，可舒緩消化不適、腸道通暢。
- **適合對象／心情／時機／場所**：飯後 10 分鐘。

配方 37　＊──深層保濕

紅花緬梔 Attar 精油 1d

- **基底**：乳霜／精華液／植物油（如椰子油、杏仁油或葡萄籽油）10ml
- **目的／功效**：紅花緬梔精油具有保濕和滋潤的特性，可以深層滋潤乾燥肌膚，增加皮膚的水分含量，使肌膚柔軟、光滑且有彈性。
- **適合對象／心情／時機／場所**：覺得皮膚乾燥時，每日沐浴後睡前。

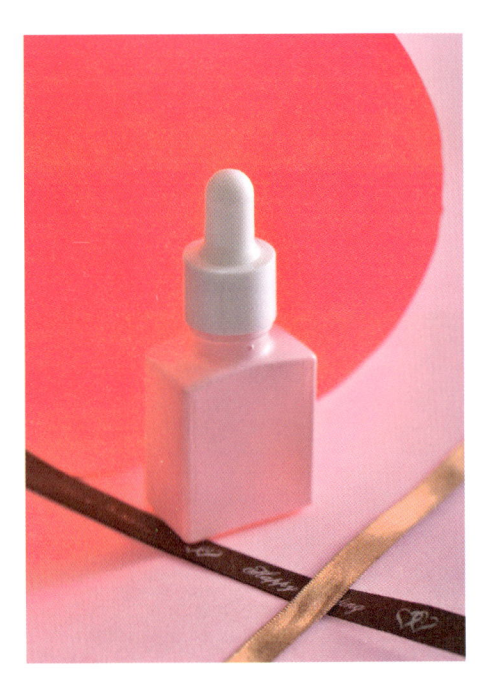

↑「暢通無阻」按摩油可舒緩消化不適、腸道通暢。

配方 38

* 絕色佳人

紅花緬梔 Attar 精油 1～2d ＋橙花精油 1d ＋薰衣草精油 1d

- 基底：任一植物油 5ml
- 目的 / 功效：紅花緬梔精油具有抗氧化和抗衰老的特性，可以減少皺紋和細紋出現。橙花精油和薰衣草精油也有助於促進皮膚的彈性和緊實度，維持青春。
- 適合對象 / 心情 / 時機 / 場所：一周兩次使用。

配方 39

* 修護過敏

紅花緬梔 Attar 精油 2～3d

- 基底：葵花籽油 10ml
- 目的 / 功效：紅花緬梔精油擁有抗炎和舒緩的特性，可用於治療皮膚炎症和緩解過敏反應。葵花籽油則具有保護和滋養皮膚的功效。
- 適合對象 / 心情 / 時機 / 場所：季節性過敏不適，皮膚乾癢時。

配方 40

* 舒緩燒曬傷

紅花緬梔 Attar 精油 3d ＋薰衣草精油 3d ＋洋甘菊精油 3d

- 基底：任一植物油 10ml
- 目的 / 功效：紅花緬梔精油對於舒緩燒傷和曬傷具有鎮靜和消炎的效果。
- 適合對象 / 心情 / 時機 / 場所：曬後皮膚發紅時（如有灼傷需先處理鎮定）。

香氛擴香 ▸ 配方

配方 41

* 熱帶夢幻

紅花緬梔 Attar 精油 2d ＋檸檬香茅精油 2d ＋伊蘭伊蘭精油 1d ＋香草精油 1d

- 目的 / 功效：營造一個放鬆且充滿熱帶放假風的氛圍。紅花緬梔獨特的熱帶花香結合檸檬草的清新提振和伊蘭與香草的甜美，營造出一個令人放鬆且心情愉悅的環境。

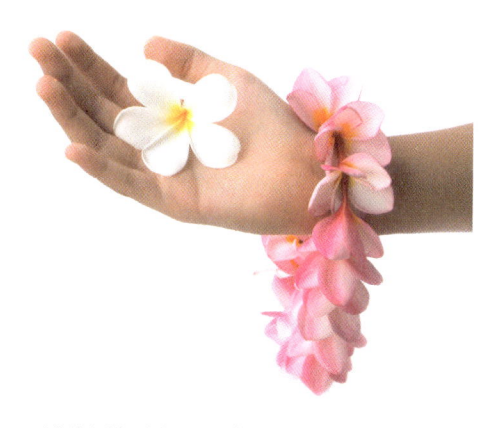

↑緬梔香氣迷人，也是獻給印度神祇的供花之一。

- **適合對象 / 心情 / 時機 / 場所**：適合在家中的休息時間或瑜伽練習時使用，尤其適合需要提升心情或減輕壓力的人。

配方 42

* ── 芬多森林

紅花緬梔 Attar 精油 2d ＋絲柏精油 2d ＋薄荷精油 1d ＋尤加利精油 1d

- **目的 / 功效**：模擬森林中清新的空氣，幫助呼吸更加順暢。此配方結合紅花緬梔的甜美與松樹、薄荷和尤加利的清新提神效果，創造出一種能夠淨化空氣、提振精神的香氛。
- **適合對象 / 心情 / 時機 / 場所**：適合用於工作環境或學習空間，幫助提升專注力和清新空氣，特別是在需要長時間保持精神集中的時候。

配方 43

* ── 安眠放鬆

紅花緬梔 Attar 精油 3d ＋薰衣草精油 2d ＋豐收果香複方精油 3d

- **目的 / 功效**：薰衣草的鎮定效果與紅花緬梔的甜美香氣相結合，加上豐收果香的溫暖舒心效果，有助於減輕壓力，促進深度睡眠。
- **適合對象 / 心情 / 時機 / 場所**：適合在睡前使用，特別是對於那些尋求改善睡眠質量和緩解日常壓力的人。

配方 44

* ── 浪漫花園

紅花緬梔 Attar 精油 2d ＋玫瑰精油 1d（或以玫瑰天竺葵替代）＋茉莉精油 1d ＋橙花精油 1d

- **目的 / 功效**：豐富的花香結合，創造出一個充滿愛和浪漫的空間。玫瑰和茉莉的甜美香氣提升情感親密度，橙花增添一絲高貴情調。
- **適合對象 / 心情 / 時機 / 場所**：適合於特殊的晚餐、紀念日或任何想要創造浪漫氛圍的時刻。

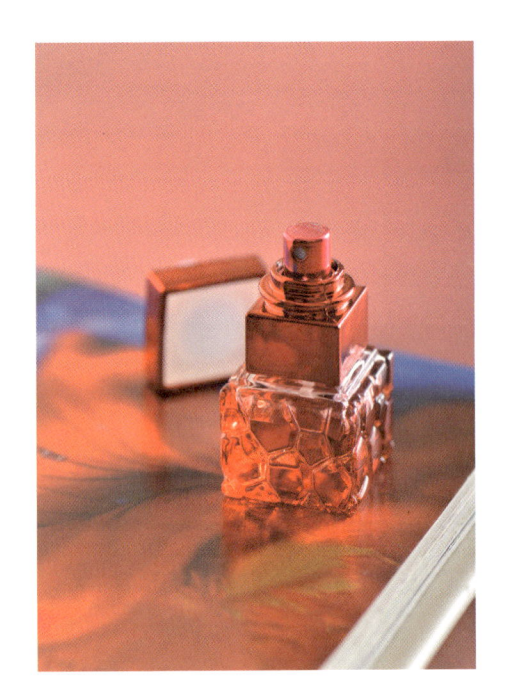

↑「浪漫花園」配方結合豐富的花香，可創造出一個充滿愛和浪漫的空間。直接擴香或加入酒精做成香水都很適合。

配方 45 ＊ 迷情幽夢

紅花緬梔 Attar 精油 2d ＋金香木精油 2d ＋茶玫瑰精油 1d ＋檀香精油 1d

- **目的 / 功效**：金香木和玫瑰的豐富花香結合檀香的深邃木質香，創造出一種既浪漫溫馨又安心的臥室氛圍，有利於情侶之間的情感交流與增強親密感。
- **適合對象 / 心情 / 時機 / 場所**：適合情侶在特殊的夜晚或周末使用，當想要創造一個特別的、只屬於兩人的浪漫空間時。

配方 46 ＊ 深層放鬆

紅花緬梔 Attar 精油 2d ＋鳶尾花根精油 2d ＋琥珀精油 2d

- **目的 / 功效**：利用睡眠時的深層呼吸，緩解因勞累常有的頭痛和偏頭痛。鳶尾花根是最佳的排除負能量精油，紅花緬梔提供紓壓的香氛，再用琥珀灌注正能量。
- **適合對象 / 心情 / 時機 / 場所**：適合忙碌腦力工作者做為例行的保健與預防頭痛的紓壓睡眠香氛。

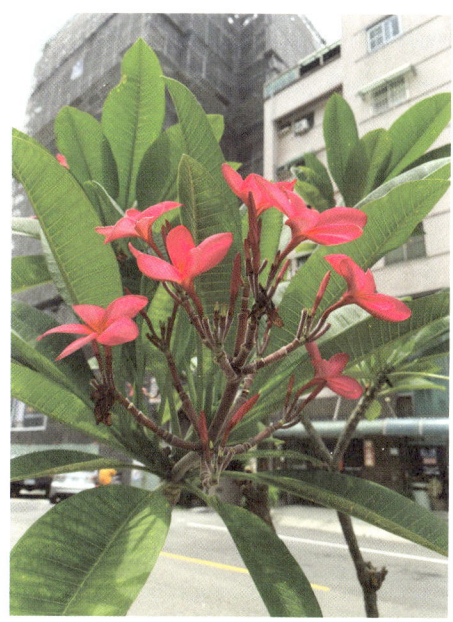

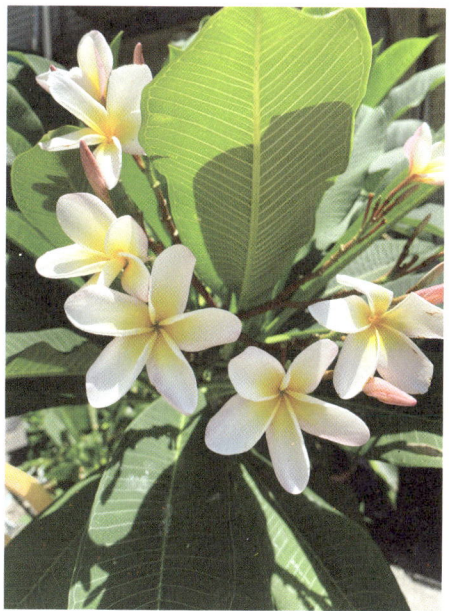

↑緬梔（雞蛋花）在東南亞是常見的庭院景觀植物，即使在台灣南部也隨處可見它的蹤影。

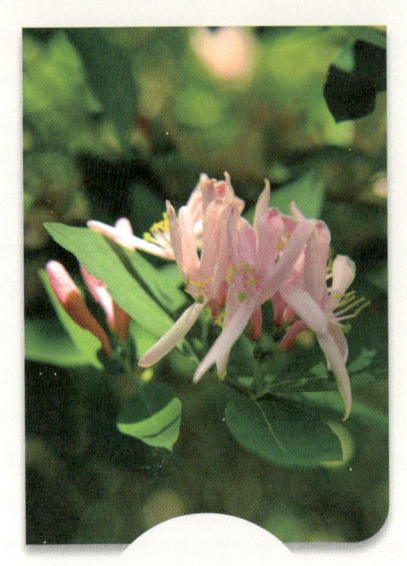

HONEYSUCKLE

金銀花

香氣銳度　★★★☆☆☆

香氣賞析
Aroma

*───**香氣印象**

於沐浴後，在上新娘妝的新嫁娘。

*───**香氣描述**

非常清麗純淨的香氣，若要給這股香氣一種顏色，那無疑是白色，香氣的線條，勾勒出許多美好白色物的輪廓。並在闔眼後嗅吸，宛如能見到心情愉快的新娘子，在充分的沐浴後，身上散發著經典多芬的香氣，坐在柔合自然光照映下的全身化妝鏡前，正與新娘祕書談論著出場時的妝容、髮型、服裝……等，令人雀躍的事情。一段時間後，香氣上稍具有水果的酸甜香味，似乎畫出了體貼的新郎，擔心新娘子餓肚子，送上一杯無糖的優酪乳，讓正在上妝的新娘墊墊肚子。而香氣也在具有水果酸甜味及明顯奶香的情況下，持續了好長一段時間，但在取出香氣往後推算的一小時，可以感受到有微微的清苦香氣探出頭來，混合著清甜奶香持續好一段時間。

基本檔案
Data

中文別名	忍冬
英文俗稱	Honeysuckle
拉丁學名	*Lonicera japonica*
植物科別	忍冬科
提　煉　法	印度古法 Attar
五　　行	屬金
性　　味	甘、寒
歸　　經	心、肺、胃經

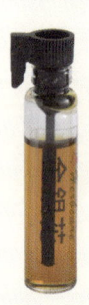

*───**香氣搭配**

1. 金銀花＋甜橙＋秀英茉莉→大幅度提升花果調性。
2. 金銀花＋黑胡椒＋安息香→轉換成甜美異國香調。
3. 金銀花＋迷迭香＋苦橙葉→提高整體香氣的輕盈活潑感。

CHAPTER 7

清熱解毒 ｜ 金銀花

　　金銀花名稱的由來是因為花剛開的時候是白色，而逐漸轉為金黃色，因此得名。金銀花俗稱「忍冬」，則是因為在冬天不會枯萎依舊燦爛。金銀花在中醫藥中為相當知名，相當好用的中藥草，特別在新冠病毒大流行期間也開發了很多以金銀花為主配方的對策。

金銀花精油脈輪冥想：
喉輪、太陽神經叢輪

　　金銀花精油在脈輪的運作以「喉輪」為主，「太陽神經叢輪」為輔。隨呼吸調整思緒和安定內心後，嗅吸金銀花精油，感受帶有甜橘和細微薄荷涼意草味，花香味甘甜清晰、溫潤幽香充滿在「喉輪」，精油能量輕柔帶領你，解開喉輪的壓抑和束縛。如同解開在喉嚨處打的結繩一般，鬆開喉輪緊緊鎖住的能量，藉由雙手自喉輪向上、向外如同翩翩飛舞的彩蝶般揮舞。牽引喉輪能量不斷擴展、敞開、飄盪，進而卸下肩膀負擔，使精油能量自然向下流入太陽神經叢輪。身體隨順感知左右擺動，平衡體內能量，使清雅芬芳療癒力擴展，猶如飄散大樹林立的山林中。香味如同飛舞的蝶一般，輕瑩地飄送在密林枝芽間中，穿越在生命的樹林，清明智慧存於體內，充滿自信的溝通與表達。最終能量沉入體內在胸腔與腹腔間持續運作，也緩緩引出花香味背後藏著的木質香。

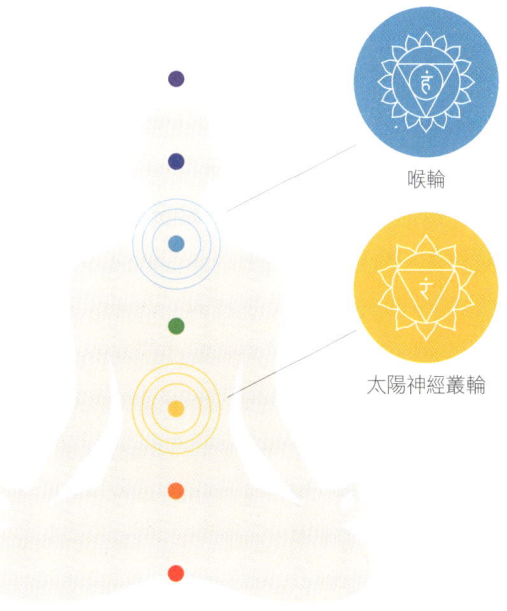

喉輪

太陽神經叢輪

金銀花成分與功效解析

金銀花精油的主要成分有：

● ● 芳樟醇（Linalool）

具有舒緩情緒、抗菌、抗炎的功效，有助於改善睡眠品質，緩解焦慮。

● ● 香葉醇（Geraniol）

具有抗菌、抗氧化作用，能幫助肌膚保濕，促進傷口癒合。

● ● 雪松烯（Cedrene）

具有抗菌、抗炎、收斂的作用，有助於平衡油脂分泌，改善皮膚問題。

● ● 苯甲酸甲酯（Methyl Benzoate）

具有殺菌、防腐的作用，常被用於香水和香料中。

● ● 丁香酚（Eugenol）

具有抗菌、抗氧化、鎮痛的作用，常被用於牙科和口腔護理產品中。

● ● 金合歡醇（Farnesol）

具有抗菌、抗氧化、抗炎的作用，有助於改善皮膚彈性，延緩老化。

金銀花的中醫藥功效

在中醫藥中，金銀花（忍冬）被廣泛

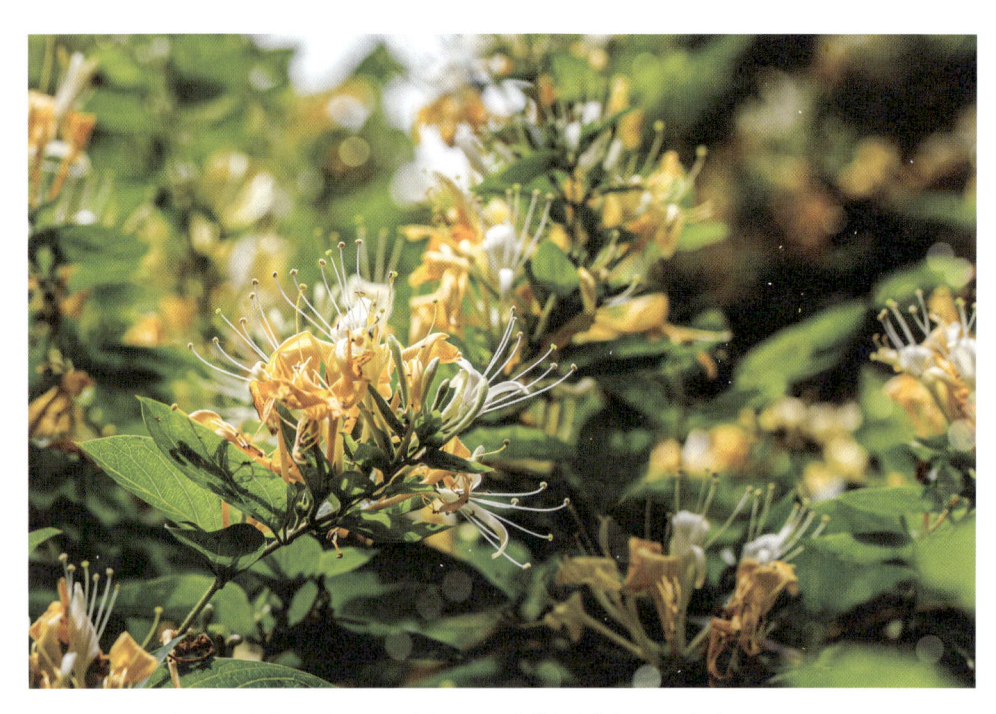

↑金銀花名稱的由來是因為花剛開的時候是白色，而逐漸轉為金黃色，因此得名。

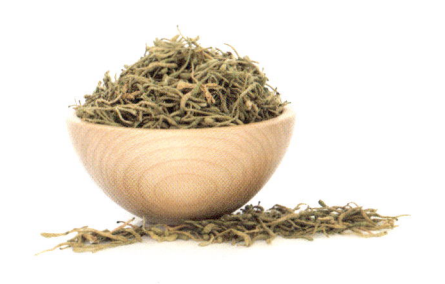

↑ 金銀花是中醫常用的藥草，也是新冠病毒大流行期間知名的配方之一。

應用並認為具有多種功效：

❖ 金銀花具有清熱解毒的作用，尤其對於外感風熱引起的症狀，如發燒、咽喉腫痛、頭痛等有一定的緩解作用。

❖ 常用來治療感冒或流感引起的咽喉痛、聲音嘶啞等症狀，具有舒緩咽喉不適的功效。

❖ **清熱解毒潤燥**：金銀花對於一些熱毒引起的皮膚病，如疱疹、瘡瘍等，有著清熱解毒和潤燥的作用。

❖ **利尿消腫**：常用於水腫和尿路感染等症狀的治療。

❖ **鎮靜助眠**：用於治療失眠、焦慮和緊張等情緒不穩定的症狀。

金銀花流感對策

感冒初期多為輕微症狀如喉嚨紅腫痛時，可使用金銀花 Attar 精油 1 滴直接塗抹喉嚨、扁桃腺、整個支氣管，餘香塗抹鼻竇及鼻下兩側做為症狀的舒緩。流感感染階段可不定時加入植物油，稀釋成濃度 5%～10% 按摩油，塗抹呼吸道維護保養。

感冒中期，除持續使用 10%，每天至少 3 次，如出現不定時鼻塞、偶爾流鼻水，只要鼻塞或鼻不適就塗抹濃度 10% 的金銀花，均能感到鼻塞獲得短暫舒緩。

針對呼吸道，可以用金銀花加上薰衣草調成 3%，滴在紗布或毛巾上敷在喉嚨處，外面再包裹一層毛巾，如果毛巾外可以熱敷更好，如果沒有熱水袋，吹風機小火吹到熱之後手掌按壓。

金銀花的藥理是「清熱解毒」，所以針對病毒引起的症狀都可以解除。包含感冒、腸胃炎、疱疹等等，用以上喉嚨痛的敷包方式，可以分別敷在胸口、腸胃肚子、或是疱疹患處直接純油滴上使用。

有一陣子，年邁的父親染上流行性感冒，低燒頭痛及體溫略高使臉部皮膚微微漲紅，連帶不停的咳嗽、打噴嚏、關節腫痛症狀一一的出現，看了醫生吃了藥、多喝水及睡了一覺，起床後症狀未有明顯的緩解，反而開始流鼻涕及不斷的咳嗽讓胸悶及頭痛症狀愈發明顯，使身體持續的疲勞與虛弱。

於是我將金銀花、薰衣草、金香木加上植物油調成 3% 的按摩油，讓他塗抹喉嚨和鼻子兩旁後，不到一小時便發現已無低燒發熱不適的狀況，喉嚨乾癢致使頻繁的咳嗽也少了很多，打噴嚏、流鼻水、頭痛、關節腫痛的狀況一掃而空，只有偶爾咳嗽幾聲而已，也因感冒症狀明顯的緩解，父親的身體很快的就恢復了活力，家人們也減輕了擔心的煩惱。

金銀花日常生活應用

- **柔美悠香護髮油**：與基底油調和成 3% 護髮油，於洗髮後吹七～八分乾後，將護髮油塗抹於髮尾，天然花香隨髮絲擺動飄香。
- **消除夏日燥熱**：可以 1：1 的酒精（或精油香水）稀釋，滴入擴香器中，搭配柑橘或迷迭香精油等，都是很好消除心熱的方式。對於心血管患者（如膽固醇、中風病史），在夏季亦要注意因為心血管擴張等各因素引起症狀（心肌梗塞、心律不整等），亦可於炎熱時，適當於擴香使用，能降低因炎熱產生症狀的機率。
- **搭配水晶淨化防護**：隨身噴霧製作方法如下：30ml 午時水（或平安水）＋1 滴金銀花 Attar 精油（可另加入 1 滴檀香、白水晶，亦可加強任何聖化過程），使用前請搖晃後再噴。

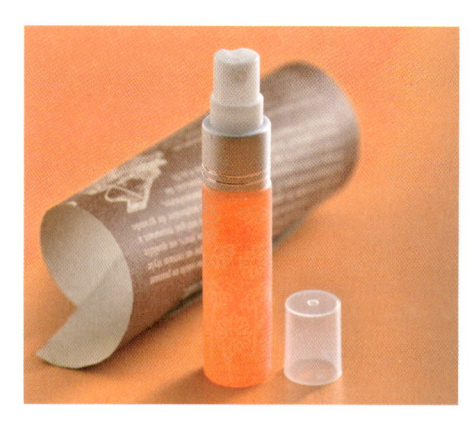

↑將金銀花做成噴霧並搭配水晶，有淨化防護的效果。

金銀花 Attar 精油推薦配方

按摩油保養 ▸ 配方

配方 47　＊ 享受金銀

金銀花 Attar 精油 5d ＋薰衣草精油 4d ＋甜橙精油 3d

- 基底：甜杏仁油 20ml
- 目的/功效：用於肩頸部和背部的按摩，放鬆緊張的肌肉，減輕壓力。
- 適合對象/心情/時機/場所：工作後的放鬆，減壓。

配方 48　＊ 提升免疫力

金銀花 Attar 精油 5d ＋尤加利精油 3d ＋茶樹精油 3d

- 基底：荷荷芭油 20ml
- 目的/功效：用於全身按摩，特別是胸背部，以提升免疫力，預防感冒。
- 適合對象/心情/時機/場所：換季時節，流感季節，免疫力低下時。

配方 49 ＊── 清新醒腦

金銀花 Attar 精油 4d ＋迷迭香精油 4d ＋薄荷精油 2d

- 基底：葡萄籽油 20ml
- 目的／功效：用於頭部和頸部的按摩，幫助提神醒腦，提高專注力。
- 適合對象／心情／時機／場所：早晨或精神疲勞時。

配方 50 ＊　　心靈平衡

金銀花 Attar 精油 4d ＋佛手柑精油 3d ＋春泥精油 3d

- 基底：椰子油 20ml
- 目的／功效：可於瑜伽、打坐、冥想前後用於全身按摩。
- 適合對象／心情／時機／場所：冥想前後，情緒調節。

精華油保養 ▸ 配方

配方 51 ＊── 容光煥發

金銀花 Attar 精油 3d ＋千葉玫瑰精油 2d ＋檀香精油 2d

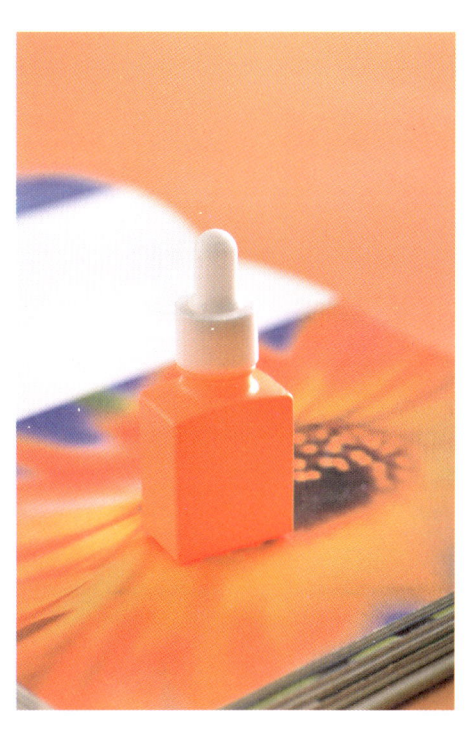

↑「心靈平衡」配方適用於瑜伽、打坐、冥想前後用於全身按摩。

- 基底：玫瑰果油 10ml
- 目的／功效：每天早晚潔面後，取適量精華油輕輕按摩面部和頸部，重點塗抹在暗沉區域。輕輕拍打至完全吸收，可平衡並改善膚質，讓氣色更佳。
- 適合對象／心情／時機／場所：適合熟齡膚質的保養。

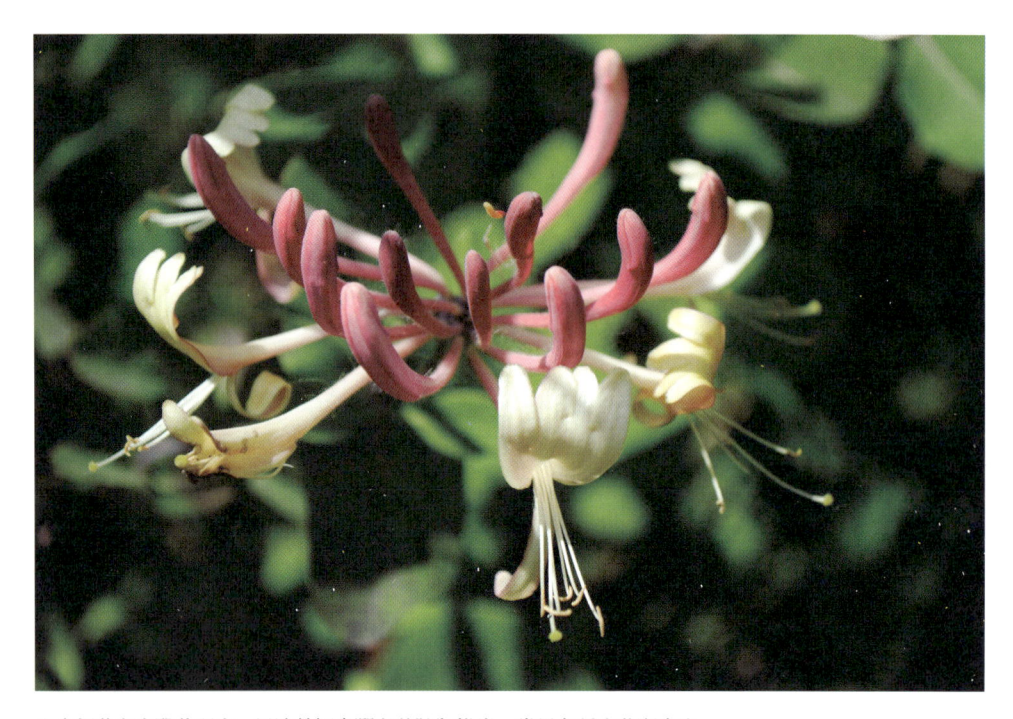

↑金銀花在中醫藥理中，以清熱解毒潤喉養肺為推崇，常見各種中藥配方中。

配方 52 *—— 光彩耀眼

金銀花 Attar 精油 3d ＋茶樹精油 2d ＋薰衣草精油 5d

- **基底**：葡萄籽油 15ml
- **目的 / 功效**：每天潔面後，取適量精華油塗抹在痘痘和炎症區域按摩至吸收。也可全臉使用，以預防痘痘和保持皮膚清潔。
- **適合對象 / 心情 / 時機 / 場所**：適合年輕肌膚的保養。

配方 53 *—— 凍齡女神

金銀花 Attar 精油 3d ＋（任一種）茉莉精油 2d ＋乳香精油 5d

- **基底**：荷荷芭油 15ml
- **目的 / 功效**：每天早晚潔面後，取適量精華油輕輕按摩面部和頸部，重點塗抹在細紋和乾燥區域。輕輕拍打至完全吸收，預防皮膚細紋及乾燥老化。
- **適合對象 / 心情 / 時機 / 場所**：適合皮膚老化與乾燥肌者。

香氛擴香 ▸ 配方

配方 54

* ── 隨心所欲

金銀花 Attar 精油 3d ＋薄荷精油 2d ＋尤加利精油 2d ＋薰衣草精油 2d ＋印度百合精油 2d

- 目的 / 功效：具有清熱解毒、舒緩喉嚨，有助於呼吸道的暢通與健康。
- 適合對象 / 心情 / 時機 / 場所：季節流感，換季時忽冷忽熱容易感冒。

配方 55

* ── 舒緩呼吸

金銀花 Attar 精油 3d ＋尤加利精油 2d ＋馬鬱蘭精油 2d ＋薄荷精油 1d

- 目的 / 功效：此配方具有清涼、舒緩和抗菌的作用，有助於保持呼吸道暢通，預防感冒。
- 適合對象 / 心情 / 時機 / 場所：有輕微感冒前兆或喉嚨不適時。

配方 56

* ── 抗病毒

金銀花 Attar 精油 3d ＋牛至精油 2d ＋檸檬精油 2d ＋絲柏精油 2d

- 目的 / 功效：此配方中的精油成分具有抗病毒和抗菌的特性，有助於提升免疫力，預防病毒感染。
- 適合對象 / 心情 / 時機 / 場所：預防小孩在學校與同學間交互感染。

配方 57

* ── 金銀超能力

金銀花 Attar 精油 3d ＋沒藥精油 2d ＋迷迭香精油 2d ＋杜松精油 1d

- 目的 / 功效：此配方能夠提升免疫系統功能，幫助身體抵禦病菌，減緩感冒症狀。
- 適合對象 / 心情 / 時機 / 場所：適合老年人，長照病患等體弱多病者的預防。

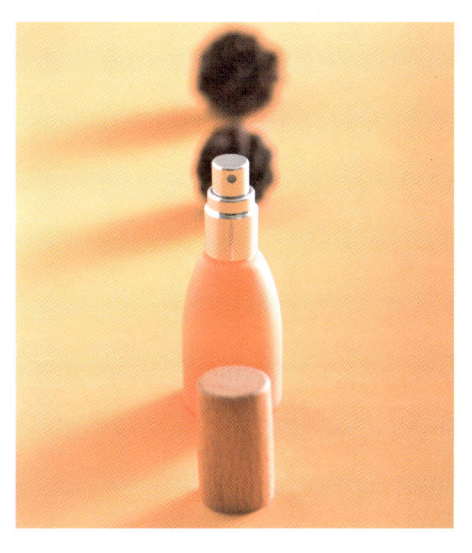

↑將「金銀超能力」配方用來擴香或加入 10ml 酒精做成香氛（濃度可自行調整），能夠提升免疫系統功能，幫助身體抵禦病菌，減緩感冒症狀。

LILY

印度百合

香氣銳度 ★★★☆☆☆

香氣賞析
Aroma

* —— **香氣印象**

獨自走進一早剛開且擺滿各種花卉的店舖。

* —— **香氣描述**

一個人到東南亞國家自由旅行時，正漫步在早晨陽光溫柔照射下，人來人往的傳統市場街道上。除了聞到來自小餐車上傳來以甜奶油製作的烤餅香氣外，路過一間擺滿各種有香氣的花舖時，被既濃郁又清新雅緻的花香吸引而駐足。在店外站立一小會兒的時間裡，被若有似無的蘭花香味給引進室內。然而，在室內看不到爭奇鬥豔的色彩鮮艷花朵，反而是各種由有香氣花朵香氣交織，譜成的和諧甜香。隨著時間流逝而透進室內的陽光，也越來越放肆，肆意到開始帶領著香味起舞。有茉莉花在穿梭、有香水百合在飛舞、有白玉蘭花在不甘示弱的奔跑，更有月橘花在跟著陽光，默默的張牙舞爪賣弄著，都各自配合木裝潢的小店，散發著令人沉醉的氛圍。

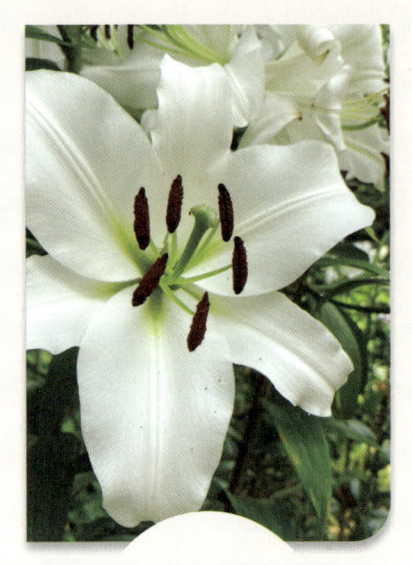

基本檔案

中文別名	天香百合、印度香水百合
英文俗稱	Lily
拉丁學名	*Lilium casa blanca*
植物科別	百合科
提 煉 法	印度古法 Attar
五　　行	屬金
性　　味	甘、寒
歸　　經	心、肺經

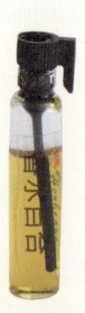

* —— **香氣搭配**

1 印度百合＋苦橙葉＋玉蘭葉→和諧的花園感。
2 印度百合＋小花茉莉＋真正薰衣草→花香不膩最大化。
3 印度百合＋快樂鼠尾草＋甜橙→夏日的清甜輕快感。

CHAPTER 8

潤肺宣氣｜印度百合

　　花姿雅致的百合被視為聖潔的象徵，在西方有許多關於百合的傳說，聖經中記載百合花是由伊甸園夏娃的眼淚所變成，而在中國古代，百合花開時散發出淡淡幽香，文人將百合與水仙、梔子、梅、菊、桂花和茉莉合稱「七香圖」。

印度百合精油脈輪冥想：喉輪

　　當難以安定心神進行冥想練習，就直接從嗅吸印度百合精油開始吧！品味它的清香、幽雅，如同望見傾斜山坡邊，柔和陽光撒在綻放的純淨百合花上，以淡雅甜香、溫和光采，帶來舒緩放鬆，而逐漸平靜雜亂思緒和心情。持續嗅吸，隨精油氣味能量聚集「喉輪」，如同走入百合花盛開的花叢中，百合莖幹筆挺直立，潔淨的花朵在喉輪綻放。喇叭狀的花冠，厚實大花瓣向四面展開的同時，引導能量向外舒展，仰起頭讓喉輪擁有更多空間開展。以花朵中心的黃色花蕊吸引著春光，化作支持喉輪能量運轉的高頻力量，並順著筆直中空的花莖直通向下，在心中紮根，細長的葉在胸腔伸展，使胸腔和肩膀的沈重獲得舒鬆。在心中紮下的根，悄悄向上傳遞堅毅、能屈能伸的成長能量。

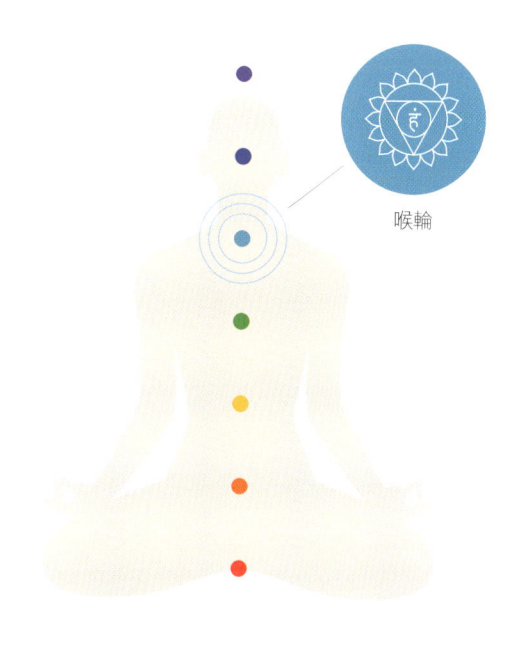

喉輪

印度百合與粉水晶能量解析

　　百合花有溫和的陽光與含著水的能量，由天使帶著愛與高雅來到人間，它不同於薔薇帶著豐富的熱情，更傾向於單純的愛、簡單家庭生活的樣態。

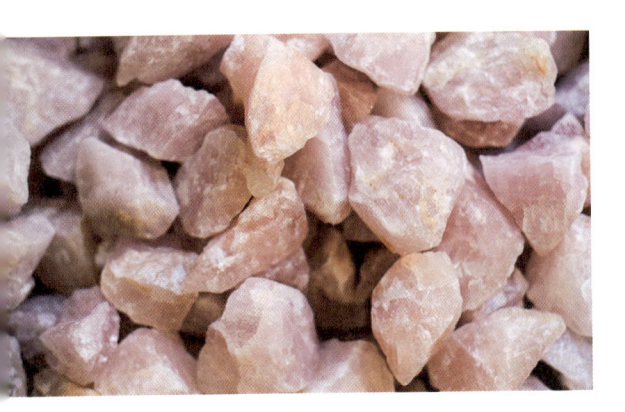

↑粉水晶帶有柔和的粉色和豐富溫和的能量。

　　印度百合的能量位置與紅花緬梔相似，吸嗅能量先到了後腦勺後跑到前額，快速地往下包裹心肺胸腔，帶著穩定的能量在心間運轉。

　　若將印度百合擴香用於家中，或稀釋後做成香水噴霧都能帶來以上的特質感受，非常適合用在精神緊張、離家打拼的遊子，或想讓家裡增添一些溫柔穩定的能量時搭配使用。

　　當然也可以替喜愛的家人、伴侶在製作香水或調油的時候，適當加入印度百合，表達內心純粹的情感和給予的祝福。

　　印度百合的能量意向接近白水晶、粉晶、綠幽靈的綜合體，由於粉晶特質相較更加突出，故挑選粉水晶（Rose Quartz）做為代表石。因為它帶有柔和的粉色和豐富溫和的能量，非常適合拿來當作心輪的療癒石英，也被稱為「愛的石頭」。

　　還記得人生中第一顆水晶，就是小時候爸爸送的愛心形粉水晶。有著粉紅與冰涼的視觸感，握在手裡一陣子，也能開始感到同於手的溫度。剎那帶來的是喜悅的感受，與其實愛也能「很簡單」。因此對於平常嚴厲、不擅表達情感的父親而言，這是他含蓄表達愛的一種傳遞，粉水晶成為了當時唯一最珍貴的禮物。

　　創造柔和與愛的空間其實很簡單！你可以先將粉晶放在胸口心輪處，向它傳遞幸福、光、愛的能量。若是用於家庭，可以將意念以一家人和樂美滿的畫面將其注入；若為贈予喜歡的人，也可以將愛意傳達進去，然後嘗試將粉晶放在空間顯眼之處或贈與他人，並好好使用印度百合於空間之中。或是稀釋後，替粉晶做成淨化噴霧（它只需 0.5% 甚至更低的濃度），將其發揮自己創造 1 + 1>2 的粉色魔法能量場。

印度百合成分與功效解析

　　印度百合精油的主要成分為：沉香醇、香葉醇、檸檬醛、乙酸香葉酯（Geranyl Acetone）、苯甲酸苄酯、α-蒎烯、羅勒烯、桉油酚等。

　　以上這些成分共同的特點，就是有著鎮靜、抗焦慮、放鬆的香氛氛圍，在保養用途上，消炎抗菌與協助修復癒合。但是在傳統藥草學中，百合的兩大主要功效是：

✢ **潤肺止咳**：百合具有潤肺、止咳的作用，對乾咳、咳痰、咽喉乾燥等症狀有一定的緩解效果。這是因為百合含有豐富的

黏液質，能夠在喉嚨和呼吸道表面形成保護膜，減輕刺激和乾燥。

✤ **清熱解毒**：百合具有清熱解毒的功效，這是因為所含黃酮類化合物是強效的抗氧化劑，能夠中和自由基，減輕炎症反應，並有助於緩解過敏症狀，對於由熱毒引起的喉嚨不適和呼吸道炎症有一定的治療效果。它能幫助減輕喉嚨的紅腫和疼痛。

印度百合身心靈功效實證

個案分享 能量導引清理胸腔肩頸阻塞

為 47 歲女性進行靈氣能量導引時，感知其喉輪、肩頸及胸腔的能量大面積被阻塞，於是為她進行上半身的能量疏通。由於個案明顯能量不通暢，不僅於喉輪，故以雙手掌心為導引出口，為她進行靈氣能量導引，不僅要感知全身，找出不舒服能量源頭，更要協助清除因阻塞的身心不適。由於個案處於全身氣場虛弱的狀態，故以「複方沉香、印度百合」調和後，按摩她手臂內側、鎖骨及肩膀，再以雙手接觸進行靈氣能量導引。透過印度百合，胸腔、肩頸的阻塞很迅速的清理與疏通。僅為個案進行一次的能量調整，就能讓她感受明顯的肩頸放鬆、呼吸順暢，整個人也精神許多。

另外再將印度百合調入基底油做成香水按摩油，請她每日以滾珠瓶抹於耳後及手腕內側，除了有清雅香氣相陪，更有助於呼吸順暢、舒適。

印度百合 Attar 精油推薦配方

🖐 按摩油保養 ▸ 配方

配方 58

* ── 減壓放鬆

印度百合 Attar 精油 3d ＋薰衣草精油 3d

- **基底**：甜杏仁油 10ml
- **目的 / 功效**：將上述精油混合均勻，用於全身按摩，特別是肩頸和背部，可有效緩解壓力和放鬆肌肉。

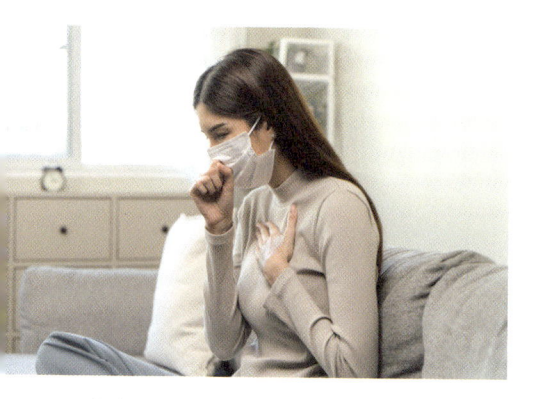

↑印度百合具有潤肺、止咳的作用，對乾咳、咳痰、咽喉乾燥等症狀有一定的緩解效果。

- **適合對象 / 心情 / 時機 / 場所**：壓力大喘不過氣，緊張容易過度換氣，調整呼吸也釋放壓力。

配方 59 ＊── 提升情緒

印度百合 Attar 精油 2d ＋橙花精油 2d ＋佛手柑精油 2d

- **基底**：任一植物油 10ml
- **目的 / 功效**：將精油混合後，用於手臂、腿部和背部的按摩，有助於提升心情，帶來愉悅感。
- **適合對象 / 心情 / 時機 / 場所**：搭配冥想吐納與腹式呼吸。

配方 60 ＊── 還我漂亮肌

印度百合 Attar 精油 2d ＋玫瑰精油 2d ＋檀香精油 1d

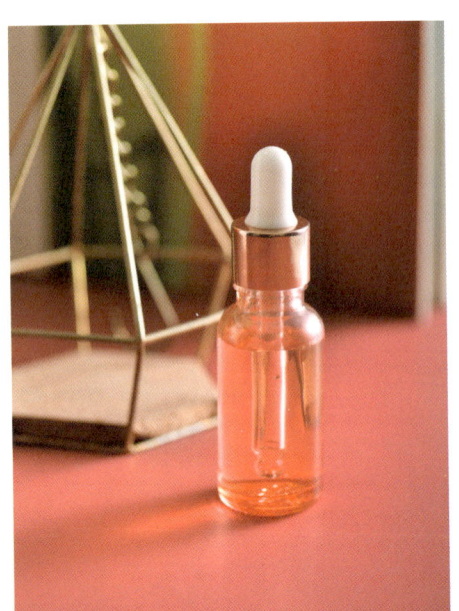

- **基底**：任一植物油 10ml
- **目的 / 功效**：將精油混合後，輕輕按摩臉部和全身，可讓臉部膚色更佳，至於身體乾燥部位，如手肘、膝蓋和腳踝，更有助於深層滋養和保濕肌膚。
- **適合對象 / 心情 / 時機 / 場所**：全膚齡與全膚質。

配方 61 ＊── 百合花床

印度百合 Attar 精油 3d ＋岩蘭草精油 2d ＋羅馬洋甘菊精油 2d

- **基底**：任一植物油 10ml
- **目的 / 功效**：將混合好的精油用於足部和背部按摩，有助於放鬆身心，促進深度睡眠。
- **適合對象 / 心情 / 時機 / 場所**：想要提供睡眠品質。

配方 62 ＊── 平衡荷爾蒙

印度百合 Attar 精油 2d ＋依蘭依蘭精油 2d ＋快樂鼠尾草精油 2d

- **基底**：任一植物油 10ml
- **目的 / 功效**：將精油混合後，用於腹部和背部的按摩，特別適合女性在月經期間或更年期時使用，幫助平衡荷爾蒙，

←將「還我漂亮肌」配方調成按摩油使用在身上，有助於深層滋養和保濕肌膚。

緩解不適症狀。
- **適合對象 / 心情 / 時機 / 場所**：月經前一周即可使用至經期結束。

香氛擴香 ▸ 配方

配方 63　＊──情緒舒緩

印度百合 Attar 精油 4d ＋薰衣草精油 3d ＋甜橙精油 3d

- **目的 / 功效**：將以上精油混合後放入擴香儀中擴香，有助於舒緩情緒，提升心情。
- **適合對象 / 心情 / 時機 / 場所**：讓臥房也有獨特的花果香。

配方 64　＊──放鬆入睡

印度百合 Attar 精油 4d ＋薰衣草精油 3d ＋檀香精油 2d

- **目的 / 功效**：在就寢前使用擴香工具擴香，有助於放鬆身心，幫助入睡。
- **適合對象 / 心情 / 時機 / 場所**：適合淺眠與困難入睡者。

配方 65　＊──溫暖浪漫

印度百合 Attar 精油 4d ＋檀香精油 3d ＋橙花精油 3d

- **目的 / 功效**：創造浪漫氛圍，適合用於浪漫晚餐或親密時刻。
- **適合對象 / 心情 / 時機 / 場所**：成為室內香氛或是隨身香氛。

配方 66　＊──清新提神

印度百合 Attar 精油 4d ＋薄荷精油 3d ＋檸檬精油 3d

- **目的 / 功效**：在辦公室或學習空間擴香，有助於提神醒腦。
- **適合對象 / 心情 / 時機 / 場所**：清新提神的主氛圍中增加一絲粉蜜花香。

配方 67　＊──溫馨安撫

印度百合 Attar 精油 4d ＋洋甘菊精油 3d ＋檀香精油 2d

- **目的 / 功效**：在家中擴香，營造溫馨、安撫的氛圍，有助於放鬆心情。
- **適合對象 / 心情 / 時機 / 場所**：入門香或是客廳香氛都很適合。

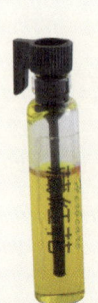

SAFFRON

藏紅花

香氣銳度　★☆☆☆☆☆

香氣賞析
Aroma

* —— **香氣印象**

古中藥舖中，磨藥小童身邊，有位正在研墨書寫藥方的年長醫者。

* —— **香氣描述**

令人回憶起兒時回鄉下，到有種田的奶奶家時，總是會吵著奶奶帶我去田邊遊蕩。充滿泥水味的水稻田，乾燥到塵上飛揚的洋蔥田，混合著只有田野獨有的涼風，帶來不遠處四周林立且即將盛開的野薑花香氣，但那不是正規的花香，而是和泥土水味搭在一起，而透露出的一縷甜香。接著像手上拿了一支泡過泥水的小樹枝，和家族中同輩在一起打鬧時，偶爾浮現出來的泥煤、泥灰味。玩累後，坐在田埂上，看到奶奶從另一頭的田邊走來，手上還拿著新鮮的月桃葉。湊近一聞，新鮮的葉片，散出帶有脂感的清苦香。最後，在身上、臉上、腳上的泥水乾掉後，雙手拍除乾泥粉的氣味，不斷的往鼻腔中奔跑。

基本檔案
Data

中文別名	番紅花
英文俗稱	Saffron/Zafraan
拉丁學名	*Crocus sativus*
植物科別	鳶尾科
提煉法	印度古法 Attar
五　　行	屬火
性　　味	甘平
歸　　經	心、肝、腎經

* —— **香氣搭配**

1. 藏紅花＋春泥＋岩蘭草＋茉莉（任一種）→帶有花香甜土香氣。
2. 藏紅花＋永久花＋藍蓮花→清苦脫俗的香氣。
3. 藏紅花＋安息香＋廣藿香→具有甜美藥味的香氣。

CHAPTER 9

頂級藥材 | 藏紅花

　　藏紅花精油是由藏紅花花瓣及花蕊提煉而成。藏紅花最早起源於希臘，後傳至中東地區，目前主要產地包括伊朗、印度和西班牙等國家。藏紅花被譽為最珍貴的花朵藥材之一，主要原因在於它的提煉過程極其費時且需大量花瓣，一朵花只取其花蕊部分，而每一朵紫色的番紅花只有三個柱頭，大約要 16,000 朵番紅花才能收集到 100 公克的雌蕊柱頭，使得其價值非常高昂。

藏紅花精油脈輪冥想：臍輪

　　用藏紅花精油進行脈輪冥想時，先感受在身體按摩的實用性，再以掌心殘留餘香來感受脈輪冥想的美妙，一物多用，身心暢然。

　　先以呼吸冥想安定思緒和情緒，透過嗅吸掌心藏紅花精油氣味，開啟脈輪冥想。隨著吸氣，將精油能量以雙手緩緩而下，帶入「臍輪」（肚臍下方 4 指位置探入體內中央）。雙手交疊在腹部畫圓，使藏紅花精油能量更加聚集在臍輪，並且專注在臍輪能量的開展與運作。感知到一棵高大枯樹，枝幹茂密，交錯相間，枝幹卻火紅的燦爛，昂伸展枝，傲然樹立於天地之間，莊嚴寧靜如似入無我之境。

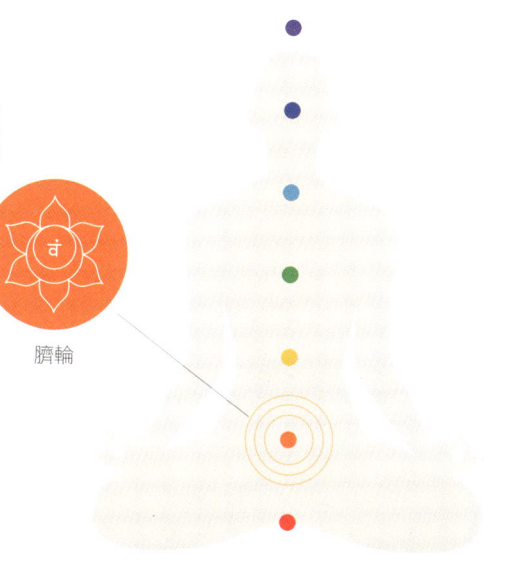

臍輪

藏紅花精油與赤鐵礦水晶能量解析

　　藏紅花明顯作用於海底輪、心血管的調節，與「赤鐵礦」類似。赤鐵礦

（Hematite）是地球上最堅硬的金屬之一，經由空氣與水的氧化作用亦產生「變質」，這說明它與水的互相關係，在礦石療癒上，很常利用這樣的變質特性來執行轉化作用。

外觀上，它特別反射了黑、灰、金屬銀，作用在海底輪與反應擁有靈性的本質。當與空氣和水作用時，就像原形畢露，展現紅色的鐵粉或紅色的鐵液，亦反映赤鐵礦為大地血液之石的特色。在擁有海底輪與紅色本質上，進行協助血液循環、能量推動與輸送的工作，對於女性婦科、老年血循不足、手腳冰冷，有助於血液的推動與溫暖作用。

另外在銀色的光芒之下，有助形成「保護罩」。例如需要與來者不善的人交流時、或是環境氣氛較劍拔弩張時，能將赤鐵礦至於心輪或太陽神經叢保護，可以防止與反彈其能量不讓其近身。亦或是夜惡夢之時（負能量干擾），可以放在枕頭之下，有助保護與安眠效果。

若綜合藏紅花精油與赤鐵礦，它們可以互相應用在生活之中，非常適合疲弱身體、氣血不足的長期療養、感覺與這個地球脫離很遠的感覺，協助「立足」感，推薦在靈性（身心靈）老師、治療師、諮商師等的協助下操作更適宜。

藏紅花成分與功效分析

藏紅花精油的主要成分包括：藏紅花酸（Crocetin）、藏紅花醛（Crocins）、藏紅花素（Picrocrocin）等，這些成分賦予藏紅花特有的藥香與苦香味。

紅花酮是藏紅花精油的主要活性成分之一，具有抗氧化和抗炎的特性。另外如藏紅花苷，具有很強的活血作用，能增大動脈的血流量，促進血液循環。也因為藏紅花精油具有活血化瘀的作用，因此孕婦、經期女性、出血性疾病患者應避免使用。

藏紅花精油的醫藥草研究

傳統中藥藥理研究顯示，藏紅花有「破血路」的特性，因此藏紅花還被認為對心血管健康、消化系統和免疫系統具有正面影響。且對女性生理因為活血破血的特性，也有諸多非常獨特的應用。許多研究已經探討了藏紅花的各種功效，這些研究發表

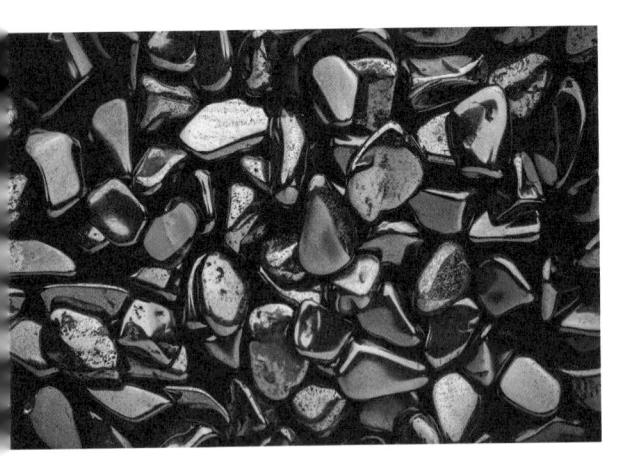

↑藏紅花明顯作用於海底輪、心血管的調節，與「赤鐵礦」類似。

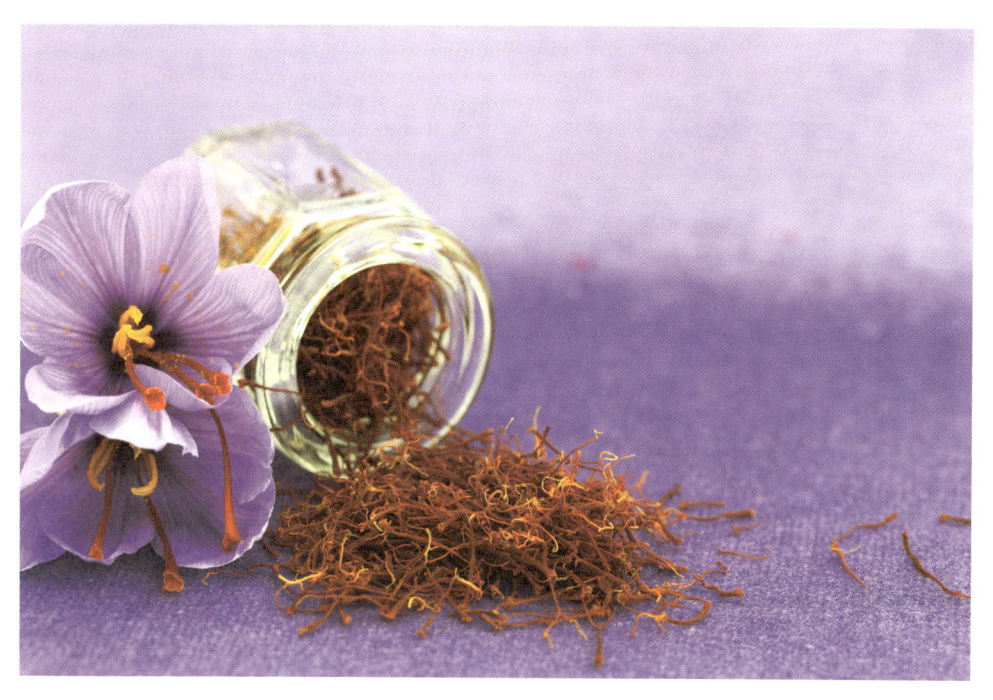

↑藏紅花的藥材原料只取其橘紅色花蕊，因此極其珍貴。

在多個科學期刊上。以下是一些主要的研究和發現：

- **抗抑鬱和抗焦慮**：在藏紅花對抑鬱症的研究發現，藏紅花在治療輕度至中度抑鬱症方面與氟西汀（Prozac）同樣有效。
- **抗氧化**：研究證明藏紅花具有強大的抗氧化能力，有助於中和自由基。
- **消炎**：藏紅花提取物具有顯著的抗炎效果，可以減輕炎症。
- **鎮痛**：藏紅花提取物具有顯著的鎮痛作用。
- **促進消化**：研究發現，藏紅花有助於改善消化功能，減輕胃腸道不適。
- **增強免疫力**：藏紅花可以增強免疫系統功能，提高抗病能力。

另外有許多研究探討了藏紅花在改善血液迴圈、提高帶氧能力以及促進心血管健康方面的作用。以下是一些關鍵的研究和發現：

- **活血和改善帶氧能力**：研究表明，藏紅花可以提高紅細胞數量和血紅蛋白水準，從而增強帶氧能力。另一項以運動員為對象的研究發現，藏紅花可以顯著提高運動員的體能表現和耐力。
- **改善心血管健康**：研究表明，藏紅花提取物可以顯著降低高血壓患者的血壓，

從而改善心血管健康。2018 年進行了一項關於藏紅花對血脂水準影響的系統評價分析。發現藏紅花能夠降低總膽固醇和低密度脂蛋白（LDL）水準，同時提高高密度脂蛋白（HDL）水準，對心血管健康有積極作用。2010 年的研究發現，藏紅花及其成分具有抗動脈粥樣硬化和保護血管內皮細胞的作用，有助於預防心血管疾病。

這些研究表明，藏紅花不僅可以改善血液參數，還能降低血壓、調節血脂，從而保護心血管系統。

藏紅花精油活絡氣血養眼操作

長期使用電腦工作，因此眼睛乾澀（有些人是長期看手機），如果使用藏紅花按摩，能有幫助嗎？

中醫常提「肝通目明」，所以先以藏紅花按摩油推抹腿部內側，到小腿中段時，再轉於前側靠內，順推至腳的大拇指到第二指間的肝經，推抹 5～10 分鐘後，再以殘留在掌心的藏紅花推抹在雙手大拇指第一個指節凸出處。先以雙手大拇指第一個指節向上按壓眉頭、鼻梁山根頂端處，順著眼骨從上到下繞圈式的按壓，繞圈按壓 3 次結束後，雙手掌心互相摩擦，使其更加溫熱。雙眼閉上，掌心輕貼著雙眼約 5 分鐘，感受掌心的熱氣帶著藏紅花的活血能量，舒緩眼睛的痠澀，及享受掌心濕潤感的自然熱敷。

透過濕潤的手掌熱敷，帶動藏紅花精油活血功效，直接的感受是眼睛痠痛感獲得紓解，且眼部也自然分泌淚液，滋潤眼球。

每天早上或晚上一次，除了緩解眼睛痠澀與外，更有明目的感覺。以往電腦看久了，會愈看愈模糊，頭不自覺的往前伸，用這種按摩保養方式，3 天後，對於視覺的清晰、明亮非常有感覺。甚至有時晚上睡覺前按摩一下，淡淡的藥香隨著掌心的溫熱飄送出來，呼吸時自然的品味著藏紅花獨特的藥草香，使身心放鬆，掌心才貼沒多久就入睡了。

用藏紅花打通肩頸血路

朋友的肩膀嚴重痠痛，已經僵硬痠痛到手舉起來不舒服的狀態。使用藏紅花做氣療，第一次用的時候直接用原精油去推，慢慢地從背部、肩頂、脖子的後方輕輕抹下來，完全沒有用力，稍微停留後，發現藏紅花特別的地方是，阻塞的地方會浮現出紅色的區塊，再針對紅色的地方稍微推抹，完全不需要用力，不需要任何按壓的技巧，對方反饋感覺非常舒服，想自行長期保養。

於是以藏紅花加入基底油調成 5% 濃度的按摩油去做長期例行按摩，也嘗試緩解脖子緊繃導致的頭痛，這樣的頭痛是來自於整個肩頸的血路不通。

使用一段時間後改善明顯。肩頸鬆開

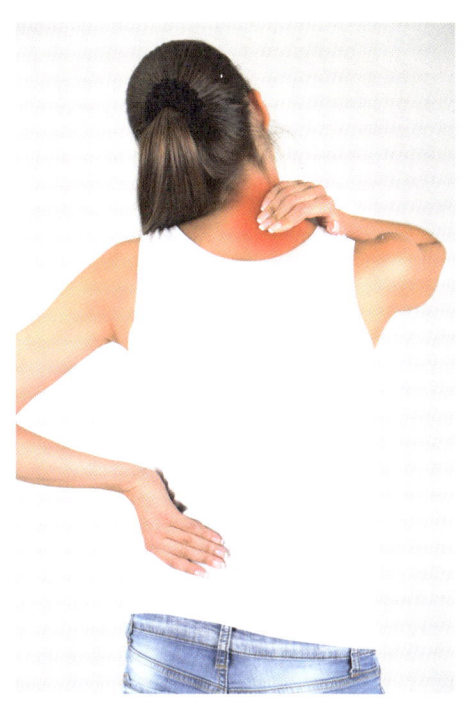

↑藏紅花加入基底油調成 5% 濃度的按摩油按摩，可有效緩解脖子緊繃導致的頭痛與肩頸僵硬。

來了非常舒服，頭也比較不痛，也讓他晚上睡眠體質明顯提升。

老人家體虛可用藏紅花補腎氣

以身邊長者為例，我媽媽也是藏紅花精油受益者。原先每次幫她做保養按摩的時候，很明顯感受到老人家身體慢慢衰退。例如原先腿部比較沒有力氣，我會在腿的部分加強。此外，在腎臟、大腿、小腿的內側以及腳踝的附近使用，對老人家來說都有一種補氣的效果。

如果有在練太極拳的習慣時，可以試試將藏紅花精油塗在丹田，打拳運氣時會發現，還沒運氣全身就開始熱起來了。如果有在做氣功練習，也非常建議可以用藏紅花，打完拳後別忘了把手掌心貼在腰後面去扶一下腎氣，因為腎氣就是身體之本營養之核。

藏紅花 Attar 精油推薦配方

香氛擴香 ▸ 配方

藏紅花 Attar 精油有許多有益身心的功效，做為香氛配方，等於空氣維他命般的提供自然養生能量。藏紅花精油本身的香味，如果有喝過藏紅花泡的茶，應該會熟悉藏紅花那種帶著花粉香、藥草香、回甘的尾味，將它與其他精油搭配，絕對是最佳的身心保養。

配方 68
* ── 日出的第一道光芒

藏紅花 Attar 精油 2d ＋甜橙精油 3d ＋玫瑰精油 3d ＋葡萄柚精油 2d

- 目的 / 功效：提升情緒，帶來陽光般的快樂和高貴氛圍。甜橙和葡萄柚可散發活力，玫瑰營造高貴氛圍。

- **適合對象/心情/時機/場所**：所有人，心情低落時，家庭和辦公場所，任何時候。

配方 69 ＊ 漫步在山間小徑上

藏紅花 Attar 精油 3d ＋ 洋甘菊精油 2d ＋ 伊蘭精油 2d ＋ 檀香精油 1d

- **目的/功效**：鎮靜心靈，平靜思緒，帶來安祥寧靜感。伊蘭和洋甘菊芬芳香氣鎮靜，檀香增添深度。
- **適合對象/心情/時機/場所**：壓力大的人，焦慮不安時，臥室和冥想空間，晚間使用。

配方 70 ＊ 花園中的搖椅

藏紅花 Attar 精油 2d ＋ 玫瑰精油 2d ＋ 佛手柑精油 2d ＋ 橙花精油 1d

- **目的/功效**：提升心情，營造愉悅的花園氛圍。玫瑰和橙花香氣愉悅，佛手柑增添活力。
- **適合對象/心情/時機/場所**：所有人，情緒低落時，家庭和辦公場所，任何時候。

配方 71 ＊ 深山中品嘗一口泉水

藏紅花 Attar 精油 2d ＋ 檸檬精油 2d ＋ 迷迭香精油 2d ＋ 薄荷精油 1d

- **目的/功效**：提升專注力，清晰思維，帶來清新感。檸檬和迷迭香可以提振精神，薄荷提供清涼感。
- **適合對象/心情/時機/場所**：需要專注力的人，學習和工作場所，白天使用。

配方 72 ＊ 微笑的夢

藏紅花 Attar 精油 3d ＋ 洋甘菊精油 2d ＋ 花梨木精油 2d ＋ 薰衣草精油 1d

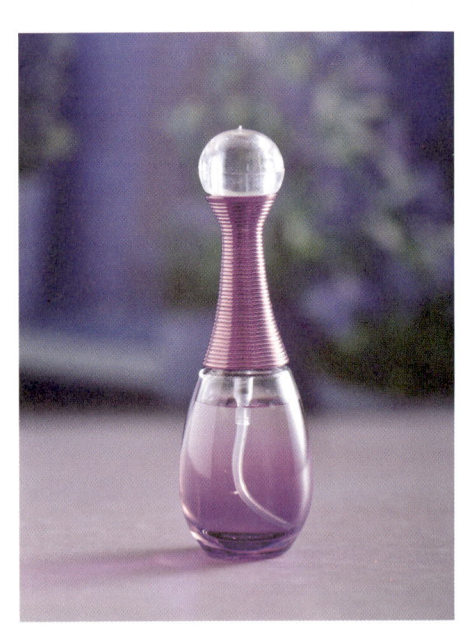

↑將「深山中品嘗一口泉水」配方直接擴香或加入 10ml 酒精做成香氛（濃度可自行調整），可提升專注力，清晰思維，帶來清新感。

- **目的 / 功效**：促進放鬆，鎮靜心靈，幫助入睡。洋甘菊和薰衣草的香氣可安撫，花梨木增添木質氛圍。
- **適合對象 / 心情 / 時機 / 場所**：失眠困擾者，臥室，睡前使用。

按摩油保養 ▸ 配方

配方 73　＊ ─ 推動搖籃的手

藏紅花 Attar 精油 4d ＋薄荷精油 2d ＋千葉玫瑰精油 3d

- **基底**：甜杏仁油 10ml
- **目的 / 功效**：輕柔的花香帶著清新舒爽的薄荷香調。可舒緩緊張和壓力，促進放鬆和平靜。
- **適合對象 / 心情 / 時機 / 場所**：壓力大、焦慮不安的人。

配方 74　＊ ─ 乾淨透亮

藏紅花 Attar 精油 3d ＋玫瑰天竺葵精油 2d ＋茉莉精油 2d

- **基底**：葡萄籽油 10ml
- **目的 / 功效**：花香調配以柔和的玫瑰香氣。可滋養肌膚，讓膚色乾淨透亮，並促進皮膚的亮麗和彈性。

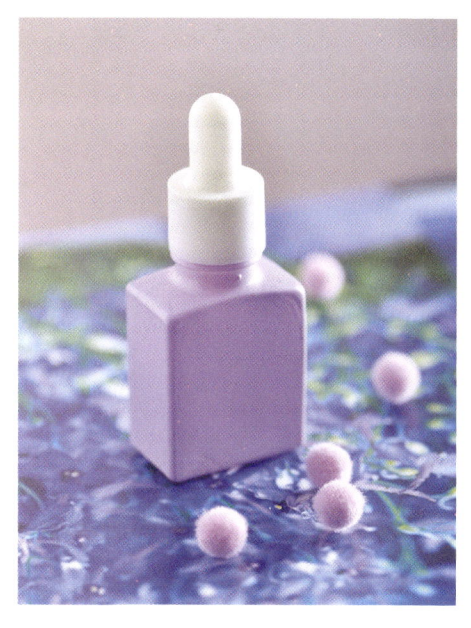

↑將「推動搖籃的手」配方調成按摩油使用，可舒緩緊張和壓力，促進放鬆和平靜。

- **適合對象 / 心情 / 時機 / 場所**：乾燥或成熟肌膚的人。

配方 75　＊ ─ 一切如新

藏紅花 Attar 精油 3d ＋迷迭香精油 2d ＋依蘭精油 5d

- **基底**：荷荷芭油 10ml
- **目的 / 功效**：清新的迷迭香香氣搭配迷人花香。可滋養頭髮，促進頭髮生長和頭皮健康。
- **適合對象 / 心情 / 時機 / 場所**：乾燥或受損的頭髮及頭皮的人。

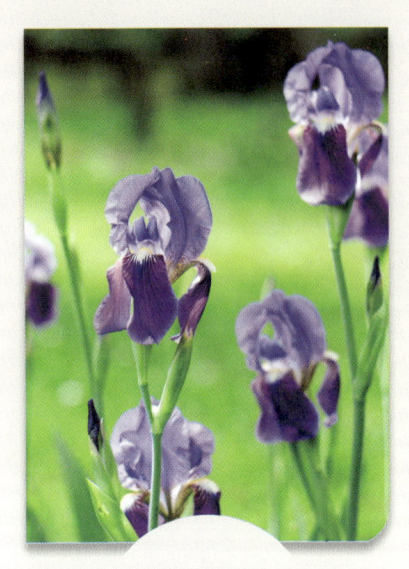

IRIS ROOT

鳶尾花根

香氣銳度 ★☆☆☆☆

香氣賞析

*—— 香氣印象

在歌劇院或劇場中，靜靜聆聽台上正在獨奏的小提琴。

*—— 香氣描述

走進沉浸式體驗劇場時，在感受不同時空裝潢中，嗅吸著空氣裡令人不安卻又有點沉靜的塵土氣味。搭配因演員和觀眾互動演出的需要，擺在桌上的一小杯士忌、木製裝潢拼上絲絨布，揮發的塵土及酒香甜氣。令人有置身在充滿由橡木桶釀酒的酒窖般。中段高昂類似永久花的氣味，如同演員們正全體帶著觀眾載歌載舞時，既熱情又不過分激動的時段，然而這股氣味也同歡樂歌舞的時間一樣，一晃即逝。在最後透出如羅馬洋甘菊、白色菊花調的香氣，就像演員各自帶領的觀眾，在進入最後階段時，是安撫、是療癒、亦或是想盡辦法的感人肺腑，這都是屬於這一份在尾段靜靜出現，又悄悄離去的香氣，是種只需靜下心來，便能找到的氣味。

基本檔案
Data

中文別名	愛麗絲
英文俗稱	Iris Root
拉丁學名	*Iris germanica / Iris pallida*
植物科別	鳶尾科
提 煉 法	印度古法 Attar
五　　行	屬土
性　　味	涼、苦
歸　　經	肝、心、肺經

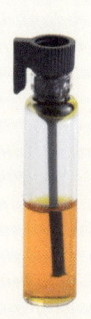

*—— 香氣搭配

1 鳶尾花根＋羅馬洋甘菊＋芳樟木→沉靜香氣的強調。
2 鳶尾花根＋檜木＋快樂鼠尾草→歡樂愉快的微酒香。
3 鳶尾花根＋黑胡椒＋乳香→更加安穩且溫暖。

CHAPTER 10

鬆開枷鎖 ｜ 鳶尾花根

鳶尾花原產於地中海沿岸地區，並被廣泛種植於歐洲和中國。它在英文中俗稱為 "Iris Root Oil"。鳶尾花的拉丁學名 "Iris"，源於希臘神話中的彩虹女神，象徵著美麗和多彩的特質。鳶尾花的花語是「希望、光明和自由」，法國國王用鳶尾花做為皇室圖騰，象徵著法國人民的勇敢和堅強。

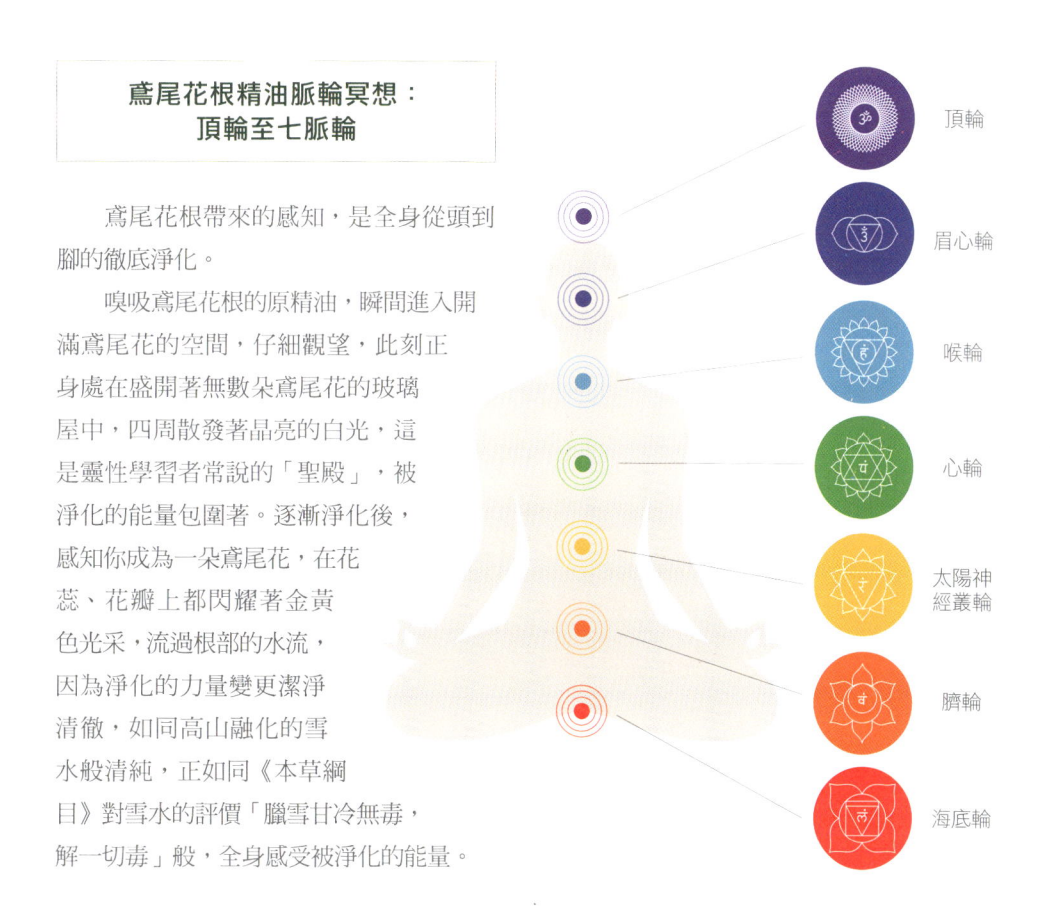

鳶尾花根精油脈輪冥想：
頂輪至七脈輪

鳶尾花根帶來的感知，是全身從頭到腳的徹底淨化。

嗅吸鳶尾花根的原精油，瞬間進入開滿鳶尾花的空間，仔細觀望，此刻正身處在盛開著無數朵鳶尾花的玻璃屋中，四周散發著晶亮的白光，這是靈性學習者常說的「聖殿」，被淨化的能量包圍著。逐漸淨化後，感知你成為一朵鳶尾花，在花蕊、花瓣上都閃耀著金黃色光采，流過根部的水流，因為淨化的力量變更潔淨清徹，如同高山融化的雪水般清純，正如同《本草綱目》對雪水的評價「臘雪甘冷無毒，解一切毒」般，全身感受被淨化的能量。

頂輪
眉心輪
喉輪
心輪
太陽神經叢輪
臍輪
海底輪

稀釋後的鳶尾花根精油一樣充滿著淨化的能量，但從空靈的「聖殿」回到了人間，細緻的花香，飄盪在林間，追尋香氣的所在，河流邊紫色鳶尾花正綻放著，讓自己也同鳶尾花浸透在潔淨的流水中，讓流水帶走一切的多餘，讓紫色淨化的力量，開始在全身流轉著，享受鳶尾花給予的淨化力量。

鳶尾花根與藍銅礦水晶能量解析

藍銅礦（Azurite）除了在協助眉心處以向內的方式，更能關注和發展本質，也提供了「看透」穿越物質面背後的真實實像與意義。它亦具備了協助精微能量的運送以及提升意識，還有更高神聖能量的協助傳送。所以在古埃及最高祭司、女祭司會應用藍銅礦來協助許多祭祀、能量、溝通的工作。

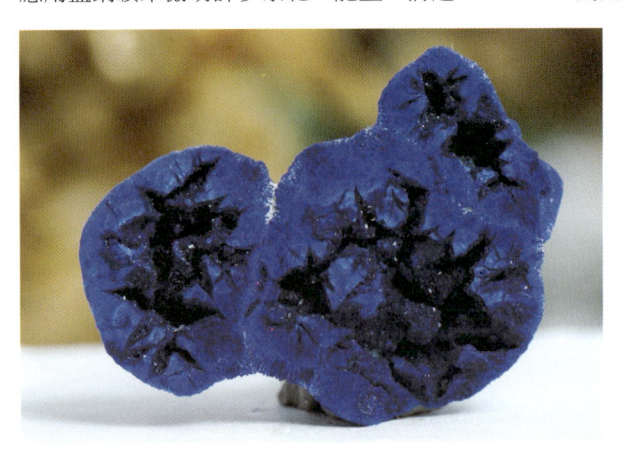

藍銅礦主要作用處在眉心輪，可協助靈魂能更接近、看見本質的能力，在特殊能力者來說，亦為向上溝通的工具夥伴。

鳶尾花的特色為「整理、淨化、安撫，協助提高眉心洞察、心輪內視」的能力，也許無論從世俗治理國家或期待對方修行後能更與上帝契合來說，這也是傳說中，耶穌當初送給國王此神聖之花，確實非常切合的一件禮物。

因此許多國家，包含希臘、埃及等皆有「協助靈魂往更好方向」之意，希望大家能明瞭，這短短一句話其實可以包含更多昇華的涵義。

↑在古埃及，最高祭司、女祭司會應用藍銅礦來協助許多祭祀、能量、溝通的工作。

鳶尾花根成分與功效解析

鳶尾花根精油具有芳香、甜美且豐富的香氣，結合了花香、草本和木質的氣息。其主要成分包括：

- 鳶尾酮（Irone）

這是鳶尾花根精油最具代表性的成分，也是其香氣的靈魂。鳶尾酮帶有木質、粉質、花香的複雜香氣，賦予了鳶尾花根精油獨特的魅力。

- α-紫羅蘭酮（α-Ionone）

這是一種具有花香和果香的化合物，與鳶尾酮共同造就了鳶尾花根油的豐富香氣。

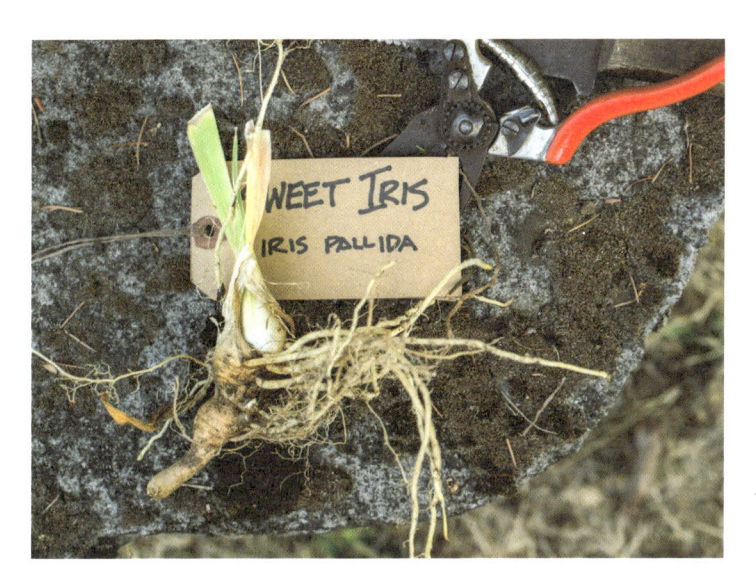

←鳶尾花根精油具有芳香、甜美且豐富的香氣，深受許多人喜愛。

- 芳香烴（Aromatic Hydrocarbons）
這類成分為鳶尾花根油帶來木質調和辛辣的香氣。
- 木質素（Lignin）
木質素為植物細胞壁的主要成分之一，在鳶尾花根油中也可能存在。
- 甲基異煙酸甲酯（Methyl Irigenin）
一種揮發性化合物，具有芳香特性。
- 石竹烯（Caryophyllene）
一種抗炎、鎮痛、抗菌。
- α-佛手柑烯（α-Bergamotene）、(E)-β-法呢烯（E-β-Farnesene）、B-紅沒藥烯（β-Sesquiphellandrene）
這些都是消炎抗菌類的成分。

- 胡蘿蔔醇（Carotol）
很好的抗氧化特性。

綜合以上，鳶尾花根精油常用於美容保養及消炎抗菌的配方，也常見於護膚保養品的成分中。

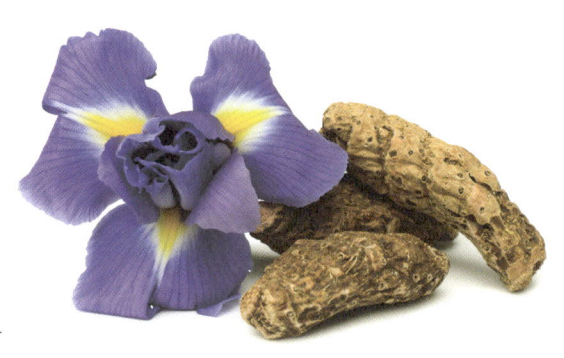

↑紫羅蘭酮（鳶尾酮）是鳶尾花根主要香氣來源，能溫和排出身體不需要的物質。

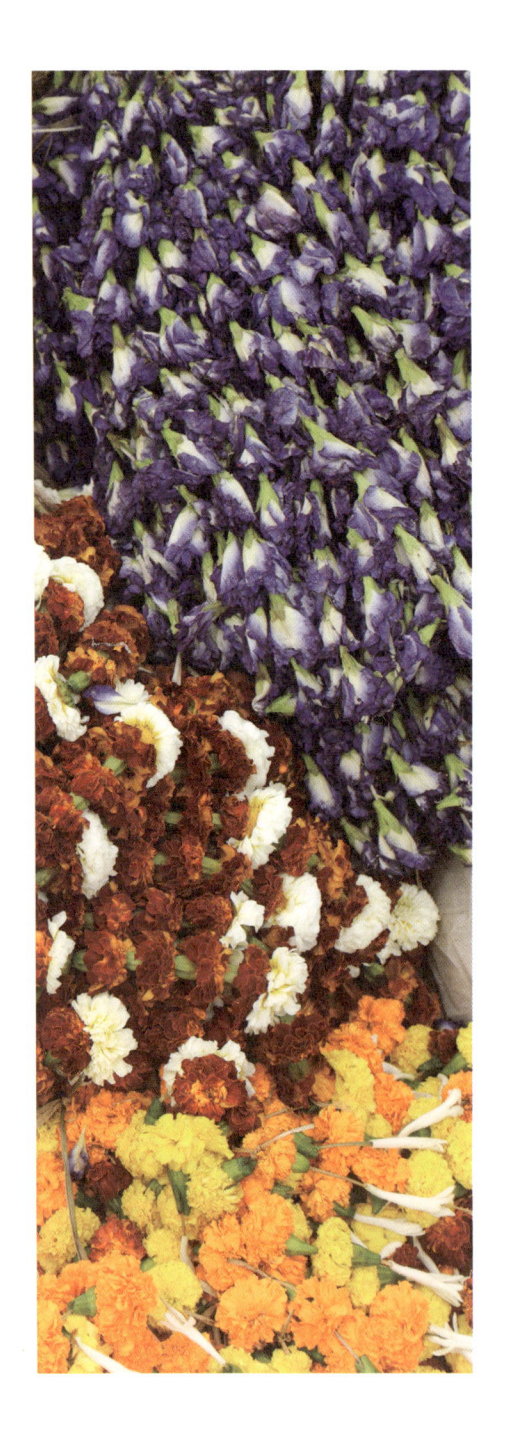

美容保養應用

鳶尾花根成分中的紫羅蘭酮（鳶尾酮）是主要的香氣來源，能夠溫和的排出身體不需要的物質，比方說痰液、毒素、黑色素或脹氣、腫瘤、水腫、瘀血等等，搭配建議：
① 加入藍蓮花、茶玫瑰，可全方位美白透亮。
② 加入葡萄柚、絲柏、藏紅花，可瘦身消水腫。

鳶尾花根身心靈功效實證

個案分享 淨化心靈，改善精神狀態

30多歲男性，因長期工作疲勞和壓力，雖無病症，卻愈來愈常覺得身體總有多處疼痛和精神不濟感。進行靈氣能量導引時，搭配鳶尾花根精油、綠岩蘭草調和按摩油，及印度阿育吠陀的釋放手印，帶動能量在體內流動時，更有效協助淨空他身心多餘的積累和負擔。在氣療結束後，個案能有一種被重啟身體能量的感受，精神也被補足。

←鳶尾花與金盞花都是印度 Attar 精油的提煉材料來源。

鳶尾花根 Attar 精油推薦配方

按摩油保養 ▸ 配方

配方 76　＊　靜夜安寧

鳶尾花根 Attar 精油 5d ＋薰衣草精油 8d ＋羅馬洋甘菊精油 6d ＋＋甜橙精油 4d

- 基底：葡萄籽油或甜杏仁油 30ml
- 目的 / 功效：這款按摩油以鳶尾花根為基調，搭配薰衣草和羅馬洋甘菊，幫助舒緩神經，放鬆身心，有助於緩解壓力和焦慮。
- 適合對象 / 心情 / 時機 / 場所：適合在晚上使用，幫助入睡或在緊張的一天後放鬆。

配方 77　＊　晨曦煥活

鳶尾花根 Attar 精油 5d ＋迷迭香精油 7d ＋葡萄柚精油 5d ＋薄荷精油 4d

- 基底：葡萄籽油或甜杏仁油 30ml
- 目的 / 功效：這款按摩油結合了提神醒腦的精油，幫助緩解身心疲勞，提升活力和注意力。
- 適合對象 / 心情 / 時機 / 場所：適合在早晨或工作間隙使用，提神醒腦，恢復能量。

配方 78　＊　永恆之美

鳶尾花根 Attar 精油 5d ＋玫瑰精油 6d ＋天竺葵精油 5d ＋胡蘿蔔籽精油 4d

- 基底：葡萄籽油或甜杏仁油 30ml
- 目的 / 功效：具有強大的保濕和抗衰老效果，幫助提升皮膚彈性和光澤，減緩衰老跡象。

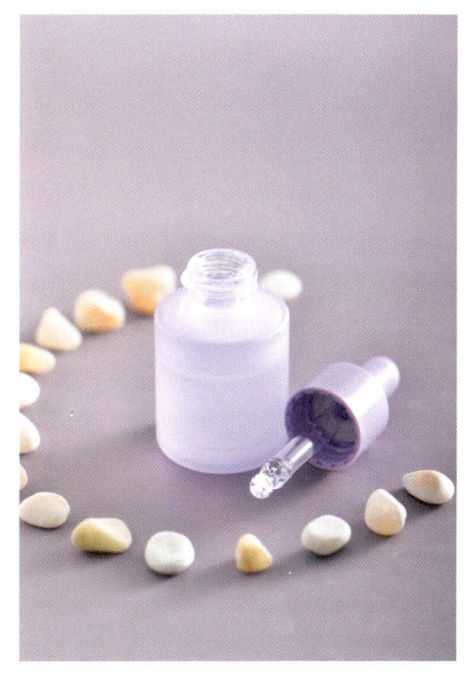

↑「靜夜安寧」配方可以幫助舒緩神經，放鬆身心，並緩解壓力和焦慮。

- **適合對象 / 心情 / 時機 / 場所**：適合所有皮膚類型，尤其是需要抗衰老和深層滋養的人群。

配方 79 ＊── 心靈淨土

鳶尾花根 Attar 精油 5d ＋ 春泥精油 6d ＋ 檀香精油 5d ＋ 雪松精油 4d

- **基底**：葡萄籽油或甜杏仁油 30ml
- **目的 / 功效**：有助於深層冥想和靈性體驗，幫助平衡脈輪，淨化心靈，提升內在的平和與寧靜。
- **適合對象 / 心情 / 時機 / 場所**：適合在冥想、瑜伽或心靈修煉時使用，幫助集中精神和心靈平靜。

配方 80 ＊── 平衡之源

鳶尾花根 Attar 精油 5d ＋ 生薑精油 5d ＋ 杜松精油 4d ＋ 甜馬鬱蘭精油 6d

- **基底**：葡萄籽油或甜杏仁油 30ml
- **目的 / 功效**：這款按摩油幫助舒緩運動後的肌肉緊張和疼痛，促進血液循環，恢復身體平衡。
- **適合對象 / 心情 / 時機 / 場所**：適合在運動後或瑜伽練習後使用，幫助緩解肌肉酸痛和疲勞，恢復身體的靈活性和平衡感。

香氛擴香 ▸ 配方

配方 81 ＊── 黃昏花園

鳶尾花根 Attar 精油 3d ＋ 玫瑰精油 2d ＋ 檀香精油 2d ＋ 香蜂草精油 2d

- **目的 / 功效**：放鬆心情，營造浪漫氛圍。鳶尾花可強化玫瑰的蜜香並以檀香提供木香轉折，增加留香。
- **適合對象 / 心情 / 場所 / 時機**：情侶、放鬆、臥室、傍晚時分。

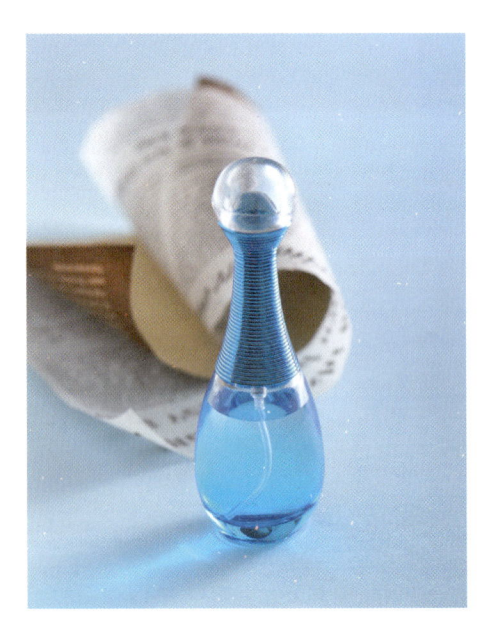

↑將「夏日悠閒」配方用來擴香或加入 10ml 酒精做成香氛（濃度可自行調整），可放鬆身心，在室內享受戶外大自然的氛圍。

PART 3　　Attar 精油魔法調香

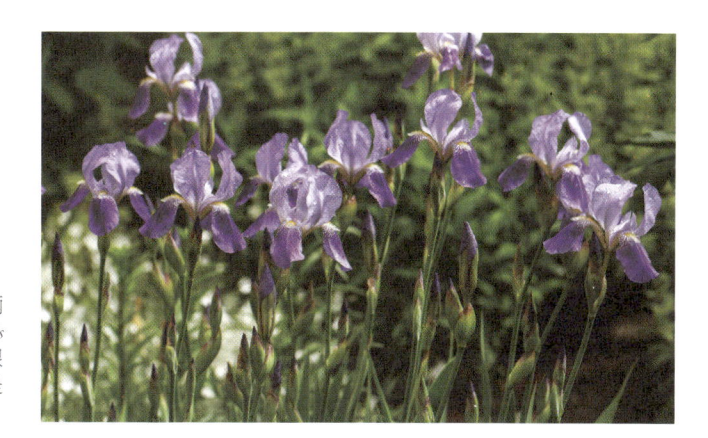

→ 芳療常用的鳶尾品種有兩種：一種是德國鳶尾（*Iris germanica*），另一種是香根鳶尾（*Iris pallida*），也都是調香師的最愛。

配方 82　* 清新靈感

鳶尾花根 Attar 精油 4d ＋檸檬精油 3d ＋薄荷精油 2d ＋松針精油 1d

- 目的/功效：提升空氣品質，淨化空氣。在提神的同時也有安神平衡的效果。
- 適合對象/心情/場所/時機：辦公室、提神、客廳、白天。

配方 83　* 夏日悠閒

鳶尾花根 Attar 精油 3d ＋薄荷精油 2d ＋檸檬精油 2d ＋橙花精油 2d

- 目的/功效：放鬆身心，享受夏日時光。在不用曬太陽的室內也能有戶外大自然的氛圍。
- 適合對象/心情/場所/時機：休閒、放鬆、陽台、下午。

配方 84　* 森林小屋

鳶尾花根 Attar 精油 3d ＋檜木精油 2d ＋雪松精油 2d ＋廣藿香精油 1d

- 目的/功效：營造森林氛圍，安撫心靈，創造自然懷抱的微度假感。
- 適合對象/心情/場所/時機：冥想、放鬆、工作室、晚上。

配方 85　* 浪漫今夜

鳶尾花根 Attar 精油 3d ＋玫瑰精油 3d ＋香水茅精油 2d ＋檀香精油 1d

- 目的/功效：營造甜蜜浪漫氛圍，讓思緒擺脫繁雜事務，回歸感性生活。
- 適合對象/心情/場所/時機：約會、浪漫、臥室、夜晚。

GARDENIA

梔子花

香氣銳度　★★★☆☆

香氣賞析
Aroma

* —— **香氣印象**

脫完果皮後，要製成紅蜜處理的咖啡豆，正在日曬場中曝曬。

* —— **香氣描述**

一開始是有著如糖霜粉灑在剛出爐的甜點上，所散發出來的甜蜜香氣。緊接著又立刻在尚未冷卻的甜點香氣中，嗅吸到香草莢獨有的酸甜氣味，同時搭配著雨天，從窗戶外傳進來雨水打在翠綠皮上的青澀感。但很快的，畫風轉調成新鮮咖啡櫻桃（果實）的果肉甜感，並持續一小段時間。接著再由新鮮果肉香氣，轉成稍具酸感的微微發酵的水果香。於此同時，在香氣中感受到，穿著皮革衣飾的買家，帶著身上噴灑有花香的古龍水，邁步走到咖啡日曬場，參觀著正穿著果衣曬太陽的咖啡們，此時發酵果肉酸香、微微皮革氣味以及微末的花香感，持續的在融合中。

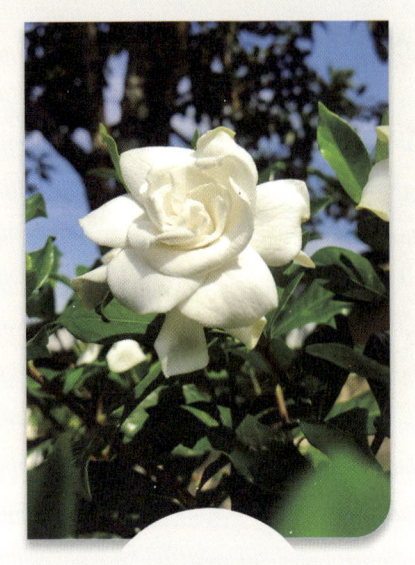

基本檔案

中文別名	玉堂春、黃梔花、山梔花
英文俗稱	Gardenia
拉丁學名	*Gardenia jasminoides*
植物科別	茜草科
提 煉 法	印度古法 Attar
五　　行	屬水
性　　味	味甘
歸　　經	肺、心、肝經

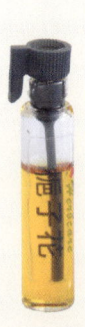

* —— **香氣搭配**

1. 梔子花＋苦橙葉＋真正薰衣草→強調花香中帶草香。
2. 梔子花＋繡球茉莉＋晚香玉→白色花香氣放大。
3. 梔子花＋快樂鼠尾草＋迷迭香→創造有花香的清新感。

CHAPTER 11

清新脫俗 梔子花

梔子花和瑞香、桂花都是易栽種，庭園常見的芳香植物。三者有「三大香木」之稱。在歐洲，梔子花是上流社會社交場合中，男士穿著晚禮服時做為胸花佩戴的傳統花卉。心理學大師佛洛伊德說梔子花是他最愛的花朵，在印度，梔子花常串成花冠佩帶在新娘頭上。

梔子花精油脈輪冥想：臍輪

嗅吸梔子花精油氣味，徜徉典雅柔美的花香中，跟隨香氣環繞身體而下，以雙手將精油能量帶入「臍輪」（丹田穴向身體中央探之），環繞而下的同時，感受它層層相疊、密實環繞的多層能量感。當臍輪能量擴展，一股內在對生命的喜悅感受，化為無數的關愛，充滿於腹部臍輪四周。並將這份因珍惜而來的喜悅，擴展至全身。這份生命的歡愉能量，如同盛裝在盒中晶瑩剔透果凍一般，在既有的身體輪廓中，為你聚集、凝結著飽實且有彈軟的生命能量。使你擁有足夠的活力，並以不拘限的自在舒展著。使你就好比結附在枝條上的花苞，蓄勢待發的綻放美麗。當花朵盛開時，香氛能量卻似海的浪花潑散在天與地之間，歡愉、自在的展現自己。

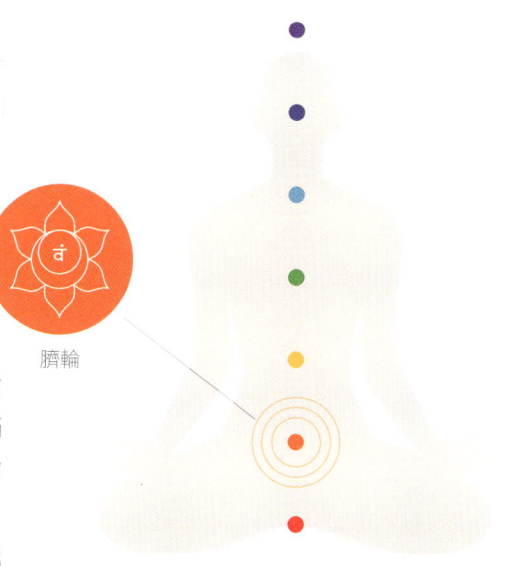

臍輪

梔子花與月光石水晶能量解析

梔子花擁有純白的花瓣，象徵愛情的純潔無瑕，蘊含著濃郁的情感與內在交織的情緒流動。香氣，像是強烈的記憶觸發

器，當我們跟著生命的時間繼續往前走，在途中偶然相見潔白的花朵、憶起梔子的芬芳。時間將它按下暫停，抬起頭，原來身體已回溯在記憶的浪潮，強大的心輪能量在過去與現在的時間線中被喚醒，搭一條起名為「堅定不移的思念」的傳遞線。

梔子花在稀釋下使用（以酒精稀釋 10%）於擴香（能適當與薰衣草、野橘、佛手柑等精油調合），可協助空間氣氛的柔和，讓人舒服愉悅和放鬆心情。很適合在伴侶單獨相處時，用來創造情人約會、浪漫的氛圍，但它還不置於讓人失控（還能抓得好情欲，除非你願意失控）。簡單來講，就是一款能好好聊天，增進感情、柔和氣氛和關係的浪漫 Attar 精油。

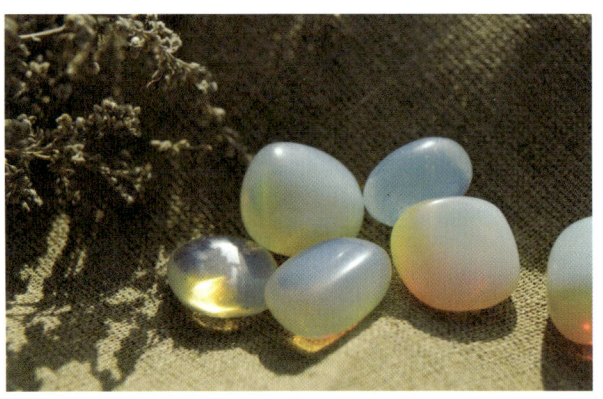

↑月光石可增強直覺，與梔子花香氣搭配，可加深在穿梭過去與現在時的反思和實踐。

月光石呼應梔子花的愛、記憶和療癒

月光石（Moonstone，又稱月亮石、戀人石）與周期有其密切關係，有助安撫與平衡情緒，能舒緩情緒不穩和壓力，提供平靜寧靜的感覺。它鼓勵內在成長力量與守護內在淺意識，使我們免於更多因為情緒干擾，而協助更多覺知與實像的展現，也很適合成為變革和過渡時期的理想夥伴。

❖ **情緒療癒**：月光石的溫柔有助於平靜心靈，舒緩情感動盪。而梔子花的香氣，則令人喚起對特殊情感回應，無論是產生了漣漪效應或平靜而甜蜜，它們共同提供了一個撫慰的空間，幫助情感或創傷，協助療癒後收入寶盒內珍藏。也因為修復內在能量，更能坦然面對現實關係的經營與維護。

❖ **陰性柔軟的能量**：在女性身心理上，對月經周期、更年期，能扮演調節情緒穩定的能量角色。而陽性能量過於外放、直接或容易衝突者，月光石與梔子花能協助內在陰柔內斂的特質。

❖ **直覺與反思**：月光石增強直覺，幫助我們與內在自我聯繫，與梔子花香氣搭配的這種組合，可以加深在穿梭過去與現在時的反思和實踐。

實用的梔子花與月光石結合方式

① **冥想空間**：在冥想區擴香或將原精點塗於坐墊、衣服上，旁邊擺放月光石，冥

想時，專注梔子花的香氣和月光舒緩的能量，讓它們引導你，走向內心的平靜和情感的清晰。

② **芳香療法**：在擴香器中使用梔子花（也可以調成複方精油），於擴香器上直接擺放月光石，讓香氣與溫柔能量結合，可以增強放鬆效果能量，帶來幸福感。

③ **療癒浴（滿月時浸泡能量效果更佳／可月光石於滿月充電後使用）**：準備一個療癒浴，加入梔子花瓣或精油，以及月光石水晶（將梔子花Attar精油：牛奶以1：50混合，滴入於七～八分滿浴池，因水量不同，以「若有似無」的香氣即可，不建議滴太多或過香沒有助益），花香芬芳精華與月光石鎮靜能量結合，有助沖走壓力，重振精神。在浸泡時，想像潔白梔子花和月光石溫柔白色能量包裹著你，帶來愛與療癒。

④ **睡眠儀式**：在枕頭的枕巾任一角滴上1滴梔子花原精，將月光石放置於枕頭下，有助安穩睡眠與療癒夢境（月光石與淺意識療癒有關）。

結論：梔子花與月光石的結合，創造純潔、愛、新的開始的合作夥伴關係。梔子花的美麗香氣協助珍貴的回憶，而月光石則陪伴回憶，用溫柔能量促進情感的穩定與內在成長。它們一起提供了滋養靈魂的和諧環境，支持情感上的健康，讓生命愛的能量進入新的療癒與開始。

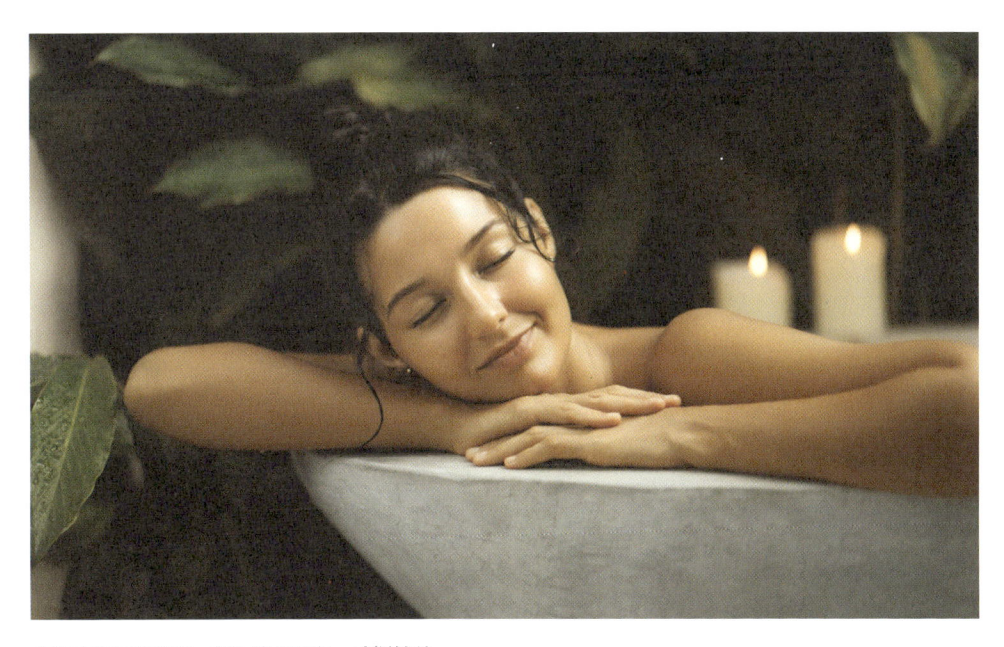

↑梔子花香療癒浴，有助沖走壓力，重振精神。

梔子花成分與功效解析

梔子花精油的主要成分有：

- 丁香酚（Eugenol）

丁香酚是一種常見的揮發性化合物，具有辛辣、溫暖和微甜的香氣。它是梔子花精油中的主要香味成分之一。

- 香豆素（Coumarin）

香豆素是一種香甜的化合物，通常具有草本的香氣。

- 香葉醇（Geraniol）

香葉醇是一種常見的花香成分，具有淡淡的玫瑰香氣，它可以增強梔子花精油的花香特性。

- 芳樟醇（Linalool）

具有檸檬香氣，是梔子花精油中的另一個常見成分，有助於增添其香氣的清新感。

- β-紫羅蘭酮（Beta-Ionone）

β-紫羅蘭酮是梔子花精油中的關鍵化合物之一，賦予了梔子花精油其獨特的花香氣味，通常帶有淡淡的紫羅蘭香氣。

- 苯乙醛（Phenylacetaldehyde）

具有甜美的桃子香氣，為其香味增色。

睡前 SPA

將梔子花 Attar 精油加入每日保養程序中，按摩肌膚享受香氣縈繞，放鬆身心之際，搭配臉部排毒按摩手法，於入睡前在

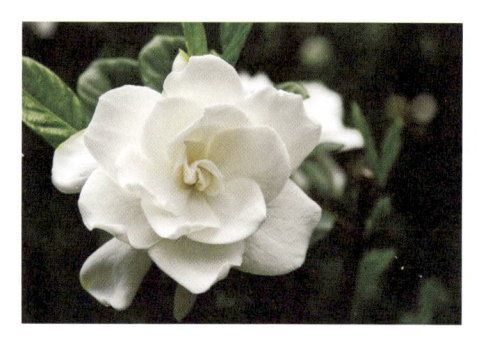

↑丁香酚是常見的揮發性化合物，具辛辣、溫暖和微甜的香氣，是梔子花的主要香味成分。

臉部各部位簡易按摩各 3 次，就能感受肌膚立即明亮更新，宛若重獲新生一般。尤其在掃除肌膚疲累感後，還自帶一層肌膚修護的隱形保護膜一般，整個夜晚在安撫的花香中，更能放鬆入睡外，隔日早晨肌膚的清透與細緻，總忍不住的撫摸肌膚同時，讚嘆梔子花的香氣撫慰人心及更新肌膚的美好。

梔子花 Attar 精油推薦配方

精油香水 ▸ 配方

配方 86

＊ ── 華麗盛宴

梔子花 Attar 精油 4d ＋豐收果香複方精油 2d ＋雪松精油 2d ＋薰衣草精油 1d ＋檀香精油 1d

- 基底：香水酒精 10ml
- 目的/功效：梔子花的純白花瓣散發著

高貴的香氣，融入了豐收果香的飽滿果香、雪松的木質韻味、薰衣草的幽香，以及檀香的溫暖，營造出一種典雅而迷人的氛圍。這款香水猶如一場盛宴，讓你在燈光與音樂中綻放獨特的魅力。

- 適合對象 / 心情 / 時機 / 場所：一款專為出席高雅社交場所設計的香水。

＊ 魅力情人

配方 87

梔子花 Attar 精油 4d ＋ 玫瑰精油 2d ＋ 依蘭依蘭精油 2d ＋ 香草精油 1d ＋ 麝香精油 1d

- 基底：香水酒精 10ml
- 目的 / 功效：專為浪漫約會設計的香水。

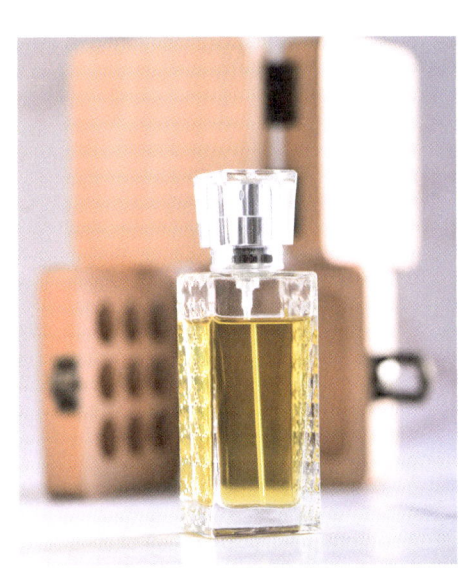

↑「華麗盛宴」中運用各種精油香氣，營造出一種典雅而迷人的氛圍，可在燈光與音樂中綻放獨特魅力。

梔子花的迷人香氣，搭配玫瑰的馥郁、依蘭依蘭的性感、香草的甜美，以及麝香的誘惑，營造出一種濃烈而浪漫的氛圍。這款香水猶如一段情緣，讓你在兩人世界中綻放出無限的性感魅力。

- 適合對象 / 心情 / 時機 / 場所：就算老夫老妻，也能如膠似漆。

＊ 公主夢境

配方 88

梔子花 Attar 精油 4d ＋ 洋甘菊精油 2d ＋ 薰衣草精油 2d ＋ 橙花精油 1d ＋ 香草精油 1d

- 基底：香水酒精 10ml
- 目的 / 功效：專為睡前放鬆設計的香氛。梔子花的純淨香氣，搭配洋甘菊的鎮靜、薰衣草的舒緩、橙花的柔和，以及香草的甜美，營造出一種溫馨而寧靜的氛圍。這款香氛猶如一場美夢，讓你在夜晚的懷抱中沉浸於深層的放鬆與安眠。
- 適合對象 / 心情 / 時機 / 場所：夜夜好眠，夜夜好夢。

按摩油保養 ▸ 配方

＊ 好好愛自己

配方 89

梔子花 Attar 精油 2d ＋ 薰衣草精油 2d ＋ 檸檬香茅精油 1d

- 基底：任一植物油 5ml
- 目的 / 功效：幫助舒緩壓力，促進放鬆，安撫情緒，適用於需要緩解壓力和焦慮的人。
- 適合對象 / 心情 / 時機 / 場所：適合需要放鬆身心，減輕壓力和焦慮的人，可以用於按摩或放鬆浴。

配方 90 ＊―― 活力充沛

梔子花 Attar 精油 2d ＋ 薄荷精油 2d ＋ 檸檬精油 1d

- 基底：任一植物油 5ml
- 目的 / 功效：旨在提升能量，減輕疲勞，促進身心活力，適用於疲勞或精疲力竭的人。
- 適合對象 / 心情 / 時機 / 場所：適合需要提神醒腦、改善疲勞和提升活力的人，可以用於按摩或沐浴。

配方 91 ＊―― 花間輕舞

梔子花 Attar 精油 2d ＋ 茉莉精油 2d ＋ 胡蘿蔔籽精油 1d

- 基底：任一植物油 5ml
- 目的 / 功效：旨在滋潤和保養皮膚，促進皮膚健康和彈性。
- 適合對象 / 心情 / 時機 / 場所：適合所有皮膚類型，特別適合乾燥或需要額外滋潤的皮膚。

配方 92 ＊―― 休養生息

梔子花 Attar 精油 2d ＋ 薰衣草精油 2d ＋ 佛手柑精油 1d

- 基底：任一植物油 5ml
- 目的 / 功效：旨在幫助身體恢復平衡，減輕肌肉酸痛，讓身體適當休息。
- 適合對象 / 心情 / 時機 / 場所：適合需要減輕肌肉酸痛、促進身體平衡的人，尤其是運動員或瑜珈愛好者。

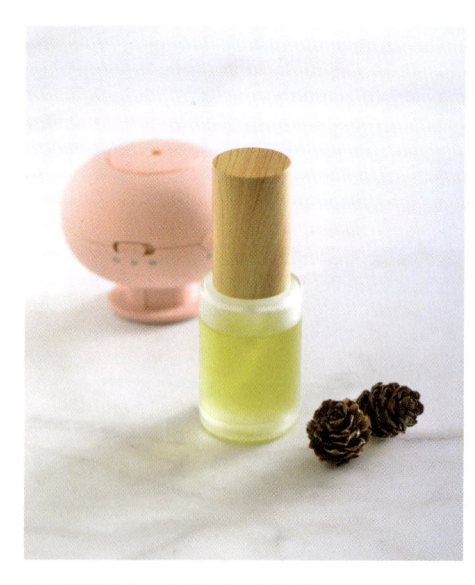

↑「花間輕舞」按摩油可促進放鬆，安撫情緒，適用於需要緩解壓力和焦慮的人。

香氛擴香 ▸ 配方

配方 93

＊── 晨曦花園

梔子花 Attar 精油 4d ＋ 薰衣草精油 3d ＋ 野橘精油 2d ＋ 迷迭香精油 1d

- **目的 / 功效**：提升心情，緩解壓力，增加活力。花香與柑橘的結合，帶來清新、舒緩的感覺，能提振精神並減輕壓力。
- **適合對象 / 心情 / 時機 / 場所**：適合早晨使用，幫助一天的開始更有活力，適合需要提振情緒的人。

配方 94

＊── 夢幻森林

梔子花 Attar 精油 4d ＋ 薰衣草精油 3d ＋ 雪松精油 2d ＋ 檜木精油 1d

- **目的 / 功效**：促進深度放鬆，改善睡眠品質。濃郁的森林氛圍，有助於放鬆身心，改善入睡質量，帶來平靜感。
- **適合對象 / 心情 / 時機 / 場所**：適合失眠困擾者，睡前使用，營造安詳的入睡環境。

配方 95

＊── 寧靜禪院

梔子花 Attar 精油 4d ＋ 佛手柑精油 3d ＋ 乳香精油 2d ＋ 薰衣草精油 1d

- **目的 / 功效**：營造寧靜、冥想的環境。柑橘和木質的香氣，有助於深度冥想和提升內在寧靜感。
- **適合對象 / 心情 / 時機 / 場所**：適合冥想者和瑜珈愛好者，創造冥想環境，也適合在寧靜的庭院中使用。

配方 96

＊── 花漾悅魅

梔子花 Attar 精油 3d ＋ 玫瑰精油 3d ＋ 茉莉精油 2d ＋ 甜橙精油 2d

- **目的 / 功效**：增加自信，提升情感連結。花香的調和，有助於提高自信心，並促進浪漫情感。
- **適合對象 / 心情 / 時機 / 場所**：適合情侶使用，創造浪漫的氛圍，也可用於自我提升。

配方 97

＊── 冥想空間

梔子花 Attar 精油 3d ＋ 乳香精油 3d ＋ 檀香精油 2d ＋ 薰衣草精油 2d

- **目的 / 功效**：深度冥想，提高靈感。樹脂香氣的結合，有助於提高冥想深度，激發靈感。
- **適合對象 / 心情 / 時機 / 場所**：適合冥想者和藝術家，創造靈感迸發的環境。

HINA

指甲花

香氣銳度 ★★★☆☆☆

香氣賞析
Aroma

* —— **香氣印象**
參觀各類科技產品、進入眼鏡行時，內心微雀躍及不安的小躁動。

* —— **香氣描述**
這是一股很「乾淨」的氣味，初次嗅吸時，心裡頭浮現的形容詞。接下來有如第一次踏進高級飯店時，聞到各式香氣和特別布料所散發出來的氣味，是令人雀躍，也同時是令人有一點不安的香氣感覺。接著，跟著房務員漫步，走過一桌桌擺放花朵、香氛的小立桌旁，清雅甜淡的氣味，也如同我們悠閒緩慢的步調般，輕輕的來回拂動著嗅覺。在休息廳等待房間最後的檢整時，品嚐著服務員送上的南非國寶茶，那特有似紅茶、似麥香、又似咖啡的香氣，同時間一起進入鼻腔及口中，又甜又苦的，是一種很奇妙的平衡。最後進到房中，卸下身上的一切行囊，折開最外層的床被，直接趴撲在白色的床單上，聞到的一種乾淨如水氣般的香氣。

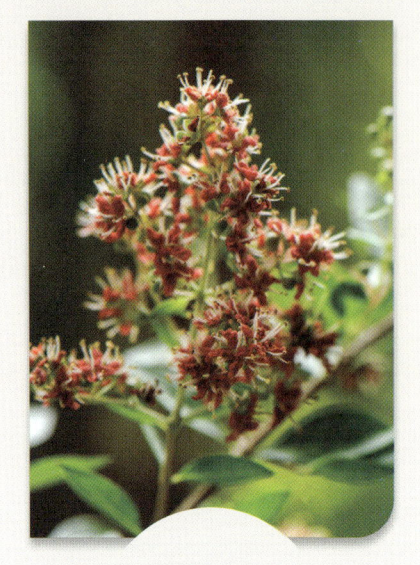

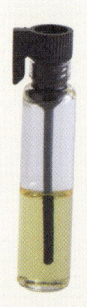

基本檔案

中文別名	散沫花、黑娜花
英文俗稱	Hina/Henna
拉丁學名	*Lawsonia inermis*
植物科別	千屈菜科
提 煉 法	印度古法 Attar
五　　行	屬火
性　　味	苦、寒
歸　　經	心、腎經

* —— **香氣搭配**
1 指甲花＋琥珀＋甜橙→讓香甜清苦進入平衡。
2 指甲花＋大馬士革玫瑰＋茶玫瑰→異國風花園下午茶。
3 指甲花＋大花茉莉＋香草→甜膩酒香。

CHAPTER 12

神之紋身｜指甲花

指甲花在印度是非常受歡迎的花，用來做為頭髮、指甲的染色或紋身。指甲花的染料和香料主要來自於它的葉子中含有一種叫做指甲花醌（Lawsone）的染料成分，這是賦予指甲花其獨特顏色和特性的主要物質。

指甲花精油脈輪冥想：心輪

指甲花精油的脈輪冥想運作於心輪，冥想後，整個人從內而外，從頭到腳的涼冷，因此建議最適合體驗指甲花精油進行冥想的時節，最好選在炎熱的豔陽夏季，女性夥伴則避開經期及孕期使用為宜。另外蠶豆症體質或是皮膚正處於特殊異常狀況時，都不適合接觸指甲花。

先以呼吸冥想調整身心狀態。當一切都平靜下來，再藉由嗅吸指甲花精油的氣味，感受相似玫瑰的甜美中，帶著淡淡的辛辣，和皮革味及一股藥香。持續嗅吸，將精油能量帶入「心輪」（心窩處），透過心輪內在的滾動，變成身體整個旋轉律動。以心輪為中心，不斷轉動身體畫圓，展開雙臂持續身體旋轉律動著，旋轉，引入更多與心輪同頻率的翠綠和生命更新力量。感知內在生命能量，如同無數新生翠綠的幼苗正在滋長，心輪能量成長的同時，

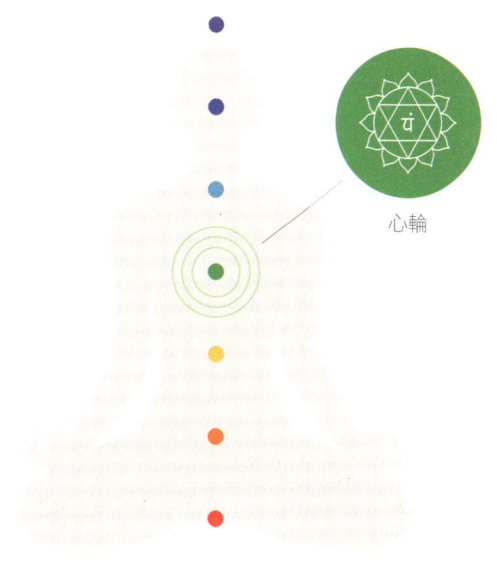

心輪

牽動更多躁動的欲望。此時將指甲花按摩油推抹於前臂內側及胸口處，藉由抹推帶入心輪的涼意，卸除浮躁的心火。心輪能量依舊豐沛，卻多了一股夏日在樹蔭下，清風陣陣吹撫的輕鬆、涼爽。內觀自己，身體那裡過熱能累積，這些熱能像是妳身體裡壓抑的欲望，像壓內在的士兵奮力抵抗，以沁入身心的涼快，鎮定了這些過多、高溫的能量。

指甲花與扁平水晶能量解析

指甲花在充足的陽光下成長，在印度、中東等地將其成為畫製圖騰的顏料來源，並認為具有淨化與保護的能力。

以下情境可以嘗試使用指甲花：
① 在煩躁、緊繃、急躁、思慮多時，引起的頭部緊繃、腫脹或壓迫感時。
② 生活上使用，也能減少因為急躁而造成的失誤。
③ 燥熱、驚嚇等引起的心神不寧，可增加情緒安定與內在安寧。

簡易安神法：將精油配合乳液與呼吸的方法。適合壓力大、緊繃、易焦慮、想讓精神與身體獲得放鬆、安撫者。

扁平水晶（Tabular Quartz）是水晶界中的「特殊品」之一，主要與數量不多有關（僅能在特殊產區被發現）。選擇扁平水晶為指甲花為對應水晶主取其「橋梁」角色；扁平水晶功能除了有淨化、增加正能量，更有其特色在集中與擴大的功效、在兩點之間搭起橋樑以傳遞資訊、增強直覺與靈性修行，使用方向如於水晶療癒時，可協助水晶陣能量的集中，並清除阻塞、急性發生的情緒不穩時，提供調和身體與情緒流動能量等。

總而言之，指甲花具有鎮定、平燥、靈性能量連結的媒介、增加直覺的特色；而扁平水晶具有集中與放大能量、連結、媒介、調和能量使其平穩的方式流動。

↑扁平水晶可以淨化，並增加正能量。

指甲花成分與功效解析

指甲花精油的主要成分有：

● Lawsone（2-羥基-1,4-萘醌／指甲花醌）

這是指甲花中最重要的活性成分，也是其染髮和染膚特性的主要來源。

● 鞣質（Tannins）

這些化合物有助於指甲花的染色效果，同時也具有一定的抗菌特性。

● 多酚類化合物

包括類黃酮等，這些化合物有抗氧化和抗炎的效果。

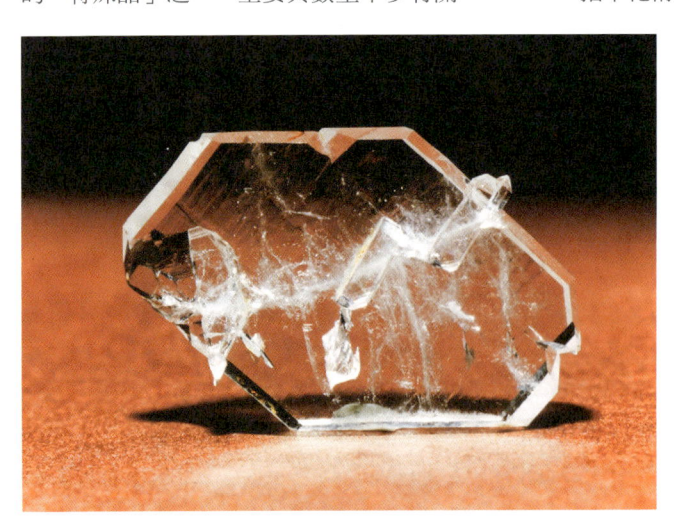

◆ 萜類化合物

具有輕微的抗菌和抗炎作用。

指甲花精油功效

指甲花的功效，主要表現在以下幾個方向：

❖ **養護頭髮**：搭配荷荷芭油、雪松、玫瑰調製成護髮油或加入酒精做成噴霧，用於保養頭髮和頭皮。

❖ **促進血液循環**：指甲花精油入心，具有活血功效，能夠加強血液循環。

❖ **清熱解毒**：可用於熱症的舒緩。

使用時建議在總配方中佔 1% 即可，但蠶豆症、孕婦、皮膚容易過敏者不可使用。

指甲花精油常見問題與解答

指甲花精油是如何提煉的？

傳統上，指甲花的提煉，是透過曬乾葉子後將其磨成粉末來完成的。這種粉末可以用水調成糊狀，用在皮膚上繪製複雜的圖案。

在印度，指甲花通常用於婚禮和節日慶典中，新娘會在手臂和腳上繪製精美的 Henna 圖案，這被視為幸運和美麗的象徵。在中東地區，指甲花也常被用於各種慶典和儀式之中。

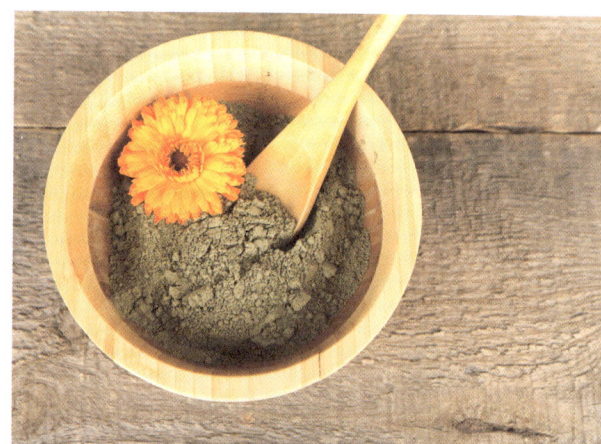

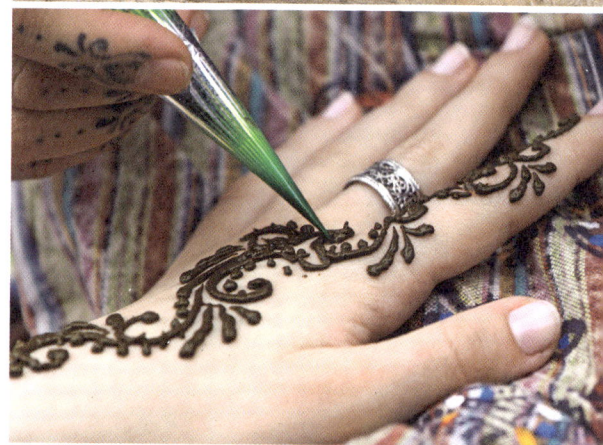

↑ 上/圖傳統上指甲花的提煉，是透過曬乾葉子後將其磨成粉末完成的，這種粉末可以用水調成糊狀，在皮膚上繪製複雜的圖案。

下/在印度的婚禮和節日慶典上，新娘會在手臂和腳上繪製精美的 Henna 圖案，這被視為幸運和美麗的象徵。

指甲花為何能染色？

指甲花含有一種紅橙色的染料分子，稱為指甲花醌（Lawsone），這種成分與蛋白質有很好的親和力，常被用來做為皮膚、頭髮、指甲、皮革、絲與羊毛的染料。指甲花的葉子、果實及種子都含有指甲花醌，其中又以葉子的含量較高，而葉柄則是指甲花醌含量最高的地方。

指甲花接觸皮膚、頭髮時與蛋白質結合，呈現深咖啡色，類似紋身的效果，也可把頭髮染成烏黑亮麗，且在一定時間後會慢慢淡去，也無過敏案例報告，可以算是相當安全的染色法。

蠶豆症患者可以使用指甲花相關產品嗎？

有蠶豆症的人不可以使用指甲花，因為指甲花醌會使蠶豆症患者產生溶血反應。對有蠶豆症的兒童，大量的使用指甲花塗抹在頭皮、手掌或腳底等，會引起嚴重的溶血。

鳳仙花是指甲花嗎？

台灣常見的鳳仙花亦稱為指甲花，但是與印度指甲花是完全不同的品種。

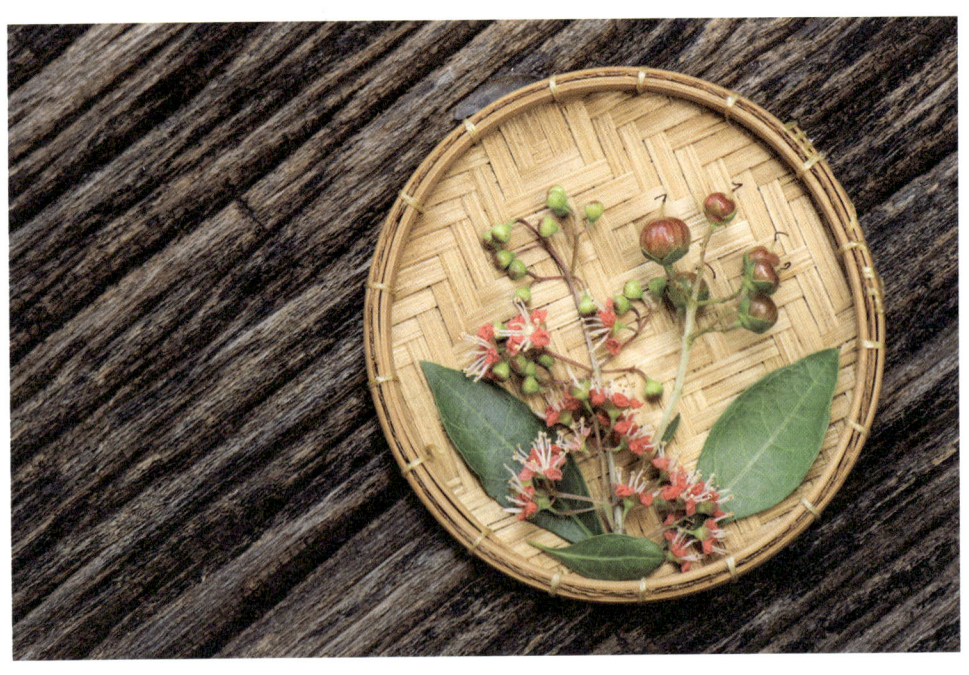

↑指甲花含有一種紅橙色的染料分子「指甲花醌」，常被用來做為皮膚、頭髮、指甲、皮革、絲與羊毛的染料。

指甲花 Attar 精油推薦配方

🖐 按摩油保養 ▸ 配方

配方 98

* ── 寧靜之息

指甲花 Attar 精油 2d ＋薰衣草精油 4d ＋甜橙精油 3d ＋羅馬洋甘菊精油 3d

- 基底：甜杏仁油 20ml
- 目的/功效：淡雅花香搭配柑橘的清新。可舒緩壓力，安定情緒。
- 適合對象/心情/時機/場所：緊張或壓力大的人。

配方 99

* ── 活力復甦

指甲花 Attar 精油 2d ＋薄荷精油 3d ＋羅勒精油 3d ＋檸檬精油 3d

- 基底：葡萄籽油 20ml
- 目的/功效：清新的柑橘香氣夾雜著薄荷的涼感。可提神醒腦，緩解疲勞。
- 適合對象/心情/時機/場所：需要身心活力恢復的人。

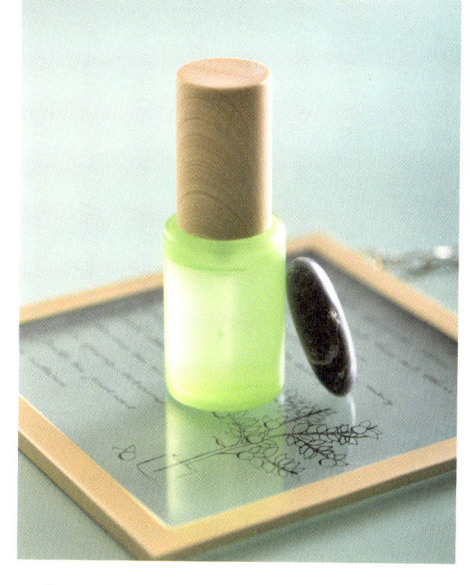

↑「活力復甦」配方中，清新的柑橘香氣夾雜著薄荷的涼感，可提神醒腦，緩解疲勞。

配方 100

* ── 絲滑潤澤

指甲花 Attar 精油 2d ＋玫瑰精油 2d ＋乳香精油 3d ＋茉莉精油 1d

- 基底：甜杏仁油 20ml
- 目的/功效：花香濃郁，帶有淡淡木香。可滋潤皮膚，改善膚質。
- 適合對象/心情/時機/場所：關注皮膚健康的人。

配方 101

* ── 能量平衡

指甲花 Attar 精油 2d ＋尤加利精油 3d ＋沉香精油 2d ＋橙花精油 3d

- 基底：葡萄籽油 20ml
- 目的/功效：木質香氣與花香的完美融合。可平衡身心，促進內在和諧。

配方 102 ＊── 自在輕盈

指甲花 Attar 精油 2d ＋杜松精油 3d ＋薑精油 3d ＋胡椒精油 2d

- 基底：甜杏仁油 20ml
- 目的/功效：辛辣而略帶木質調。可舒緩肌肉，減輕酸痛。
- 適合對象/心情/時機/場所：運動後或瑜伽練習者。

香氛擴香 ▸ 配方

配方 103 ＊── 荒漠綠洲

指甲花 Attar 精油 2d ＋薄荷精油 4d ＋檸檬精油 3d ＋熏衣草精油 2d

- 目的/功效：提振精神，清新空氣。清新的柑橘香氣夾雜著薄荷的涼感，可帶來精神提振的效果。
- 適合對象/心情/時機/場所：工作環境、學習空間。

- 適合對象/心情/時機/場所：練習瑜伽或冥想的人。

配方 104 ＊── 月光花園

指甲花 Attar 精油 2d ＋洋甘菊精油 3d ＋橙花精油 3d ＋檀香精油 2d

- 目的/功效：安神助眠，放鬆心情。淡雅花香與木質香調結合，有助於舒緩緊張和促進睡眠。
- 適合對象/心情/時機/場所：臥室、冥想空間。

配方 105 ＊── 陽光檸檬茶

指甲花 Attar 精油 2d ＋檸檬草精油 3d ＋葡萄柚精油 3d ＋羅勒精油 2d

- 目的/功效：清新的檸檬和柑橘香氣，可提神醒腦，使人活力滿滿。
- 適合對象/心情/時機/場所：早晨起床、辦公室。

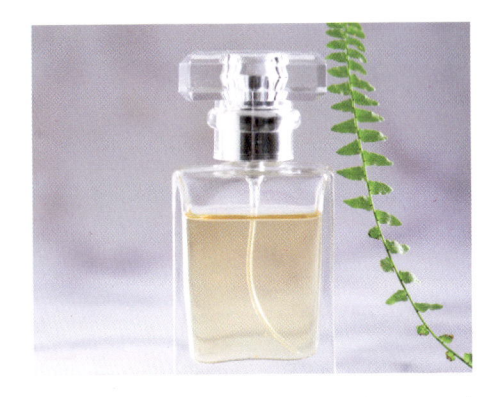

↑將「陽光檸檬茶」配方用來擴香或加入 10ml 酒精做成香氛，可提神醒腦，使人活力滿滿。

配方 106 ＊——森林雨露

指甲花 Attar 精油 2d ＋松樹精油 4d ＋尤加利精油 3d ＋鼠尾草精油 2d

- 目的/功效：淨化空氣，舒緩壓力。深邃森林氣息，有助於壓力釋放和空氣淨化。
- 適合對象/心情/時機/場所：家居客廳、瑜伽空間。

配方 107 ＊——溫暖冬夜

指甲花 Attar 精油 2d ＋肉桂精油 3d ＋甜橙精油 3d ＋丁香精油 2d

- 目的/功效：溫馨放鬆，家庭聚會。暖香的肉桂和丁香，可營造溫馨舒適的家庭氛圍。
- 適合對象/心情/時機/場所：家庭聚會、晚間放鬆。

配方 108 ＊——清晨露珠

指甲花 Attar 精油 2d ＋茉莉精油 3d ＋冷杉精油 3d ＋綠香根草精油 2d

- 目的/功效：清新喚醒，新的開始。清新的花香和青草香，可喚醒感官，迎接新的一天。

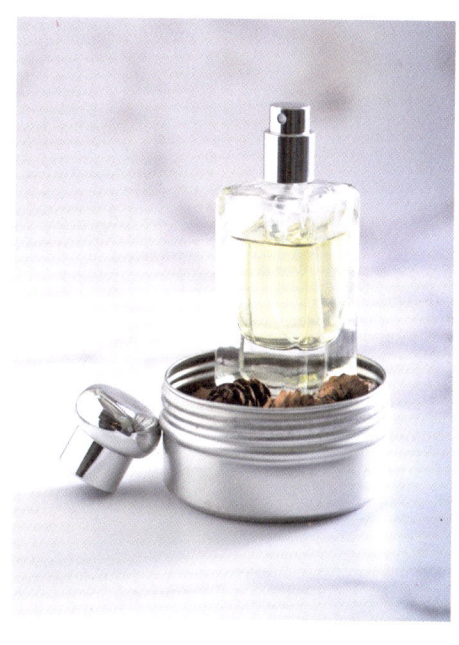

↑將「森林雨露」配方用來擴香或加入 10ml 酒精做成香氛，可幫助淨化空氣，舒緩壓力。

- 適合對象/心情/時機/場所：早晨、起床後。

配方 109 ＊——夜幕下的秘密

指甲花 Attar 精油 2d ＋依蘭依蘭精油 3d ＋玫瑰精油 3d ＋檀香精油 2d

- 目的/功效：神秘浪漫，情感交流。濃郁花香與深沉木香，可營造浪漫神秘的氛圍。
- 適合對象/心情/時機/場所：浪漫晚餐、情侶約會。

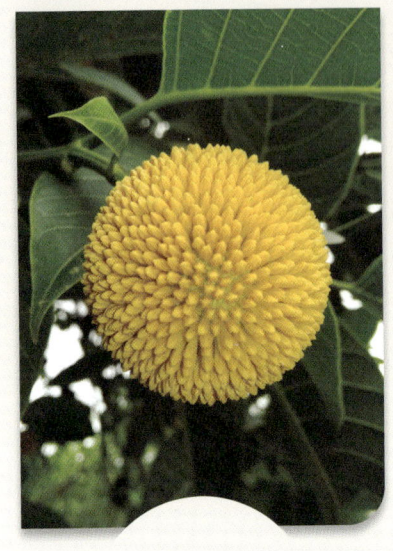

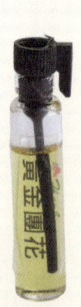

KADAMB

黃金團花

香氣銳度 ★★☆☆☆☆

香氣賞析
Aroma

* —— 香氣印象

在溫暖陽光的照射下，逛著金門特有植物園。

* —— 香氣描述

最一開始的香氣，像遊走在金門軍事區中的擎天崗裡，兩旁種滿了有香氣及無香氣植物的步道上。午後的三月陽光灑落在營中各處，映托著中午前，因霧季起霧而未散盡的花香及水氣。在溫暖怡人的溫度下，也有著冬季尚未離去的清涼感傍身。接著的氣味，如同走進營區議事廳——擎天廳時，瞬間感受到陽光和岩洞間的交接變化。岩石獨特的氣味承接在溫暖的陽光後面，和春泥般，有著大地的氣息。但和春泥不同的是，春泥是大地泥土充滿生機的氣味，而這股岩石般的氣味，是有著隨遇而安的大地包容感。坐在廳內看著大螢幕介紹著營區歷史，一絲一絲有點透膚的清冷感，也一直不斷的襲來，彷彿廳內有開著極強的冷氣（實際上連風扇都沒有）。香氣由一開始的溫暖轉變成清涼清冷，但在最後階段，會再回歸溫暖氣味，並帶有幽微的丁香花苞香氣。

基本檔案
Data

中文別名	卡鄧伯木、團花、大葉黃梁木
英文俗稱	Kadamb
拉丁學名	*Neolamarckia cadamba*
植物科別	茜草科
提煉法	印度古法 Attar
五　行	屬水
性　味	酸、寒
歸　經	心、肺、肝經

* —— 香氣搭配

1 黃金團花＋橙花＋甜橙→溫暖不過熱的陽光感。
2 黃金團花＋綠花白千層＋尤加利→沁心涼感的加成。
3 黃金團花＋鳶尾花根＋紅花緬梔→帶花香的涼夏。

CHAPTER 13

愛與智慧｜黃金團花

　　印度黃金團花（Indian Kadamb）又稱為「黃梁木」，在印度它是智慧與愛情的代表。樹木生長快速而茂盛，花朵造型漂亮且香氣獨特，是宗廟常見的景觀遮陽樹。因為黃金色球體的花朵有無數微小的白色花瓣，指向各個方向，象徵著愛與智慧的無限潛力，因此也常見於許多文化、藝術的圖騰中。另外，在印度的宗教中，它與印度大神毗濕奴的第八個化身 Krishna 有著密切的關聯。

　　Krishna 梵文意譯就是「黑天」，祂是至尊神也就是眾神之首。如果觀察印度的神像雕塑與畫像中，看到一個全身烏黑的神在樹下，那就是黑天與團花樹。印度凡事都有濃厚的宗教色彩，團花會是黑天神的代表匹配，可見團花在印度的形象有多麼高大上。同時也可以注意一下，在印度寺廟與慶典中鮮黃的花團串成一串用來供佛或是掛在新娘身上的，那就是團花串成的項鍊。

黃金團花精油脈輪冥想：喉輪

　　透過呼吸冥想靜下心和思緒，嗅吸黃金團花 Attar 精油的氣味，感受淡淡的煙燻味，慢慢流進你的牙關，口水不自覺地不斷的分泌著。持續的嗅吸感受黃金團花花香味裡，藏著淡淡的薄荷清涼與甜甜的蜂蜜香。隨著嗅吸黃金團花精油能量在「喉輪」，綻放著黃金團花，小小的圓球狀外層，有著無數的白色小花瓣，透過清香慢慢地疏開的喉輪能量，好比是黃金團花花香味自然地向四周的空氣飄散。而黃金團花迅速生長的能量，彷彿攀爬在古牆上的

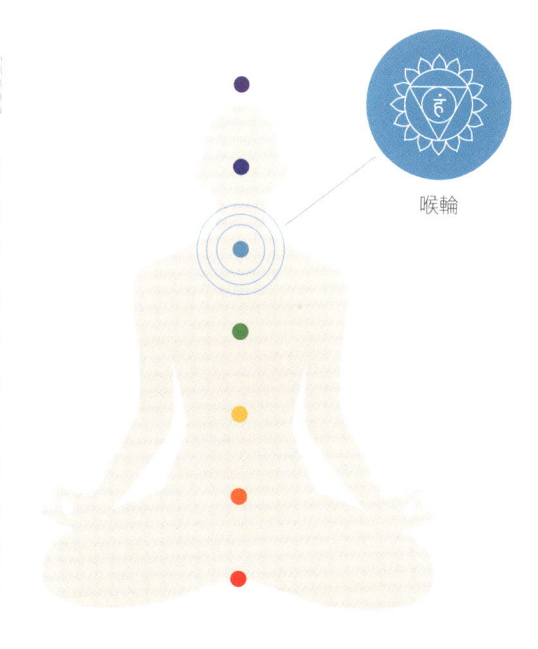

喉輪

綠藤，逐漸覆蓋住頭部、肩頸和胸腔上半部。當迅速生長、交錯堆疊的綠意翻過緊繃如城牆的肩頸，黃金團花精油所帶來的包覆能量，卻也富含著無限的柔情無限的關愛。如在印度神話之中，黃金團花象徵著男女間的永恆愛情，與脈輪冥想結合的黃金團花則提醒妳關愛自己，此時一股能量正悄悄地在喉輪被喚醒，雙手回到喉輪前方交疊，帶著黃金團花精油能量，從臉部前方向上翻越頭頂，雙手緩慢的從後腦勺滑落下來，似被綠壓倒的古牆一般，完全坍塌、瓦解，頭部複雜又多餘的能量、堅硬緊繃的肩膀，全部都順著這種城牆倒塌，急速俯衝而下的下墜感，讓頭部、肩頸擁有前所未有的舒暢和輕鬆。

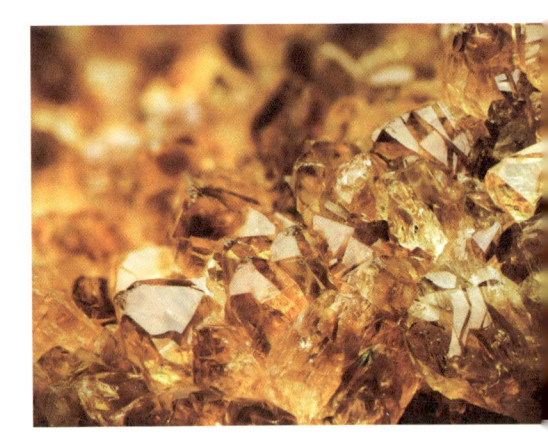

↑ 黃水晶以明亮的金黃色澤聞名，可與黃金團花並用，激勵身體能量。

黃金團花與黃水晶能量解析

黃金團花樹形高大且堅固強壯，扎根深、遍布廣，像提供了一個家所需的安全感與支撐，並安穩的立足於土地之上。置於黃金團花之下乘涼，可以遠離世俗壓力而能得到放鬆的機會，並讓呼吸變得更加順暢，獲得身心靈的休息。大量的陽光、空氣和水讓團花能長得更好，它把這份擁有的光明與正向帶給所有認識它的人。並提供適當情緒流動的輸入與輸出，將內在抑鬱已久的情緒體，如同被光明清澈的水流通過、淨化，同時一邊溫和地提供安慰與勇氣，讓我們有足夠的時間為再次出發做準備。

黃水晶（Citrine）為石英家族中的一員，以明亮的金黃色澤而聞名，並同時擁有暗褐色的光譜，黃水晶特別為太陽神經叢存在並與臍輪作用，基於人類的繁榮與豐盛之處精煉於此，根據此人的品格與正直，反映在世俗與物質上的豐盛與否。

黃金團花與黃水晶，參與人類發展過程的身心療癒，並協助此生學習更多的智慧和成長，它們與生俱來的太陽光澤帶來了激勵、支持和整合的特性，並在踏足於世上的同時帶來穩定與提升。

黃金團花成分與功效解析

黃金團花的主要成分通常包括：

- 黃樟烯（Ailanthone）

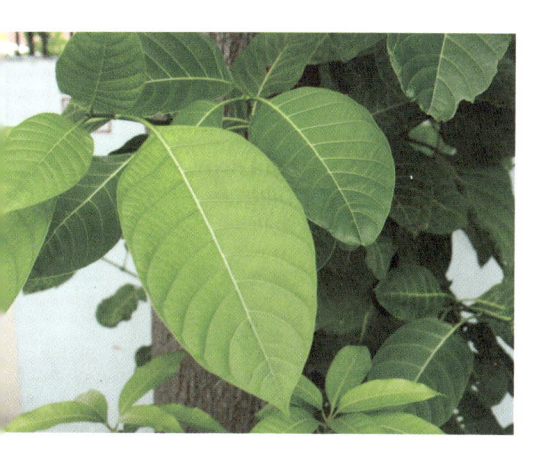

↑中醫經典上記載，黃金團花的葉片、樹皮可入藥，主治高燒不退。

皮入藥，其性味苦、寒，主治高熱不退、頭暈、頭痛、失眠、神經性皮炎、牛皮癬。

黃金團花可以降上焦的火，針對陰虛造成的火旺，可以迅速涼血，建議配合養陰的洋甘菊，一邊補陰一邊清熱，緩解血熱躁邪。

最主要應用中醫藥理的成分之一，具有抗癌、抗炎的作用。

- 黃樟醇（Ailanthol）
  已知具有抗菌和抗氧化特性。
- 植物甾醇（Phytosterols）
  如 β-穀甾醇等，通常具有降脂、抗炎等作用。
- 黃酮類化合物（Flavonoids）
  包括槲皮素、兒茶素等，具有抗氧化、抗炎等效果。
- 單萜類化合物（Monoterpenes）
  如萜烯類化合物，具有抗菌和清新空氣的作用。
- 多酚類化合物（Phenolic Compounds）
  這些化合物通常具有強大的抗氧化作用，能夠抵抗自由基損傷。

中醫經典《中華本草》對團花記載的中藥名稱為「大葉黃楝木」，以樹葉、樹

黃金團花身心靈功效實證

個案分享　舒緩長期不適的五十肩

60歲，女性教師，長期工作緊繃與姿勢不良，經年累月造成五十肩。長期以中、西醫同步定期治療，舒緩身體不適，在靈氣能量導引過和中，加入以黃金團花、藏紅花、黑麝香調和的按摩油，推抹肩頸至後肩胛骨，以氣帶入精油能量在塗抹處及雙手疏順能量的流動，及釋放多餘的緊繃和阻塞。結束後，個案不斷的驚嘆「天啊！這是我的肩膀嗎？好久沒這麼鬆了，感覺好像不是自己的肩膀。」黃金團花帶來的疼痛釋放與頭部、肩頸的緊繃舒緩，與藏紅花的活絡、黑麝香的深層探入，為長期身體不適的困擾，帶來緩解的曙光，這次氣療帶來無比歡喜的體驗結果。

個案分享　鬆懈頭部緊繃，緩解暈眩

個案年輕時，長期於氣候偏冷地區求

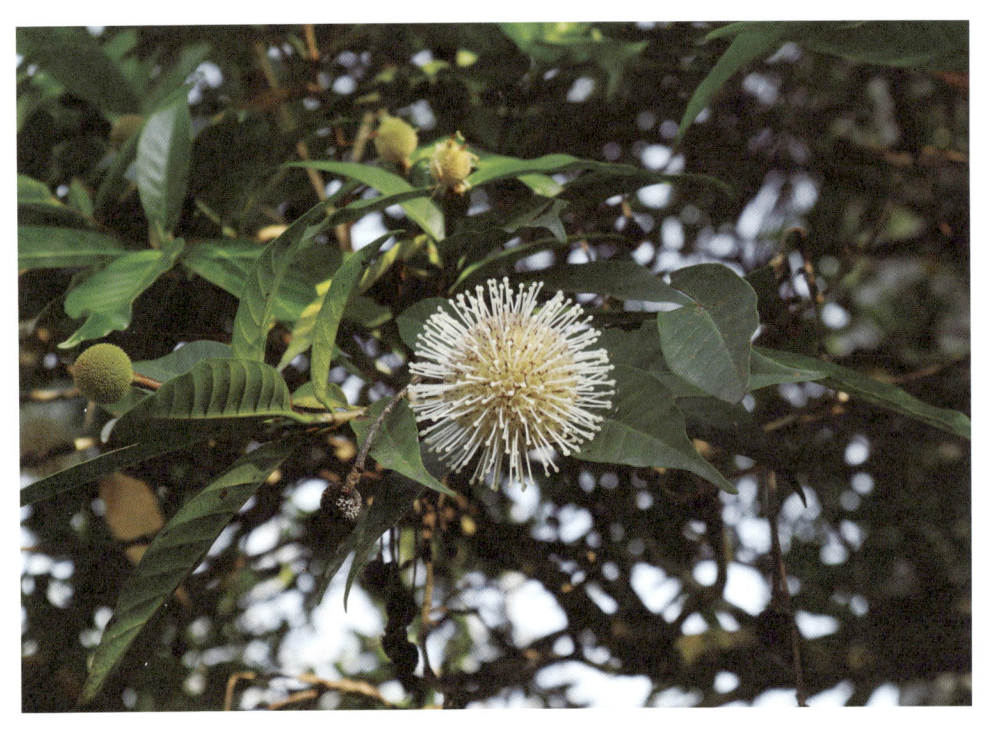

↑黃金團花樹形高大且堅固強壯，扎根深、遍布廣，像提供了一個家所需的安全感與支撐。

學，回國後，多年來深受不定時的嚴重頭部暈眩症狀，身體不適時，更直接影響日常生活和工作的進行。在靈氣能量導引過和中，加入以黃金團花、綠岩蘭草調和的按摩油，推抹在頭部、肩頸及背部，以綠岩蘭草的快速流竄的作用力，帶動黃金團花鬆懈頭部多餘能量，更有效地向下往身體、四肢疏通。靈氣能量導引結束後，個案表示，頭部原有的暈沉沉的感覺被舒緩，尤其頭部沉重感明顯變輕許多，好像原本塞滿滿的腦袋裡，有空間被騰出來一樣，思緒變得清晰，整個人也跟著輕鬆起來。

黃金團花 Attar 精油推薦配方

按摩油保養 ▸ 配方

配方 110

*——— 粉撲輕拂

黃金團花 Attar 精油 3d ＋ 薰衣草精油 2d ＋ 甜橙精油 2d ＋ 茉莉精油 1d

- 基底：任一植物油 10ml
- 目的 / 功效：舒緩壓力、促進放鬆、提高情緒。
- 適合對象 / 心情 / 時機 / 場所：壓力大、情緒不穩定者。

配方 111　提神醒腦

黃金 Attar 團花精油 2d ＋薰衣草精油 3d ＋薄荷精油 2d ＋葡萄柚精油 2d

- 基底：任一植物油 10ml
- 目的 / 功效：提神醒腦、增加注意力、提升精神集中力。
- 適合對象 / 心情 / 時機 / 場所：需要集中注意力、提升警覺性者。

配方 112　睡眠舒眠

黃金團花 Attar 精油 4d ＋檀香精油 2d ＋洋甘菊精油 3d ＋薰衣草精油 1d

- 基底：任一植物油 10ml
- 目的 / 功效：幫助入睡、深度放鬆，促進良好睡眠品質。
- 適合對象 / 心情 / 時機 / 場所：失眠困擾者。

配方 113　東方美人

黃金團花 Attar 精油 3d ＋玫瑰精油 2d ＋茶樹精油 2d ＋乳香精油 1d

- 基底：任一植物油 10ml
- 目的 / 功效：保濕修護皮膚、舒緩敏感、促進皮膚新陳代謝，膚色更均勻。
- 適合對象 / 心情 / 時機 / 場所：乾燥敏感皮膚者。

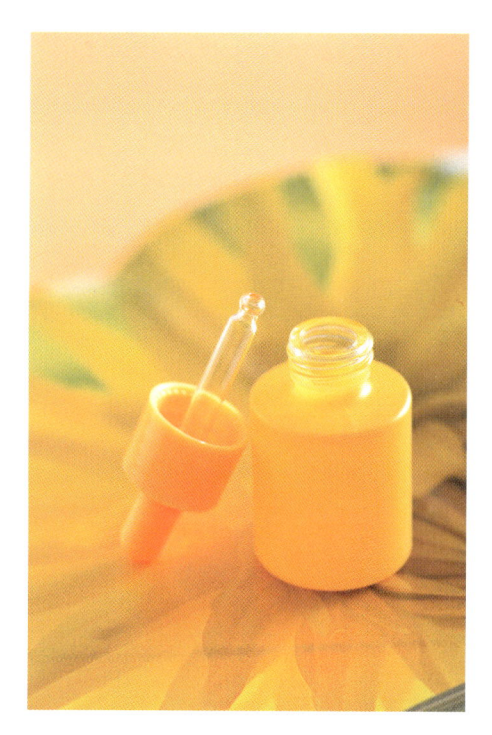

↑「睡眠舒眠」配方可幫助入睡、深度放鬆，促進良好睡眠品質。

香氛擴香 ▸ 配方

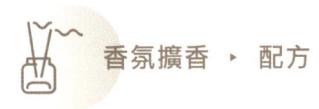

配方 114

* ── 午后陽光庭園

黃金團花 Attar 精油 3d ＋橙花精油 2d ＋甜橙精油 2d

- 目的 / 功效：溫暖陽光般的花香，讓人感到放鬆和愉悅。
- 適合對象 / 心情 / 時機 / 場所：適合在壓力大、心情煩躁時使用，或是在家中、辦公室等空間營造輕鬆愉快的氛圍。

配方 115

* ── 夏日森林的微風

黃金團花 Attar 精油 3d ＋綠花白千層精油 2d ＋尤加利精油 2d

- 目的 / 功效：像有涼風透過樹葉吹來，讓人感到舒爽和放鬆。
- 適合對象 / 心情 / 時機 / 場所：適合在炎熱的夏天使用，或是在讀書、工作等需要集中精神的場合。

配方 116

* ── 花香滿溢的庭院

黃金團花 Attar 精油 3d ＋鳶尾花根精油 2d ＋紅花緬梔精油 2d

- 目的 / 功效：優雅的花香，讓人感到浪漫和愜意。
- 適合對象 / 心情 / 時機 / 場所：適合在約會、聚會等場合使用，或是在家中營造浪漫氛圍。

配方 117

* ── 寧靜的夜晚

黃金團花 Attar 精油 3d ＋薰衣草精油 2d ＋岩蘭草精油 2d

- 目的 / 功效：舒緩的草本香氣，讓人感到平靜和安寧。
- 適合對象 / 心情 / 時機 / 場所：適合在睡前使用，或是在臥室營造放鬆舒眠的氛圍。

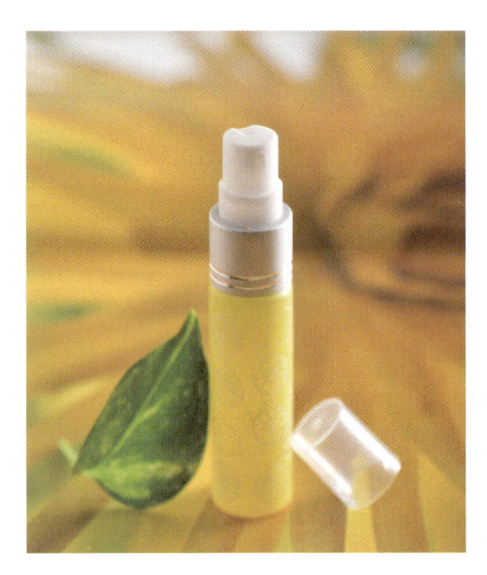

↑將「夏日森林的微風」配方用來擴香或加入 10ml 酒精做成香氛，讓人感到舒爽和放鬆。

| 配方 118

*—— 清新活力的早晨

黃金團花 Attar 精油 3d ＋佛手柑精油 2d ＋迷迭香精油 2d

- **目的/功效**：清新活力的柑橘香氣，讓人感到清醒和振奮。
- **適合對象/心情/時機/場所**：適合在早上起床時使用，或是在工作、學習等需要集中精神的場合。

| 配方 119

*—— 浪漫的燭光晚餐

黃金團花 Attar 精油 3d ＋玫瑰精油 2d ＋檀香精油 2d

- **目的/功效**：迷人而溫馨的香氣，讓人感到浪漫和溫暖。
- **適合對象/心情/時機/場所**：適合在約會、聚會等場合使用，或是在家中營造浪漫氛圍。

| 配方 120

*—— 放鬆的 SPA

黃金團花 Attar 精油 3d ＋薰衣草精油 2d ＋天竺葵精油 2d

- **目的/功效**：舒緩放鬆的花香，讓人感到身心舒暢。
- **適合對象/心情/時機/場所**：適合在

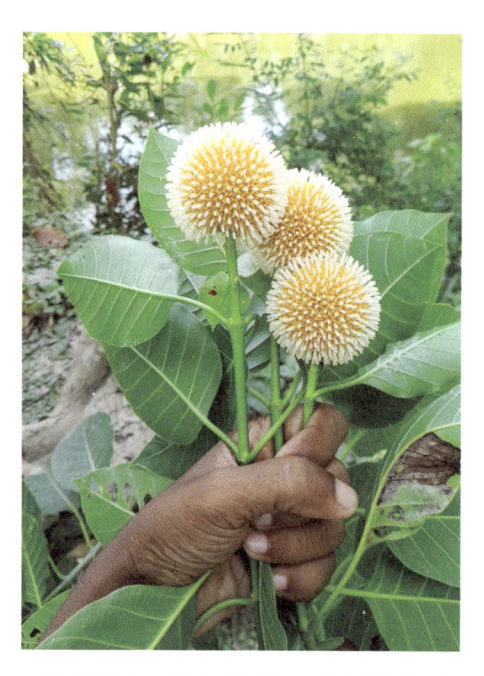

↑印度習俗中，常用黃金團花串成花環配戴在新娘身上或是用來供佛。

SPA、按摩等場合使用，或是在家中營造放鬆紓壓的氛圍。

| 配方 121

*—— 漫步在林間

黃金團花 Attar 精油 3d ＋雪松精油 2d ＋檜木精油 2d

- **目的/功效**：木質調的清新香氣，彷彿在森林般，讓人感到平靜和放鬆。
- **適合對象/心情/時機/場所**：適合在冥想、瑜伽等場合使用，或是在家中營造寧靜安心的氛圍。

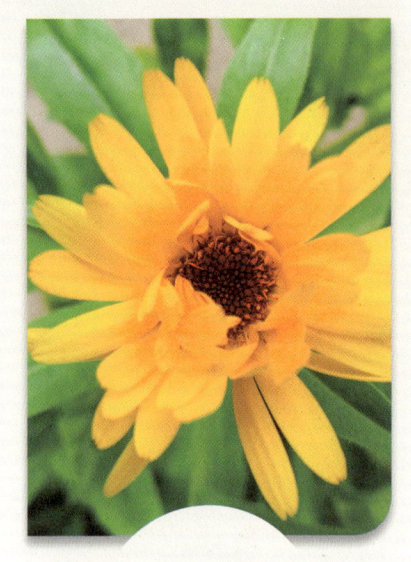

MARIGOLD

金盞花

香氣銳度 ★★☆☆☆☆

香氣賞析
Aroma

*── **香氣印象**

將煮沸的熱水，沖進滿壺的菊花中後冒出來的蒸汽香味。

*── **香氣描述**

淡淡雅緻的香氣，一開始像極了在孩童時期，剛從夢裡醒來走到廚房，看到媽媽正在把蜂蜜倒進水中，要做成蜜茶的階段，同時旁邊擺了一杯已經泡開了的茶葉茶，兩者同時交織出澀甜澀甜的氣味。慢慢的，除了茶葉泡出來的茶香之外，更多出了乾燥的黃色菊花香氣，微微的澀感、一點點的甜。接著，媽媽拿著泡好的茶及蜜茶，牽著剛睡醒的我，走到戶外正吹著涼風的午後，曬著暖陽，坐在種著快樂鼠尾草以及白玉蘭花樹下的茶桌，我信手將白玉蘭花的葉子摘下，放在手中搓揉，在這時間點，身邊所有的香氣，是一種令人心情得已大休息的溫暖安靜氣味。

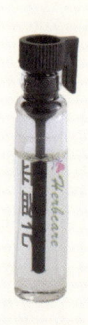

基本檔案
Data

中文別名	金盞菊、長春花、長命菊、醒酒花
英文俗稱	Marigold
拉丁學名	*Calendula officinalis*
植物科別	菊科
提 煉 法	印度古法 Attar
五　　行	屬金
性　　味	苦、寒
歸　　經	肝、肺、大腸經

*── **香氣搭配**

1. 金盞菊＋快樂鼠尾草＋玉蘭葉→安心感提升。
2. 金盞菊＋永久花＋羅馬洋甘菊→甜美清心感。
3. 金盞菊＋廣藿香＋茉莉→甜美溫暖夏日午後。

CHAPTER 14

橘色能量｜金盞花

　　希臘神話中，卡爾莎因深愛太陽神阿波羅，每天都凝望著清晨的第一縷陽光，炙熱的情感最終使自己化作一朵金盞花，隨著陽光的升起和落下綻放與合攏，因此金盞花又被稱為「太陽的新娘」。此外，歐美地區人們深信金盞花具有預言的能力，被認為是預示聖母瑪利亞懷孕的花朵，因此金盞花也被賦予了救濟的力量。

　　金盞花的精油成分極少，也極難萃取，因此市面上大多是以金盞花的浸泡油（將之浸泡在如葵花籽油的基底油中溶解成分），或是金盞花純露（蒸餾後取其蒸餾水，含有植物精華），因此這也是 Attar 提煉法可得的另一稀有珍貴精油。

金盞花精油脈輪冥想：臍輪

　　金盞花精油散發著沉厚的花香氣味，宛如包裹在莓果醬中的苦巧克力。成熟的苦味中融合著水果的甜香，閉上眼睛，讓心逐漸安靜。嗅吸精油的能量進入內在，彷彿蜂蜜凝結，在「臍輪」（從丹田穴向體內中央探尋）形成橘金色的結晶。這股能量在臍輪中運作，不像一般充滿生命力的美麗幽雅發光，而更像一處接一處的密集轟炸，重擊內在的每一處。然而，這種轟炸並非破壞性的，因此並不帶來疲累感。相反，它讓我們找回真正的自我，尋找心靈魂最適切的釋放出口。凝結的橘色能量轟炸每一處，轟炸瞬間，過往的矛盾、衝突、挑戰和希望時刻，再次引領我們深刻

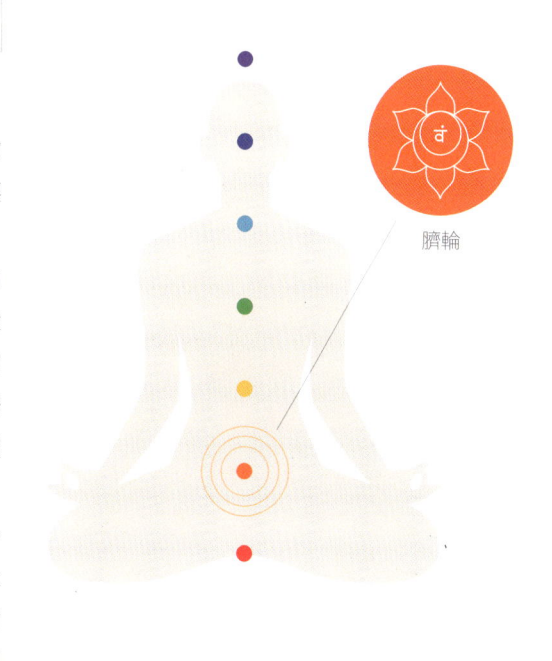

臍輪

反思，發掘生命中殊勝的隱藏寶藏，轟炸後的消除與釋放，使身心獲得無牽無掛的暢快與輕鬆，從心底感到快樂與自在。這種感覺讓人生變得寬闊且豁達，使生命自然無得無失。

當去除包袱與框架，「臍輪」的生命光采，就像需要仰望才能看見的垂掛金黃亮光，在潔淨亮白的情緒承載體中，白色方牆襯托出橘晶色的透亮與純粹。就像陽光璀璨地投射在染紅的楓葉上，葉脈清晰可見，穩固連結。葉脈之間的晶瑩，彷彿點綴著歡樂氛圍與真誠祝福。

金盞花與綠幽靈水晶能量解析

綠幽靈水晶（Green Phantom Quartz）用較科學的角度分析，成分含著鎂、鐵還有其他礦物包含石英、雲母等，各自獨有能量共振與互相影響中。綠幽靈水晶是這些能量共振的綜合體，可以穩定安撫能量、減輕壓力，甚至心事重重的人，可以嘗試配戴綠幽靈項鍊，或放在枕頭下協助安眠。

綠幽靈水晶與金盞花能互為夥伴，替能量工作者在心輪療癒上帶來更好的效果。無論在水晶、催眠或其他能量療法，尤其是具有頑固議題的對象，嘗試讓 1＋1 大於 2，使過程更加暢通順利，身心靈工作者或是想自我療癒都能搭配使用。

金盞花與綠幽靈的個人應用

準備一塊喜歡的綠幽靈水晶，先將金盞花與玫瑰系列稀釋成 0.5～1% 後，塗抹於眉心輪、心輪、臍輪（若手上有餘油再順著塗抹肩膀、背），然後嘗試呼吸（利用吸吐將身心暫時安頓）。接著凝視綠幽靈（大腦不要想其他事情），保持放鬆，然後嘗試將綠幽靈在面前放下（建議前方擺一個桌子）。想像綠幽靈水晶的綠與溫煦的白光在心輪之中包覆、修復，並使之安頓，請相信自己是身體主人並擁有自癒的能力。可以從每天 5 分鐘開始漸進增加時間，若部分的人無法靜下來，反覆練習則會有些幫助。

使用金盞花在日常生活中修護脈輪

「休息」是我給予金盞花最契合的形容。特別適合長期療養、保養身心、第二

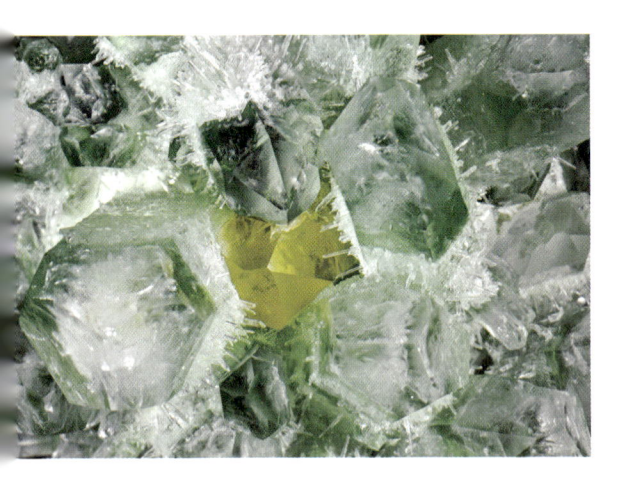

↑ 據說綠幽靈水晶可穩定安撫人心，減輕壓力。

與第四脈輪修護使用。如何使用呢？
① **擴香**：金盞花 3 滴＋茶玫瑰 1 滴＋水 200ml，用來擴香客廳，有助創造休息放鬆的魔法空間。
② 同樣以金盞花與玫瑰系列，配合基底油在 0.5%～1% 使用，幫家人按摩或塗抹至吸收，都能替家人帶來比外面按摩達到更好的放鬆與安撫功效，包含自律神經失調、易緊張、焦慮、壓力大的族群都很適合的配方，一周兩次就是很頂級的享受，還能增進家人彼此情感能量交流。

偶爾放下 3C 和生活壓力，品嘗香味因為在彼此接觸下感受與體溫和時間的流動中，不斷讓味道出現更加細膩的變化。也許是香味的變化，也許是彼此能量情感的變化與加溫，也許在過程中獲得了腦袋和心理的淨化，焦點放在觸感與味覺，有助於放下世俗的塵囂，讓習慣運轉的大腦與心裡獲得安靜療癒與休息，嘗試按摩吧！

金盞花成分與功效解析

金盞花精油的化學成分主要包括以下幾種：

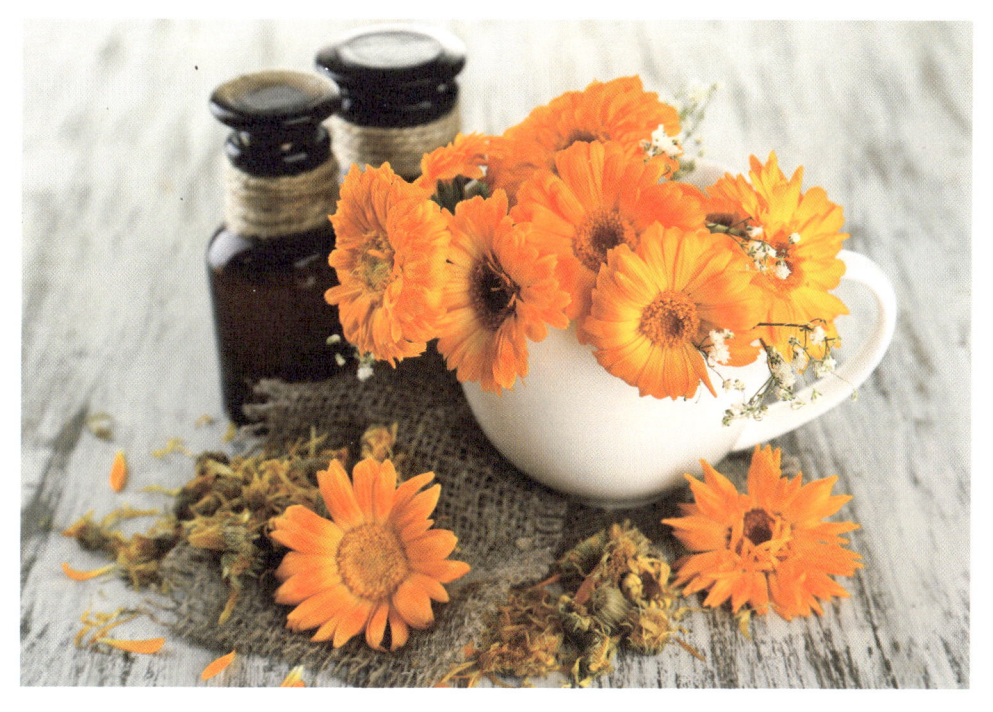

↑ 金盞花含有豐富的葉黃素，有很好的抗氧化功效，可保護皮膚，提高皮膚的防曬能力。

- 多種萜類化合物如：

　　α-香樹脂烯、檸檬烯、α-松油烯、β-欖香烯。這些成分是精油提供護膚滋潤，預防感染，與調節情緒，舒緩呼吸系統的香氣來源。

- 黃酮類化合物：

　　獨特的金盞花素具有抗炎、癒合的功效，金盞花苷具有保濕、修復、抗氧化的皮膚美容相關功效。

　　金盞花最知名的就是含有豐富的葉黃素，這是一種重要的類胡蘿蔔素，對人體有多種健康益處，特別是對眼睛健康，如預防白內障保護眼睛，也有很好的抗氧化功效，可以保護皮膚，提高皮膚的防曬能力，減少紫外線對皮膚的傷害，防止光老化。

金盞花驚人的修復能量是肌膚的守護神

　　金盞花性味淡平，《本草綱目》中有記載，金盞花有清熱解毒，活血調經功效。《中國藥典》則記載金盞花常用作民間草藥，具有平肝清熱、祛風、化痰等功效。金盞花可涼血、止血。歐洲人很早就會把

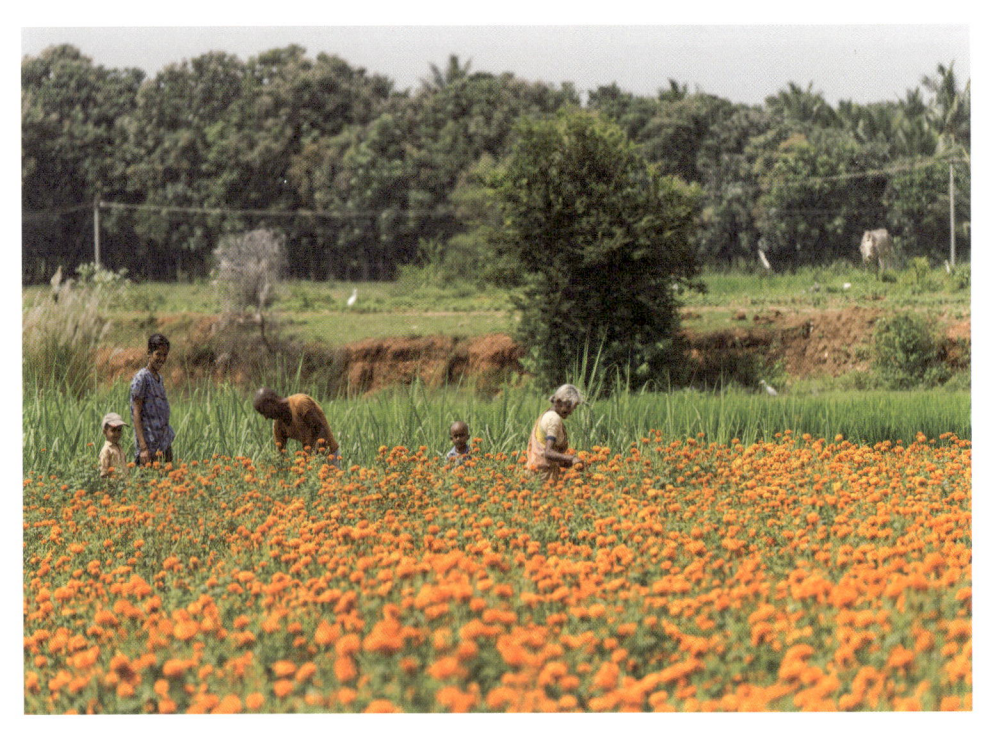

↑不管是精油或浸泡油，金盞花最被推崇的功效就是驚人的修復能量，可說是「脆弱肌膚的守護神」。

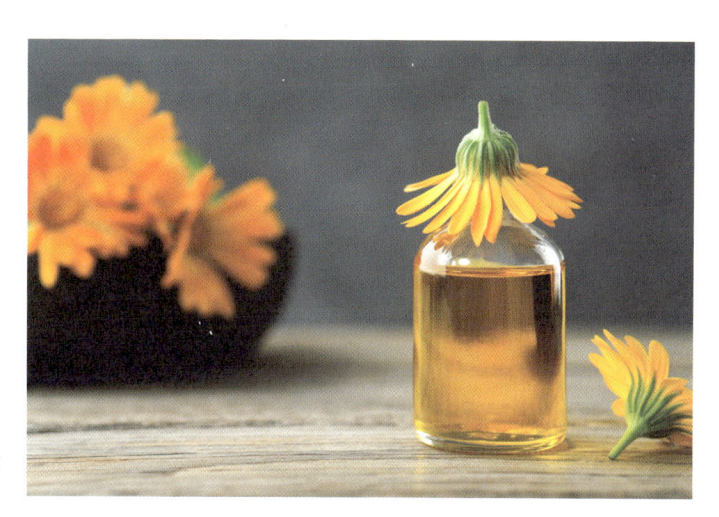

→金盞花的精油成分極少，也極難萃取，因此市面上大多是金盞花的浸泡油。

金盞花外用在皮膚和黏膜的發炎上。

今日，金盞花最受芳療師推崇的功效就是驚人的修復能量，被譽為脆弱肌膚的守護神，也是許多知名保養名牌的主打商品，對皮膚自我修復有明顯效果，可舒緩多種不適，加速傷口復原，恢復肌膚的健康狀態。因此市面上可見到各種傷口藥膏以金盞花為主要添加成分，針對燙傷、割傷與其他皮膚損傷，還能用於預防感染、傷口護理、處理曬傷、青春痘及濕疹，既能減輕疤痕還可以降低色素沉澱。

由於金盞花精油含有黃酮類物質，有助於保護皮膚免受自由基的損害，抗發炎抗氧化效果極佳，也很適合用於日常的保養。可將金盞花精油混合於日霜或精華液中使用，同時享受極佳的保濕力，並防止水分流失，是各種膚質都可以使用的保養方式。嬰幼兒皮膚嬌嫩，不能使用過於刺激的產品時，溫和的金盞花精油就是很好的選擇，可應用於濕疹、尿布疹。

金盞花推薦的膚質保養

- **油性肌膚**：金盞花具有出色的抗炎和抗菌特性，非常適合處理油性肌膚常見的痘痘和毛孔堵塞問題。能幫助控油，減少皮膚的油脂分泌，改善局部出油現象，使肌膚整體更加清爽。
- **敏感肌膚**：金盞花精油廣泛用於舒緩敏感肌膚，富含抗發炎成分，能緩解皮膚泛紅過敏紅腫等症狀，讓肌膚恢復舒適狀態。
- **混合性肌膚**：混合性膚質使用金盞花保養也會超有感，它能平衡皮膚的油脂分泌，減少T字部位的出油，維持肌膚的水油平衡，強化肌膚屏障，讓整體膚況更加穩定。

金盞花 Attar 精油推薦配方

按摩油保養 ▸ 配方

配方 122

*—— 舒敏修護

金盞花 Attar 精油 3d ＋洋甘菊精油 3d ＋薰衣草精油 3d

- 基底：甜杏仁油 10ml
- 目的 / 功效：將上述精油混合均勻，用於過敏紅腫發炎部位，可舒敏修護肌膚。
- 適合對象 / 心情 / 時機 / 場所：適合易過敏體質或是換季型過敏等需求使用。

配方 123

*—— 透亮輕盈

金盞花 Attar 精油 4d ＋茶樹精油 4d ＋迷迭香精油 2d

- 基底：葡萄籽油 10ml
- 目的 / 功效：混合後按摩於臉部，特別是容易出油的部位，能幫助控油和抗痘，讓膚色透亮輕盈。
- 適合對象 / 心情 / 時機 / 場所：油性膚質，易長痘部位，夏季。

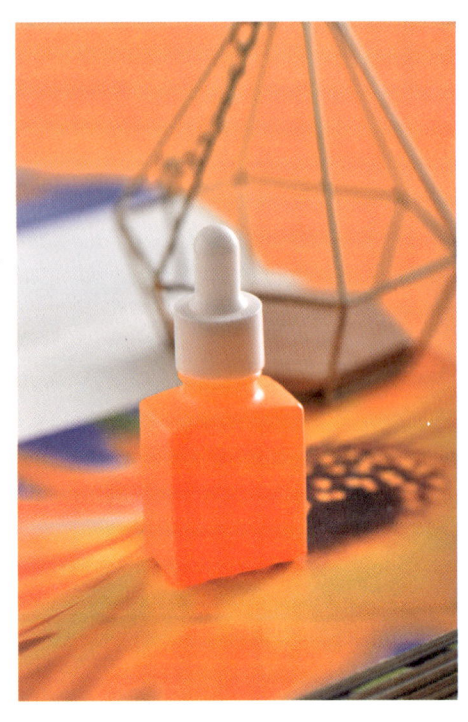

↑將「透亮輕盈」配方混合後按摩於臉部，特別是容易出油的部位，可以幫助控油和抗痘。

配方 124

*—— 平衡肌膚

金盞花 Attar 精油 6d ＋玫瑰天竺葵精油 2d ＋依蘭精油 2d

- 基底：葡萄籽油 10ml
- 目的 / 功效：將所有成分混合均勻，每天按摩於臉部，幫助平衡 T 字部位和乾燥部位的油脂分泌。
- 適合對象 / 心情 / 時機 / 場所：混合性膚質。

配方 125

* ── 溫柔呵護

金盞花 Attar 精油 3d ＋洋甘菊精油 2d

- 基底：甜杏仁油 10ml
- 目的/功效：用於寶寶的身體按摩。輕輕按摩在寶寶的肌膚上，特別是在睡前，有助於放鬆寶寶，促進睡眠，也有助於保持肌膚的柔軟和滋潤。
- 適合對象/心情/時機/場所：滿月後即可使用至周歲前，一週一次即可。

配方 126

* ── 肌膚水噹噹

金盞花 Attar 精油 6d ＋玫瑰精油 3d ＋乳香精油 2d

- 基底：荷荷芭油 10ml
- 目的/功效：用於臉部和身體的按摩，特別是乾燥部位，有助於深層保濕和滋潤，讓肌膚水噹噹。
- 適合對象/心情/時機/場所：換季期間，暴露在陽光或風吹下，因環境變化水分流失。

配方 127

* ── 美麗人生

金盞花 Attar 精油 5d ＋花梨木精油 2d ＋檀香精油 3d

- 基底：甜杏仁油 10ml
- 目的/功效：用於臉部和身體的按摩，特別是泛紅部位，可幫助舒緩。
- 適合對象/心情/時機/場所：季節交替、氣溫驟變時，去角質後，肌膚出現泛紅或灼熱感。

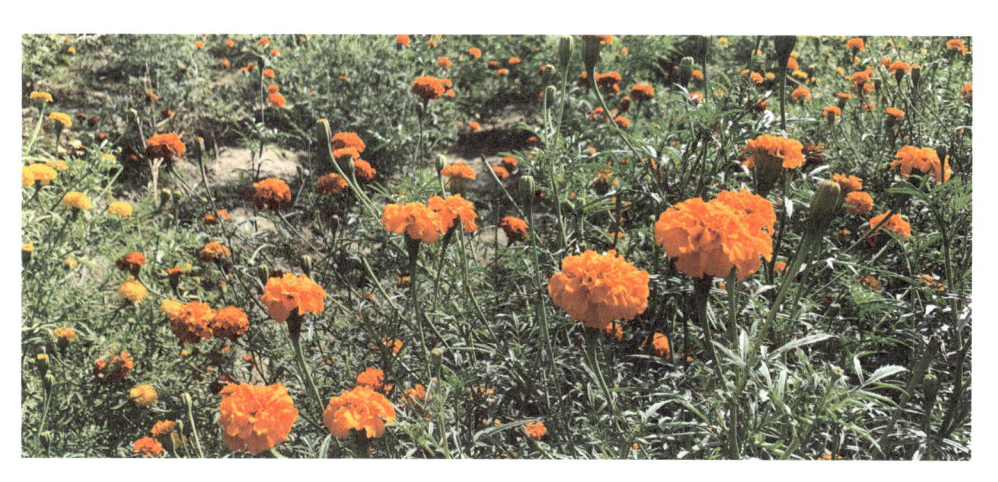

↑印度金盞花是節慶的主角，又被稱為「太陽的新娘」。

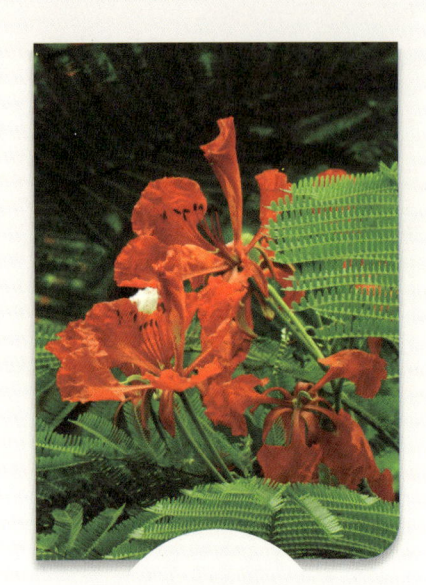

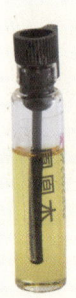

POINCIANA

鳳凰木

香氣銳度 ★★★★☆☆

香氣賞析
Aroma

*──**香氣印象**

風中奇緣裡，寶嘉康蒂從林中走，被風圍繞的瞬間。

*──**香氣描述**

最先感受到的香氣，就像是打開電鍋後，散發出濃郁米香的蒸氣。同時爐灶上正燜炒著半熟荷蘭豆的氣味，也一陣陣的和米飯香氣結合，出現清甜青澀的感覺。再過一會兒，將密封的荸薺放至砧板上切碎時，特有的甜味也跟著呈現出來。老媽在旁邊用蝦漿裹住白甘蔗枝時，我隨手將甘蔗枝偷了一塊放進嘴裡啃著。那種濃郁又極甜的氣味，瞬時充滿了口腔及鼻腔，雖濃卻不膩。為了在一會宴客時，能讓客人滿載而歸，大鍋中也持續蒸煮著荷葉小米粽，鍋蓋邊因為鍋內的水氣壓力，不時的跳動閉合著，將荷葉及小米的氣味不斷的往外送出，和廚房內的其他香味，一起融合著。最後在端出菜餚時，因香氣被戶外空氣稀釋的情況下，出現了淡淡的雞蛋花及月橘花香氣。

基本檔案
Data

中文別名	皇后樹、火焰樹
英文俗稱	Poinciana
拉丁學名	*Delonix regia*
植物科別	豆科
提 煉 法	印度古法 Attar
五　　行	屬火
性　　味	甘、寒
歸　　經	心、肺經

*──**香氣搭配**

1 鳳凰木＋紅花緬梔＋玉蘭葉→帶有微葉片氣味的夏日花香。
2 鳳凰木＋檜木＋苦橙葉→清苦甜涼的香氣。
3 鳳凰木＋茶玫瑰＋黑胡椒→具有甜美異國的香氣。

CHAPTER 15

自在真我｜鳳凰木

　　鳳凰木原產於馬達加斯加，現今廣泛種植於熱帶和亞熱帶地區，如印度、非洲、美洲和加勒比地區。在印度，鳳凰木被稱為 Gulmohar，這個名字來源於波斯語，意為「花冠」。在印度文化中，鳳凰木的鮮豔花朵象徵著活力和新生。每當 Gulmohar 樹開花時，當地人認為這是一個好兆頭，象徵著新生和繁榮。

　　鳳凰木在台灣也是常見的園藝植物，特別是鳳凰花開季節也是六月的畢業季，對每個人的求學人生中一定會有獨特的回憶與感悟。

**鳳凰木精油脈輪冥想：
喉輪為主臍輪為輔**

喉輪

臍輪

　　先以呼吸冥想安定心神，再開始嗅吸在掌心間推抹開來的鳳凰木精油，氣味好似修剪過草皮經歷一場小雨後的清晰草香。隨著每一次的嗅吸，鳳凰木精油的能量進入你的體內，有時像微風飄送，吹動樹梢上翠綠襯托的豔紅花朵，讓你的肩膀抹上鮮豔色彩，隨風搖動。而有時，它又像樹上橘紅色的花瓣，緩緩落下，每一朵都在生命的記憶和意義中留下亮麗的痕跡。鳳凰木精油冥想運作以「喉輪」（喉嚨中央）為主，「臍輪」為輔，兩個脈輪之間能量的串連，如同橘紅色迴圈鍊條上下來回傳送著。將臍輪中生命歡樂與傷痛的回憶力量，傳送到喉輪，訴說著讓情感與成長停滯下來的情緒事件，而療癒成長。再藉由敘述生命故事，重新賦予生命新的投影，激發出心靈轉變的新感

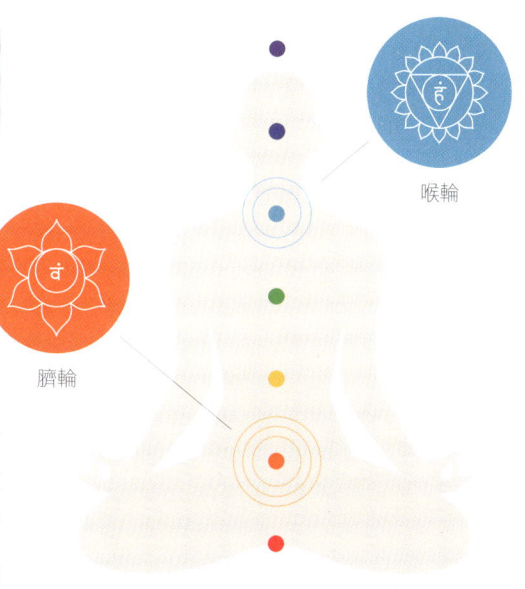

悟，成為生命玻璃瓶中盛裝的恆久記憶。當一切回歸坦然面對時，身心的舒坦，讓妳如同夏季躲在樹蔭下的乘涼時，微風夾帶著樹葉清新，鳳凰花陪妳與情緒糾結話道別，清新涼爽的鬆解喉輪鬆解，訴說情感和回憶中的點點滴滴，氣味逐漸帶入投身在大自然間的輕快、涼爽。

在進行心靈的淨化與釋放後，建議藉由鳳凰木精油冥想，帶來的，將曾經的歡樂或傷痛化作生命曾經出現的光芒，輕易的談論分享，回到真正的坦然與放下。

鳳凰木與紅瑪瑙水晶能量解析

鳳凰木茂密的枝葉為人們提供了遮陽避雨的庇護所。在酷熱的夏天，人們可以在鳳凰木下乘涼，享受片刻的清涼與安寧，而廣布的樹根是它提供的領域。這種可靠性如土元素的穩定與安全，給予人們心靈上的慰藉和保護。在鳳凰木的庇護下，能感受到一種安心與踏實讓我們能夠更好地面對生活中的挑戰。

① **提供冷靜、紓壓**：緩解焦躁，幫助思緒集中和減少情緒干擾。
② **提升陽性能量、提升情緒與精神**：濃度3～5% 中長期使用，陪伴憂鬱者趕走負能量。身體受寒虛弱，可搭配薑、赤松精油，加入植物油（基底油）調和成3～5%的複方按摩油，塗抹腳底、海底輪、太陽神經叢與脊椎以療養身體，給予補氣給與能量的推動和支持，這樣的配方也適合長輩的身體保養。
③ **耐性與支持**：協助第三、四脈輪的能量。
④ **生活或目標的落實與實踐**：對光是想像，就會感到緊張、焦慮的人，提供放鬆與穩定。也適合總是「空想」，卻總時沒有行動的人；或協助過於懶散的人提供一些行動力。

紅瑪瑙的能量特質

紅瑪瑙（Red Agate）以獨特艷紅色和花紋聞名，自古在宗教文化也常用紅瑪瑙做為保護和激發、增強生命力作用，並鑲嵌在飾品衣物上。配戴除了能具有瑪瑙本質（平衡與穩定、自信與勇氣、創造與靈感），更作用於海底輪、臍輪。

結合紅瑪瑙與鳳凰木，能有相輔相成促成很好的夥伴關係：
① **自信與勇氣**：紅瑪瑙能增強與激發生命力，鳳凰木能提升陽性能量、精神。

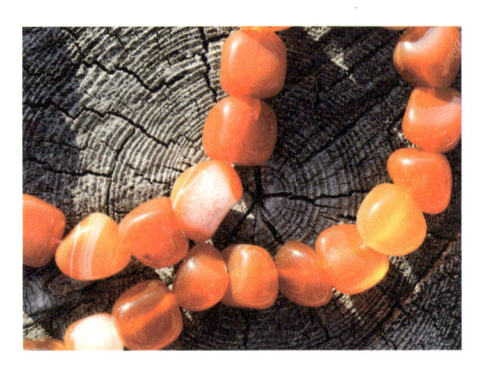

↑在宗教文化上，紅瑪瑙可做為保護，並有激發、增強生命力的作用。

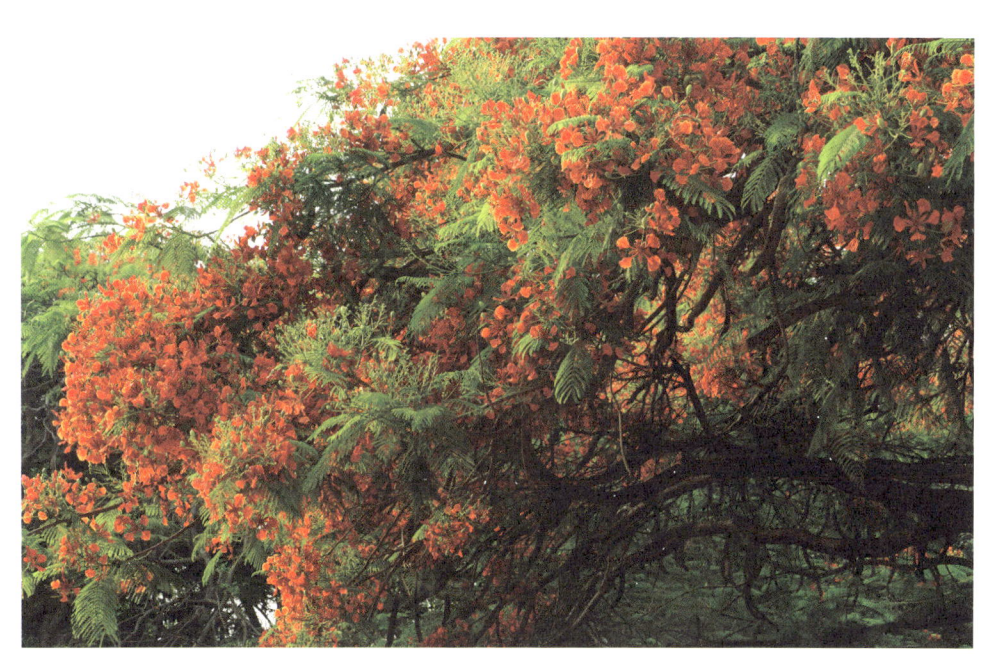

↑鳳凰木茂密的枝葉為人們提供了遮陽避雨的庇護所。

② **健康與活力**：紅瑪瑙在臍輪並促進血液循環，鳳凰木精油能舒緩壓力、提升情緒。
③ **創造力與靈感**：兩者具有「提升」（動能）的特質，有助於創造與激發靈感。
④ **保護**：瑪瑙能穩定能量，減輕精神壓力，紅瑪瑙自古以來也被視為神聖的寶石，具有驅邪避煞的功能。鳳凰木能提供火紅的保護傘，協助氣場能量的平衡不被環境左右，並擁有堅毅和再生的特質。

如何結合鳳凰木與紅瑪瑙的能量

① **配戴與淨化**：每日配戴具有紅瑪瑙的項鍊、飾品，使用鳳凰木精油淨化。淨化噴霧調配方式：先做調和油，以葡萄籽油為基底（亦可少量檀香精油）加入鳳凰木稀釋成5%，另外準備水（平安水、午時水、聖化水）以1:1的方式調入玻璃瓶噴霧罐中。使用前請搖晃後再噴。
② **能量手環／項鍊**：準備紅瑪瑙串珠與木頭串珠；將木頭串珠以鳳凰木原精滴入吸收（亦可與芳療級的向日葵油以1:1稀釋再滴入木頭串珠），並配合紅瑪瑙串成好看的能量手串。
③ **芳療按摩**：鳳凰木精油加入基底油稀釋成5%（可另添加單方調香或調和配方，建議單方在3項以內），塗抹身體（欲

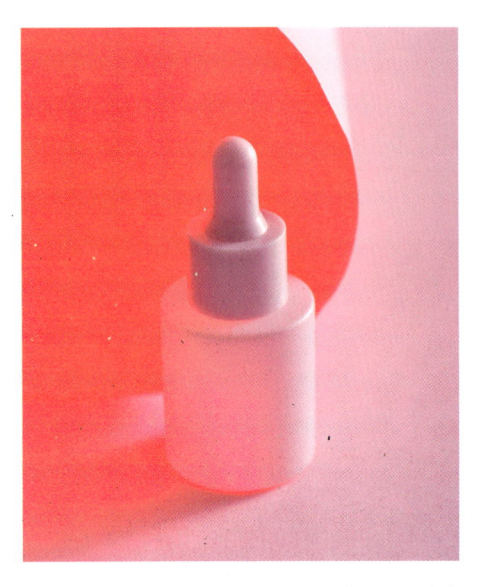

↑ 將鳳凰木精油加入植物油調成濃度 5% 的按摩油塗抹身體，可順著經絡或做淋巴排毒。

● 酯類化合物

如乙酸沉香酯，具有鎮靜和抗焦慮效果。

● 醇類化合物

如芳樟醇，具有抗菌和放鬆作用。

至於功效表現則在這幾個方向：

❖ **抗炎和抗菌**：鳳凰木精油中的一些成分可以幫助減輕炎症和抑制細菌生長。

❖ **放鬆和舒緩**：精油的香氣有助於放鬆神經，減輕壓力和焦慮。

❖ **抗氧化**：鳳凰木精油可能具有抗氧化作用，有助於中和自由基，保護細胞免受損害。

❖ **促進心情愉悅**：其獨特的香氣能夠提升心情，帶來愉悅感。

鳳凰木可以清肝火，對於長期熬夜晚睡，或是睡眠不安穩的族群，可以很快的感受到睡意，搭配疏肝解鬱的玫瑰，能夠終止晚睡族群造成身體問題的惡性循環。

按摩、協助疏通的部位）以淨化過的健康紅瑪瑙做按壓（看疏通目的，若脈輪按摩，可順著脈輪旋轉方向按壓滑過。若用於一般按摩可順著經絡或是淋巴排毒（水）的方向進行，身體背面建議最多 20～30 分鐘以內為限。（若紅瑪瑙較小顆，建議按摩前多準備幾顆，視瑪瑙能量狀態替換。）

鳳凰木 Attar 精油推薦配方

按摩油保養 ▸ 配方

鳳凰木成分與功效解析

鳳凰木精油的主要成分有：

● 單萜烯類化合物

如檸檬烯，具有抗炎和抗菌作用。

配方 128

＊―― 乾淨絕不妥協

鳳凰木 Attar 精油 3d ＋茶樹精油 3d ＋牛至精油 1d ＋百里香精油 1d

- 基底：甜杏仁油 10ml
- 使用方法：輕輕按摩受影響區域，每天 2～3 次，直到症狀緩解，恢復健康。
- 適合對象 / 心情 / 時機 / 場所：有炎症或細菌感染問題的皮膚。

配方 129 ＊──花香精靈

鳳凰木 Attar 精油 3d ＋薰衣草精油 3d ＋安息香精油 3d

- 基底：荷荷芭油 10ml
- 使用方法：全身按摩，特別是頸部、肩部和背部，每周 2～3 次。
- 適合對象 / 心情 / 時機 / 場所：感到壓力或焦慮的人。

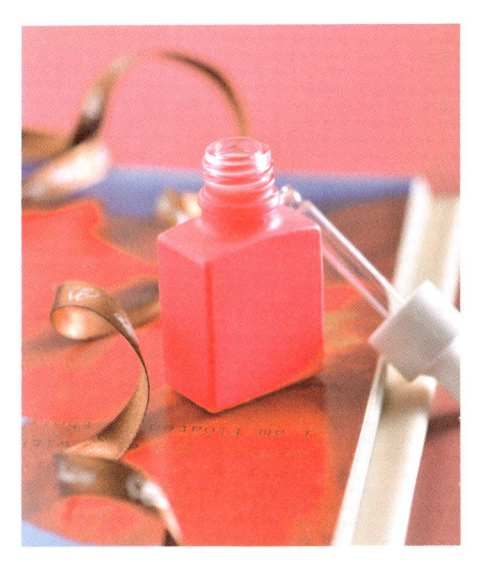

↑將「花香精靈」配方按摩全身，特別是頸部、肩部和背部，可舒緩壓力。

配方 130 ＊──留住青春

鳳凰木 Attar 精油 3d ＋玫瑰精油 3d ＋乳香精油 3d

- 基底：玫瑰果油 10ml
- 使用方法：每天一次輕輕按摩面部與頸部，並避開眼周，可避免皺紋出現。
- 適合對象 / 心情 / 時機 / 場所：需要抗衰老護理的人。

精油香水 ▸ 配方

配方 131 ＊──晚宴婚宴香氛 ──優雅鳳凰

鳳凰木 Attar 精油 4d ＋玫瑰精油 3d ＋橙花精油 2d ＋檀香精油 1d ＋白麝香精油 1d

- 基底：95% 酒精 10ml
- 目的 / 功效：鳳凰木的清新草香與玫瑰的優雅花香相互交融，橙花帶來一絲清新，而檀香和麝香則增添了深邃和溫暖的氣息。這款香水既不失高貴典雅，又充滿溫柔浪漫的魅力，讓你成為聚會中的焦點，散發出迷人的光彩。
- 適合對象 / 心情 / 時機 / 場所：作為新娘、伴娘或重要嘉賓，紅毯活動，年度派對。

配方 132 ＊——約會性感香氛 ——鳳凰之惑

鳳凰木 Attar 精油 4d ＋依蘭精油 2d ＋廣藿香精油 2d ＋茉莉精油 1d ＋香草精油 1d

- **基底**：95% 酒精 10ml
- **目的 / 功效**：鳳凰木的清新草香與依蘭的濃烈花香完美融合，廣藿香帶來一絲神秘感，茉莉的迷人香氣和香草的甜美相得益彰。這款香水能夠在約會時展現出你的性感和魅力，讓人難以抗拒。
- **適合對象 / 心情 / 時機 / 場所**：浪漫約會夜，初次見面時，自我寵愛時刻。

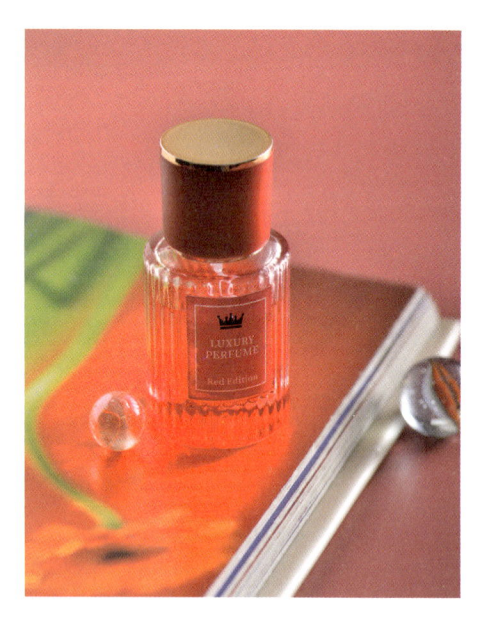

↑「約會性感香氛——鳳凰之惑」這款香水可展現出性感魅力，讓人難以抗拒。

配方 133 ＊——日常睡前香氛 ——夜眠鳳凰

鳳凰木 Attar 精油 4d ＋薰衣草精油 3d ＋洋甘菊精油 2d ＋藍蓮花精油 1d ＋雪松精油 1d

- **基底**：95% 酒精 10ml
- **目的 / 功效**：鳳凰木的清新草香與薰衣草的舒緩香氣相互交融，洋甘菊帶來平靜的感覺，藍蓮花增添寧靜優雅，而雪松的木質香氣則安定心神。這款香水能夠幫助你放鬆心情，迎接一個平靜而美好的夜晚。
- **適合對象 / 心情 / 時機 / 場所**：睡前放鬆時，難以入眠的夜晚，與伴侶共享的夜晚。

香氛擴香 ▸ 配方

配方 134 ＊——晨曦的輕語

鳳凰木 Attar 精油 10d ＋檸檬精油 5d ＋薄荷精油 3d ＋迷迭香精油 2d

- **目的 / 功效**：清新的草香結合檸檬的酸爽、薄荷的清涼和迷迭香的振奮，可喚醒早晨的活力，讓人精神煥發，帶來一整天的好心情。適合在早晨使用，及需

要提升活力和清醒，特別是上班族。
- 適合對象/心情/時機/場所：工作日早晨，晨間冥想或瑜伽時，悠閒週末早晨。

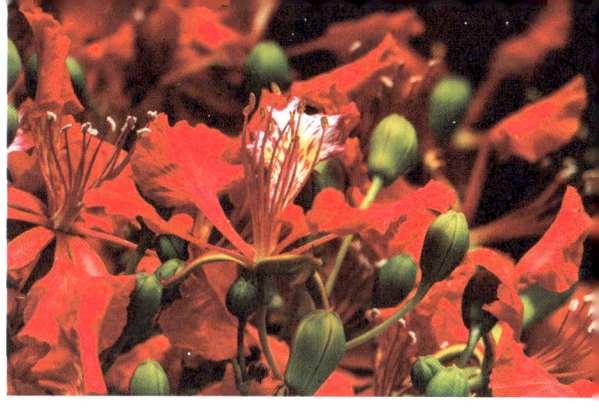

↑在印度文化中，鳳凰木的鮮豔花朵象徵著活力和新生。

配方 135　＊──下午茶

鳳凰木 Attar 精油 10d ＋天竺葵精油 5d ＋佛手柑精油 3d ＋春泥精油 2d

- 目的/功效：草香與天竺葵的花香、佛手柑的果香和春泥的土香完美結合，帶來愉悅和放鬆感。適合需要放鬆和享受愉悅時光的人。例如在景觀咖啡廳享受一杯下午茶。
- 適合對象/心情/時機/場所：午後放鬆時光，閱讀時，好友聚會時。

配方 136　＊──浪漫黃昏

鳳凰木 Attar 精油 10d ＋玫瑰精油 5d ＋檀香精油 3d ＋香草精油 2d

- 目的/功效：草香與玫瑰的花香、檀香的木香和香草的甜香交融，帶來溫暖和浪漫的氛圍。適合需要浪漫和放鬆的人，例如在忙碌一天回家後的氛圍。
- 適合對象/心情/時機/場所：下班回到家，晚餐前，黃昏靜心冥想時。

配方 137　＊──臥房中的鳳凰

鳳凰木 Attar 精油 10d ＋薰衣草精油 5d ＋洋甘菊精油 3d ＋雪松精油 2d

- 目的/功效：草香與薰衣草的舒緩、洋甘菊的平靜和雪松的木質香，幫助放鬆和安眠。適合在睡前使用的香氛氛圍。
- 適合對象/心情/時機/場所：入眠前，獨處時，心情低落時。

配方 136　＊──森呼吸

鳳凰木 Attar 精油 10d ＋松針精油 5d ＋絲柏精油 3d ＋迷迭香精油 2d

- 目的/功效：搭配松針的森林香、絲柏的清香和迷迭香的清新結合，帶來自然的氣息。適合喜歡自然和清新感的人，提供有活力有創意的工作環境。
- 適合對象/心情/時機/場所：起床時，居家瑜珈時光，改善空氣品質，清理空間能量時。

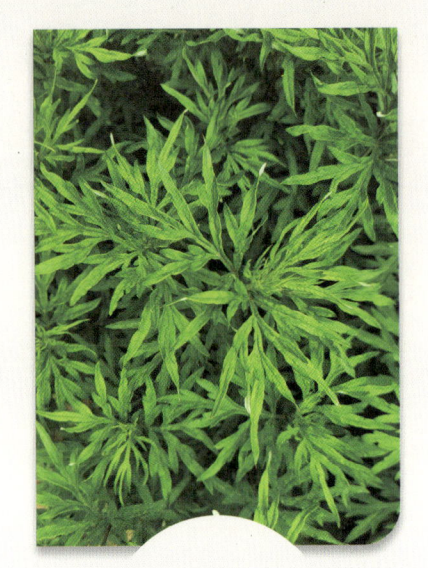

DAVANA

印蒿

香氣銳度　★☆☆☆☆

── 香氣賞析 ──

*── 香氣印象
獨自赤腳，漫步在露兜花盛開、下著細雨的沙灘上。

*── 香氣描述
於筆者而言，這是個令人懷念的氣味。在金門服役時，假日和同事一同出遊，第一次到著名的談天樓吃酒釀湯圓的感覺。帶點煙燻烏梅、青梅、芒果乾及酒釀、酒糟的氣味，一起在同時間衝進鼻腔裡打轉，剎時帶領我再度回到那個陽光青澀的時間點。接著出現的是，人手一杯的手搖飲，而我手上拿的、嘴裡喝的，並同時滲入鼻腔香氣的是百香果梅子綠茶的氣味，帶著熱帶水果發酵感，同時又有著酒漬梅子的酸甜香，再搭上綠茶特有的酸氣。在一整天的休假島遊後，回到營區時，正值每月一次的生日宴，能讓營區內的所有人一同吃外匯、喝酒，那次也很剛好外匯主菜是藥膳爐，除了有川芎味飄出來在尾韻的的階段外，還有飽滿的金滿高梁香氣，不斷縈繞著。更似能藉由印蒿的香氣中，看見酒酣耳熱、臉冒紅光、油光的夥伴們。

基本檔案
Data

中文別名	無
英文俗稱	Davana
拉丁學名	*Artemisia pallens*
植物科別	菊科
提煉法	印度古法 Attar
五　行	屬水
性　味	辛、酸
歸　經	肝、膽經

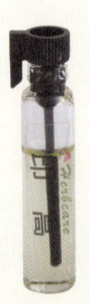

*── 香氣搭配
1 印蒿＋岩玫瑰＋佛手柑→發酵酸甜果感提升。
2 印蒿＋橙花＋萬壽菊→溫暖的花果酸香。
3 印蒿＋杜松＋葡萄柚→百香果梅子綠茶。

CHAPTER 16

煥然新生｜印蒿

　　印蒿原產於印度南部，特別是在泰米爾納德邦和卡塔克邦的一些地區。當地農民通常會在清晨採摘新鮮的印蒿花和葉子，然後通過蒸餾方法提取其精油。

　　印蒿常用於印度教的宗教儀式中，做為祭祀神靈的供品。其芳香氣息被認為能夠淨化空氣，驅除邪惡的力量，並帶來神聖和祝福。在阿育吠陀醫學中，印蒿被用於治療多種疾病。它被認為具有抗菌、抗炎和放鬆神經的特性，用於治療焦慮、壓力和其他情緒問題。

　　「印」代表其原產地印度，「蒿」則指其植物屬性，屬於蒿屬植物。

印蒿精油脈輪冥想：心輪

心輪

　　練習脈輪十多年來，能令我流淚或熱淚盈眶的次數少之又少，但卻輕易臣服在 Attar 印蒿精油的能量之中。第一次品味 Attar 印蒿精油，它那使得牙關酸到合不起來，還理不清是眉心輪、喉輪、心輪的運作時，已被這種酸味觸發心裡壓抑許久的委屈、壓抑與酸楚，使淚水浸溼了眼眶。隨著覺察到印蒿精油中甘甜菊香，卻又帶著微微辛辣和柑橘、桑葚的果香，豐富多層的香氣陪伴，冥想中持續覺察到許多內在情緒，隨著這股酸不斷從心輪向外傾洩。回想起不愉快經驗，內心再度浮現起強烈情緒時，不必一直困在過去，不憎恨更不需要強迫自己原諒，只需試著以不同角度或立場去理解，使自己內心得到解脫。或許傷痕依舊存在，也允許它存在，但卻懂得照顧自己，善待自己，輕鬆面對過去，成為成長歷練過程。就像蝴蝶從蛹中羽化，

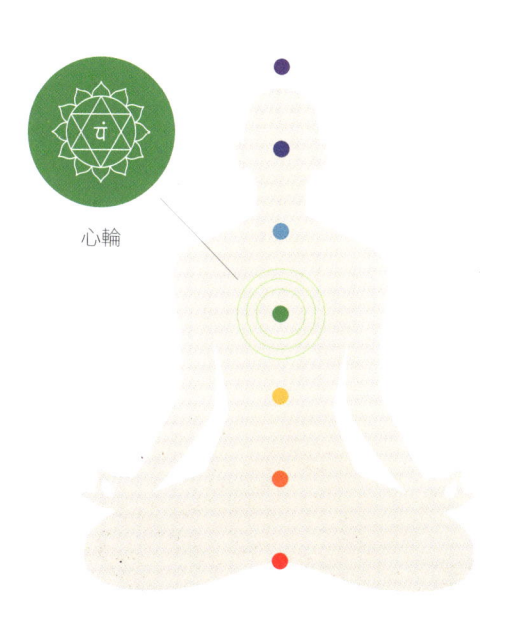

展翅飛翔。在一次又一次體驗印蒿精油冥想後，心也慢慢的化開了，騰出的空間，讓美好和大愛進駐，一切更加圓滿，就像為內心進行洗滌。此時，印蒿精油後味也只留有清甜的葉草香，像龍眼蜜的甜，好似喝著甜香的蜂蜜烏龍茶般，內心深處的情感和記憶，滋養成人生的美好，使自己成為值得受到尊敬與肯定的人。

印蒿與琥珀水晶能量解析

印蒿與永久花、羅馬洋甘菊都有同一種先作用於「表面」的能量，是安撫的高手。吸嗅時，能量像是新娘頭紗般覆蓋下來，它能擁抱浮於表面的敏感並安穩得守護著。這種擁有「安穩的守護」的感覺很重要，就像當受傷需要休養時，有個固定會來關心、照顧自己的人，除了得到良好的身體照顧，還能替心理層面帶來安心與穩定。

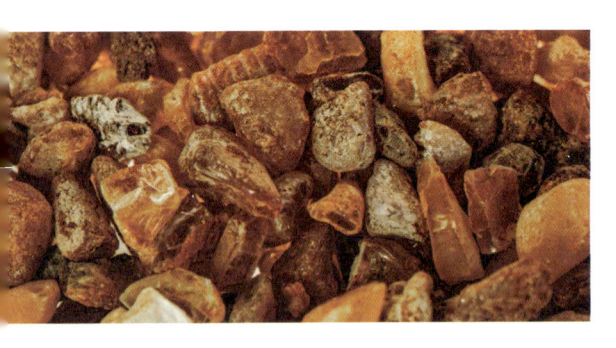

↑琥珀獨特的穩定低音頻率能協助下三脈輪（海底輪、臍輪、太陽神經叢），穩定浮動的能量，幫助睡眠品質。

在一般作用於情緒的穩定，印蒿搭配乳香、薰衣草就很好用，可以協助大多常見的身心症狀，包含焦慮、心情起伏、不安感等或解決造成皮膚問題的源頭。

總結印蒿，像是一個給人穩定特質的醫者。它一開始非深入介入各種議題，先處理多數常見的身心不適與淺層表面的即時問題，在適當的時機再進行評估，與找出不適的源頭後續以輔助療癒；當然，每個人靈魂生命的議題不同，所展現出的療癒反映也會有所不同。

琥珀（Amber）是一種時間與自然的魔法造物，它們歷經數百千萬年的地質變動而生，經歷了地球、生命與自然界互相依存的時間軌道。自古以來，琥珀協助心靈的平靜與啟發內在力量，幫助了靈魂的指引與個體保護。獨特的穩定低音頻率能協助下三脈輪（海底輪、臍輪、太陽神經叢），配戴可以穩定浮動的能量，還能幫助睡眠品質。

日常生活中印蒿與琥珀的能量應用

① **保護和淨化**：給予失魂落魄的狀態提供安撫和保護。當容易被磁場紊亂的環境干擾時，日常外出可配戴琥珀與使用印蒿，護住心理的紊亂並提供身體防護罩。印蒿精油也可與基底油調和塗於脈輪、肩膀手臂與後背、腳底或製成噴霧使用。

② **舒緩與放鬆**：琥珀溫暖的能量能與印蒿的守護和療癒特性結合，協助減輕壓力

與焦慮，促進深層放鬆和心靈平靜。能應用於冥想、水晶與更多能量療法。
③ 安撫心理與療癒：在結束一天之後，卸下對外防備，回到溫暖的窩，將芳香療法應用於空間及沐浴。
- 擴香：印蒿＋玫瑰原精，營造居家空間的放鬆與心靈撫慰。
- 泡澡沐浴球：將小蘇打、檸檬酸、玉米澱粉混合後滴入精油製成沐浴球，泡個芳香紓壓的療癒澡。
- 芳香護膚油：將佛手柑、印蒿與千葉玫瑰調和基底油 2～3%，浴後塗抹第一～第三脈輪，餘油塗抹心輪。讓芳療應用於生活起居，每天一點一滴都是最好的照顧。

印蒿精油成分與功效解析

印蒿精油有兩種主要而獨特的成分：印蒿烯酮（Davanone）與印蒿酸（Davanafuran），具有強效的抗菌和抗病毒特性。此外，它還有助於舒緩焦慮和壓力，提升情緒和精神狀態。這兩種成分，也是醫藥各界持續關注研究的對象，並有相關的成果發表。

另外，如：芳樟醇（Linalool）、松油醇（Terpineol）、香茅醛（Citral）這些，共同組成了印蒿複雜的香味與多元的功效。如：
- 抗菌和抗病毒：印蒿精油中的印蒿烯酮、

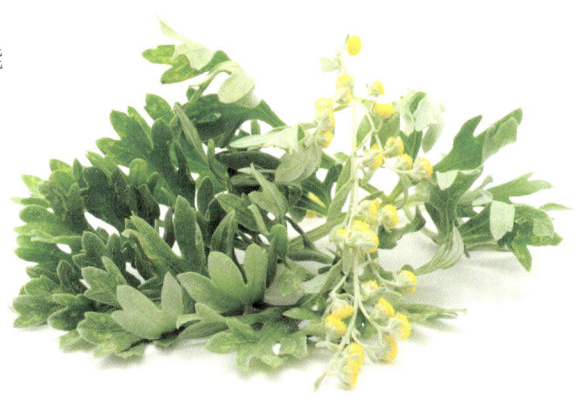

↑印蒿精油主要的獨特成分印蒿烯酮與印蒿酸，具有強效抗菌和抗病毒的特性。

松油醇和香茅醛等成分使其具有強效的抗菌和抗病毒作用，能有效抑制多種病原體的生長和繁殖。
- 抗炎和抗氧化：印蒿酸和芳樟醇等成分具有抗炎和抗氧化作用，有助於減少炎症反應，保護細胞免受氧化損傷。
- 舒緩壓力和提升情緒：芳樟醇和印蒿酮等成分具有鎮靜和放鬆神經的作用，有助於減少焦慮和壓力，提升情緒和精神狀態。
- 護膚：印蒿精油中的活性成分有助於促進皮膚健康，治療皮膚感染，減少炎症和促進傷口癒合。

印蒿精油身心靈功效實證

印蒿的使用功效表現在以下幾個方向：
- 美白煥膚：成分中含有倍半酮，擁有皮膚再生能力、讓肌膚煥然一新，有助

促進皮膚新生、美白、去除瘀血。用於皮膚保養需要稀釋至 1%。

✤ **消炎型的止痛化瘀**：成分中含有醚類（印蒿醚），所以止痛功效強大，適合用於需要消炎、有瘀腫狀態的疼痛舒緩，如運動後肌肉發炎所導致的痠痛、風濕性關節炎，或是帶有血塊的經痛、婦科常見的發炎狀態、泌尿道感染，以及經常熬夜、喝酒導致的慢性腸胃肝發炎等情況均適用。

按摩配方中，印蒿精油濃度需為 1% 或更低。建議搭配薰衣草，或熱性精油如黑胡椒、薑、藏紅花去平性，或是橙花、檸檬協助照顧肝膽。

個案分享　化解心靈傷痕

幫急性白血病住院治療的同事行長達半年的遠距靈氣，經過出院後一年肌力復健，現在已回到工作崗位，約她回來做靈氣能量導引補氣。

靈氣能量導引一開始，就感受到她的心泛起陣陣地酸，以印蒿精油塗抹在手腕及腳踝處及鎖骨處，再開始進行靈氣能量導引。結束後，簡單的幾句叮嚀，就輕易開啟她的話匣子。陳述治療期間一個人住在很大的病房裡，四周擺滿了各種的儀器設備，剛住院重度昏迷期間，只是知道有人來換藥、管餵，卻只能躺在病床上，什麼反應都做不了。清醒後，醫生詢問家人後續治療方向，家人不敢協助做出決定，

得自己為生命做出抉擇，並且堅持下去，所幸一切都挺過來了……。

在為她進行遠距靈氣這些年裡，她不曾如此侃侃而談生病期間發生的點滴，結合印蒿精油靈氣能量導引，協助她宣洩深藏心底的委屈、獨自堅持的壓抑著擔憂，當心變得輕鬆了，也能自然地笑看曾有的過往，讚許當時的自己，成為身心美好的自我主宰。印蒿精油能量，協助化解內心的傷痕，讓情緒的壓抑，不再阻塞在體內，形成能量流暢的阻力。

印蒿 Attar 精油推薦配方

按摩油保養　▸　配方

配方 139　＊ 身心安頓

印蒿 Attar 精油 2d ＋薰衣草精油 4d ＋甜橙精油 3d ＋依蘭依蘭精油 1d

- **基底**：甜杏仁油 20ml
- **目的 / 功效**：這款按摩油具有甜美的果香、柔和的花香和輕微的草藥香氣，帶來愉悅和放鬆的感受。可減少焦慮和壓力，提升情緒，促進放鬆和內心平靜。
- **適合對象 / 心情 / 時機 / 場所**：適合壓力大、焦慮不安或需要放鬆的人群。

配方 140 ＊── 活力回春

印蒿 Attar 精油 2d ＋迷迭香精油 5d ＋薄荷精油 4d ＋檸檬精油 3d

- 基底：葡萄籽油 20ml
- 目的／功效：清新提神的香氣，具有草本和柑橘的混合香味，可以提神醒腦，改善身心疲勞，增強精力和注意力。
- 適合對象／心情／時機／場所：適合感到疲勞、需要提振精神和恢復活力的人群。

配方 141 ＊── 美肌滋養

印蒿 Attar 精油 2d ＋玫瑰精油 4d ＋檀香精油 3d ＋乳香精油 3d

- 基底：甜杏仁油 20ml
- 目的／功效：甜美且溫暖的花香與木質香調相結合，帶來奢華感受。目的為滋養皮膚，改善皮膚彈性和光澤，抗衰老，減少細紋。
- 適合對象／心情／時機／場所：適合希望改善皮膚質感、保持年輕光彩的人群。

配方 142 ＊── 脈輪平衡

印蒿 Attar 精油 2d ＋春泥精油 4d ＋豐收果香複方精油 4d ＋薰衣草精油 3d

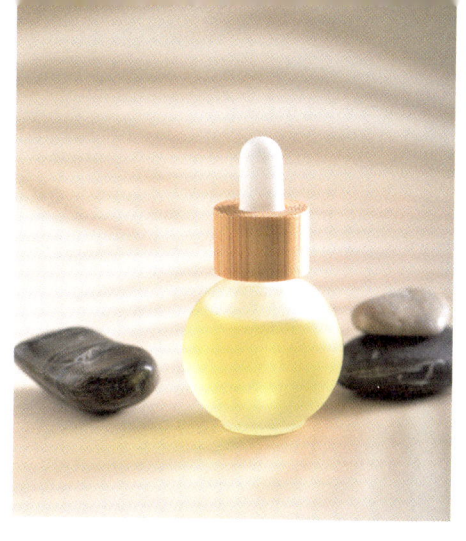

↑「活力回春」配方清新提神的香氣，可以改善身心疲勞，增強精力和注意力。

- 基底：葡萄籽油 20ml
- 目的／功效：具有深沉的土香和溫暖的花香與果香，帶來靜心和平衡的感覺。適合促進脈輪平衡和冥想專注，增強內心的平靜和靈性連結。
- 適合對象／心情／時機／場所：推薦從事冥想、瑜伽或希望增強內在平衡和精神連結的人群。

配方 143 ＊── 閃電充能

印蒿 Attar 精油 5d ＋尤加利精油 4d ＋薑精油 4d ＋羅馬洋甘菊精油 3d

- 基底：甜杏仁油 30ml
- 目的／功效：具有清新和辛香的香氣，帶來舒緩和放鬆的感覺。可以放鬆肌肉，減輕運動後的酸痛和疲勞，促進身體平衡和恢復。
- 適合對象／心情／時機／場所：適合運動後或瑜伽後需要舒緩和恢復的個人。

Part 3

Attar 精油家族大集合

　　本篇用「家族」來介紹 Attar 精油，對讀者來說是一大福音，對作者而言卻是一大挑戰。

　　首先出場的是 Attar 最知名的藍蓮花，同時登場還有粉蓮花與白蓮花。因為都有極豐富的資料，因此分為三章來介紹，同時也讓大家充分理解這三種蓮花其實不只是三種色，而是三種香味、三種定位、三種個性，一起出場可異中求同、同中存異。

　　接下來的麝香是更陌生的家族！大多數的人對麝香的認識有如瞎子摸象，不同的人有不同的理解。大家對麝香的了解也都是片段且互相矛盾的，同時讓三者出場，你就會發現原來存在這麼多有趣的差異。

　　玫瑰家族與茉莉家族又是另一種感受了。稍對精油有興趣的人都知道這兩種，但是你不知道的是這兩大家族也是印度人的最愛。在印度它們還有更多的姊妹（品種），爭奇鬥艷、各擅勝場！誰叫印度人無可救藥的愛上花呢？

　　接下來是兩個全球獨一無二的草香精油，還是綠色的，這就太厲害了！你還能在哪裡找到綠色的精油？居然與原先精油界熟悉的岩蘭草是那麼的相似卻又那麼的不同！還有兩種！

　　更驚艷、更神秘、更傳奇的乾焙家族三兄弟！用的是乾焙又稱「無水蒸餾法」提煉，連貝殼都可以煉出「大海的香味」，簡直匪夷所思！我們是到印度的產地現場，親眼目睹其所謂「無水蒸餾」的提煉過程，才知道世間真的有此神奇的精油提煉術！而我們作者群對其身心靈能量的感受、以及配方功效的使用，也是在陌生的嘗試中，驚嘆連連！

　　最後壓軸的是「沉香」，萬香之王！沉香因為太金貴了，世間各種混調手法、人工合成、農場催生養成、以次充好，防不勝防。我們保留沉香的「複方」二字，是因為世間很難得到真正的純沉香。因為真正的沉香，光是原木就已經價值連城，完全無需提煉精油。但是如果在 Attar 的原料成分中，只要有沉香成分在其中，那怕是複方，都能出現讓人滿意且心悅誠服的應用價值！

　　本篇保證讓世人大開眼界！！

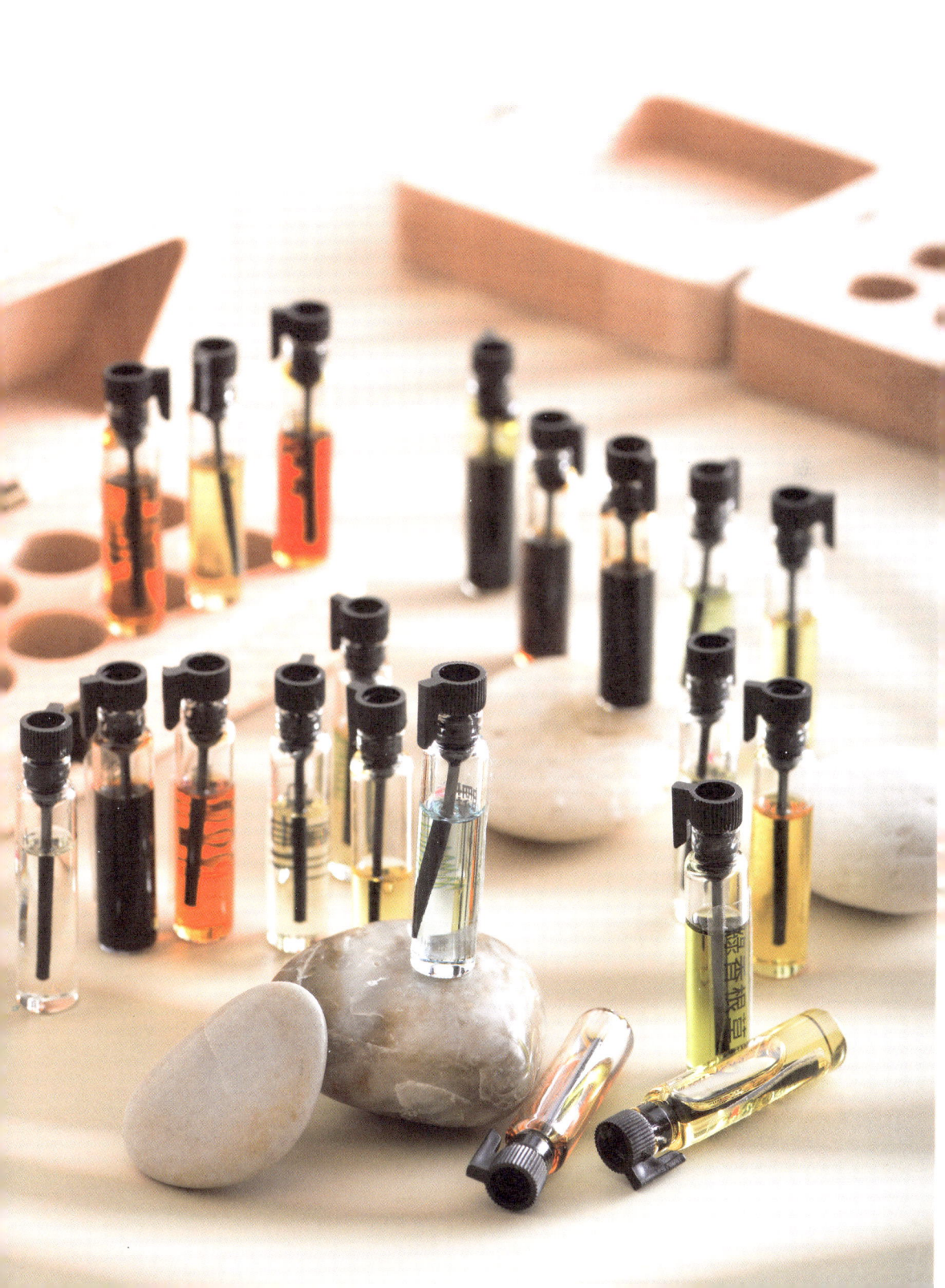

藍蓮花

BLUE LOTUS

香氣銳度 ★★★★☆☆

香氣賞析
Aroma

* —— **香氣印象**

將自己梳洗打扮得乾淨整齊的老嫗。

* —— **香氣描述**

第一次嗅吸時，那正是盛開中的藍蓮花香味，但更多的是時代的香味。憶起孩童時期，很偶爾的跟著媽媽和姑姑，一起到當時的高檔髮廊裡，陪她們做頭髮。這時髮廊的門一打開就首當其衝的撲鼻香味，可能是髮油的香氣，可能是燙頭髮會用到的藥水，經過機器加熱後而蒸發出來的蒸氣香味。依稀記得那時好像也很流行自己帶洗髮用品到店，請師傅洗頭，姑姑當然也不免俗的如法炮製。但小朋友也不可能靜靜地等著大人們完成所有程序，一定是四處遊走，到處亂逛。看到老媽躺在洗頭椅上沖洗泡沫時，我也湊了過去，熱水的蒸氣，和著洗髮泡沫的香味，就這樣讓我站在一旁站了許久。那時很單純的感覺好好聞，而現在再次重現感受，那是一股令人安靜且乾淨的香氣。

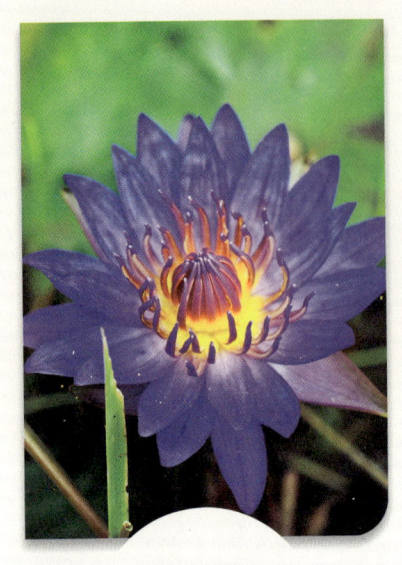

基本檔案
Data

中文別名	藍睡蓮
英文俗稱	Blue Lotus
拉丁學名	*Nymphaea caerulea*
植物科別	睡蓮科
提煉法	印度古法 Attar
五　　行	屬水
性　　味	性涼、味辛、苦
歸　　經	肝、心經（鎮定修護、提高防護力）

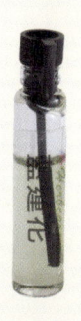

* —— **香氣搭配**

1. 藍蓮花＋甜橙＋乳香→不過膩的甜味。
2. 藍蓮花＋春泥＋岩蘭草→在蓮花池嗅吸蓮花感。
3. 藍蓮花＋依蘭依蘭＋茶玫瑰→稍成熟知性的女香。

CHAPTER 17

宛如貴婦｜藍蓮花

　　根據印度教的神話傳說，藍蓮花是創世神梵天（Brahma）的象徵（在印度教中它與毗濕奴、濕婆並稱三相神，並成 佛教中梵天概念的原型）。據說梵天誕生於蓮花中，這也解釋了蓮花在印度教中的特殊地位。因此，藍蓮花經常出現在印度藝術中，特別是在印度繪畫和雕塑中。它被用來裝飾寺廟、壁畫和雕像，以強調神聖性和美麗。

　　梵天在泰國東南亞一帶的象徵為四面佛，在佛教中，蓮花也有非常多的神聖象徵與典故，因此在亞洲，藍蓮花普遍認為是聖潔與高貴的代名詞。

海底輪

藍蓮花精油脈輪冥想：海底輪

　　藍蓮花的香氣清靜幽香、溫厚高雅，如優雅美人的縷縷暗香。以嗅吸的方式進行脈輪靜心冥想，隨著藍蓮花獨特的下沉能量，吸入的香氣能量自然向下滑落「海底輪」（會陰部），帶著一種安定、平和的能量沈澱下來。

　　藍蓮花的神聖能量，在讓生命感受到釋放、鬆懈後，能量會開始在全身流轉循環。讓冥想的你，彷彿化作一株根深入泥中的藍蓮花，根部是股平靜穩定的力量，如同生命成長的養分，而上半身卻又如同盛開花瓣的藍蓮花，讓你安心且願意放下所有防備。

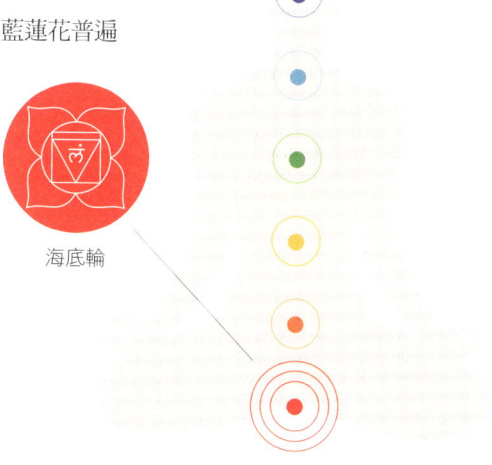

藍蓮花與青金石水晶能量解析

Attar 藍蓮花優異的轉化

　　早晨，藍蓮花在平靜無波的湖水中綻放，帶著幽藍的花瓣與黃色花蕊，它優雅

而有氣勢彷彿化作了智慧的積累和靈性進化的指引，晚上，再回歸中心，安住於狀態中，它的開合呈現了一天，也展現靈性最美麗的樣態。

蓮花系列皆具有淨化、轉化與再生的特質。而 Attar 提煉的藍蓮花在「轉化」特質上特別優異，具有瞬間掌控空間氛圍的能力。以藍蓮花為中心展開領域，將內外劃出界線。並提供穩定、中音階且高頻的麝香粉性的香味能量。向內可以穩定神經、集中精神，對外在環境能轉化低頻負面的環境導正能量、淨化、形成保護罩，亦適合灑淨儀式及隨身防護使用。

↑古埃及人相信利用青金石來靜心，可以帶來更多直覺並看透真理，被認為是神聖和靈性的象徵。

青金石與藍蓮花的結合

青金石（Lapis lazuli）是知名的水晶，鈷藍色寶石帶著金色斑點，猶如夜空中閃亮的星星。古埃及人相信利用青金石來靜心，可以帶來更多直覺並看透真理，被認為是神聖和靈性的象徵。在埃及貴族和祭祀人員中常被大量使用，亦是貴族的象徵。

① 在冥想或靜心前，可將青金石放置冥想區域，準備一支或一盞蠟燭（可盡量紫色、藍色系，亦可白色或酥油臘燭），取一滴藍蓮花精油塗抹於蠟燭上後點燃。

冥想過程中，先於海底輪與心輪中穩定，慢慢專注於第三眼與喉輪，感受兩者能量結合帶來的平靜與靈性或脈輪的提升（可以做冥想日記）。結束後，可以將青金石握於手中，感受內在與青金石的結合（也能此時將內在動力能量傳導於青金石）。之後能將青金石隨身攜帶，以協助穩定、直覺與內在動能，特別適用於公司行號、機構的主管、決策者提供冷靜穩定與方向。

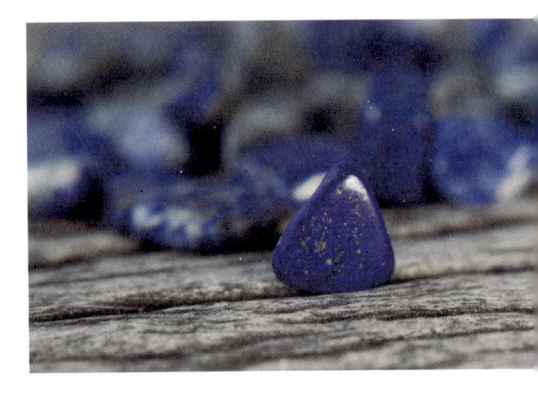

② 做報告、念書、需要穩定能量集中專注時：可在環境擴香藍蓮花，濃度約 30～50ml 水加入 1 滴藍蓮花（視環境坪數大小，需注意不能太濃），將淨化與充電過的健康青金石放置於擴香儀上，擴香至少 30 分鐘（能開小窗流通空氣更好）再關掉。只要將青金石放在旁邊安靜的陪伴你即可。

藍蓮花成分與功效解析

藍蓮花精油的主要成分有：

- 莰醇（Nuciferol）

  具有抗炎和抗氧化特性，可減輕炎症反應，並有助於保護皮膚免受自由基損傷。

- 蓮花酸（Nelumbic Acid）

  具有抗菌和抗炎作用，可用於治療皮膚感染和減輕炎症症狀。

- 纖維素（Cellulose）

  有助於滋潤和保護皮膚，增強皮膚的屏障功能。

- 香豆素（Coumarin）

  具有抗凝血和抗氧化特性，有助於促進血液迴圈和保護皮膚免受自由基損傷。

- 黃酮類化合物（Flavonoids）

  具有抗氧化和抗炎特性，可保護皮膚免受自由基損傷，並減輕炎症反應。

以藍蓮花的成分的分析推論其相關的功效有：

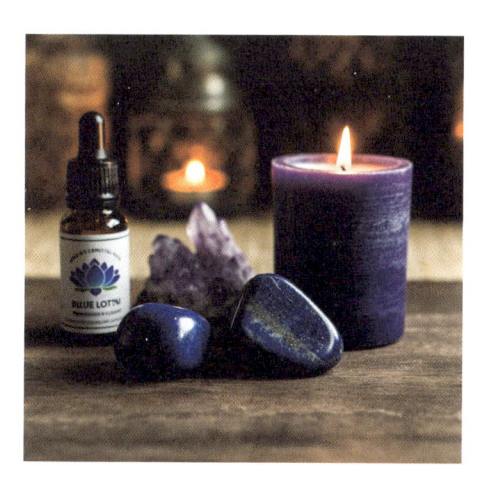

↑ 在冥想或靜心前，可將青金石放置冥想區域，準備一支或一盞蠟燭，取一滴藍蓮花精油塗抹於蠟燭上後點燃，感受內在與青金石的結合，可協助穩定、直覺與內在動能。

- ❖ 鎮靜和放鬆：藍蓮花精油具有鎮靜和放鬆身心的功效，可減輕焦慮、壓力和睡眠問題。
- ❖ 抗抑鬱：藍蓮花精油能夠增加腦部中多巴胺和血清素等神經傳遞物質的分泌，有助於緩解抑鬱症狀。
- ❖ 舒緩痛症：藍蓮花精油能夠減輕頭痛、肌肉痛和關節疼痛等症狀。
- ❖ 抗炎和抗氧化：藍蓮花精油具有抗炎和抗氧化作用，能夠幫助保護細胞免受自由基損傷和炎症。
- ❖ 改善皮膚問題：藍蓮花精油能夠幫助改善皮膚問題，如痤瘡、皮炎和濕疹等。

藍蓮花精油身心靈功效實證

藍蓮花可以緩解過敏皮膚、潤膚鎖水，特別適合敏感肌膚保養。其實花類對皮膚功效都很好，但藍蓮花在抗過敏的表現比較優異，如果你在換季的時候容易皮膚出現問題，就用藍蓮花。它可清涼降火，並具有植物類黃酮和斛皮素，可針對發炎感染、過敏皮膚之舒緩，預防老化、提升皮膚防護力。

- ❖ 欲改善痘痘、過敏：可搭配薰衣草、洋甘菊、玫瑰草，加入凝膠、乳霜中使用，避免給肌膚過多負擔。建議晚上厚敷，白天清水洗淨臉部後，再用茶樹純露（偏油者）或洋甘菊純露（偏乾者）保養即可。

- ❖ **欲加強美白保濕**：可搭配玫瑰、橙花精油，加入植物油（基底油）調成 3% 的複方精華油（敏感肌 1%），於早晚使用，建議可搭配玫瑰純露或橙花純露保養更佳。
- ❖ **欲加強緊緻**：可搭配沒藥、乳香、紅花緬梔精油，加入植物油（基底油）調成 3% 的複方精華油（敏感肌 1%），於早晚使用，建議搭配玫瑰純露或茉莉純露保養效果更棒。

藍蓮花也可添加在保養品中，如乳霜、面霜、乳液之類的護膚品，做效果加強，才是充分不浪費這麼珍稀的天然植物精華。

① 添加在乳液／乳霜的比例：50ml 乳液＋1ml 藍蓮花 Attar，亦即 2% 的比例。

② 添加在護膚水／精華液的比例：100ml 水劑＋10 滴藍蓮花 Attar，亦即 0.5% 的比例。

③ 藍蓮花精華按摩油：藍蓮花精油 3ml＋葡萄籽油 100ml，亦即 3% 的比例。

個案分享　放鬆身心靈

年值 60 多歲的高階主管，為家庭、工作打拚多年，但因為期忽視身體狀況，等到發現骨癌時，癌細胞已遍及全身，只好接受長期化療。但每次化療後，容易長時間出現體溫低燒、身體發炎的狀態，且頻率無法持續依賴藥物壓制下來。

因狀況急需改善，故請她用 1 滴藍蓮花精油，在兩掌心推抹開後，一手在前；一手在後，從胸骨中央位置，前後對應向下稍做推抹，以掌心留存的細緻香氣進行嗅吸冥想，冥想時間約 1 小時。

冥想結束後，當她站在我面前時，突然笑得很燦爛，並開心的說：隨著冥想，她知道自己的體溫已逐漸回到正常，因為明顯不再有低燒的懼冷感，且身體變得非常輕鬆、舒坦，所以她自己非常肯定且充滿笑容重複地說，怎麼會這麼神奇？這時，她才說出上冥想課程前 10 分鐘，曾以體溫計量測過為 37.6℃，且身心非常放鬆，整個都鬆懈下來，身體輕盈舒適許多。因化療後持續低燒不舒服，醫師已安排在冥想課程的隔天一早住院 3 天，以利在發燒狀況下，進行觀察、檢查。結果住院 3 天內，體溫均正常，自然也沒做任何檢查，出院之後也沒再發燒。她非常開心能在最需要的時候，與藍蓮花相遇了，能夠更安心的面對之後的化療過程。

個案分享　結合多元養生功效

個案（貓兒）年過五十，上有老下有小，還是經濟頂樑柱。為了平衡身心的疲憊，每天都會規律地進行氣功、靜坐、冥想與運動，適當的調節壓力，放鬆身心。

例如，在脈輪冥想練習時，會使用藍蓮花精油。特別是在練習下三輪（太陽神經叢輪、臍輪、海底輪）時，藍蓮花精油的效果特別明顯。先將精油 1～2 滴滴在手心裡，透過輕輕按壓，讓精油的香氣佈

滿整個手心。再透過深呼吸，將藍蓮花的溫柔飽滿能量，帶入全身脈輪後，再啟動冥想練習。有使用藍蓮花精油的引導下，比以前更快地釋放堆積在身體的負能量，並且補足滿滿的正能量。另外，冥想練習之前，可以先使用藍蓮花護手油，按摩頭部的太陽穴及腳背的太衝穴及湧泉穴，以舒緩頭部及下半身的緊繃和不舒服，之後再進入冥想練習，覺得效果很好。

建議可使用春泥及藍蓮花精油來練習海底輪冥想。

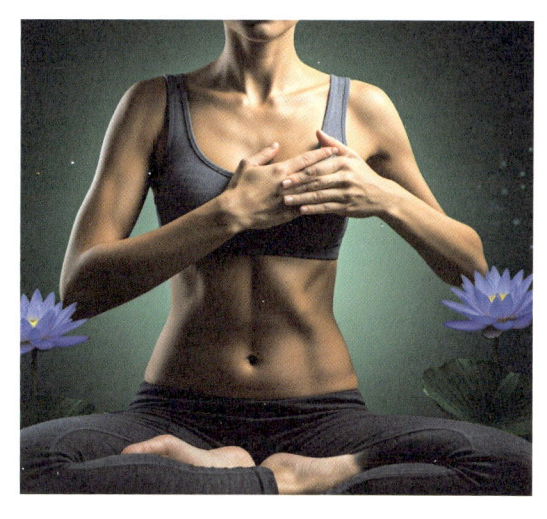

↑將 1 滴藍蓮花精油直接滴在手讓，雙手稍微勻開後在胸骨間按摩，並利用掌心留存的細緻香氣進行嗅吸冥想，冥想時間約 1 小時，可有效放鬆身心靈。

藍蓮花 Attar 精油推薦配方

按摩油保養 ▶ 配方

配方 144　＊ 睡蓮之心

藍蓮花 Attar 精油 3d ＋薰衣草精油 2d ＋檀香精油 2d ＋佛手柑精油 3d

- 基底：葡萄籽油 10ml
- 目的/功效：緩解壓力，放鬆身體和心靈。
- 適合對象/心情/時機/場所：壓力大、情緒不穩定的人。

配方 145　＊ 佛心滋潤

藍蓮花 Attar 精油 4d ＋羅馬洋甘菊精油 3d ＋玫瑰天竺葵精油 2d

- 基底：甜杏仁油 10ml
- 目的/功效：促進皮膚健康，保濕和滋養。
- 適合對象/心情/時機/場所：所有皮膚類型，尤其是乾燥或敏感皮膚。

配方 146　＊ 神采飛揚

藍蓮花 Attar 精油 3d ＋迷迭香精油 3d ＋薑精油 2d

- **基底**：葡萄籽油 10ml
- **目的 / 功效**：緩解肌肉疼痛和不適。
- **適合對象 / 心情 / 時機 / 場所**：肌肉疼痛或覺得四肢無力的人。

配方 147　*—— 情感平衡

藍蓮花 Attar 精油 4d ＋橙花精油 2d ＋檀香精油 2d ＋冷杉精油 2d

- **基底**：甜杏仁油 10ml
- **目的 / 功效**：平衡情感，提高情緒健康。
- **適合對象 / 心情 / 時機 / 場所**：情緒不穩定或焦慮的人。

配方 148　*—— 心智加分

藍蓮花 Attar 精油 3d ＋葡萄柚精油 2d ＋薄荷精油 2d ＋絲柏精油 3d

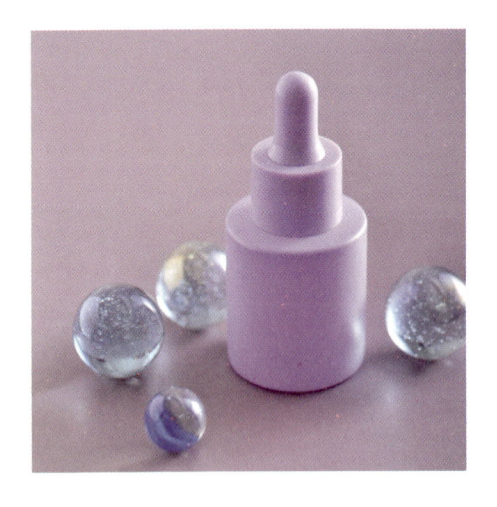

- **基底**：葡萄籽油 10ml
- **目的 / 功效**：提高活力正能量，增加專注力。
- **適合對象 / 心情 / 時機 / 場所**：需要精神提醒的人。

香氛擴香 ▸ 配方

配方 149　*—— 夜幕藍蓮池

藍蓮花 Attar 精油 4d ＋洋甘菊精油 3d ＋薰衣草精油 2d

- **目的 / 功效**：幫助入睡和改善夜晚休息品質。
- **適合對象 / 心情 / 時機 / 場所**：對入睡有困難的人。

配方 150　*—— 清新能量在於晨

藍蓮花 Attar 精油 3d ＋檸檬精油 2d ＋薄荷精油 2d

- **目的 / 功效**：用於提神醒腦，創造清新的早晨氛圍。

←「控油抗痘」按摩油可緩解壓力，放鬆身體和心靈。

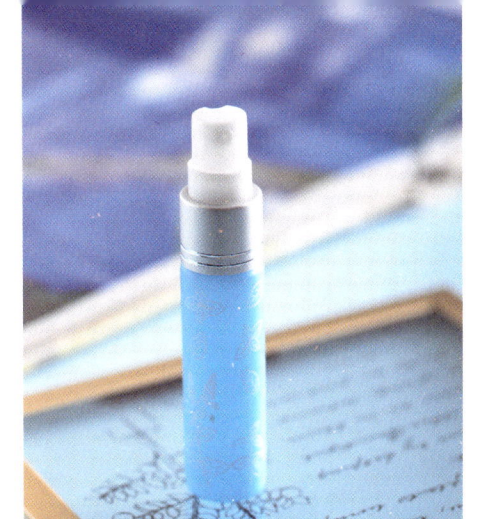

↑將「清新能量在於晨」配方用來擴香或加入 10ml 酒精做成香氛，可提神醒腦，創造清新的早晨氛圍。

- 適合對象 / 心情 / 時機 / 場所：需要提神的人。

配方 151 ＊——心靈寧靜去煩躁

藍蓮花 Attar 精油 4d ＋佛手柑精油 2d ＋雪松精油 2d

- 目的 / 功效：促進內心平靜，減輕焦慮。
- 適合對象 / 心情 / 時機 / 場所：情緒不穩定的人。

配方 152 ＊——古寺花園

藍蓮花精油 3d ＋玫瑰精油 2d ＋橙花精油 2d

- 目的 / 功效：優雅中帶有愉悅和活力，營造氣質氛圍。

- 適合對象 / 心情 / 時機 / 場所：喜愛花香氛圍的人。

配方 153 ＊——山林靈感

藍蓮花 Attar 精油 3d ＋松針精油 2d ＋春泥精油 2d

- 目的 / 功效：連接大自然，體驗山林的寧靜。
- 適合對象 / 心情 / 時機 / 場所：熱愛大自然的人。

配方 154 ＊——創意之源

藍蓮花 Attar 精油 3d ＋佛手柑精油 2d ＋迷迭香精油 2d

- 目的 / 功效：激發創意，提高集中力。
- 適合對象 / 心情 / 時機 / 場所：需要專注力與創意的人，如藝術家或腦力工作者。

配方 155 ＊——愛的溫馨

藍蓮花 Attar 精油 4d ＋玫瑰精油 2d ＋依蘭依蘭精油 2d

- 目的 / 功效：創造浪漫氛圍，促進親密關係。
- 適合對象 / 心情 / 時機 / 場所：情侶或希望增進浪漫感覺的人。

PINK LOTUS

粉蓮花

香氣銳度　★★★☆☆

香氣賞析
Aroma

*── 香氣印象

在蓮花池畔濯衣的少婦。

*── 香氣描述

熟悉的經典粉蓮花香氣在第一時間飛入鼻腔中，如同在盛開蓮花的池子邊，不需要靠近，花香就自然地在一呼一吸中，展現且綻放得淋漓盡致。於此時，空氣中除了經典蓮花香香氣外，更有著大馬士革玫瑰混合著千葉玫瑰的氣味若有似無的出現。在景點的四周，也是不乏彼此鄰立的特色店家。挑上一處有戶外座位的餐廳，一邊用鼻子欣賞香氣之外，也能同時大飽眼福及口福。在整個香氣品嘗到的，是在熱騰騰的鬆餅上，同時將蜂蜜及楓糖淋上的氣味，雖然第一口稍有膩感，但更多的是香甜的幸福感滿溢。接著是以乾燥的玳玳花（橙花瓣）沖熱水泡開後，喝入嘴的香氣，雖苦口，但卻是奶香奶香的。在最後的韻味，感受像在飲用白木耳蓮子羹時，把紅棗及蓮子同時入口的酸甜感。

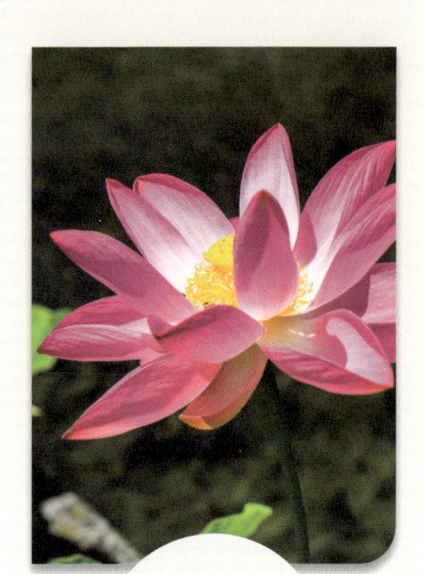

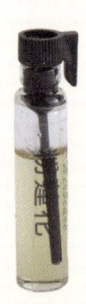

基本檔案
Data

中文別名	粉紅蓮花
英文俗稱	Pink Lotus
拉丁學名	*Nelumbo nucifera*
植物科別	蓮科
提 煉 法	印度古法 Attar
五　　行	屬金
性　　味	苦、寒
歸　　經	肝、肺、大腸經

*── 香氣搭配

1　粉蓮花＋白蓮花＋藍蓮花→三種蓮花最高享受。
2　粉蓮花＋橙花＋紅橘→創造獨特的酸甜奶香。
3　粉蓮花＋澳洲尤加利＋絲柏→清涼花香感。

CHAPTER 18

滿滿少女心｜粉蓮花

在介紹藍蓮花時，提到藍蓮花是梵天的化身，因為在印度教的三相神中，梵天主管「創造」，濕婆主掌「毀滅」，而毗濕奴即是「守護」之神，印度教中被視為眾生的保護之神，而在尼泊爾和泰國，國王被認為是毗濕奴化身。

毗濕奴的妻子吉祥女神「拉克什米」是財富、繁榮和幸福的女神，她常常被描繪坐在粉蓮花上，象徵著她的純潔和無瑕。

毗濕奴的另一個化身就是佛教的釋迦摩尼，而毗濕奴的手中拿的法器就是粉蓮花。相傳佛陀出生時，每一步他踏出的地方都開出粉蓮花，因此粉蓮花被視為純淨和啟示的象徵。

粉蓮花精油脈輪冥想：心輪

粉蓮花的氣味帶著一股幸福的甜蜜馨香，一聞即喜悅，一聞即心敞明朗。透過嗅吸冥想來感受這股溫潤的精華，會明顯感受到粉蓮花精油能量直接在「心輪」運作，內心溢滿幸福的聖潔粉紅光。整顆心被慈悲、良善及大愛的能量所充滿著，讓自己可以用一種寧靜喜樂的心情，來重新探究、檢視生命中的種種歷程。

心輪

粉蓮花與紅紋石水晶能量解析

粉蓮花輕柔而純潔，相較藍蓮花頻率再稍慢一些。出淤泥而能自淨的特性，幫助我們在塵世中仍可以保有靈魂的純淨。而我們是誰呢？生命在成長中走過各種淬鍊和洗禮，因為智慧的提升可能改變了原

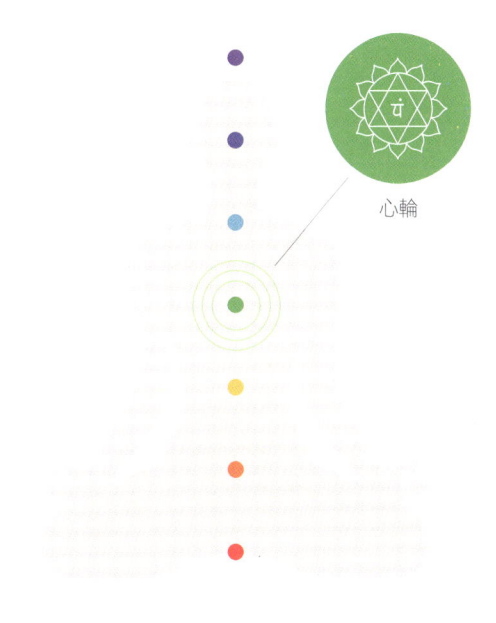

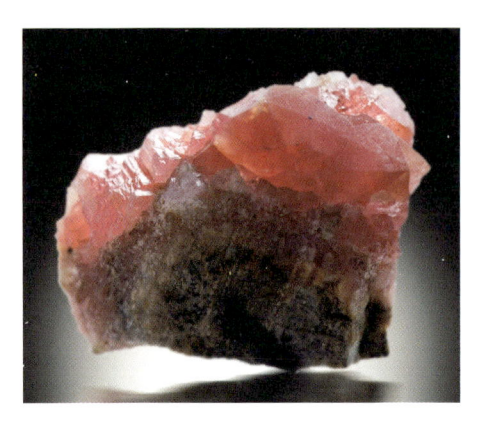

↑紅紋石作用在對人事物相處間「意義上的體會」與解讀,並協同心輪運轉,順利去體驗關於愛的議題及更高層次的慈悲心。

本的道路與處世,而靈魂是否願意在塵世之中繼續進化與前進呢?

　　剛接觸粉蓮花精油時,僅是吸嗅感受這種溫柔的粉香,就能隨著時間軌道的回溯,讓我憶起小時候在台南一中旁的斜坡道,那是一個小女孩的遊樂場所之一。柏油路旁的白石牆上,總長出一些漂亮的粉色、紫色無名小花,有些其他紅磚牆角落,也長出其他品種更小的白色小花苞。那裡常飛來各種大小蝴蝶,有黃斑點、紫色翅膀、白色翅膀……拿出奶奶給的草莓醬玻璃罐,重複進行捕捉蝴蝶的遊戲(牠們會被裝進玻璃罐,然後再打開蓋子,會看見一起飛出去的遊戲)。我不清楚為何會回到那個時候?那個小女孩其實常感生活無聊,總需要找來打發時間,但卻是以一個單純開放的心和這個世界接觸的時刻,那個動態空間像是特為了她而停留(時間不想前進和打擾的)。女孩長大了,依然可以看見和感受,她那些各種顏色的花朵、蝴蝶、穿著裙子的女孩依舊伴著夕陽光的溫暖,停留在那兒繼續遊玩。

　　紅紋石(Rhodochrosite)於臍輪至心輪間作用,臍輪在大地與肉體間建立關係及產生力量。太陽神經叢在生理反應時,最容易產生敏感、緊縮與反應的部位。粉色是心輪發展愛和慈悲的頻率,紅紋石的整合協助,人們用腳落地,可以幫助看清楚現實與發展更高的智慧。它作用在對人事物相處間「意義上的體會」與解讀,並協同心輪運轉,順利去體驗關於愛的議題及更高層次的慈悲心。白色絲紋則引進白光能供以充電和淨化的特質,也有指引、提升及進化上的意義。

　　粉蓮花精油特別在心輪能促進內在寧靜和平和、淨化身心,亦能提升直覺與洞察、透過修行與搭配粉蓮花以帶來新契機與轉變。

如何運用粉蓮花與紅紋石能量

① **心靈平衡精華水**:將一小塊(或碎石)紅紋石淨化充電後,置於100ml玻璃噴瓶中,加入能量或聖化水,確保紅紋石完全浸沒(沒有的話就加入一般純淨水即可),放置在陽光下30分鐘～1小時後收起,加入3滴粉蓮花Attar精油後,再放置至少3天。

　　功效:這款精華水,有助平衡情感的波

動，帶來和諧與穩定的能量，適合焦慮、情緒起伏或壓力大、易焦慮或單純想維持心靈平衡者使用。

② 靈性覺醒能量水：準備一小塊（或碎石）潔淨與充電後的紅紋石，在 100ml 玻璃瓶一樣倒入純水，並確保紅紋石浸沒，在水中加入 1 滴薰衣草精油、1 滴迷迭香及 2 滴粉蓮花 Attar 精油，將瓶子放在滿月的月光下曬一夜，以便吸收月光能量。

功效：助提升靈性意識和直覺，促進冥想與洞察力，適合在冥想、靈修或塔羅牌之前，將聖壇淨化。將能量水取幾滴，特別塗於第三眼、心輪後，再花灑式噴灑落下，亦能算牌前噴灑於空間、桌面（建議桌上擺聖壇布或喜歡的適合布品噴在上面）及擴香使用。

粉蓮花 Attar 精油香水配方 DIY

要使用粉蓮花 Attar 精油調配複方精油香水，可以按照以下步驟進行：

① 選擇基底香水（圖1）

首先，選擇一款無味或淡淡香氣的基底香水。例如 95% 酒精或是香水酒精。

② 決定配方比例（圖2）

根據個人喜好和強度偏好，決定各種精油的配方比例。以下是一個簡單的起點配方：

精油：粉蓮花 Attar 精油 10d ＋檀香精油 5d ＋玫瑰精油 3d ＋佛手柑精油 2d

這款配方比例僅供參考，你可以根據自己的喜好進行調整。

③ 混合精油（圖3）

在一個玻璃容器或瓶子中，將粉蓮花 Attar 精油和其他精油滴入其中。使用塑料滴管或玻璃滴管進行滴加，以確保準確的滴量。

④ 搖勻和儲存（圖4）

蓋上容器或瓶子的蓋子，輕輕搖勻以使精油混合均勻。然後，將調配好的香水存放在陰涼乾燥的地方，避免陽光直射。

⑤ 靜置和成熟（圖5）

讓香水靜置幾天至數週，讓精油充分

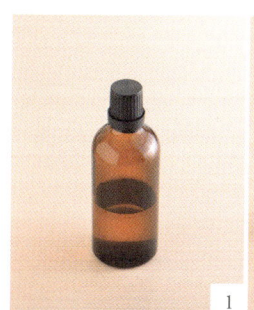

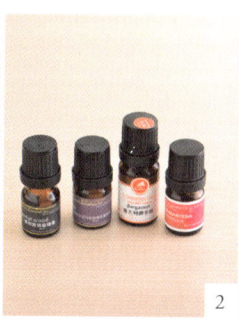

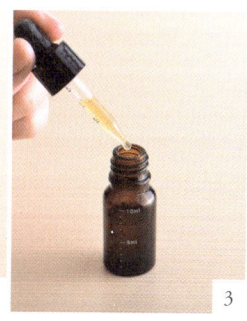

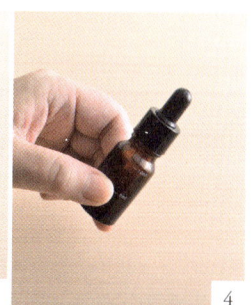

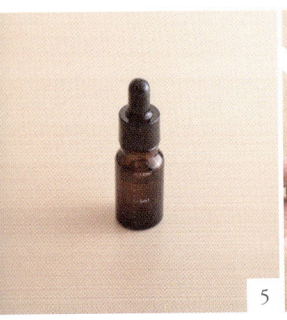

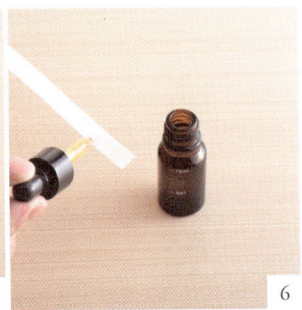

混合和成熟。這個過程有助於香味更加融合和平衡。

⑥ 測試和調整（圖6）

在使用之前，先進行香水測試。將一兩滴香水塗抹在皮膚上，觀察它在你的皮膚化學反應上的表現。根據需要，可以調整精油的配方比例，以達到理想的香味效果。

粉蓮花成分與功效解析

粉蓮花精油的主要成分有：

- $β$-肉桂烯（$β$-Caryophyllene）

具有抗炎和抗氧化的作用，有助於緩解疼痛和舒緩皮膚刺激。

- 桂皮醛（Cinnamaldehyde）

具有抗菌和抗真菌特性，有助於保護皮膚免受感染，並可以促進創傷癒合。

- 咖啡酸（Caffeic Acid）

具有抗氧化和抗炎特性，有助於保護皮膚免受自由基損傷，並可舒緩發炎。

- 蓮花酸（Nelumbic Acid）

具有抗菌和抗炎特性，可用於治療皮膚感染和減輕炎症症狀。

- 芳樟醇（Linalool）

具有鎮靜和舒緩的作用，有助於減輕焦慮和促進睡眠。

綜合以上成分分析，可以料解粉蓮花的功效為：

- ❖ 抗氧化：粉蓮花精油富含抗氧化劑，可以幫助保護皮膚免受自由基損害，減緩衰老跡象。
- ❖ 皮膚保濕：一些成分可以保濕皮膚，幫助維持皮膚的水分平衡。
- ❖ 消炎作用：某些成分可能具有消炎性質，有助於減輕皮膚炎症和不適。
- ❖ 促進癒合：粉蓮花精油可能有助於刺激皮膚癒合和修復受損組織。
- ❖ 舒緩鎮定：精油的香氣可能具有舒緩和鎮定的效果，可用於安眠與放鬆身心。

粉蓮花身心靈功效實證

- ❖ 與肌膚談一場初戀：粉蓮花的香氣場域，宛如25歲女孩，正享受甜美的愛情。氣味鮮嫩中有帶著一點嬌羞，需要細細品嘗，多給予耐心，她就會在你面前盡情綻放香氣。推薦給喜歡細緻甜美味道、容易害羞內向的你，或者需要給自己多點耐心等候的你。
- ❖ 用粉蓮花為心靈充電：常遇到被工作、生活壓迫到非常憂鬱的個案，會建議可

以「心輪」相關的精油，如佛手柑、玫瑰原精、天竺葵、萊姆、玫瑰草、香蜂草、苦橙葉、花梨木、「稀釋」綠香根草、紅花緬梔、特別是「粉蓮花」來陪伴著，可提供適時的心靈休息與能量充電。

沒學過脈輪也沒關係，就是舒服的坐著或躺著，聞著精油香氣，放開自己的心，享受美好的時光。另外，也要多到互外走走，享受陽光和大自然的清新空氣。

「粉蓮花」在心輪的作用是很美的，如同在心湖中盛開一朵朵的粉蓮花，一聞即喜悅，一聞即心敞明朗。這股溫潤的精華、幸福的甜蜜馨香，直接在「心輪」溢滿幸福的聖潔粉紅光，內心充滿著慈悲、良善及大愛的能量，以寧靜喜樂的心重新探究生命中的種種，逐一感受生命中的每朵心蓮。粉紅光輝可協助你，抱持著歡喜心、和善心去看待一切，所有的因果業力都重新付予溫情與慈愛，使心靈富足且溫暖。

粉蓮花 Attar 精油推薦配方

按摩油保養 ▸ 配方

配方 156 　＊── 來自遠方的祈福

粉蓮花 Attar 精油 3d ＋薰衣草精油 2d ＋檀香精油 2d ＋羅馬洋甘菊精油 2d

- 基底：甜杏仁油 10ml
- 目的 / 功效：此配方結合了粉蓮花、薰衣草、檀香和羅馬洋甘菊的舒緩和放鬆特性，有助於緩解壓力和焦慮，促進身心平衡和舒適感。
- 適合對象 / 心情 / 時機 / 場所：高壓工作者，忙碌的父母，失眠或焦慮時，假日休息時。

配方 157 　＊── 安神平衡

粉蓮花 Attar 精油 3d ＋天竺葵精油 2d ＋雪松精油 2d ＋佛手柑精油 2d

- 基底：葡萄籽油 10ml
- 目的 / 功效：這款配方以花香調為主，並配合甜美的木香及佛手柑的果香，有助於減輕壓力，並促進心靈平衡，帶來情緒安寧和懷柔效果。
- 適合對象 / 心情 / 時機 / 場所：情緒起伏時，極度疲勞時，工作中的放鬆時刻。

配方 158 　＊── 活力提神

粉蓮花 Attar 精油 3d ＋薄荷精油 2d ＋甜橙精油 2d ＋迷迭香精油 2d

- 基底：葡萄籽油 10ml
- 目的 / 功效：這款配方結合了花香、清涼薄荷和柑橘的明亮香氣，還有一絲迷

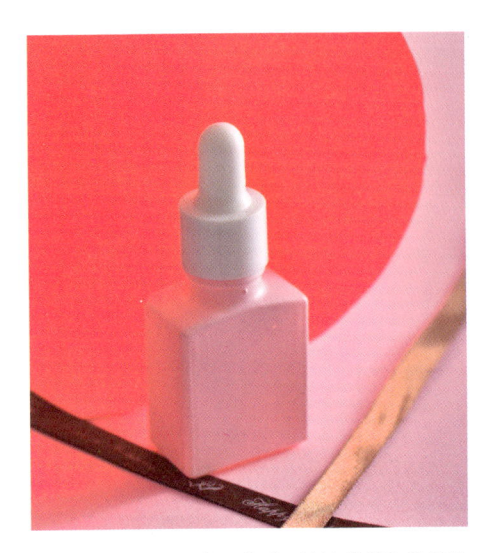

↑「提神活力」結合了花香、清涼薄荷和柑橘的明亮香氣，還有一絲迷迭香的草本香調，非常清新和振奮人心。

迭香的草本香調，非常清新和振奮人心。這款配方有助於增加注意力和專注力，提振精神，並為身心注入活力。

- **適合對象 / 心情 / 時機 / 場所**：學生，早晨困倦，長時間駕駛中。

配方 159 *—— 粉蓮美人

粉蓮花 Attar 精油 3d ＋玫瑰精油 3d ＋薰衣草精油 2d ＋乳香精油 2d

- **基底**：橄欖油 10ml
- **目的 / 功效**：很適合做為例行的皮膚保養，可用於皮膚保濕、修復和抗衰老，同時增強皮膚的亮度。
- **適合對象 / 心情 / 時機 / 場所**：敏感或易發炎肌膚，日常皮膚保養，膚色不均時。

配方 160 *—— 粉蓮貴婦

粉蓮花 Attar 精油 3d ＋茉莉精油 2d ＋檀香精油 2d ＋蘿蔔籽精油 2d

- **基底**：甜杏仁油 10ml
- **目的 / 功效**：很適合做為例行的皮膚保養，可用於皮膚保濕、修復和抗衰老，同時增強皮膚的亮度。
- **適合對象 / 心情 / 時機 / 場所**：熟齡肌，日常皮膚保養，重要場合前的急救保養。

香氛擴香 ▸ 配方

配方 161 *—— 夢幻花園

粉蓮花 Attar 精油 8d ＋玫瑰精油 6d ＋橙花精油 4d ＋薰衣草精油 2d

- **目的 / 功效**：營造夢幻、浪漫的氛圍，促進放鬆和幸福感。花香綿密，有助於減輕壓力，提升愉悅感。
- **適合對象 / 心情 / 時機 / 場所**：適合情侶，用於浪漫的約會夜晚或浴室擴香，營造浪漫氛圍。

配方 162 ＊ 清新森林

粉蓮花 Attar 精油 6d ＋松針精油 6d ＋葡萄柚精油 5d ＋絲柏精油 3d

- **目的/功效**：營造清新、自然的氛圍，提升注意力和情緒穩定性。森林氛圍，有助於紓解壓力，提升專注力。
- **適合對象/心情/時機/場所**：適合需要集中注意力的工作或學習，用於辦公室或書房擴香。

配方 163 ＊ 貴妃的臥房

粉蓮花 Attar 精油 7d ＋松針精油 6d ＋洋甘菊精油 4d ＋苦橙葉精油 3d

- **目的/功效**：營造寧靜、放鬆的氛圍，促進入睡和深度休息。木質花香，有助於紓解焦慮，改善睡眠品質。
- **適合對象/心情/時機/場所**：適合失眠者，用於臥室擴香，幫助入睡。

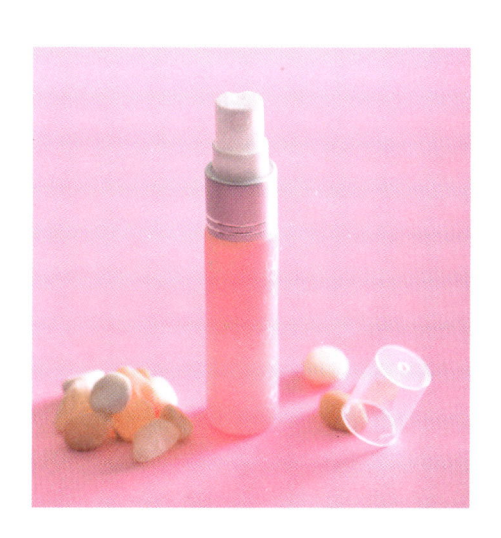

配方 164 ＊ 陽光沙灘

粉蓮花 Attar 精油 5d ＋檸檬精油 7d ＋薄荷精油 4d ＋迷迭香精油 4d

- **目的/功效**：營造陽光、活力的氛圍，提升情緒和活力。水果薄荷香調，有助於提升情緒，增添活力。
- **適合對象/心情/時機/場所**：適合需要提神的早晨，用於客廳或辦公室擴香。

配方 165 ＊ 靈感書房

粉蓮花 Attar 精油 6d ＋檀香精油 5d ＋佛手柑精油 5d ＋迷迭香精油 4d

- **目的/功效**：營造集中、靈感迸發的氛圍，提升創造力和專注力。木質柑橘香調，有助於提升創造力，增強專注力。
- **適合對象/心情/時機/場所**：適合藝術家、作家和創作者，用於書房或創作空間擴香，激發靈感。

←將「夢幻花園」配方用來擴香或加入 20ml 酒精做成香氛，其綿密的花香，有助於減輕壓力，提升愉悅感。

WHITE LOTUS

白蓮花

香氣銳度 ★★★☆☆

香氣賞析
Aroma

*―― **香氣印象**
夏日雨後在蓮花池邊吹來一陣甜香的清風。

*―― **香氣描述**
容易嗅吸得出來經典白色蓮花的香氣。再來更多的香氣變化，像是遊走在越南長滿蓮花的湖畔時，迎風吹來白花緬梔的氣味。在越南，雞蛋花隨處可見，所以能同時間聞到蓮花與雞蛋花的雙重嗅覺饗宴。也由於越南的天候狀況，是真的熱到不行！所以手上不乏飲品的蹤跡。在那裡可以嘗到許多台灣早期的飲料，例如橙子口味的可爾必思；接著出現的香氣，像極在炎熱的正中午，喝到不加糖的冰蓮子湯。那種純粹只有蓮子散出的獨特奶香、更有當地麥當勞買到的香草冰奶昔氣味，不單單只是香草的味道，更有加了讓奶味上一階的香料。最後，在結束一整天旅遊行程回到民宿後，於沖洗身體時發現，浴室裡擺的是經典款的海馬沐浴乳，當下邊用熱水沖洗，邊聞著熱氣帶上來的香氣，完美結束一天。

基本檔案
Data

中文別名	無
英文俗稱	White Lotus
拉丁學名	*Nelumbo nucifera*
植物科別	蓮科
提 煉 法	印度古法 Attar
五　　行	屬水
性　　味	性涼、味辛、苦
歸　　經	肝、心經（鎮定修護、提高防護力）

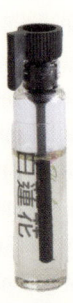

*―― **香氣搭配**

1. 白蓮花＋橙花＋春泥→強調蓮花盛開時的香氣。
2. 白蓮花＋岩蘭草＋乳香→神聖感香氣。
3. 白蓮花＋永久花＋迷迭香→創造有花香的清涼感。

CHAPTER 19

神聖療癒｜白蓮花

　　白蓮花為蓮科植物，原產地在印度，現在在歐洲和亞洲地區、古埃及也有種植。白蓮花在不同文化中具有特殊意義，被視為純潔和靈性的象徵。在佛教中，它代表純潔與神性，因為它從混濁的水中生長出來，但花朵卻能保持純潔無瑕，所以被視為神聖和具有啟示力的植物。

白蓮花精油脈輪冥想：喉輪以上

　　白蓮花的脈輪能量感應先是喉輪、眉心輪、頂輪，最後主要在頂輪。純潔與清明智慧，以清香涼意帶來肩頸、頭部的舒緩。

　　白蓮花乾淨的清香味中帶點淡淡的幼嫩甜香，像嬰兒般地粉嫩、純真自然。透過嗅吸冥想，將白蓮花的香氣能量帶入體內後，就能馬上感受到在喉輪、眉心輪及頂輪都被一層純淨的白光包圍。持續探知白蓮花能量的運作，會發現這道聖潔白光，開始從頭部向下往身體方向流動。透過能量的流動，如同濃霧撥開散去般，才發現白蓮花精油真正能量核心在「頂輪」。神聖且純淨的白光能量從頂輪宣洩而下，彷彿安坐於瀑布下方，就像在武俠片中看到瀑布打坐修行的畫面一樣，也像是靈性學習中的光浴時的能量運作。透過如清澈水流的純潔能量來洗滌全身、排除身上的污垢，不斷的沖刷，帶走氣場、身體的負能量後，感受白蓮花的聖潔能量將一切的凡俗塵埃都洗淨了，自然開啟對生命的清明智慧，瞭悟在平靜當下生命的喜樂真諦。

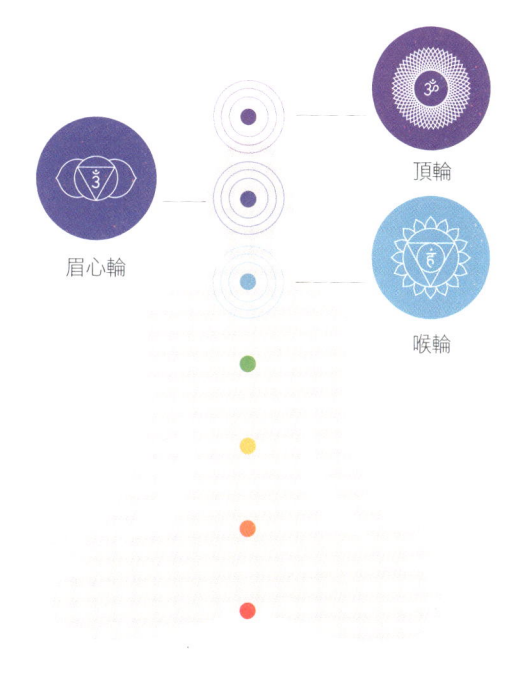

白蓮花與透明水晶能量解析

三種蓮花皆有淨化、轉化與再生的特質，藍蓮花特色在轉化、第三眼、保護。粉蓮花特性為純潔的愛、昇華的慈悲、穿透的淺意識。白蓮花為花種類中最抽象的含意，代表昇華純淨的靈魂甚至類禪定中的沉澱、寧靜、祥和。

白蓮花精油的香氣溫柔典雅，帶有淡淡的花香和一絲甜味。它協助穩定「情緒上的敏感」，例如易受環境起伏而影響情緒波動、強烈感受到他人的情緒變化而受他人情緒影響、對光與聲音等敏感、內心感受比多數人強烈（無論快樂悲傷，憤怒或焦慮）、對自己超出負荷得期待而感受壓力。更多在「身心靈的提升」，例如心靈的清明、協助保持專注，這在冥想和靜心練習與更深的進修狀態中作用；還有靈性與直覺的提升。

將白蓮花應用於日常生活中，可維護各方面的平衡，包含擴香、乳液、保養品或靜心冥想、瑜珈等，有些單方加入即能強化協同作用。例如需加強鎮靜安撫的功效，可與洋甘菊搭配成複方，需要更多情緒療癒，則可與永久花搭配。

透明水晶俗稱白水晶

白水晶（Clear Quartz）的外觀上呈現一種物質存在的完美樣態；當我們與白水晶互相吸引時，能反映淺意識與靈魂的渴望，並協助開啟靈性提升之門。當我們將它浸泡在水中時，展現了「有與無」之間，在陽光照射下，與各種光譜產生震動孕育出了彩虹。它還能是發電機水晶協助強化

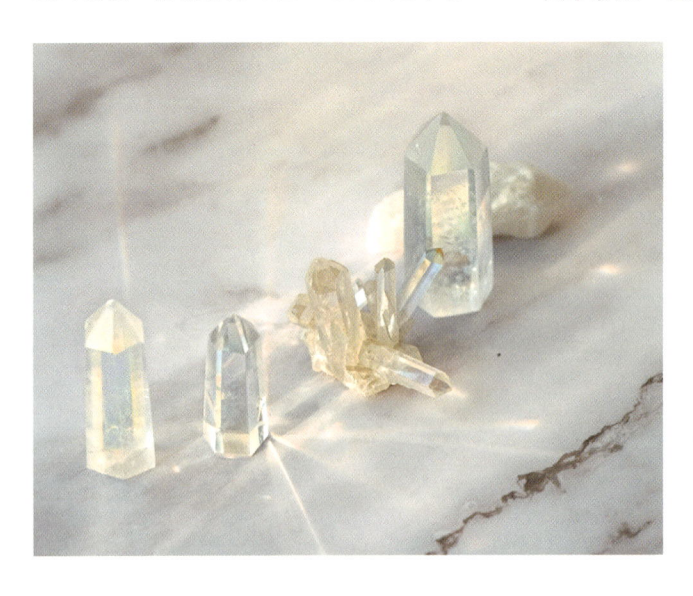

←白水晶的外觀呈現一種物質存在的完美樣態；當我們與白水晶互相吸引時，能反映淺意識與靈魂的渴望，並協助開啟靈性提升之門。

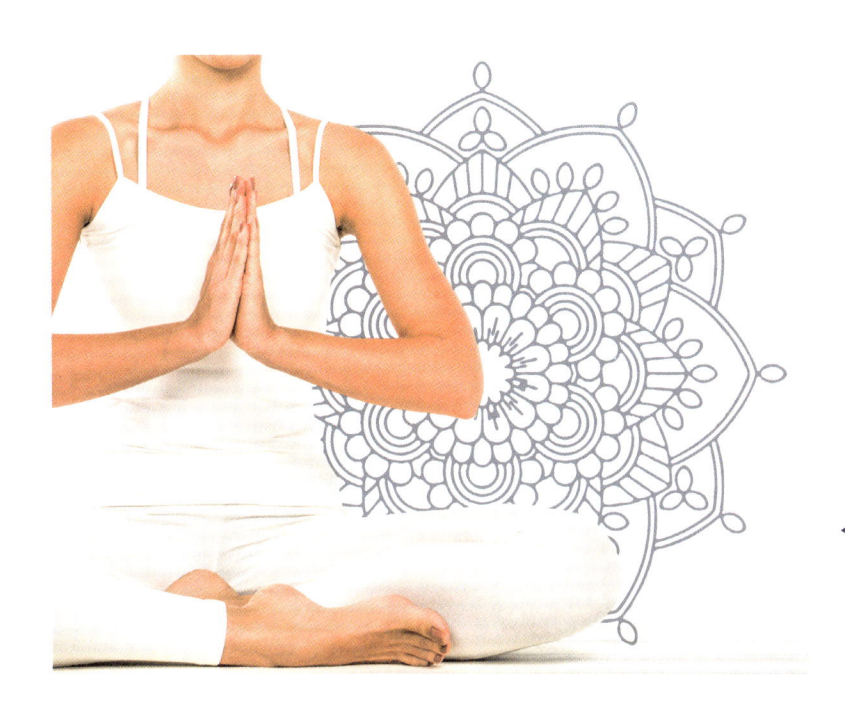

←居家享受白蓮花與白水晶帶來的心靈淨化 SPA，不僅可以放鬆身心，還能協助靈性直覺提升。

和引導，也能是晶簇創造一個具有增強頻率的能量場，還有更多樣態呈現在不同療癒領域，以展現出一個同樣的存有卻能在不同環境之下呈現不同樣態的美，也能以不同樣貌在世間進行各種療癒和進化工作，而它們但本質上卻是相同不變的。

白水晶蓮花 SPA

居家享受白蓮花與白水晶帶來的心靈淨化 SPA，不僅可以放鬆身心，還能協助靈性直覺提升：請準備至少一個白水晶握件、一些滾石白水晶或碎水晶、Attar 白蓮花按摩油。

① **營造舒適環境氛圍**：一個安靜、乾淨整潔的浴室空間，布置柔和的燈光或點燃蠟燭，然後播放柔的冥想或自然音樂（例如：水流聲）。

② **按摩油**：將基底油（如甜杏仁油）混合白蓮花調和濃度 1%。

③ 備好溫暖的草本茶一杯，例如洋甘菊、玫瑰花、薰衣草、薄荷茶等。進入 SPA 流程前，進行一個簡單儀式。將按摩油沾一、兩滴在手掌上，手握一塊白水晶握件搓揉後聞其芳香。默念一個清除負能量的意圖，例如，「我淨化這個空間，釋放所有不必要的能量。」想像從白水晶散發出柔和卻具有強力淨化的白色光

重複流經身體，並向外散開至空間之外，直到感覺淨化完成。

④ 一盆溫暖足浴（若有一些乾燥花草可以一起放進去，例如泡茶的乾燥花草）：放進滾石白水晶（或碎水晶），滴入幾滴按摩油後雙腳泡進去，一邊聆聽音樂、一邊嘗試靜心或專注呼吸。

⑤ 全身按摩：用調和好的 1% 白蓮花 Attar 按摩油進行全身按摩，若自己按摩可以從肩膀開始比較方便，此時可加入白水晶握件輔助，讓白蓮花進行身心靈平衡和放鬆，並讓白水晶更深層去除多餘不需要的堵塞和負能量，並提升能量頻率。

⑥ 簡單用水沖洗身體（可結束完成）。

⑦ 若有浴缸，也能在沖洗身體後，將白蓮花 Attar 精油加入一杯牛奶的比例，倒進浴缸中並手握白水晶握件（浴缸夠大也能多丟進幾顆）。除了可以讓皮膚增加滑潤與保濕、抗老外，還能增強泡浴淨化與能量修復（請不要追求很香，這樣濃度會比較高）。

⑧ 完成後，穿上浴袍，找一個舒適的地方坐一下，並給自己一個正向的意念，例如「我擁有內在平靜與力量」或「我接受來自宇宙的愛與光芒」。

⑨ 完成後，喝杯暖茶與休息。可以慢慢喝，讓身心回到日常狀態，此時可以感受白蓮花與白水晶帶來的靜（淨）與鬆，靜靜坐著讓這種感覺深植於內心。

整個過程，若有心血管或特殊身體疾病，需注意保暖或不要泡澡太久（甚至暫時停止 SPA）。若環境溫度較低可以先溫熱水沖一下身體，讓環境與身體溫度能提高一些。另外建議 SPA 之後不安排急著需要做的事情，才能讓居家 SPA 品質更好喔！

白蓮花成分與功效解析

白蓮花的主要成分包括：

● 萜烯類化合物

如 α-蒎烯（α-Pinene）、β-蒎烯（β-Pinene）、檸檬烯（Limonene），提供鎮痛、抗炎、抗菌，幫助舒緩呼吸道不適，提神醒腦的功效。

● 苯丙素類化合物

如苯乙醇（Phenylethanol）、苯甲醇（Benzyl Alcohol），提供植物花香的來源，以及保濕與舒緩的特性。

● 含氧萜烯類化合物

如芳樟醇（Linalool）、龍腦（Borneol），適合舒緩焦慮的香氛及止痛按摩配方使用。

● 比較特別的是蓮鹼（Nelumbine）

這是一種生物鹼類化合物，提供獨特的香氣外，對於放鬆神經，改善焦慮，幫助冥想與深層放鬆都有助益。

因此，將白蓮花精油應用在日常生活中，對身心有以下功效：

❖ **生理照顧**：白蓮花精油具有舒緩和鎮靜的特性，可幫助緩解壓力和焦慮，促進良好的睡眠品質。

❖ **皮膚保養與美容**：白蓮花精油具有抗氧

化和抗炎特性，有助於保護皮膚免受外部環境的傷害，減輕炎症反應，促進皮膚的修復和再生。白蓮花適合用於皮膚保濕修復、衰老和皺紋、淡化黑眼圈。所含「植物幹細胞」成分，用了除了會修復皮膚，還會有一種緊致年輕感，非常適合做為睡前保養程序的主角。

* **頭髮保養：** 白蓮花精油可以增加頭髮的光澤和柔順度，同時舒緩頭皮緊繃感和頭皮屑問題。
* **心理安撫：** 白蓮花精油的香氣能夠舒緩情緒，提升心靈平靜和平衡感，有助於減輕壓力和焦慮。

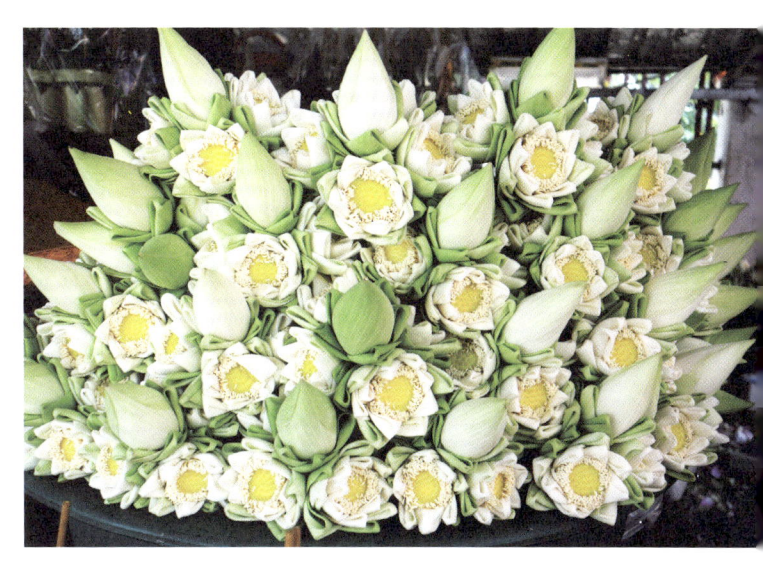

↑白蓮花的成分豐富，其中最特別的一種名為「蓮鹼」的生物鹼類化合物，除了可提供獨特的香氣外，對於放鬆神經，改善焦慮，幫助冥想與深層放鬆都有助益。

白蓮花身心靈功效實證

台灣的民間習俗到了農曆七月，是個陰氣較強盛的月份，很多曾經接受過靈氣療癒的個案，以及特定族群多少會有種心不安寧的不舒服感，以老一輩常用的說法，就是「沖煞」到了。

若以白蓮花為他人清除沾附到的不乾淨能量，是一種方便又有效的方法。一般輕微的沖煞，些許的不舒服，只需要用以95%酒精稀釋的白蓮花精油，噴在頭頂上方，讓充滿神聖潔淨的能量香氣，從頭頂慢慢的飄下，充滿全身即可。針對特別的個案，則可以直接用1滴白蓮花精油，滴在手掌心，雙手掌心推抹，以靈氣能量導引的方式，藉由白蓮花精油安定、聖潔、平和的能量和穩定心神的香氛，來進行安神定魄的處理。

個案分享　白蓮花安撫身心靈

一位剛上小學的妹妹，暑假期間開始，常常會不知所以然且不定時的狂吼大叫，也不喜別人碰觸與靠近，後來甚至開始每晚做惡夢，嚴重影響睡眠品質和健康與正常作息，令父母親擔心不已，雖曾求助坊

間收驚的師父,但效果不明顯。某日早晨上學前,妹妹突然大量的流鼻血,便緊急找靈氣療癒師幫妹妹以靈氣來進行安神定魄。

一開始碰到小妹妹的頭頂時,就如同被輕微的電量電到一般,一股酥酥麻麻又帶點刺刺的氣流,從手掌心向手臂處竄流而上,全身在一瞬間像要起雞皮疙瘩的感覺。馬上借引白蓮花精油潔淨一切的神聖能量,將這股不舒服的感覺與能量導入腳底、流出體外,被電到的感覺立刻消失。接著以白蓮花的安定、平靜的香氛力量,來為小妹妹穩定心神、緩解心情的不安與慌亂。持續以白蓮花的聖潔能量,讓安定、平和的能量一直沈入她的雙腿。

結束導引過程的隔日,媽媽表示非常神奇,因為孩子的狀態已恢復正常,昨晚也睡得非常安穩、一覺到天亮,沒有像之前的莫名失控情緒。因為孩子之前的情形,是完全無法讓人碰觸和接近的,連不是同住的親人也無法靠近。但這次她的孩子在靈氣導引處理的過程能夠順利進行,讓她感到驚訝與神奇。

其實白蓮花精油香水是療癒師個人國內、外旅遊必帶的品項之一,只要一進入飯店房間,感覺不對,就會拿出來噴一噴後,等外出再回房間,一切能量感就會變得潔淨、舒適。

→「夜夜好眠」按摩油可舒緩壓力、放鬆身心、促進睡眠品質。

白蓮花 Attar 精油推薦配方

按摩油保養 ▸ 配方

配方 166

*——— 夜夜好眠

白蓮花 Attar 精油 5d ＋薰衣草精油 3d ＋天竺葵精油 2d

- **基底**:葡萄籽油 10ml
- **目的/功效**:舒緩壓力、放鬆身心、促進睡眠品質。
- **適合對象/心情/時機/場所**:經歷壓力的人、睡眠困擾的人。

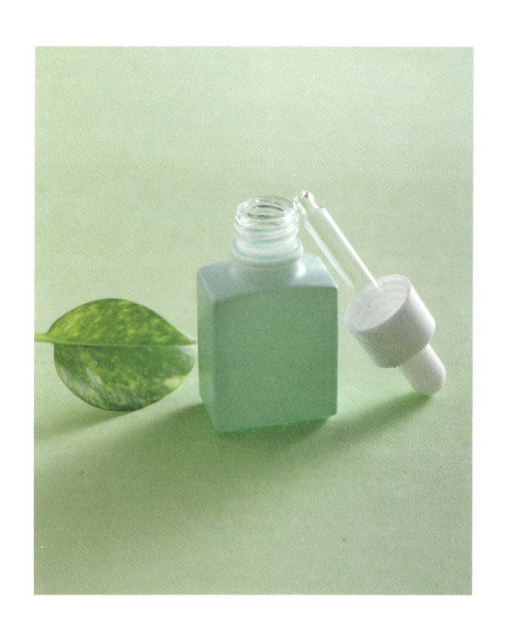

配方 167 ＊── 氣質美人

白蓮花 Attar 精油 4d ＋乳香精油 3d ＋迷迭香精油 2d

- **基底**：甜杏仁油 10ml
- **目的/功效**：清新、草本香氣，可修復皮膚、抗炎鎮定、舒緩不適。
- **適合對象/心情/時機/場所**：敏感肌膚、乾燥肌膚。

配方 168 ＊── 悠閒從容

白蓮花 Attar 精油 5 滴＋薰衣草精油 3 滴＋甜橙精油 2 滴

- **基底**：葡萄籽油 10ml
- **目的/功效**：柑橘、花香調，可緩解經痛、平衡荷爾蒙、讓情緒平緩。
- **適合對象/心情/時機/場所**：經期不適的女性。

配方 169 ＊── 緩解疲勞

白蓮花 Attar 精油 4d ＋迷迭香精油 3d ＋薄荷精油 3d

- **基底**：葡萄籽油 10ml
- **目的/功效**：舒緩肌肉疲勞、提升血液循環、放鬆身心。
- **適合對象/心情/時機/場所**：運動後肌肉疲勞的人。

配方 170 ＊── 減壓生活禪

白蓮花 Attar 精油 4d ＋乳香精油 3d ＋檀香精油 2d

- **基底**：甜杏仁油 10ml
- **目的/功效**：木質、芳香調，可減輕壓力、平衡情緒，提升心靈放鬆、促進冥想。
- **適合對象/心情/時機/場所**：渴望放鬆心靈的人。

香氛擴香 ▸ 配方

配方 171 ＊── 夢幻湖畔

白蓮花 Attar 精油 4d ＋玫瑰精油 3d ＋檀香精油 2d ＋佛手柑精油 1d

- **目的/功效**：花香、柔和的香氣，可放鬆心情，營造浪漫、夢幻的氛圍。
- **適合對象/心情/時機/場所**：浪漫約會、放鬆時刻、臥室、夜晚。

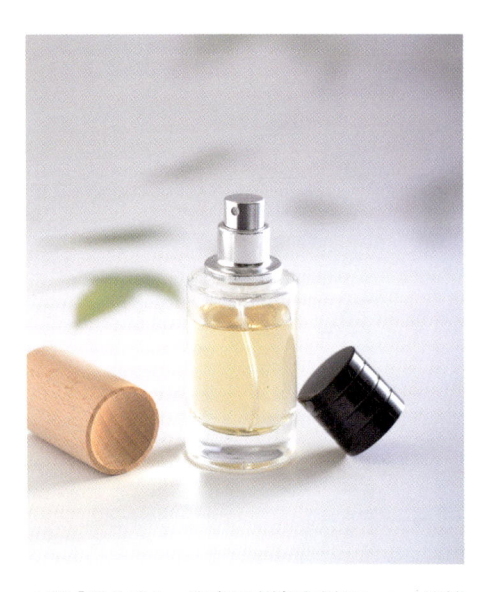

↑將「淨化清心」配方用來擴香或加入 10ml 酒精做成香氛,可淨化空氣、提升心靈清晰度,提振精神。

配方 172 ＊──── 淨化清心

白蓮花 Attar 精油 4d ＋檸檬精油 3d ＋薄荷精油 2d ＋乳香精油 1d

- **目的 / 功效**：清新、清爽、提振精神,淨化空氣、提升心靈清晰度。
- **適合對象 / 心情 / 時機 / 場所**：工作環境、學習時、起床氣氛、白天。

配方 173 ＊──── 靜謐寧靜

白蓮花 Attar 精油 5d ＋洋甘菊精油 4d ＋絲柏精油 2d ＋伊蘭精油 1d

- **目的 / 功效**：木質、花香、冥想放鬆,可營造寧靜、冥想的環境。
- **適合對象 / 心情 / 時機 / 場所**：冥想練習、放鬆時刻、瑜伽室、晚上。

配方 174 ＊──── 柔情浪漫

白蓮花 Attar 精油 3d ＋玫瑰精油 3d ＋茉莉精油 2d ＋沒藥精油 2d

- **目的 / 功效**：花香、甜美、激發浪漫情感,可營造浪漫、柔情的氛圍。
- **適合對象 / 心情 / 時機 / 場所**：約會、浪漫晚餐、　室、夜晚。

配方 175 ＊──── 青草悠遊

白蓮花 Attar 精油 4d ＋檸檬香茅精油 3d ＋葡萄柚精油 2d ＋檜木精油 1d

- **目的 / 功效**：草本、柑橘、提振精神,可提升清新、自然的感覺。
- **適合對象 / 心情 / 時機 / 場所**：戶外活動、清晨、陽光明媚的日子。

配方 176 ＊──── 平和寧靜

白蓮花 Attar 精油 4d ＋檀香精油 3d ＋薰衣草精油 2d ＋快樂鼠尾草精油 1d

- 目的 / 功效：木質、花香、舒緩放鬆，可提升平靜、安撫情緒的感覺。
- 適合對象 / 心情 / 時機 / 場所：壓力大的人、晚上、放鬆時刻、寧靜的空間。

配方 177 ＊── 活力晨曦

白蓮花 Attar 精油 3d ＋檸檬精油 3d ＋佛手柑精油 2d ＋薑精油 2d

- 目的 / 功效：柑橘、辛香、提振精神，提升活力、啟動身心的感覺。
- 適合對象 / 心情 / 時機 / 場所：早晨、需要提升能量的時刻、工作環境、清新空間

配方 178 ＊── 平衡和諧

白蓮花 Attar 精油 4d ＋玫瑰天竺葵精油 3d ＋檀香精油 2d ＋薰衣草精油 1d

- 目的 / 功效：花香、木質、平衡放鬆，提升平衡、穩定心情的感覺。
- 適合對象 / 心情 / 時機 / 場所：焦慮不安的人、晚上、放鬆時刻、寧靜空間。

配方 179 ＊── 夏日花園

白蓮花 Attar 精油 3d ＋橙花精油 3d ＋甜橙精油 2d ＋玫瑰精油 2d

- 目的 / 功效：花香、柑橘、夏日氣息，營造夏日、花香的氛圍。
- 適合對象 / 心情 / 時機 / 場所：夏日活動、陽光明媚的日子、放鬆時刻、花園、戶外。

配方 180 ＊── 溫馨之家

白蓮花 Attar 精油 4d ＋檀香精油 3d ＋肉桂精油 2d ＋甜橙精油 1d

- 目的 / 功效：木質、辛香、溫暖感，營造溫馨、舒適的家居氛圍。
- 適合對象 / 心情 / 時機 / 場所：家居氛圍、放鬆時刻、冬季、家庭聚會。

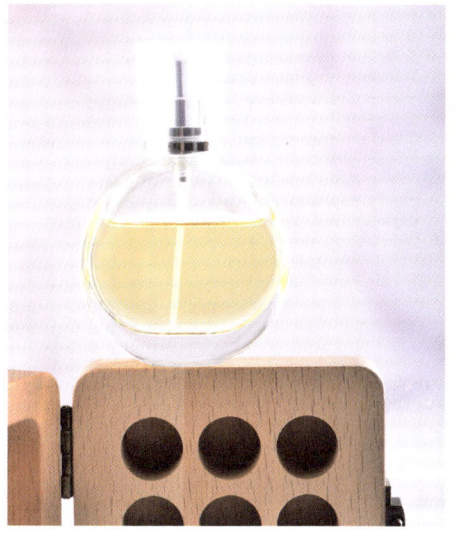

↑將「夏日花園」配方用來擴香或加入 10ml 酒精做成香氛，其花香、柑橘的香甜氣息，可營造夏日、花香的氛圍，猶如百花園裡。

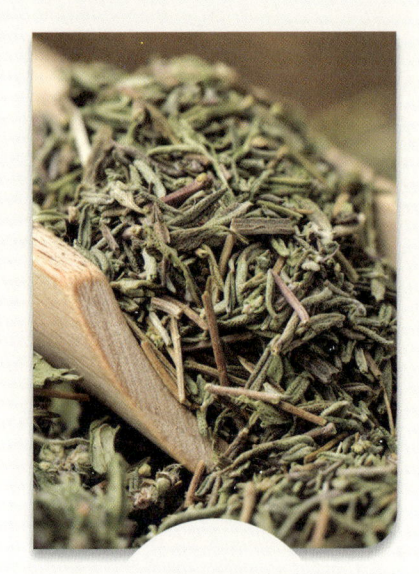

BLACK MUSK

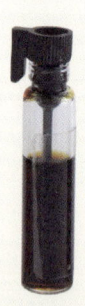

黑麝香

香氣銳度　★★★☆☆

香氣賞析
Aroma

*—— **香氣印象**

小學放學後，踏入賣著各式點心糖果的雜貨店。

*—— **香氣描述**

看到這篇的人，若有事先聞過黑麝香的氣味，有沒有瞬間被拉回國小學生的時光呢？這是一種專屬於下午三點放學後的美妙氣味（於本人而言）。國小三點下課的小屁孩，在午後陽光的陪伴下，爭先恐後的進入燈光昏暗，卻又充滿零食氣味的雜貨店。而在汗味、甜味混雜的店內，有人開始玩起由整塊砂糖及染色製成，且有造型的糖塊抽抽樂。抽到最大糖塊的開心到上天堂，沒抽中的就會繼續拼，直到零用錢被消耗怠盡才悻悻然的離開。有人則指名要牆櫃上擺的紅色鱈魚片，有人則伸手拿取透明塑膠桶內放的沙士、可樂糖（主打均一價），有的人下手便抓了一整排的可樂瓶造型軟糖。除了滿滿的甜膩氣息外，當時的雜貨店，也是相當先進的，有炸雞塊和薯條，所以也不時的傳來一陣陣嗆鼻又迷人的胡椒刺激味，以及番茄醬的甜味（那時的番茄醬並不酸）。

基本檔案
Data

中文別名	無
英文俗稱	Black Musk
拉丁學名	無
植物科別	無，是由不同的植物原料調配出的複方精油
提煉法	印度古法 Attar
五　行	屬水
性　味	甘、鹹
歸　經	脾、腎經

*—— **香氣搭配**

1. 黑麝香＋甜橙＋馬鞭草→創造更具有酸香感的迷人甜味。
2. 黑麝香＋玫瑰草＋檸檬→啟動兒時記趣的可樂糖香味。
3. 黑麝香＋安息香＋白蓮花→更提升甜膩的氣味。

CHAPTER 20

頂級香氣｜麝香家族

麝香自古就是全球知名的頂級珍貴香料。因為古代麝香的原料來源，是從麝香科的動物如麝香鹿、麝香鼠身上的香囊挖出，再經過處理程序就是麝香原料。但這種取麝香的方法等於殺生，現在早已進入科學養殖時代，殺生既殘忍且不符合經濟效益。而目前全球最主要的動物麝香來源中國，就是以麝香鹿或是麝香鼠的養殖場做為來源，就像採集鹿茸一樣，每年在固定的季節採收麝香顆粒，每隻麝香鹿可以採收許多次。

印度是香料大國，當然也是麝香的主要市場。印度特產的麝香草、麝香葵⋯⋯具有麝香的基本特徵香味，是主要的植物麝香來源，經由 Attar 緩慢蒸餾，也可以提煉出麝香植物精油。

因為 Attar 提煉法是用大銅鍋緩慢長期的低溫蒸餾，因此印度的麝香 Attar 精油，其實是一種香味的系統，泛指持久耐聞、渾厚性感、有雪茄煙燻味、樹脂甜美味、有深度的香味，也因此發展出幾種特定的麝香精油。所以嚴格說來，印度的麝香精油算是一種由不同植物原料調配出的複方精油。

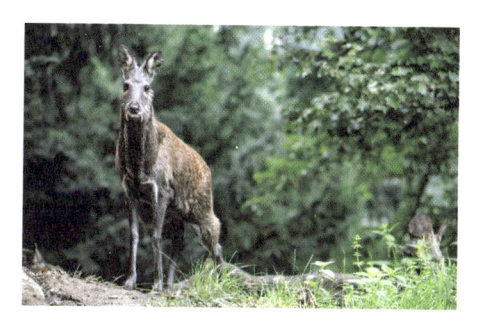

↑麝香鹿是古代麝香的原料來源之一。

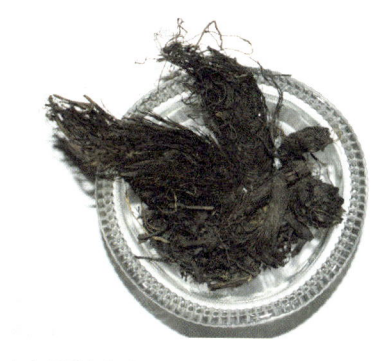

↑由於法規限制，現今較常以麝香草與複方藥材配方調配麝香，也因此發展出不同的品種與香型。

有哪三種麝香？

黑麝香雄渾

黑麝香是在麝香香系（麝香葵、麝香草）的基礎上，多添加了後味強勁的樹脂類精油，如乾焙乳香、沒藥、松香等，這

193

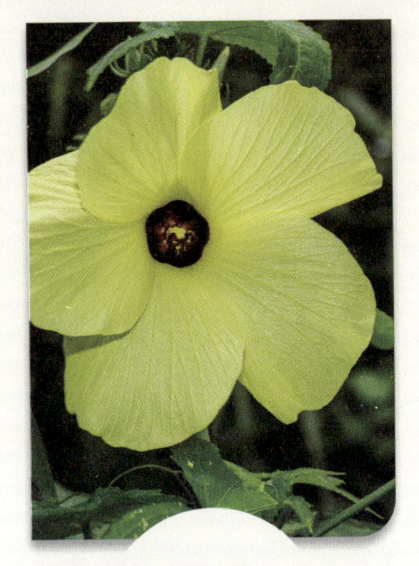

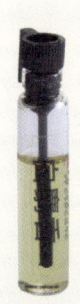

WHITE MUSK

白麝香

香氣銳度　★★★★☆☆

香氣賞析
Aroma

* ── **香氣印象**
走進百貨公司昂貴精品樓層散發出的複雜香氣。

* ── **香氣描述**
在百貨公司這種「東西」尚未這麼盛行的時代，一聽到要去某某百貨公司時，總不免會盛裝打扮及梳洗自己一番。帶著乾淨的氣味出門，一路上也是小心謹慎的不讓自己流汗，是一種比較有自我約束的肥皂泡沫香氣。到達目的地門口，等待玻璃自動門打開後，立即飛奔出一股複雜香氣的冷空氣。令人很在意的，就是那一股有肥皂泡沫的香氣（這時自己身上的氣味已代謝飛散）。以前不曉得，但現在知道那就是非常有名的香奈兒 No.5 香水的香氣。繼續往裡探索後，嗅吸到的氣味也逐漸豐富。從較濃的肥皂香氣，開始轉成像依蘭花的氣味，同時也帶著有如黃金果（牛奶果）的果肉甜氣。最後來到電梯前面，打開門後，電梯小姐從裡面走出來招呼乘客，與此同時也有著一陣有別於先前香水味的花香飄出。進到電梯間後，這股複雜好聞的淡雅花香，讓人的嘴角如同電梯一般，不斷的往上揚，是令人愉快並創造微笑的氣味。

基本檔案
Data

中文別名	無
英文俗稱	White Musk
拉丁學名	無
植物科別	無，是由不同的植物原料調配出的複方精油
提煉法	印度古法 Attar
五　行	屬木
性　味	甘、酸
歸　經	脾、肝、膽經

* ── **香氣搭配**
1 白麝香＋橙花＋甜橙→用麝香把橙花襯托上來。
2 白麝香＋安息香＋乳香→穩定香甜的夜晚香味。
3 白麝香＋香蜂草＋乾焙貝殼→夏日沙灘風格。

些色澤較深的原材料也會讓精油呈現深黃偏棕色的外觀。

麝香精油主特徵是持久耐聞、渾厚性感，既有雪茄煙燻味的前味，又有樹脂甜美味的後味。因此提煉後再做調整，強化雪茄煙燻的厚重與男性魅力，深沉耐聞的設定為黑麝香，聞到黑麝香，你眼前會出現的像是印度電影中的男主角：濃眉大眼、毛髮濃密、雄壯有神，也就是很 Man 的男神造型的場景。

三種麝香中，黑麝香也是最常用的一種，一般人對麝香的認知（功效及氣味特徵）也都是以黑麝香為主。黑麝香入腎可以補陰，對於手腳冰冷，容易腰酸腰疼，膝蓋酸軟的族群，可以很快地感受到一股暖意，搭配薑的活血化瘀，能夠推動氣血循環。

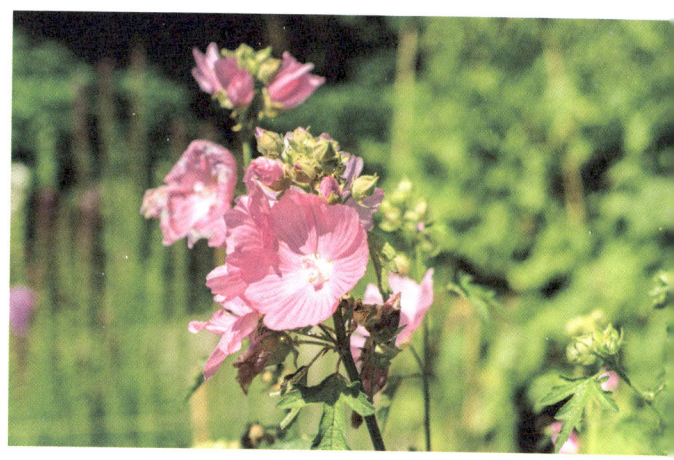

↑白麝香 Attar 精油是在麝香香系的基礎上，多添加了更多的花類精油，如茉莉、康乃馨、天竺葵，顏色偏淡黃色，讓氣味多點甜美輕柔感。

白麝香清柔

白麝香是在麝香香系（麝香葵、麝香草）的基礎上，多添加了更多的花類精油，如茉莉、康乃馨、天竺葵，顏色偏淡黃色。

把麝香配方中屬於甜美感、輕柔感、溫暖感部分強化，表現出印度女性那種嫵媚性感、能歌善舞、婀娜多姿的誘人。白麝香應該是大眾最熟悉的麝香香味，當年印度做為英國殖民地時代，歐洲人開始接觸印度的香料香水時，就迷上這種清爽甜美的香味。因此大量的香氛品，特別是香皂都會添加白麝香，在愛用者的記憶印象中，白麝香也代表了那種剛洗完澡，身上淡雅的體香。

藍麝香養生

更稀有的是藍麝香。它的顏色是藍色，這是因為除了麝香草的基礎外，又多加了些藥草類的材料，其中有一味「板藍根」，這種藥材外觀為銀杏樹那種板根，但是在提煉的過程中會轉化出靛藍成分，因此精油呈現淡藍色。板藍根在中藥草中也是知名的配方，據了解，中國在開發抗病毒的科學中藥時就有用到板藍根，令其聲名大噪，甚至造成缺貨。

藍麝香添加的變化是以養生滋補為主，在麝香舒服的香味襯托下，還有一絲絲的藥草香，更適合改善身心的保養。

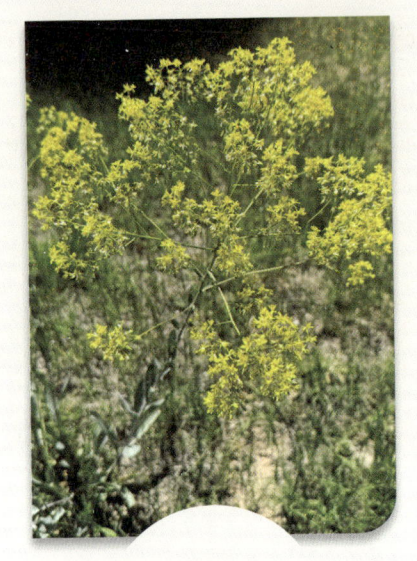

BLUE MUSK

藍麝香

香氣銳度 ★★☆☆☆

香氣賞析
Aroma

*──**香氣印象**

第一次牽著媽媽的手，走進高檔百貨公司。

*──**香氣描述**

三種麝香家族的香氣於我來說，可以是譜成一個故事線的香氣描述。黑麝香是在小學階段課後的小確幸時光，藍麝香是跟著大人們進出當時高檔場所的雀躍感，而白麝香則是獨自探險的驚喜氣味。藍麝香令我憶起，第一次被老媽牽著手帶進高檔百貨公司的心情。是即緊張又興奮的，還記得進到百貨公司裡面後，我們先到的是販售食物的區域。甜點的香氣，餅乾的氣味、糖品、飲料的香氣，一起往我鼻腔內衝擊，這對當時是小朋友的我來說是多有勁的「誘惑力」和「殺傷力」呀！而在鄰近區域販售香水的櫃點，不斷的飄來因為客人試用時而散發揮灑出的陣陣花朵香味，來自不同面向和不同種類的香氣，雖五味雜陳的亂飛，卻也巧妙且無縫的融合在一起，說是一場甜品饗宴也不為過了。

基本檔案
Data

中文別名	無
英文俗稱	Blue Musk
拉丁學名	無
植物科別	無，是由不同的植物原料調配出的複方精油
提煉法	印度古法 Attar
五 行	屬金
性 味	甘、辛
歸 經	脾、肺經

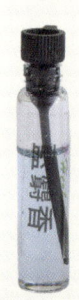

*──**香氣搭配**

1 藍麝香＋藍蓮花＋夜香茉莉→極致奢華感。
2 藍麝香＋黑麝香＋白麝香→七〇年代時光機。
3 藍麝香＋真正薰衣草＋佛手柑→溫柔安撫感。

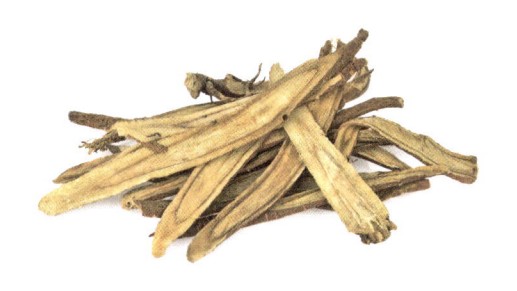

↑板藍根是印度藍麝香 Attar 精油的原料之一。

綜合以上結論：黑麝香是偏向男性及中性設計的香氛配方；白麝香是女性、小朋友及花香甜美系的最愛；藍麝香講究身心靈的滋補。三種香味各異，各有特色。

三種麝香在脾胃不適的時候皆有安撫不適的功效。藍麝香更多在於呼吸道不適、皮膚不適時可以使用；白麝香則是美白、疏肝、安眠上有所表現；黑麝香則是絕佳的養腎輔助。

三種麝香精油脈輪冥想：海底輪

大地能量黑麝香

嗅吸黑麝香時，滿腦子想的就是黑松沙士汽水混合著黑麥汁的甜，後味則是土質味中帶輕微的甜香與清新草根氣息。

透過嗅吸黑麝香精油，能量直入「海底輪」，感覺整個人從腿部開始，逐漸化作細沙，沉入土層裡，成為大地上的一堆沙土，被風吹散、被雨水沖蝕、被陽光乾烤著。隨著時間的紀錄，重新聚沙成塔，刻畫著時間的痕跡。經過沉澱、融合、板塊擠壓，成就樣貌多變的大地。以不變應萬變有高山、平原、丘陵、海溝等；山海間，處處均是寧靜自在；成為高山峻嶺，以開闊的視野俯視山林，以平靜的心看盡風雲萬變。安定的力量，在時間的洪流裡，雖然是微不足道的沙土，卻以微小的力量匯聚，成就世界地面的樣貌。就如同細沙一般，雖然渺小，但只要努力活出自我的精彩，依然能留下一篇篇動人的生命故事。

將黑麝香調成按摩油，塗抹腳底、腳背、腳指後，站著呼吸冥想。靜下心後，練習瑜伽「山式」、「樹式」、「門閂式」，訓練腿部肌力、練習平衡、拉伸腰部，是非常適宜的搭配，感受身心安定且舒服。

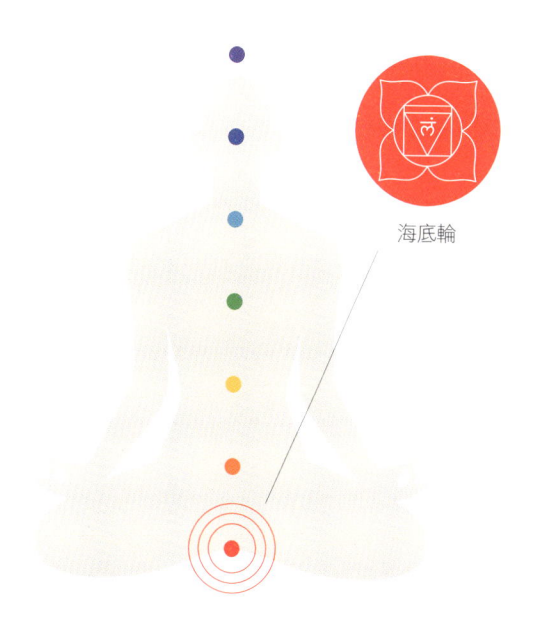

海底輪

海洋生機藍麝香

藍麝香的香味讓人覺得熟悉，瞬間來到高級男士香水專櫃區，淡藍色的色調，為清新、甜美的花果香帶來歡愉的安定感。

透過嗅吸藍麝香精油，隨著清新果香混合著甜蜜花香調，調和平穩、輕柔木質香味，引領著能量直入「海底輪」（會陰部），瞬息整個人如同無重力般，緩緩沈入暗藍深海。深邃的藍包圍下，難以言喻的寂靜無聲，寧靜中卻有一股全面性包覆的支撐力，承載著全身的重量。一切的釋放是如此的坦然，深海是地球上最大的生態系，迄今仍充滿神秘的未知領域，承載著這顆藍色星球的共同生命記憶，完全的交付出自己，注入安定品質來凝視生命的所在。

藍麝香帶來的感知不僅是深入的安定，另有深層於海浪起伏中的生命智慧。在起伏搖動的波浪裡，如同海水保持自我原有的本質，明瞭自己的立足點，不做隨波逐流的執著，不受動搖、不隨風向的沉靜大海，在波浪起伏中，做回真正自在的自己。

溫柔包覆白麝香

如果以藍麝香做為男性香氣代表，那白麝香就是女性香氣最佳選擇。輕柔的花香調中，透露著淡淡柑橘和青草香，呈現舒心柔和的能量。

透過嗅吸白麝香精油進行冥想時，能量帶你進入「海底輪」（會陰部）運作。剎那間來到溫和陽光照耀下的沙灘上，赤踝雙足踩在鬆軟而溫熱的沙中，隨著踩下的每一步，感受細柔的白沙，輕輕流過腳背和指間，感受沙子在腳下的流動。細沙包裹著陽光的溫度，為你鋪設柔軟又溫暖的呵護，予一種輕盈、自由的暢然。下一刻，卻被海面的波光粼粼所吸引。陽光照射海面，隨著波浪起伏不斷變換波折閃動的光，正呼應著人生無常。

情緒的多種變化，如同在太陽光下赤裸坦誠每一種情緒。光亮與陰暗總是彼此相貼共存，在多層折面的波動裡，總能看到耀眼的折射、希望的光，更似陽光照射在匍匐生長沙灘上的植物葉片般，金澄澄的生命能量，暖入心扉。

麝香與水晶能量解析

黑麝香與茶晶

黑麝香是三種麝香中香氣最沉穩的，帶著特殊木質調與脂類勾勒著淡淡香草尾韻，屬於中低音階帶著密集的頻率向下發展。深褐色是它從自然界中應用各種元素生成的組合帶來自大地的禮物，直率、沉穩、富有彈性是它的自然語彙。

它扮演著生理及精神上的充電器，給予神經系統帶來支持，和提供溫暖的心理

燃料，並賦予了支撐的力量。當我們偶爾經歷疲累或是沒電的時候，不一定全是身體上的累，有時是心理層面過於負荷，那種因為持續消耗電量所感受到的疲累感就會浮現出來。有需要時，可以稀釋 10% 的黑麝香（濃度視需要調整），取 1～2 滴將其塗抹在肩頸、風池穴、鎖骨的位置或是塗在海底輪與心輪，餘油可續延展塗抹。Attar 的特殊之處，在於少量就能發揮顯著的輔助效果，鮮少有刺激性（但仍建議比照芳療的過敏反應測試）。

茶晶（Smoky Quartz）有著灰咖黑的顏色，當靜下來注視它的時候，有時會有快被吸進去的感覺，頻率高並具有淨化與驅逐不淨的能力。它能引導海底輪與心輪流動的能量。海底輪是人與這個世間最基本的日常相處模式，也會決定如何選擇會是最感到安全舒適和和睦的，這會直接反映在日常生活之中。茶晶也會引導心輪的能量與海輪作呼應，讓自己與自己之間，還有與環境甚至人際之間，能學習在愛的基礎下，讓生命獲得更有意義的生存方式。當然這將基於曾經感受到愛，因為它會啟動之前愛的記憶能量並做引導。很適合因為沮喪、失魂落魄的人配戴擁有。

茶晶脈輪運作位置及輔助功效上，與黑麝香較相近，故選擇茶晶做為代表。

藍麝香與藍螢石

柔滑甜美的花香木質調，像是一位知性笑容開朗的海洋公主，站在陽光和湛藍天空下，當她襯著海洋跳進海水中浸泡游泳時，所能感受溫暖裡的一絲沁涼和舒爽感。它的沁涼能輔助改善來自火能量的「燥」，包含因燥帶來的發炎或情緒中的煩躁，也因為擁有降溫、放鬆與安撫的效果能使身心舒適。其應用方式如下：

① 擴香使用以增加午休的品質，使精神放鬆，即使僅閉眼休息也很適合。

② 初學者的香氣禪修：藍麝香 Attar 精油與基底油 1：1 調和好塗抹於鼻下，讓對境處在只有香味與自己之間，專注於自然感受但不過度感受，腦中不刻意思考與解析任何問題。

藍螢石（Blue Fluorite）具有調頻與平衡正負能量的本質，它運作在眉心輪，可以協助在生活之中仍能保有物質與自我清明之

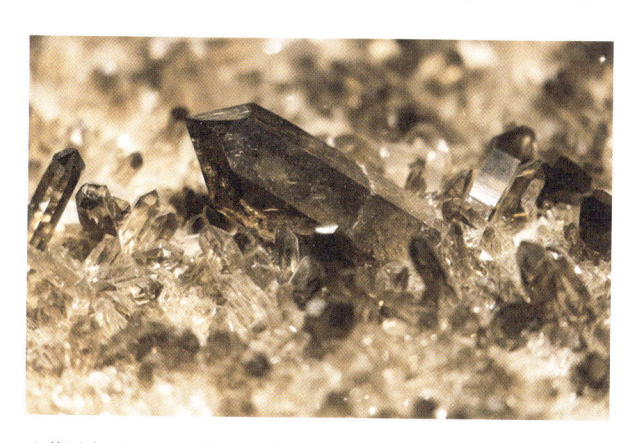

↑ 茶晶在脈輪運作與輔助功效上與黑麝香 Attar 精油較相近。

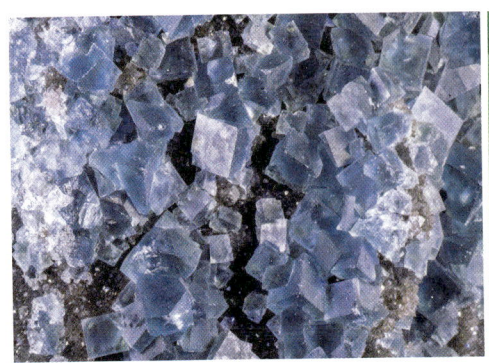

↑藍螢石具有調頻與平衡正負能量的本質。　　↑綠東菱石可以在心輪與太陽神經叢輪間帶來平衡與寧靜。

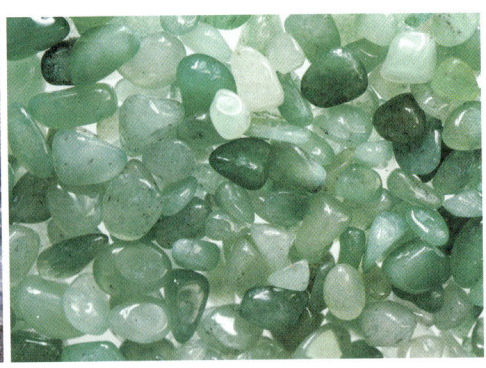

間的狀態（能了解環境正在發生什麼事，心中的自我，能平衡眼睛或直覺看到的現象不被動搖，或選擇暫時抽離狀態不被影響）。藍螢石的藍特別是代表著內在和平與寧靜以及清明的心智。

藍螢石雖不像藍麝香能帶來直接的沁涼，但它特殊的平衡能力，能使我們的能量，盡量趨近保持穩定。

白麝香與綠東菱石

像是在家裡用了很香的肥皂洗了一個快樂的泡泡浴，它的詞彙是純淨柔和與潔淨，像是大天使周圍帶著翅膀的可愛小天使；白麝香擁有「單純」的力量，在粉蓮花中也擁有單純力量的特色描述，在兩種之間的差別，在於白麝香會更接地氣一些，就像是我們看著小寶寶時彷彿時間暫停，只剩眼前僅有的奶香和單純的美好，似乎一切沒有需要去思考更多。而粉蓮花則是處在世俗之中無論外在世界的改變，仍擁有如孩童的天然純淨靈魂。

綠東菱石（Aventurine）做為純粹的綠，在心輪與太陽神經叢間帶來平衡與寧靜。它的存在如同身在森林之間，能用於當感受緊張或壓力時可能經歷的呼吸不順。當我們配戴或是將它放在容易緊繃的位置時，同時也帶來療癒與輕微平衡的特質。

綠東菱石與白麝香一同使用能有互補作用，主要於促進內在的平靜與緩和心靈放鬆，並協助將注意力放在看見單純的力量與本質。

麝香精油功效解析與實證

個案分享：不用再當天氣變化預報器

一開始接觸黑麝香 Attar 精油時，即感受到它向身體內部，如根一般深深探入的能量。基於好奇與勇於嘗試的精神，將活

血化瘀的藏紅花按摩油加入黑麝香精油使用，可以感受黑麝香帶著藏紅花的能量深入筋骨，如同黑色的氣根一般深入緩解疼痛。

多年前騎自行車環島時摔車，導致左肩多條韌帶嚴重撕裂傷，半年修養才能提拿物品。雖然多年保養，但面對氣候過大的轉變，或身體勞累時，還是會有從骨子裡透出痠痛感。因為急症的處理，所以是用原精油的方式，若易有過敏反應者，請調成按摩油再使用。放鬆舒緩配方如下：藏紅花1滴＋黑麝香1滴＋春泥1滴（加入植物油，請自行稀釋成需要的比例），春泥會帶著精油能量找到痠痛的根源，再透過黑麝香鬆開、藏紅花的活絡，慢慢的舒緩這種舊傷的不適。之後有時生活中造成的扭傷疼痛、僵硬痠痛，如扛重物姿勢不良，背部筋絡扭傷疼痛、下班後肩膀緊繃，或長時間開車背部僵硬時，自己和家人都會用這款調和按摩油舒緩放鬆肌肉，因多次親身試用的效果都很明顯，所以這款配方已成為家中常備的按摩油之一。

個案分享　怡人香氣協助暢通下半身能量

為一位近50歲上班族女性進行遠距靈氣能量導引。過程中感覺她的腹部能量虛弱無光，海底輪的能量向下，能量未能全然順暢流通。因有長期運動習慣，腿部雖相較以往更有能量且厚實，但膝蓋的保養、照護問題逐漸浮現，腳掌能量偏寒。

所以我以藍麝香Attar精油、印度茉莉精油加入植物油（基底油）調成5%複方按摩油，請她塗抹在鼠蹊部、尾椎處及小腿肌下方等部位，再以掌心餘香進行嗅吸冥想。將氣與能量從頭頂引入，帶往臍輪、海底輪，活化、補足內在所需能量。

個案回饋第一天使用時，會感覺到尾椎處痠疼，且到隔天都還斷斷續續出現。第二天則變成右腳的小腿肌下方明顯痠疼，手掌放在痠疼處為自己傳送靈氣時，一股熱同時往頭部及腳部竄流。第三天則是腳底湧泉穴的地方，感到能量的流動特別明顯。

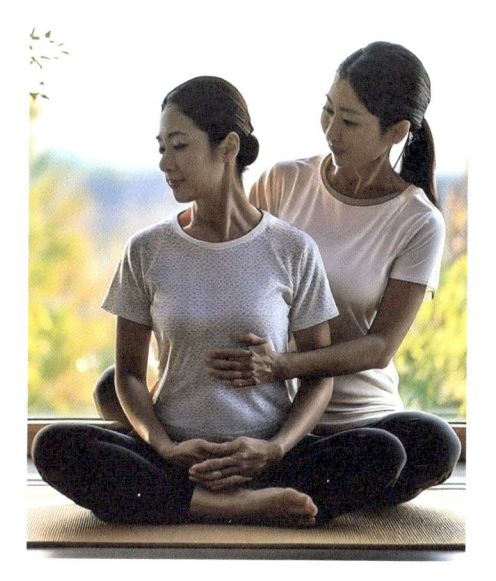

↑ 麝香Attar精油的宜人香氣，可協助放鬆上半身肩頸僵硬的肌肉，並暢通下半身的能量。

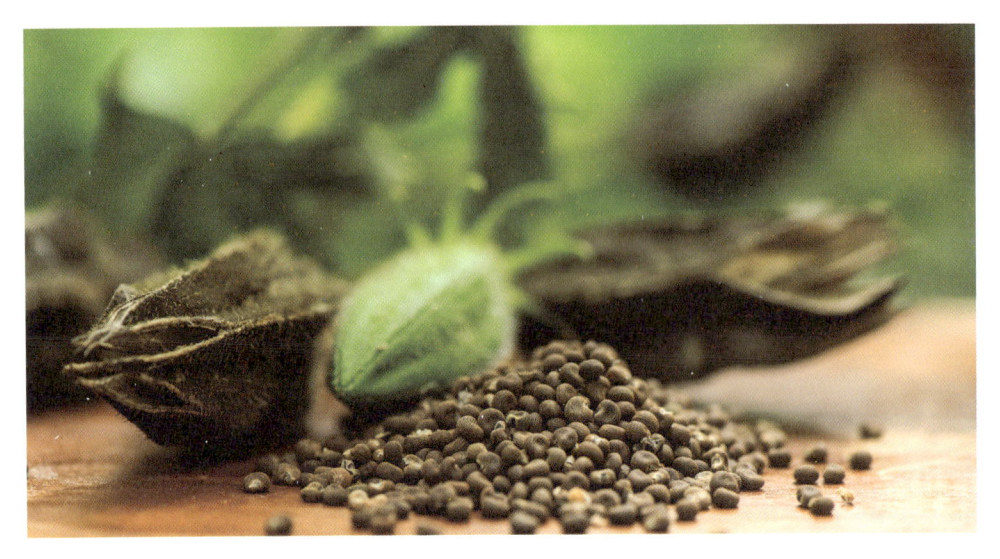

↑黃葵是一種灌木,用乾燥種籽萃取出來的精油含有麝香味,常用來做為麝香動物的替代品,因此又稱為麝香黃葵或麝香籽。

連續幾天的使用,淤堵部位散開了,穴位處不再有酸疼感出現,甚至第五天練習太極拳時,後腰處明顯感覺到發熱。尤其睡前使用,不到半小時,感覺整個身體都放鬆了,鬆到連手都懶得抬起來,接著進入深沉的睡眠,非常舒服。至於在心境的層次上,她會覺得自己沉靜安穩,有時還會有一種她看著她自己在做事、在移動的感覺,不是無意識的動作,而是帶著覺察,帶著覺知去做,這種感知是不曾有過的,它不只是香味怡人的按摩油,同時也對她身心層面有所助益。

個案分享　陽光般的擁抱加溫生命之火光

45歲女性,家庭和樂,工作能力強,業務繁忙也都能從容應對,但總覺得全身不舒服,雖然醫療檢查結果都算正常,也沒有嚴重固疾和病症。

後來為她進行靈氣能量導引,可以感知她全身各部位有氣卻無力,如果一株永未照耀到陽光的植物,需要一種光亮催化生命能量來運作。後來即由白麝香Attar按摩油在她四肢、頭部及鎖骨處稍做推抹,再次引氣導入全身時,便能感受到白麝香Attar能量,彷彿燦爛陽光照在身上,身軀之外,一層閃亮的輝煌光環,正在加溫著生命之火光。靈氣能量導引結束後,她回饋身體不同開始前全身被束緊的感覺,而是變得舒鬆且精神飽足、眼明氣爽、心情歡愉,尤其走路時,更明顯感到全身輕盈,自己變得完全不一樣了!

麝香 Attar 精油推薦配方

按摩油保養 ▸ 配方

以下配方以 10ml 基底油為基礎，適合按摩身體軀幹及四肢，如想用在臉部，濃度宜減半，也就是用 20ml 基底油來調配。

乾性膚質 / 熟齡膚質適合用荷荷芭油，油性膚質 / 快速吸收者適合用葡萄籽油，一般膚質 / 混合膚質者則適合用甜杏仁油，或是手邊其他常用並認可的基底油。

* 麝香寧神

配方 181

麝香 Attar 精油 2d + 薰衣草精油 3d + 檸檬精油 2d + 佛手柑精油 2d

- 基底：任一植物油 10ml
- 目的 / 功效：麝香的溫暖香氣結合薰衣草的舒緩效果，並由檸檬和佛手柑帶來清新感。可幫助舒緩壓力，放鬆身心。
- 適合對象 / 心情 / 時機 / 場所：有睡眠困擾者，高強度運動後，工作或學習期間的短暫休息。

* 晚安助眠

配方 182

麝香 Attar 精油 1d + 香蜂草精油 3d + 橙花精油 2d + 雪松精油 2d

- 基底：任一植物油 10ml
- 目的 / 功效：溫和的麝香與香蜂草的甜美香氣，橙花和雪松增添深度，促進睡眠，安撫情緒。
- 適合對象 / 心情 / 時機 / 場所：焦慮時，中老年群體，很累但無法入睡時。

* 能量升級

配方 183

麝香 Attar 精油 2d + 迷迭香精油 3d + 薄荷精油 2d + 玫瑰草精油 2d

- 基底：任一植物油 10ml
- 目的 / 功效：麝香的穩重氣息與迷迭香的清新，薄荷和玫瑰草增添活力，可提振精神，增強專注力。

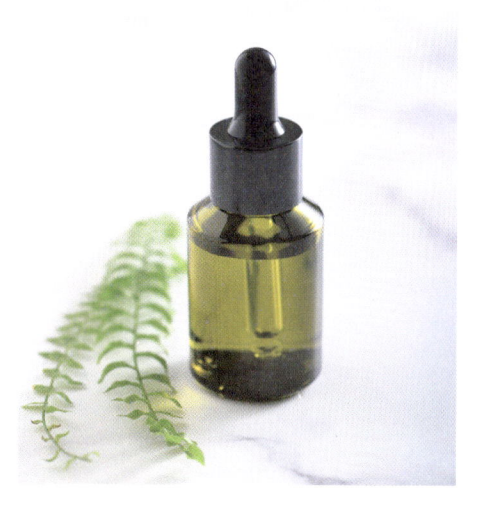

↑「麝香寧神」按摩油中，麝香的溫暖香氣結合薰衣草的舒緩效果，並由檸檬和佛手柑帶來清新感。可幫助舒緩壓力，放鬆身心。

- **適合對象/心情/時機/場所**：經常感到昏昏欲睡，早晨需要快速清醒時，工作或學習疲勞者。

配方 184 ＊── 溫暖放鬆

麝香 Attar 精油 2d ＋檀香精油 2d ＋依蘭依蘭精油 3d ＋甜橙精油 2d

- **基底**：任一植物油 10ml
- **目的/功效**：溫暖的麝香與檀香的木質香氣，結合依蘭依蘭的花香和甜橙的果香。可放鬆身心，緩解緊張感。
- **適合對象/心情/時機/場所**：常感覺孤單者，沮喪時，冥想或瑜伽練習時，忙碌一天後。

配方 185 ＊── 皮膚滋潤

麝香 Attar 精油 1d ＋玫瑰精油 2d ＋茉莉精油 2d ＋乳香精油 2d

- **基底**：任一植物油 10ml
- **目的/功效**：麝香的豐富香氣與玫瑰、茉莉的高雅花香，乳香增添神秘感。可滋潤皮膚，促進皮膚健康。
- **適合對象/心情/時機/場所**：乾性或成熟肌膚，日常保養，暴露於乾燥環境後。

香氛擴香 ▸ 配方

配方 186 ＊── 森林之夢

麝香 Attar 精油 2d ＋松針精油 3d ＋琥珀精油 2d ＋佛手柑精油 2d

- **目的/功效**：麝香的深沉與松針的清新，結合廣藿香的穩定與佛手柑的提神效果。可創造一種自然舒緩的氛圍。
- **適合對象/心情/時機/場所**：適合需要放鬆心情、或在瑜伽、冥想空間使用。

配方 187 ＊── 星光花園

麝香 Attar 精油 1d ＋茉莉精油 3d ＋天竺葵精油 2d ＋藍蓮花精油 1d

- **目的/功效**：麝香的溫暖、茉莉和依蘭依蘭的花香，加上玫瑰木的木質香。可營造浪漫而神秘的夜晚氛圍。
- **適合對象/心情/時機/場所**：浪漫晚餐、情侶約會、安靜的夜晚。

配方 188 ＊── 清晨露珠

麝香 Attar 精油 1d ＋薄荷精油 2d ＋檸檬精油 3d ＋迷迭香精油 2d

- 目的/功效：麝香的穩定感與薄荷、檸檬的清新，迷迭香的提神效果。可激發清晨的活力和清新感。
- 適合對象/心情/時機/場所：早晨起床、工作空間、需要精神集中時。

配方 189 　＊ — 古典之夜

麝香 Attar 精油 2d ＋檀香精油 3d ＋廣藿香精油 2d ＋橙花精油 1d

- 目的/功效：麝香的深沉與檀香的神秘，結合廣藿香和橙花的高雅。可創造一個優雅且莊重的氛圍。
- 適合對象/心情/時機/場所：閱讀時、音樂欣賞、藝術相關場合。

配方 190 　＊ — 海洋微風

麝香 Attar 精油 1d ＋薰衣草精油 2d ＋佛手柑精油 2d ＋紅花緬梔精油 2d

- 目的/功效：麝香的溫暖與薰衣草的寧靜，佛手柑和海松的清新海洋氣息。可營造一種清爽且寧靜的海洋感。
- 適合對象/心情/時機/場所：浴室、休閒時刻、尋求心靈平靜時。

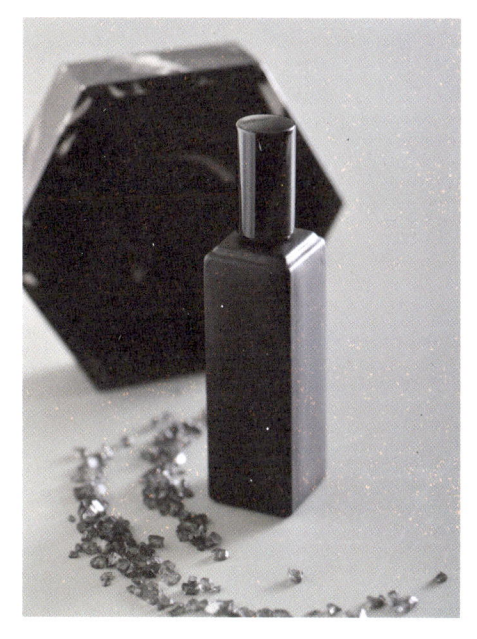

↑將「星光花園」配方用來擴香或加入 5～10ml 酒精做成香氛，其麝香的溫暖、茉莉和依蘭依蘭的花香，加上玫瑰木的木質香，可營造浪漫而神秘的夜晚氛圍。

配方 191 　＊ — 暖冬記憶

麝香 Attar 精油 2d ＋肉桂精油 2d ＋豐收果香複方精油 2d ＋廣藿香精油 1d

- 目的/功效：麝香的溫暖結合肉桂的辛香，橙子的甜美與廣藿香的穩重。可傳遞溫馨舒適的冬季氛圍。
- 適合對象/心情/時機/場所：冬季家庭聚會、放鬆讀書時、節日慶祝。

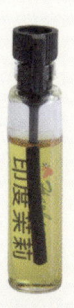

JUHI JASMINE

印度茉莉

香氣銳度　★★☆☆☆☆

香氣賞析
Aroma

*──**香氣印象**
路過營業中日式澡堂外，隨熱氣飄散的香味。

*──**香氣描述**
除了經典熟悉的茉莉香氣外，更有中秋節前後，在整個感覺上，明顯的清涼香氣，但不至於到有像薄荷、尤加利的涼感，而是在戶外大庭處，架上幾組烤肉爐，吹著傍晚的風，不冷不熱，剛剛好的涼風。隨風伴著當季盛綻的花香，以及手中剝著皮的柚子，柚子皮上的油脂，不斷的飛濺出來，揮發在空氣中後，和幽幽的花香，夫唱婦隨般的唱和著。在這時，稍早被拎去洗澡的小朋友們，也紛紛出籠在大庭上玩著。剛洗好澡還溫熱著的身體，以及在跑跳中稍微升高的體溫，把身上殘留的肥皂香氣，隨著空氣散發了出來。在時間越來越接近深夜，熱鬧及喧囂也跟著漸漸消逝，剩幾位大人們靜靜的圍坐在一起，享受片刻的寧靜，以及嗅吸著手上酒杯中的酒香夾雜著月橘花的氣味。

基本檔案
Data

中文別名	爬藤茉莉、大花茉莉
英文俗稱	Juhi Jasmine
拉丁學名	*Jasminum auriculatum/ Jasminum grandiflorum*
植物科別	木樨科（Oleaceae）
提煉法	印度古法 Attar
五　行	屬火
性　味	甘、酸、辛
歸　經	脾、胃、肝、肺經

*──**香氣搭配**
1 印度茉莉＋依蘭依蘭＋芳樟葉→茉莉饗宴。
2 印度茉莉＋甜橙＋白蓮花→清秀白甜氣味。
3 印度茉莉＋黑胡椒＋晚香玉→清甜微醺感。

CHAPTER 21

精油之王｜茉莉家族

茉莉花原產於印度，為木犀科素馨屬中最知名的一種。從印度一直到東南亞、中國、台灣……都是茉莉花的產地，且自古就深深的與各地方的歷史文化相結合。

茉莉於 1937 年被選為菲律賓的國花，同時它也是印尼的國花。一般人常喝的茉莉花茶當然少不了茉莉，中國廣西的橫縣稱為「茉莉之都」，因為當地就是茉莉花的主要產地與集散中心。

在精油中，茉莉精油有著「精油之王」的稱號（「精油之后」是玫瑰），可見其被推崇的地位。常見的茉莉精油有兩種：以印度為主產地，俗稱大花茉莉（*Jasminum officinale*），又稱為秀英茉莉或是素馨花；還有就是小花茉莉（*Jasminum sambac*），這在印度與中國都有產地的茉莉花，兩者為精油界最熟悉的茉莉精油品種。

印度原產茉莉精油其他品種

在印度原產地，其實茉莉品種還有更多。印度的文化與宗教特性，讓印度人對花朵的癡迷居全球之冠。所有慶典場合都會用上大量的鮮花，像茉莉這種散發出獨特優雅清香，且花開整樹的特性，更是常常用來編織花環手環，或是大量的用來供佛撒花，表達祝福之意。

因此在印度，*Jasminum sambac* 又有許多變種（亞種），外型雖相似，但是各有特色。印度做為茉莉花的原產地，又有足夠大的需求，又有印度獨家的 Attar 古法提煉精油技術，所以我們才能從印度的 Attar 精油中，找到更多的茉莉精油。這些通稱為 MOGRA 的系列，共同的特色是：清香、夜間或清晨開花、白色為主的花瓣、花開整樹甚至整串。其中主要的有以下幾種。

最飽滿的香氣：印度茉莉

印度茉莉（Juhi）的學名是 *Jasminum auriculatum*，屬於木樨科（Oleaceae）中的一員。Juhi 花也被稱為 Indian Jasmine（印度茉莉花）或 Juhi Jasmine。

Juhi 花是一種爬藤植物，具有小而香甜的白色花朵。它們通常開放在夜晚或清晨，散發出迷人的香氣。Juhi 花香味濃郁，

RAAT RANI

夜香茉莉

香氣銳度　★★★★☆☆

香氣賞析
Aroma

*── **香氣印象**

在舞台後方濃妝豔抹的花旦。

*── **香氣描述**

大學時期，因為課程所需，有結合到歌仔戲的元素，也因此，獲得了進明華園後台參觀的機會。在後台，我真正體會到上妝是多麼嚴謹和複雜的工序，那時還看到真的用花油梳髮的花旦。而且，每個角色臉上使用的脂粉，也其實都有自己的氣味，花香、草葉香。但令人印象深刻的還是梳髮的花油，像似桂花，又似茉莉香。在梳髮上妝的整個過程，花旦都是穩定安靜的坐著，整個感覺都和身上散發出的香氣相互輝映。如同夜香茉莉帶出來的氣味，雖然香氣張揚，但更多的是能感受到「靜謐」的存在。幾分鐘後，花旦妝畢，立即上場演出。在一陣高強度的表演後，回到後台的花旦不難看出也是發了不少汗，但可能也因為體溫升高的原因，身上本來就有的香氣，更肆無忌憚的跑出來，浮現的氣味較一開始要來得更多，香草、甜奶油混夾一點哈蜜瓜及一絲的汗水氣味。

基本檔案
Data

中文別名	夜香木、夜香樹、夜香玉
英文俗稱	Raat Rani
拉丁學名	*Cestrum nocturnum*
植物科別	茄科（Solanaceae）
提 煉 法	印度古法 Attar
五　　行	屬水
性　　味	甘、酸
歸　　經	脾、胃、膽經

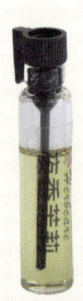

*── **香氣搭配**

1　夜香茉莉＋岩蘭草＋芳樟→靜謐傍晚。
2　夜香茉莉＋晚香玉＋梔子花→幽靜深夜。
3　夜香茉莉＋尤加利＋豐收果香→秋日的黎明。

208

被認為是香味花卉之一,因此在印度常被用於製作花環、花冠和香水。這種花也在印度的宗教儀式和慶典中經常使用。

印度茉莉的氣味直入生殖系統,感覺子宮在回應精油,會有回春的跳躍感,是富有生命力的一款香氣,非常適合產後憂鬱、生理期前後症候群、更年期後的女性,擦在皮膚上迅速保水、皮膚軟嫩透亮。

最清香靈性的香氣:夜香茉莉

夜香茉莉(Raat Rani)是一種灌木狀植物,它的花朵在夜晚綻放,並散發出濃郁的芳香。花朵小而白,花香非常濃郁,特別是在夜間更為明顯。它是一種夜間開放的花卉,這也是它被稱為「夜香玉」的原因。

Raat Rani 花在印度非常受歡迎,它的芳香使它成為許多人們喜愛的花卉之一。人們常常將 Raat Rani 花朵採摘下來,製成花冠、花環或放置在室內,以享受它獨特的花香。

夜香茉莉直入心輪,對應到印度茉莉原有的功效之外,更多了因為身為女性可能受到的創傷、情緒、自我貶低等等的對待,能夠化解壅塞,讓人豁然開朗找到出路,非常適合因為懷孕或生理期曾經遭受的任何不愉快經驗、在兩性平等間不被公平對待的種種過往,都能被夜香茉莉釋放開來,重新正視自己身為女性的美好,能

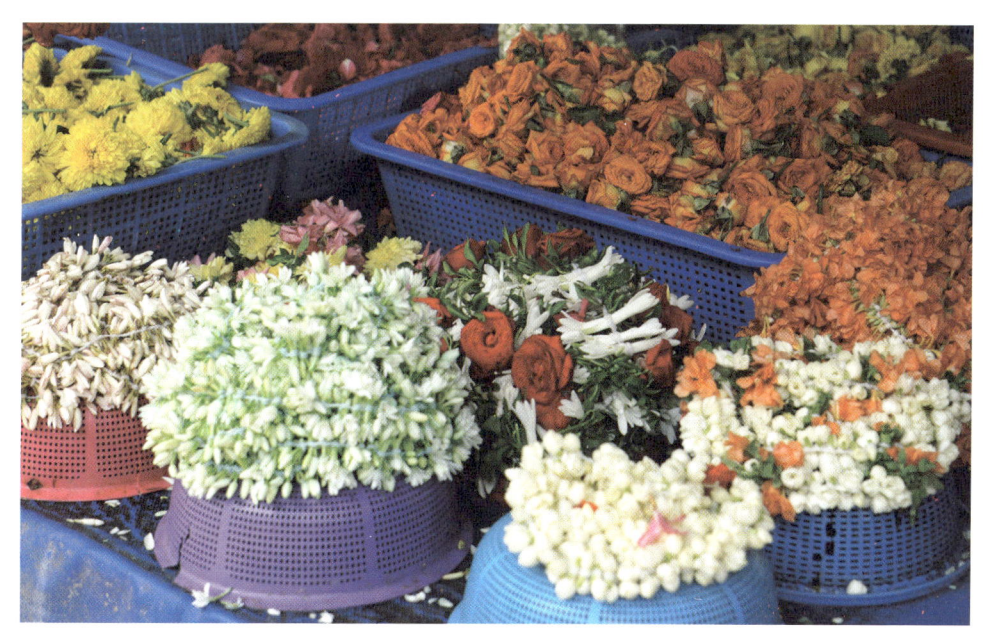

↑印度花市中,種類繁多的茉莉最受人們的喜愛。

MOTIA

繡球茉莉

香氣銳度　★★☆☆☆☆

香氣賞析
Aroma

* —— **香氣印象**

春日早晨灑落進房內的陽光。

* —— **香氣描述**

到度假勝地旅遊，在飯店裡的早晨睡意還濃時，被透過窗簾縫隙伸手進來撫摸自己的溫柔陽光喚醒，但依然懶洋洋的在床上閉著眼賴床。下一刻，前一晚便已設定好時間運作的咖啡機，這時正沖泡著頂級藝妓咖啡，傳來令人心情愉悅的鮮奶油香氣，以及清新的花香。

在香氣的勾引下，起身整理洗漱，在享受完早上第一杯充滿香氣的咖啡後，就動身去往早餐餐廳。特意挑了一個落地窗旁的位置坐下，隨之上桌的餐點內，有著蜜柚、柳丁（甜橙）、以及哈蜜瓜之類的水果。主餐是二片烤至金黃微焦的吐司，拿起其中一片吐司，搭配一塊奶油，吐司的餘溫，將奶油慢慢的融化開來，滿滿的奶香，就這樣充斥在自己周身，再配上一杯溫度恰到好處的溫牛奶，用香氣為早晨畫上美麗的句號。

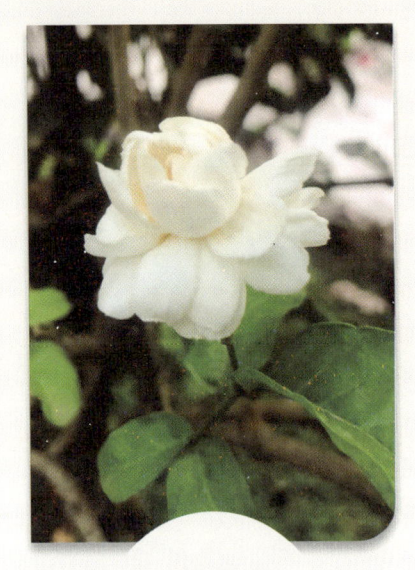

基本檔案
Data

中文別名	阿拉伯茉莉、小花茉莉、重瓣筆尖茉莉
英文俗稱	Motia
拉丁學名	*Jasminum sambac 'Belle of India'*
植物科別	木樨科（Oleaceae）
提 煉 法	印度古法 Attar
五　　行	屬火
性　　味	甘、辛
歸　　經	脾、胃、肺、大腸經

* —— **香氣搭配**

1. 繡球茉莉＋橙花＋甜橙→早晨奶甜奶甜的溫柔陽光感。
2. 繡球茉莉＋甜馬鬱蘭＋迷迭香→青澀不失甜美草原感。
3. 繡球茉莉＋黑胡椒＋玫瑰→異國度假風。

夠開始綻放光芒。

最有氣質的幽香：繡球茉莉

繡球茉莉（Motia）別名 Belle of India，是 Jasminum sambac 的亞種，意謂「印度名媛」。香氣通常被描述為非常豐富和純淨，帶有明顯的甜美和花香。Motia Attar 的香味帶有深邃和持久的特質。其特色之一是它的香氣隨時間逐漸展開，初始時可能是清新的花香，然後逐漸轉變為更為複雜和深沉的香調。因此在香氣的個性上，被定義為最有氣質的幽香。

繡球茉莉相較一般茉莉的氣味，更多了一股深層的木質調，氣味更豐富具有層次，功效上也比較對應呼吸道和氣管的問題。加上乳香之後，可以形成一個類似龍角散的氣味，深呼吸幾次之後，可以發現呼吸道暢通、氣管黏膜的緊縮不適感被放鬆，也有很好的鎮咳功效、連續幾晚夜咳的長輩，一比一調配之後敷在喉嚨，立刻感覺舒緩許多。

最溫柔性感的迷香：珊瑚茉莉

珊瑚茉莉（Harsringar）的外觀太特別太明顯：就像珊瑚一樣，中間花心為橘色，周遭是四散的白色花瓣，就像是珊瑚一樣，因此我們還是以珊瑚茉莉稱呼它最清楚。

珊瑚茉莉多了些粉味與蜜味，就像是抹胭脂的粉撲，初聞有點膩，也給人迷離恍惚感，其實就是誘情與性感的代表香。

珊瑚茉莉可以長成高大的樹木，並且整樹開花，初夏的花期坐在樹下，可見落英繽紛，粉香撲鼻，在台灣的公園也常見，有機會遇見可以感受一下。

茉莉精油脈輪冥想

印度茉莉：臍輪

氣味清新，透著微微檸檬或柑橘的清香，甜美蜜香中卻含有芭樂葉的青澀味，這股沁涼入心的甜香，能量卻意外的優雅，持續和緩釋出淡然氣質。隨著幾次嗅吸印度茉莉 Attar 精油氣味，能量明顯直接落入「臍輪」之內，直率毫不拖泥帶水簡潔，卻也展現風雅優美，如同一位穿著乳白色絲絹禮服優雅出場的貴族，能量流動優美雅致、淡定從容，以生俱來的自信與氣勢，濃密、豐厚的能量在腹部之內。

稀釋後，印度茉莉 Attar 精油氣味更加典雅，令人聞之身心自然舒爽，彷彿可以認可它是一種香、甜、清、雅最完美比例的香氣。能量的光芒更細化的感知以立體三角的交織形態，慢慢的攏罩住整個臍輪，以三角形三個面向，將能量不斷地從臍輪向外擴大、振盪開來；更透過不同的平面，讓能量的光再次的反射、回彈，再持續擴張，自然的成為生命的鐘擺，不停的擺動，

HARSRINGAR

珊瑚茉莉

香氣銳度 ★★☆☆☆

香氣賞析
Aroma

*———**香氣印象**
陰雨天在種植香藥草的園子裡勞作。

*———**香氣描述**
這是有種在陰天又帶綿綿細雨的天氣，走進有種著許多香草植物及藥草植物的網室園區裡，踏過因前晚大雨而被打落在溼潤泥地上的花朵花瓣，伴著偶爾吹進網內的風而被吹起且散發的香味，加上已經稍有點腐敗的花瓣葉片，穿插著一股酸甜青澀的氣味。也像極了園子旁，其他農人種植的芒果樹，伸手摘下一片芒果葉片搓揉後，散發出來並非芒果氣味，而是甜澀甜澀的蓮霧香氣。於此同時，一邊整理植株，一邊將散在地上還尚可的花朵撿起來收著。雖說下著細雨，也偶爾有風吹入，但網室內還是較溫暖較悶的，所以搭上上衣口袋內的花香，真的是一股暖流香氣。在一頓勞作，馬上把收集到的花朵拿來泡成花茶享用，加入微量的蜂蜜，用帶點香甜氣味的花茶，犒賞自己。

基本檔案
Data

中文別名	夜茉莉、夜花
英文俗稱	Harsringar/Coral Jasmine/Parijat
拉丁學名	*Nyctanthes arbor-tristis*
植物科別	木樨科（Oleaceae）
提 煉 法	印度古法 Attar
五　　行	屬火
性　　味	甘、微酸
歸　　經	脾、胃、肝經

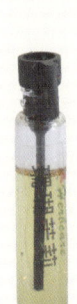

*———**香氣搭配**

1 珊瑚茉莉＋快樂鼠尾草＋玉蘭葉→暖流甜澀感。
2 珊瑚茉莉＋永久花＋岩玫瑰→花朵及溼潤的大地。
3 珊瑚茉莉＋香草＋安息香→甜膩微醺感。

順應時光流動的淡然應對一切的運作。

夜香茉莉：太陽神經叢輪＋臍輪

夜香茉莉 Attar 的香氣中，有股與晚香玉 Attar 相似的清香甜瓜味。又似草地土壤清新為前導，帶出近似七里香的濃郁，具有濃厚香氣的衝擊。冥想時嗅吸夜香茉莉 Attar 的甜美香氣，喜悅沁入身心，能量流向腹部，在「太陽神經叢輪」、「臍輪」（整個腹腔能量齊發運作）不斷蓄積能量，充實著生命力，匯集的能量如同一棵百年大樹立佇立眼前，蒼勁有力的樹幹，顯示它充沛的古樹靈氣，樹幹綁著紅布，展現人們對祂生命力的崇敬。

稀釋的夜香茉莉 Attar 氣味更加清麗怡人，久聞也不覺得厭膩，更能品味到清香秀麗的微甜。白色的細沙流入臍輪，如同高空放下的一白色絹紗，纏繞在腹部之內，使得腹部內，因能量的包覆，如同成為乳白色洞穴中，洞穴內壁滿佈著白色結晶，點點白色結晶閃耀地，好似夜空中燦爛無比的無數星光。

繡球茉莉：臍輪

繡球茉莉 Attar 帶有皮革和木質調，明顯感受在上額處微帶明星花露水的微甜。初聞溫和具有厚度香甜氣味，聯想到小時候外婆愛用的 566 洗髮精香味。透過持續嗅吸甜蜜花香，精油能量直入「臍輪」運作，轉變成泡泡糖般夢幻香甜，牽引出幼時的純真快樂。最後香氣的能量卻再次幻化，跟隨能量運作彷彿走在農村田野間，花團錦簇、繁華美麗的小小植物園就在路旁腳邊展現獨特自信亮麗。

我更偏愛稀釋後的繡球茉莉 Attar 精油氣味，更顯風華雅緻。脈輪冥想時，相同優雅的能量如細細的水珠串，一滴滴持續的滑落至臍輪，不斷地匯集能量在腹部之內。如同高山上大片岩壁上，不斷從高處下的涓涓細流，別有一番細緻的雅麗和源源不絕的流動。更不能小覷涓滴細流經過日積月累而產生的歲月痕跡，細密精緻的能量在彙入腹部之後，化作雲霧般流轉，翻騰的白色雲霧，似海浪的波動，亦似飄渺的浮雲在腹部之內旋轉流動著。

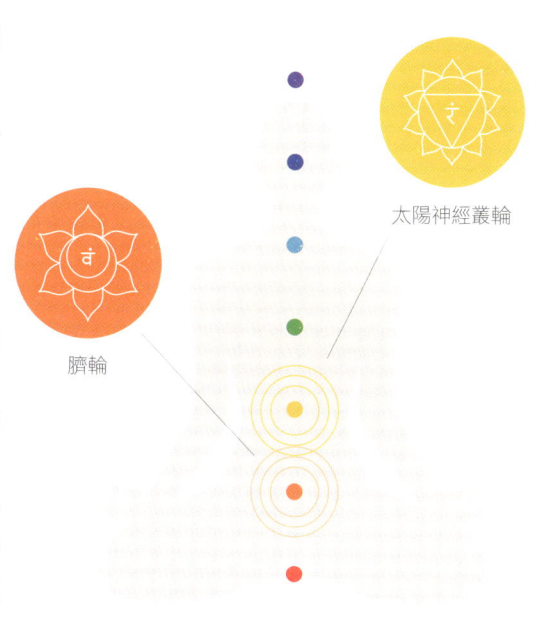

太陽神經叢輪

臍輪

珊瑚茉莉：臍輪

單是嗅吸珊瑚茉莉 Attar 精油就是一種享受，它的氣味就像是清晨露水洗淨的清新空氣，佇立小花園的茉莉花叢前，聞到最乾淨、身在其境的茉莉花香，不可言喻的精油能量也帶著這種乾淨、靈動且活潑的能量，清除煩憂和力不從心的感受。

冥想時，珊瑚茉莉 Attar 精油微涼的草葉氣息，透出一股清新香氣。精油能量以最純真的歡喜化作金閃閃光球，也似空中輕柔飛舞的花瓣，以歡樂跳躍的步調緩緩進入「臍輪」（丹田向身體中央探之）。能量似淘氣可愛孩童，在單純歡喜的光之中，彷彿輕快的歡笑聲相隨。更擁有幼童歡樂且豐沛的生命活力，像在腹部之內倒滿了晶亮、甜美的蜂蜜，以如同孩子最潔淨的靈魂能量，給予內在生命力、情感層面最單純無求回報的支持能量，身心自然隨著能量的歡欣感與富足而輕鬆愉悅。

茉莉精油能量冥想

茉莉花香濃郁優雅，一陣微風幽香暗送；它喜愛陽光、生命力旺盛，照顧之下花朵不算太大，只要一開花就花團錦簇充滿存在感。它用純淨的白，親切地向世人展現一個單純生命的樣態，在龐大世界裡似乎顯得渺小。它也不那麼花枝招展，不那麼高貴艷麗，而是在市井小巷裡，偕著

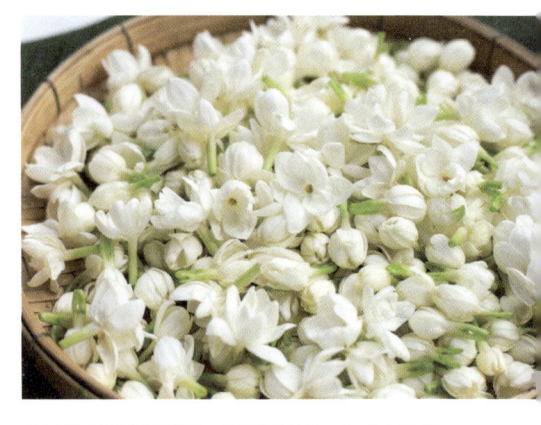

↑茉莉花香濃郁優雅，它喜愛陽光、生命力旺盛，只要一開花就花團錦簇充滿存在感。既不那麼花枝招展，也不那麼高貴艷麗，但卻可以在平凡的生命世界中發光發熱，讓生命充滿喝采。

太陽，伴著月光，在平凡的生命世界中發光發熱，讓生命充滿喝采，世人自古就對其花香、潔白的淨充滿美好的記憶點。

茉莉 Attar 系列以夜香茉莉 Attar 精油的上揚作用（提升能量氣場）最顯著，其次是繡球茉莉 Attar、印度茉莉 Attar、珊瑚茉莉 Attar。

茉莉 Attar 家族皆適合「調柔」，例如想柔化剛硬的形象，茉莉可以調和這種感覺並且維持在一定的氣質和氣勢間的平衡，例如業務、主管、專業者、需要應酬談公事等，每款茉莉表達的語言不同，再根據自己喜好選擇就好。男女性皆適合使用，男性使用能帶給人些微柔性又穩定的感覺（穩定可靠），也能漸進釋放過多的壓抑和安撫，這些都有助於更美好的生活。

女性可以保養臍輪（子宮、自我認同等），包含曾養兒育女疲累壓力的母親、性冷感與過度需求、安全感議題等都能加入保養。

總結茉莉 Attar 能量：主要應用心輪的療癒與各項鬱滯的推動力，若有症狀已經詳細就醫檢查沒問題。仍有不明胸悶、心悸、莫名的乾咳、下意識的緊繃感等，在合格的專業芳療師協助下正確適當的使用在情緒、身心療癒上效果可以比較好，若能配合芳療療程計畫則能有較清晰可見的進程。

印度茉莉 Attar

出色濃郁柔美的花粉香帶著一些梔子調花香，像是浸泡在剛掉入月光下水灘裡的一朵朵茉莉花，水能量在四種茉莉 Attar 中第二突出。

情動能量較繡球茉莉 Attar 更突出與活潑，適合促進多種類的桃花緣，它有更多情感的交流體驗（例如平常難以感受他人的言外之意、非語言表達）能將印度茉莉 Attar 調和基底油 1：1，取 1～2 滴點塗於希望對方注意的地方，例如鎖骨、頭髮或是贈送的禮物與卡片；也是這幾種茉莉 Attar 之中最適合進行愛情與桃花魔法。

能量生理應用：壓力造成的頭痛、女性經前症候群的經痛（腹痛 / 此情況建議在平日保養）、壓力作息紊亂造成的皮膚問題等。

夜香茉莉 Attar

帶著艷麗的涼爽香氣在月光下被喚醒，越夜越美麗的陰性能量更強。它像是工作到夜晚的成熟魅力女性，整理妝容、換了衣裙、蹬著高跟鞋，充滿活力的準備來頓美味的燭光晚餐，是位能照顧好自己生活與笑容的智慧女人。

陰性能量代表著柔和、冷靜、內斂，幫助個人能看向內在，在經過探索與沉思後運用智慧來維持個人狀態的穩定；在此刻，將學習關閉外在紛擾不讓其打擾內心平靜與舒適，藉由陰性能量來引導和保持內心的寧靜和放鬆。

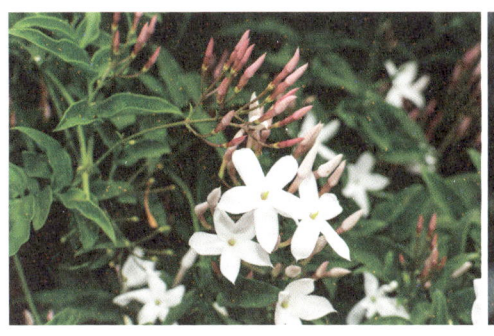

↑ 印度茉莉擁有濃郁柔美的花粉香，亦帶有些梔子花香。

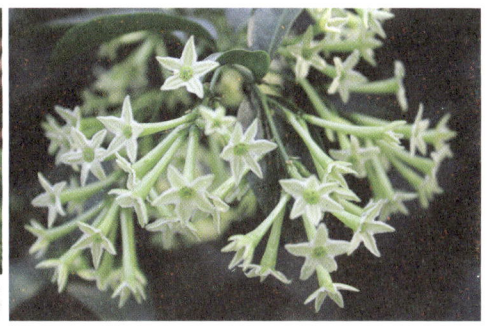

↑ 夜香茉莉有股與晚香玉 Attar 精油相似的清香甜瓜味。

藉由這些特質，可以將夜香茉莉 Attar 用於夜晚仍需保持專注學習工作的人、需要思考重要事的人、靜修以及靈性作業、學習的時候。

當然也能在沐浴後與睡前的時間拿來當作保養或擴香，在這種照顧陰性力量的柔美茉莉香氛之下休息也是一種很棒的享受。記得，此時的夜香茉莉 Attar 低濃度使用是最佳享受的保養方式。

繡球茉莉 Attar

將高級的木質基調做為柔軟有支撐力的底床，點綴鋪上綠色青草葉的床單烘托著滿床的茉莉花香，完美襯托繡球茉莉 Attar 的簡單性感。花香深邃而持久，像是住在一間在木屋裡種滿茉莉的休憩處，聯想到一些相關詞：簡單、幸福、優雅、時間停留的穩定感。

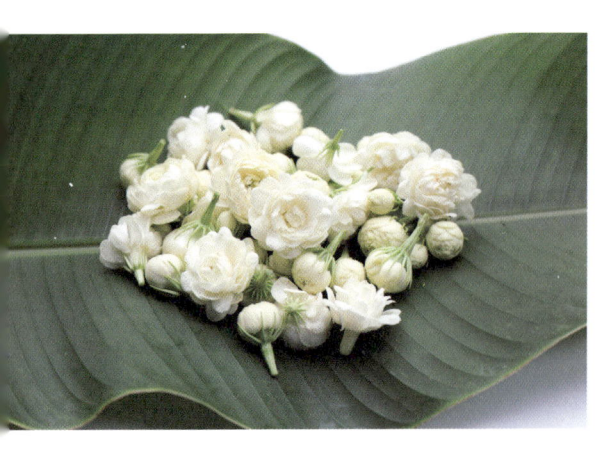

↑繡球茉莉香氣深邃而持久，有簡單、幸福、優雅與時間停滯的穩定感。

繡球茉莉 Attar 能量是推動而安穩的，這兩個詞並不會衝突，因為創造一個安心穩定的範圍並在這個區域裡穩定的運轉著，那是一個安穩又有活力的空間。

含水能量最高，包含打開親密關係之間心輪上的流動、促進語言與非語言的溝通交流、將被動化為主動的關心，所以用在客廳、臥室有助於增進與療癒情感；但並不建議整天都這麼使用，持續催油門後會帶來一些疲累感，而部分使用者會需要代謝舊有情緒能量的時間與空間。

能量強大，可以做成芳香的防護噴霧，出入氣場紊亂的場所、最近情緒低落等等都能拿來花灑式使用。

另外希望促進「情動」的能量，可以考慮製成精油香水，這種深邃性感又沉穩的茉莉會讓人流連忘返，收納盒裡加點美好意念的粉晶與綠石榴，可幫助正桃花與心情穩定順暢的能量。

珊瑚茉莉 Attar

最清新的是珊瑚茉莉 Attar，含著微量水的茉莉中有一些淡淡的綠葉香，同樣的一絲清涼進入整個呼吸道（夜香茉莉僅次珊瑚茉莉的涼感）。位置在喉輪、心輪與太陽神經叢，通常串聯這幾個脈輪點上多有輔助緩解緊張和壓力、促進（主動）溝通的動能，是個人在芳香療法的情緒療癒中會使用的植物精華。它能用在因為急躁、焦慮或壓力太大時的難以表達、說不出口，

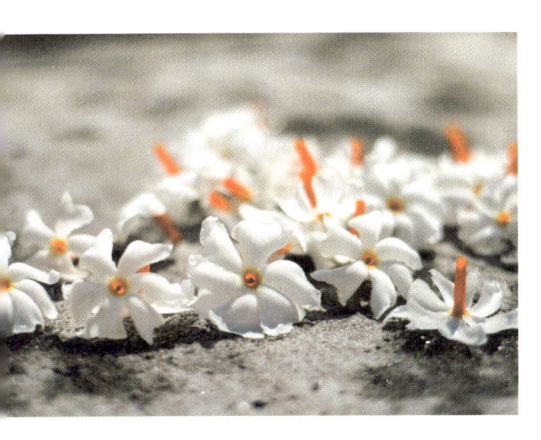

↑珊瑚茉莉味道清新，就像含著微量花香水的茉莉中有淡淡的綠葉香。

也能應用在一時打擊太大沒有反應（僵住）的情況，或是過於驚恐時的輔助穩定並拉回現實，此時可以暫時集中在太陽神經叢、背部給予 5～8% 的使用。

這種輔助型的安撫也能應用在睡眠，協助減輕過多的緊繃以及發炎症狀不適時所難以入睡的情況。

根據成長特性與生命能量，可能有輔助促進神經發育的特質（例如應用在想長高的孩子，可以自行嘗試實驗。）

茉莉 Attar 都能形成保護罩能量，但珊瑚茉莉 Attar 持久度會是幾種茉莉 Attar 裡面較短的，適合需要時使用、中長期使用。

茉莉精油主要成分與功效

茉莉精油的主要成分有：

- 苯甲醇（Benzyl Alcohol）

具有輕微的鎮靜作用，可以幫助緩解緊張和焦慮。
- 茉莉酮（Jasmone）

貢獻於茉莉獨特的香氣，具有提振心情和抗抑鬱的作用。
- 芳樟醇（Linalool）

具有鎮定、抗焦慮和改善睡眠品質的效果。
- 乙酸沉香酯（Linalyl Acetate）

有助於減輕壓力和改善情緒。
- 香葉醇（Geraniol）

具有抗菌和抗炎特性。

常應用的功效如下：

① 改善情緒和減輕壓力：茉莉精油的香氣有助於減輕壓力、焦慮，提升情緒，被認為是一種天然的抗抑鬱劑。
② 促進睡眠：其鎮定作用有助於改善睡眠品質，對於失眠有一定的幫助。
③ 護膚：茉莉精油具有滋養皮膚、增強皮膚彈性、減少疤痕和痘印的效果。它也能夠平衡油脂分泌，適用於各種皮膚類型。
④ 抗菌和抗炎：它的抗菌和抗炎特性有助於治療和預防皮膚感染，減輕炎症狀況。
⑤ 促進傷口癒合：茉莉精油可以促進傷口癒合，減少疤痕形成。

茉莉精油的吲哚

吲哚是一種有機化合物，以其強烈的香氣而聞名，尤其在茉莉精油中，它也是

茉莉花特有的香味。吲哚的功效與特徵：
① **香氣**：吲哚具有強烈的香氣，是茉莉花香中的主要成分之一，賦予茉莉以其獨特的、濃郁的花香。
② **情緒調節**：吲哚在香薰療法中被認為有助於情緒調節，尤其是在緩解緊張和焦慮、提升情緒等方面。
③ **抗菌作用**：雖然吲哚主要因其香氣而被重視，但一些研究也表明它可能具有抗菌特性，儘管這方面的作用可能不如其他成分顯著。
④ **促進睡眠**：通過其放鬆心情的效果，吲哚也可能有助於改善睡眠品質，尤其是當它做為茉莉精油成分時。

儘管吲哚的這些潛在益處值得注意，但也應當理解到吲哚的香氣並不是每個人都會喜歡的，部分人可能會覺得它的香味過於強烈或不夠愉悅。此外，茉莉精油（包括其中的吲哚成分）使用時需要稀釋。

茉莉精油身心靈應用實證

有些人會對茉莉精油濃郁的香氣避而遠之，但茉莉 Attar 精油在「臍輪」能量有提升與運作的效果，是無可取代的。

臍輪能量的不足，多數原由來自於多種情感問題的累積，有幼時的孤獨感、與他人來往間的情感傷害，又或是面對人事物時被迫壓抑自己的情緒等。在尚未認識氣味較淡雅清香的珊瑚茉莉 Attar 之前，若臍輪能量擴展不順暢的人，推薦繡球茉莉 Attar 精油可做為冥想使用，或做為日常保養複方按摩油必須添加的成分。

個案分享　面對臍輪情感議題，精油使用首選

年近 60 歲上班女性，身為靈氣能量導引者的我在為她進行靈氣能量導引觸碰到臍輪時，感受的畫面是一位小女孩獨自一人，在房間的角落裡屈縮著小小的身軀，神情無助又害怕。

結束靈氣能量導引後，與她分享過程中的感知，她非常訝異。於是娓娓道出年幼時，父母為養活一家人得外出工作，所以將未達學齡的她，獨自一人留在家中，以至於從小的孤獨和恐懼，一直刻印在她的身體裡，但透過這次的導引，讓她可以認知說出來並慢慢轉化生命裡記憶的傷疤。為了讓她可以後續的自我調整，我推薦她可以在身體按摩油中加入繡球茉莉 Attar 精油，讓臍輪的能量擴展協助她更有力量去面對、轉念，進而得到更多生命的喜悅與富足。

個案分享　優雅從容展現自信美與生活幸福感

近 50 歲上班族女性，為她進行遠距靈氣能量導引時，過程中可以感覺她腹部能量虛弱無光，海底輪的能量向下能量未能

全然順暢流通。於是我以藍麝香Attar、印度茉莉精油加入植物油（基底油），調成5%的複方按摩油，讓她塗抹在鼠蹊部、尾椎處及小腿肌下方等部位，再以掌心餘香進行嗅吸冥想，將氣與能量從頭頂引入，帶往臍輪、海底輪，活化、補足內在所需能量。

此個案透過印度茉莉Attar精油，協助她提升內在能量感知，並覺察生命內在心境。後來她得到的體悟與回饋是：覺得自己沉靜安穩，有時還會有一種我看著我自己在做事、在移動的感覺，不是無意識的動作，而是帶著覺察、帶著覺知去做，這種感知是不曾有過的。

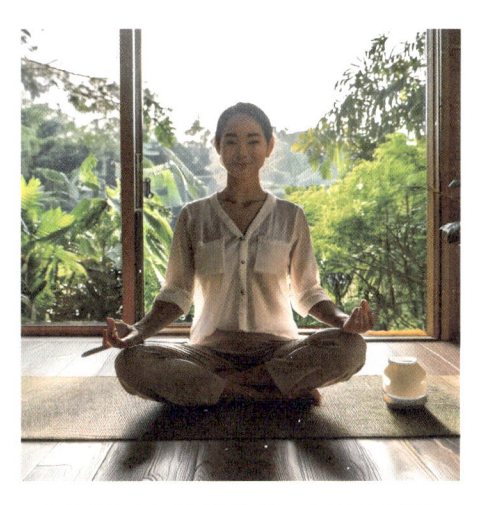

↑將茉莉精油配合脈輪導引，可以補充身體的每一處生命能量飽和與流動性。

個案分享　雙脈輪能量齊發，工作效率百分百

藉由夜香茉莉Attar同步運作在「太陽神經叢輪」、「臍輪」的獨特性，最適合與天堂花園Attar複方精油調合使用，協助脈輪作用強化，增加創造力、執行力。

每年農曆春節前後，是我工作最忙碌的時段，不但稽核查檢工作繁重，還得在2月底以前完成30多頁的查檢報告，總是得熬夜好幾日，才能趕在政府主管機關規定期限內如期完成交付，報告內容的撰寫，尤其耗費心思與身心煎熬。但有了天堂花園Attar複方與夜香茉莉Attar精油等比例調和擴香，陪伴撰寫報告或計畫書，不僅工作順利、文思泉湧，而且12年來難得一次不需要挑燈夜戰工作，讓我開心極了，報告的內容更是跳脫固有的方向和模式，連自己都感到滿意且充滿自信。這麼好的配方和效果，也分享給常需要設定新課程、發表文章的教授們，大家的回饋，都能感到此擴香配香，能夠更專注的投入、思緒清晰有條理，撰寫內容的完成度也非常好。

個案分享　讓生命能量自然流動

50多歲女性，提前申請退休進行乳癌治療幾年後，重返職場工作，經歷一場考驗的她，現在非常注重保養身體，不論是飲食、運動都不馬虎。在進行手觸靈氣能量導引時，雖然感受到身體從病痛中走過後的心酸苦楚，但生命能量的不足，而使全身循環變得緩慢，甚至開始有小部分的

阻塞，對於此刻的她，補充活躍的生命量能比調整病痛的經歷記憶來的重要。

為她選擇以珊瑚茉莉 Attar、沉香精油和植物油調和成按摩油後，在胸口上方、手部、小腿、腳踝處塗抹，並配合靈氣能量導引，補充身體每一處的生命能量飽和與流動性。靈氣能量導引結束時，剛起身，她便忍不住地說「雖然我睡著了，但真的感覺到身體內能量的流動，尤其好幾個月前扭傷的腳踝處，非常的溫熱，之前從樓梯上滑倒扭傷後，過好久仍不舒服，看診後醫生都說要長期熱敷復健，但復健的效果一直很有限，但用精油做靈氣能量導引，有一從內在溫熱修復它的感覺。」正如我選擇先以珊瑚茉莉 Attar 精油的理由，當體內能量得以自然流動時，就是啟動自我關照最好的基礎。

四種獨特茉莉的特色與比較

在功效差異上

✤ 四種茉莉都有疏肝解鬱、養脾胃、加強子宮收縮的功能。
✤ 夜香茉莉在皮膚水潤上多一點。
✤ 繡球茉莉在子宮養護上多一點。
✤ 印度茉莉功能最全面。
✤ 珊瑚茉莉則是放鬆、安眠、疼痛上多一點。

在靈氣與脈輪能量上

精油種類	個性特色	脈輪	能量
印度茉莉	優雅淡然的氣質郡主	臍輪	簡潔率直、風雅優美的能量，卻也淡定從容，濃密、豐厚的能量帶動著生命的輪盤不斷轉動，光芒照射在生命刻痕，開啟幸福與喜悅的光亮。
夜香茉莉	清麗羞怯的古靈少女	臍輪、太陽神經叢輪	充實生命力，明亮的像夜空裡閃亮的星光，能量熱烈、濃郁、美好，祈求保佑吉利、順心。
繡球茉莉	華貴親和的當家主母	臍輪	濃厚的能量，散發自信光芒，溫熱能量寬厚地如充滿慈愛的手，令人心安，卻也開懷滿溢。
珊瑚茉莉	淘氣可愛的小公主	臍輪	乾淨、靈動且活潑的能量，單純歡喜、無求回報的支持，清除煩憂和力不從心的感受。

茉莉精油的能量比較

① **繡球茉莉**：青草（綠色）能量、安心、（綠色系）心輪療癒。繡球茉莉 Attar 記憶點：木屋種滿茉莉，簡單、幸福、優雅、時間停留的穩定感。
② **印度茉莉**：更多花、（粉色系）心輪療癒。印度茉莉 Attar 記憶點：桃花、人緣、促情感交流。
③ **夜香茉莉**：陰性能量、柔和與內斂。夜香茉莉 Attar 記憶點：智慧省思和成長。
④ **珊瑚茉莉**：茉莉花水帶綠葉香。珊瑚茉莉 Attar 記憶點：呼吸、安撫、表達。

茉莉 Attar 精油推薦配方

在使用上，因為茉莉的主成分差異不大，只是品種的差別在氣味與成分比例上有微妙的變化，因此除了冥想感應的目的（需找到能與你共鳴的特定茉莉），在配方使用時，以你喜歡的茉莉優先，不用指定特定某種茉莉。

精油香水 ▸ 配方

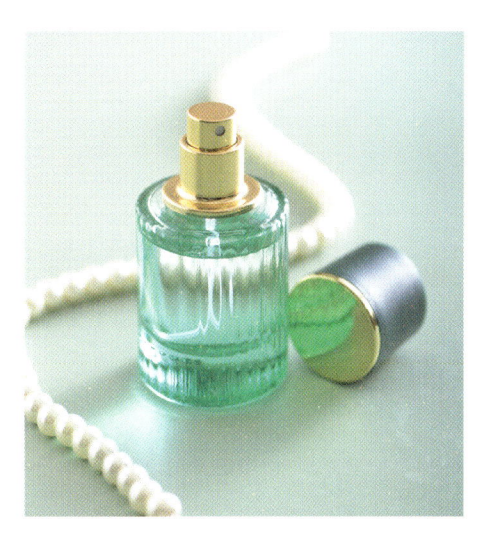

↑「夜色茉莉」可以帶你進入一個夜晚的花園，讓茉莉的清香在月光下盛開，散發著迷人的魅力。

- **基底**：95% 酒精 10ml
- **目的 / 功效**：茉莉的清香在月光下盛開，散發著迷人的魅力；薰衣草的淡雅和香草的甜美為整個調配增添了一絲溫暖；檀香的木質調則賦予了香氛更深沉的韻味。這款香水適合任何時間、場合，是茉莉愛好者的完美選擇。
- **適合對象 / 心情 / 時機 / 場所**：為茉莉控打造的經典氛圍，散發出清新而迷人的魅力。適合茉莉控，想展現自信時，夜晚約會時。

配方 192　＊── 夜色茉莉
茉莉 Attar 精油 6d ＋薰衣草精油 2d ＋香草精油 1d ＋檀香精油 1d

配方 193　＊── 知性文青
茉莉 Attar 精油 4d ＋琥珀精油 3d ＋佛手柑精油 2d ＋千葉玫瑰精油 1d

- **基底**：95% 酒精 10ml
- **目的/功效**：茉莉的清新花香與佛手柑的氣質相結合，展現出女生獨有的知性美。琥珀的木質香氣與千葉玫瑰的芳香相輔相成，營造出一種成熟而典雅的氛圍。這款香水適合於校園、閱讀咖啡館或是文藝活動中展現自己的個性與品味。
- **適合對象/心情/時機/場所**：展現知性美與文青風格的個人香水。適合文青風格者，日常活動或學術場合，渴望展現個性時。

按摩油保養 ▸ 配方

配方 195 ＊── 月光輕舞

茉莉 Attar 精油 5d ＋薰衣草精油 5d ＋甜橙精油 5d ＋乳香精油 3d

- **基底**：甜杏仁油 20ml
- **目的/功效**：溫暖花香與柑橘香調，營造放鬆氛圍。可幫助緩解精神壓力，改善睡眠品質，適合心情低落或緊張焦慮的人群。
- **適合對象/心情/時機/場所**：臥室，情緒不穩時，失眠時，生活壓力積累時。

配方 194 ＊── 浪漫約會

茉莉 Attar 精油 5d ＋茶玫瑰精油 3d ＋粉蓮花精油 2d ＋檸檬精油 1d

- **基底**：95% 酒精 10ml
- **目的/功效**：茉莉和玫瑰的花香交織在一起，散發出迷人的魅力。粉蓮花的清新甜美香氣和檸檬的清新氣息相互輝映，營造出一種充滿活力與浪漫的氛圍。這款香水適合於約會時使用，讓你散發出自信與魅力，吸引異性的目光。
- **適合對象/心情/時機/場所**：營造與異性約會時的浪漫氛圍，散發出性感而迷人的魅力。適合渴望吸引異性目光時，特殊紀念日或情人節，社交場合。

配方 196 ＊── 元氣喚醒

茉莉 Attar 精油 4d ＋羅勒精油 3d ＋花梨木精油 5d ＋薄荷精油 3d

- **基底**：葡萄籽油 20ml
- **目的/功效**：清新辛香與花香，刺激感官。可促進身心活力，緩解疲勞，適合工作學習壓力大，需要提振精神的人群。
- **適合對象/心情/時機/場所**：想提升工作或學習效率，憂鬱時，早晨起床後。

配方 197 ＊——花漾光彩

茉莉 Attar 精油 3d ＋乳香精油 5d ＋天竺葵精油 3d ＋薰衣草精油 5d

- **基底**：甜杏仁油 20ml
- **目的 / 功效**：濃郁花香結合木香，舒緩心靈。可滋養保濕，提升皮膚質感，適合所有膚質，特別是乾燥或成熟肌膚。
- **適合對象 / 心情 / 時機 / 場所**：乾燥或成熟肌膚，出現老化跡象時。

配方 198 ＊——靈魂之窗

茉莉 Attar 精油 6d ＋尤加利精油 4d ＋橙花精油 4d ＋琥珀精油 2d

- **基底**：葡萄籽油 20ml
- **目的 / 功效**：深邃花香與清新木香，幫助內心平靜。可輔助深度冥想，平衡身心能量，適合需要精神集中和尋求內在平靜的人群。
- **適合對象 / 心情 / 時機 / 場所**：壓力較大的人，想清除雜念，提升自信與專注，冥想或靜心時間。

配方 199 ＊ 活力再生

茉莉 Attar 精油 4d ＋杜松精油 4d ＋薄荷精油 4d ＋薑精油 3d

- **基底**：甜杏仁油 20ml
- **目的 / 功效**：清新辛辣與淡雅花香，恢復活力。可幫助身體恢復，減輕運動後的疲勞感，適合運動員或經常進行高強度體力活動的人群。
- **適合對象 / 心情 / 時機 / 場所**：健身後，運動員或高強度體力活動者，長時間久站者。

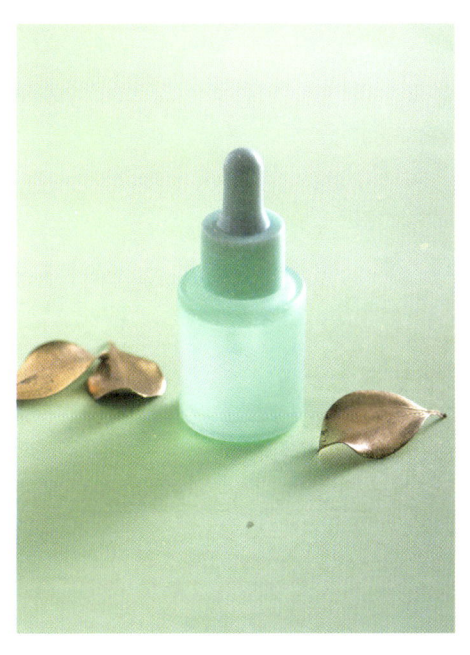

↑「活力再生」按摩油有清新辛辣與淡雅花香，可幫助身體恢復活力，減輕運動後的疲勞感。

香氛擴香 ▸ 配方

配方 200 ＊── 春日綻放

茉莉 Attar 精油 3d ＋葡萄柚精油 3d ＋苔泥精油 2d ＋玫瑰精油 2d

- **目的/功效**：清新的柑橘香氣混合茉莉的花香和玫瑰的甜美，激發春日的活力和生長。可喚醒春日生機，促進新陳代謝。
- **適合對象/心情/時機/場所**：春季清晨或任何需要提振精神和增加活力的場合。

配方 201 ＊── 夏日清風

茉莉 Attar 精油 2d ＋薄荷精油 3d ＋檸檬精油 3d ＋香根草精油 2d

- **目的/功效**：薄荷和檸檬帶來的清涼感與茉莉的花香相結合，營造夏日清新的氛圍。可清涼解暑，提升心情。
- **適合對象/心情/時機/場所**：炎熱的夏日，適合在家中或辦公室內使用，為炎炎夏日帶來一絲清涼。

配方 202 ＊── 秋意濃情

茉莉 Attar 精油 3d ＋橙花精油 2d ＋肉桂精油 2d ＋雪松精油 3d

- **目的/功效**：花香與木香的完美結合，輔以肉桂的暖香，營造出溫馨舒適的秋日氛圍。可舒緩情緒，享受秋日溫暖。
- **適合對象/心情/時機/場所**：秋季，特別適合傍晚使用，為漸涼的夜晚增添一份溫暖。

配方 203 ＊── 冬季暖陽

茉莉 Attar 精油 3d ＋薑精油 2d ＋黑麝香精油 2d ＋檀香精油 3d

- **目的/功效**：茉莉的溫暖花香與薑的辛辣、檀香的深邃溫暖，共同驅散冬日的寒冷。
- **適合對象/心情/時機/場所**：寒冷的冬季，適合在家中的溫馨角落使用，為冬日的室內生活增添一抹溫馨。

配方 204 ＊── 晨曦微光

茉莉 Attar 精油 2d ＋葡萄柚精油 3d ＋迷迭香精油 2d ＋檸檬草精油 2d

- **目的/功效**：清新柑橘香調結合茉莉的

花香，振奮心情。可提神醒腦，開始新的一天。
- 適合對象 / 心情 / 時機 / 場所：適合早晨使用，為新的一天注入活力。

- 目的 / 功效：深邃的木香和花香，助於冥想和深思，深度放鬆，心靈沉思。
- 適合對象 / 心情 / 時機 / 場所：適合冥想、瑜伽或需要深度放鬆的時刻。

*—— 花語晚安

配方 205
茉莉 Attar 精油 3d ＋ 薰衣草精油 3d ＋ 苦橙葉精油 2d ＋ 乳香精油 2d

*—— 靈感旅者

配方 208
茉莉 Attar 精油 3d ＋ 迷迭香精油 2d ＋ 佛手柑精油 2d ＋ 金香木精油 2d

- 目的 / 功效：混合溫馨的花香和甜美的果香，有助於放鬆和睡眠，進入夢鄉。
- 適合對象 / 心情 / 時機 / 場所：適合晚上使用，幫助緩解一天的疲勞。

- 目的 / 功效：獨特的香氛組合，激發創新思維和靈感，激發創意，拓寬思維。
- 適合對象 / 心情 / 時機 / 場所：適合需要靈感或進行創意工作的時刻。

*—— 心靈休息站

配方 206
茉莉 Attar 精油 4d ＋ 玫瑰精油 2d ＋ 橙花精油 2d ＋ 廣藿香精油 1d

- 目的 / 功效：豐富的花香調，可提升情緒，淨化心靈。
- 適合對象 / 心情 / 時機 / 場所：適合心情低落或需要情緒調節的時刻。

*—— 本我對話

配方 207
茉莉 Attar 精油 3d ＋ 乳香精油 2d ＋ 岩蘭草精油 2d ＋ 檀香精油 2d

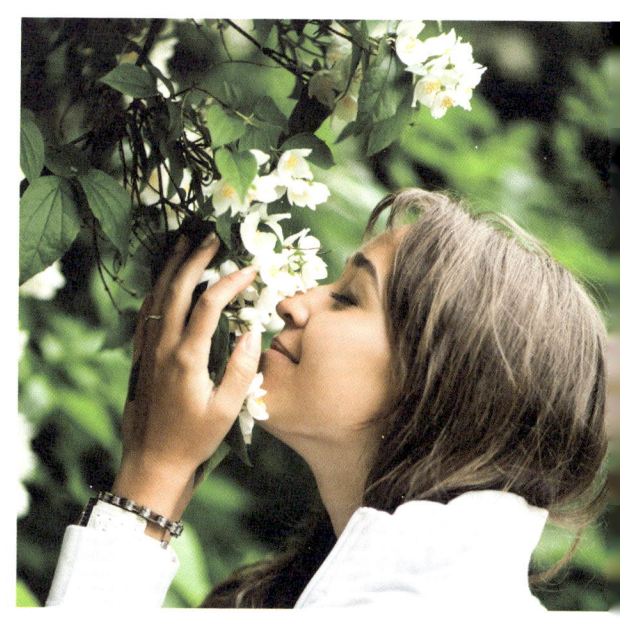

↑吲哚具有強烈的香氣，是茉莉花香中的主要成分之一，賦予茉莉以其獨特的、濃郁的花香。

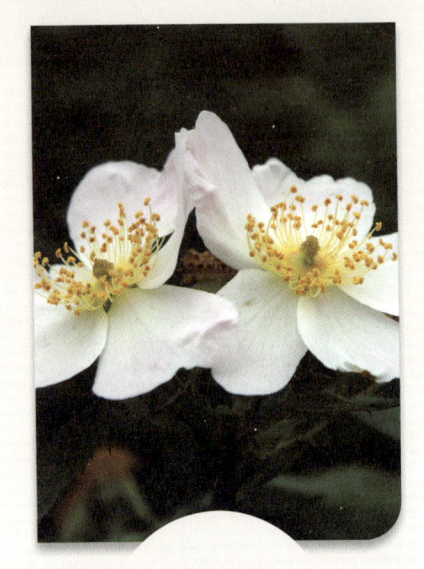

MASK ROSE

麝香玫瑰

香氣銳度 ★☆☆☆☆

香氣賞析
Aroma

* ── **香氣印象**
魔境夢遊中殺伐果斷的紅心皇后。

* ── **香氣描述**
月色搖晃樹影，穿梭在熱帶雨林……。嗅吸麝香玫瑰第一時間感受到的，就是一股溫暖的「氣流」，雖不致於真的如置身在熱帶地區，但的確有勾起到越南北部――河內旅遊的感覺。首先是有著高辨識度的玫瑰香氣，再來是熱帶水果的香氣，如有鳳梨、紅毛丹、西印度櫻桃之類的，但偶爾會閃過一絲，僅越南品種才有的榴槤蜜氣味，但並非是臭的。而在北越旅遊，不能放過的行程，當然就是乘船暢遊下龍灣的美景。在抵達乘船處之前，沿側都是滿滿的緬梔花，各種顏色的，這時真的可以說，在這流的汗是香汗，但緬梔花的氣味挾著一點陽光及空氣中飄著鹹鹹的氣味，是個非常奇妙的氛圍。正式上船後，行駛在海上，為了能一覽假桂林的風情，不惜冒著炙熱陽光曬傷的風險，毅然決然的佇立在甲板上，手臂吹了海風，帶了黏膩的鹽分在皮膚上，再經由陽光一曬，正是這麝香玫瑰透出的暖流及輕柔的嗆感。

基本檔案
Data

中文別名	無
英文俗稱	Mask Rose
拉丁學名	*Rosa moschata*
植物科別	薔薇科
提 煉 法	印度古法 Attar
五　　行	屬火
性　　味	甘、酸
歸　　經	脾、胃、肝經

* ── **香氣搭配**
1 麝香玫瑰＋千葉玫瑰＋大馬士革玫瑰→遊走在玫瑰花園中。
2 麝香玫瑰＋乾焙乳香＋紅花緬梔→北越風情。
3 麝香玫瑰＋花梨木＋檀香→木系花香。

CHAPTER 22

精油之后｜玫瑰家族

玫瑰自古眾人愛，玫瑰也是精油中價格最高也最受歡迎的，其實玫瑰精油有許多品種，除了最知名的保加利亞玫瑰外，還有很多各有特色的玫瑰精油，這些玫瑰精油，你最喜歡的是哪一種呢？

Attar 古法和 Otto 玫瑰師出同門

印度的 Attar 古法提煉因為是小銅鍋的緩慢蒸餾方式，所以就算材料缺稀也能最大的提煉出獨特的香氛精油，因為所需的玫瑰花材料較少，所以許多量小稀有的玫瑰品種，也可以提煉出 Attar 精油。

更深入的研究發現，其實 Attar 是波斯語，而 Attar 提煉法其實是當年波斯帝國（包含今日的土耳其，伊拉克，以及整個中東地區國家，也就是伊斯蘭世界）傳入印度的，運用印度大量的人力與特產的檀香，演化成 Attar 精油。

而保加利亞奧圖玫瑰精油，也是當年保加利亞被土耳其佔領時，引入的奧圖玫瑰品種與技術，傳承至今成為奧圖玫瑰精油，奧圖 Otto 這個字，與阿塔 Attar 這個字，居然是同一個語源。

強大的奧圖曼土耳其帝國的「奧圖曼」，英文是 Ottoman，也可以當作以上說法的另一個引證。

我們不是專做歷史考證，但是了解當今兩大知名且珍貴的玫瑰精油，居然可能是同一個來源，這倒是玩精油的另一個趣味與典故。

玫瑰 Attar 的差別與分級

一般大眾熟知的玫瑰精油，都是以保加利亞主產地的玫瑰精油，這種品種為大馬士革玫瑰（*Rosa damascena*）原名為突厥玫瑰，以提煉的方法分為：

● 玫瑰原精（Rose Absolute）
溶劑萃取法提煉。香味較複雜，得油率較高，價格較便宜。

● 奧圖玫瑰（Rose Otto）
蒸餾法萃取。香味較細緻，得油率低，價格昂貴。

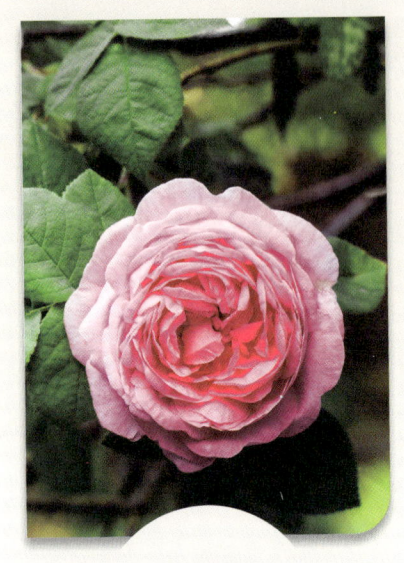

ROSE CENTIFOLIA

千葉玫瑰

香氣銳度 ★★★★☆☆

香氣賞析
Aroma

*—— **香氣印象**
品嘗抹上玫瑰果醬的司康餅。

*—— **香氣描述**
這就是玫瑰呀！初次嗅吸到千葉玫瑰時，心中的吶喊「就是這樣」。但停下思緒，再仔細品嘗香氣時，發現多了一絲淡淡的胡椒氣息，一脈脈屬於綠色的香氣，再來更多的是新鮮玉荷包那特有迷人的甜味、澀感、濃郁的果香味。可以想像，在擺滿各式點心的 buffet 中，有單純的餅乾搭上手作莓果醬、也有著用了許多各種果乾混揉烤焙而成的麵包。想當然爾，架上陳列的一定不會放過麵包大師的作品「荔枝玫瑰」，已經放涼的荔枝玫瑰，再經由小烤爐微微加熱後，一陣屬於在清涼午後的溫暖香氣就這樣漫了出來。不只是荔枝的酸甜香，還有蜂蜜、輕微蘭姆酒、天然酵母、靜置過後的麵團香氣，都在這時候一覽無疑，再手拿一杯新鮮的柳橙汁，讓整個香氣饗宴，做上一個完美的結合。千葉玫瑰，就像是一個非常適合清涼午後陪伴自己的朋友。

基本檔案
Data

中文別名	摩洛哥玫瑰、百葉玫瑰
英文俗稱	Rose Centifolia
拉丁學名	*Rose × centifolia*
植物科別	薔薇科
提煉法	印度古法 Attar
五　　行	屬火
性　　味	甘
歸　　經	脾、胃經

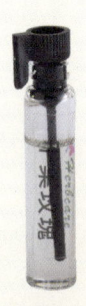

*—— **香氣搭配**
1. 千葉玫瑰＋紅橘＋岩玫瑰→濃郁花果香調。
2. 千葉玫瑰＋玫瑰天竺葵＋快樂鼠尾草→清涼午後玫瑰滿園。
3. 千葉玫瑰＋沒藥＋廣藿香→秀氣男士花香。

● 印度獨創的 Attar 提煉法

相較於上面這兩者又有不同。Attar 提煉的玫瑰精油，因為是用更精細且緩慢的中溫蒸餾，香味更持久更複雜，價格更貴，但是因為非常依賴師傅的經驗與技術，所以品質差異極大。

所以在印度的玫瑰 Attar 精油，會出現許多的價格等級，不同的精油廠品質良莠不齊，是選擇時最困難也是風險最高的。

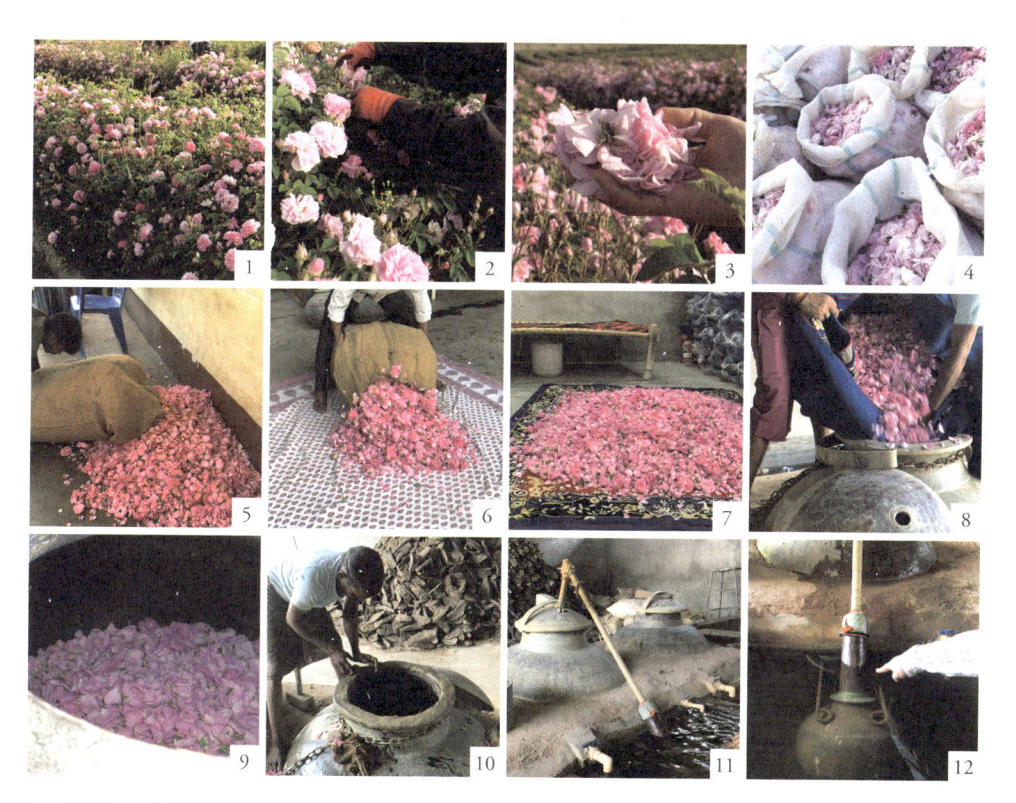

玫瑰 Attar 提煉說明：

1 印度玫瑰園採自然栽種。
2 因地理位置，印度應該是全球最早採收（春天到初夏）玫瑰精油的地方。
3 採收下來的玫瑰，映照清晨的陽光，含苞凝露。
4 收穫裝袋的玫瑰。
5 等待過磅。
6 提煉廠先把玫瑰花倒出來透氣。
7 Attar提煉法一次只能提煉一鍋爐的玫瑰，約30公斤。
8 將玫瑰花瓣倒入鍋爐中。
9 等待提煉精油的玫瑰。
10 師傅用濕泥開始密封鍋爐口。
11 封蓋後，導管加入水冷凝。
12 冷凝壺中事先放入檀香或岩蘭草做為底油吸附香氣。

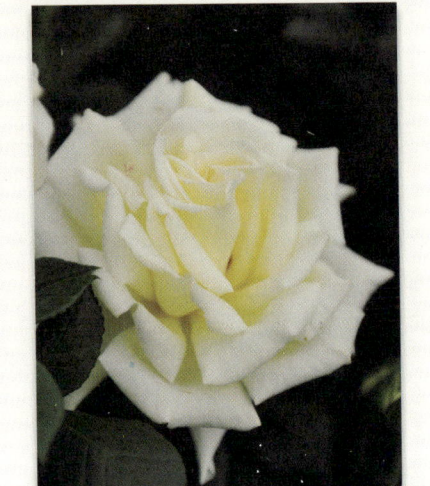

TEA ROSE

茶玫瑰

香氣銳度 ★★☆☆☆☆

香氣賞析
Aroma

*—— **香氣印象**

正在大啖成熟玉荷包的少婦。

*—— **香氣描述**

茶玫瑰依然是有著經典易分辨出的玫瑰花香氣，但與其他玫瑰相較而言，是屬於「安靜」的氣味，不張揚、不爭寵的二八佳人。雖也有著荔枝的香氣，卻不似千葉玫瑰般的濃厚。有著古代新婚的女子，在夜晚手捧著由貢菊、紅棗、枸杞子煮開的茶飲，孝敬公婆的畫面。搖曳的燭火，靜謐的環境，配上和樂融融的談笑聲，是茶玫瑰傳遞出的情感氣味。也有著少婦在河邊浣衣後，獨自回家時，站在路邊採著野果子吃的畫面，有著夕陽、昏鴉、微風，手上握著枳在品嘗的少婦。微風拂來，河岸旁的野薑花也不時的被帶動到處飛翔，時間如河水般流逝，附近的人家也開始燒起了木柴，裊裊炊煙，空氣中也充了燒柴的微弱香氣，如同茶玫瑰當中，有著淡淡的木質調及不明顯的煙燻香氣。

基本檔案
Data

中文別名	茶香玫瑰、香水玫瑰
英文俗稱	Tea Rose
拉丁學名	*Hybrid tea rose*
植物科別	薔薇科
提煉法	印度古法 Attar
五　　行	屬火
性　　味	甘、苦、酸
歸　　經	脾、胃、肝、心經

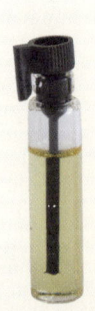

*—— **香氣搭配**

1. 茶玫瑰＋快樂鼠尾草＋佛手柑→馥郁下午茶。
2. 茶玫瑰＋安息香＋黑麝香→甜玫瑰醉花釀。
3. 茶玫瑰＋綠香根草＋玉蘭葉→柔和甜美。

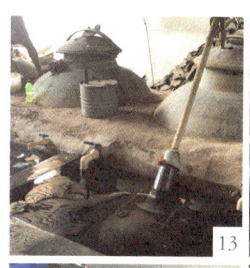

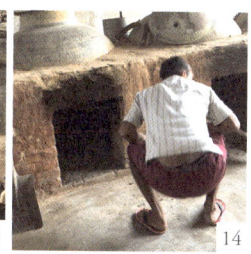

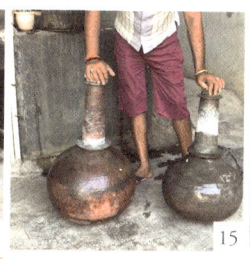

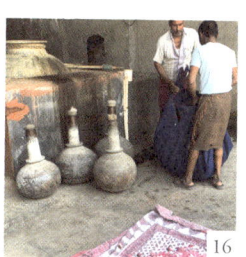

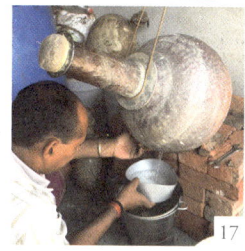

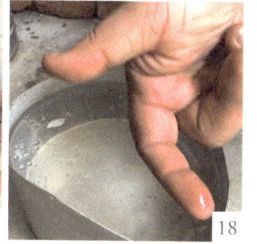

13 師傅可以一次照顧幾個鍋爐。
14 添加材火，注意水溫，Attar 提煉需師傅無間斷的長期照顧。
15 提煉結束，把冷凝壺取出。
16 開始進行下一步驟。
17 倒出冷凝壺中的成果，這是精油與純露的混合體。
18 手上沾的是玫瑰精油，水中還有香味，所以還要倒回冷凝壺中繼續提煉。

麝香玫瑰

關於麝香玫瑰的由來典故有兩個版本：一說麝香玫瑰是薔薇科在喜馬拉雅山脈獨有的品種，學名為 *Rosa moschata*，因為花香味除了玫瑰標準的香味外還有特有的類似麝香的香味，故謂之名。

另一種說法則是在 Attar 法提煉玫瑰精油時，使用了麝香草打底來提煉玫瑰香氣，可以讓原先花香與甜香的玫瑰香氣中，又多添了耐人尋味的厚度與韻味。

基於這兩種說法都與印度原產地有地緣關係，加上印度人也的確喜歡玫瑰也喜歡麝香的香味，因此我們也無從區分哪個說法才是真的，總之，麝香玫瑰就是一種能在標準的玫瑰花香外，有更獨特的麝香韻味。

千葉玫瑰

千葉玫瑰（Rose centifolia）又稱為摩洛哥玫瑰，五月玫瑰（因為一般玫瑰的產季是在六月），千葉玫瑰花瓣為多重瓣造型（所謂千葉），顏色為粉紅到玫紅，保加利亞玫瑰也為重瓣，但瓣數少很多，顏色也是粉紅到玫紅。觀賞性千葉玫瑰更優。

在玫瑰精油中，千葉玫瑰較為清香優雅，像是清晨剛開還帶點朝露的玫瑰，更添活力與朝氣。

茶玫瑰

茶玫瑰（Tea rose）是東方特有的品種，主要產地為亞洲的中國、印度。茶玫瑰又稱為「香水玫瑰」，茶玫瑰的名稱由來有兩個說法：一個是這是專門培育為在較熱的地區（如印度）生產，用來做為玫瑰茶的原料的品種。另一個說法是，這種印度產的玫瑰乾花大量的運輸往歐美時，往往和茶葉一起運輸，因此讓玫瑰香氣中帶著茶香，茶葉香氣中也帶著玫瑰香。不管是哪種說法，都暗示著，這是一種可以讓人感受到蘊含茶香氣質的玫瑰精油。

茶玫瑰精油的香氣就是如此，溫和婉約、使人放鬆，是一種能撫慰人心、紓壓療癒的香氣。

各種玫瑰精油品鑑

玫瑰本是最受歡迎也相對高單價的精油，在原來熟悉的奧圖玫瑰與玫瑰原精外（這兩種都是大馬士革玫瑰/保加利亞玫瑰的品種來源），現在又多了因Attar萃取而得的茶玫瑰、麝香玫瑰、千葉玫瑰。這幾種新的玫瑰，又能帶給人什麼感受呢？我們整理主要特點如下：

- 三種玫瑰在疏肝解鬱、美白、皮膚、子宮表現都非常好。
- 千葉玫瑰在鎮定安撫、安眠、脾胃表現多一點。
- 麝香玫瑰在皮膚養護、滋潤皮膚、呼吸道表現多一點。
- 茶玫瑰則是養心安神、心悸、血壓上表現多一點。

精油種類	主要化學成分	特色
千葉玫瑰	<ul><li>香葉醇（Geraniol）：佔據主要成分之一，為花香的主要來源。</li><li>香茅醇（Citronellol）：在香味中負責提供柔和的花香。</li><li>酸類：包括檸檬酸和蘋果酸等，提供花香的酸味。</li></ul>	因此主香系為悠雅、清新、果香、葉香、青春活潑，更多些文雅。
大馬士革玫瑰	<ul><li>酚酸類：包括花青苷和類黃酮等，賦予玫瑰花的顏色。</li><li>香葉醇（Geraniol）：也是保加利亞玫瑰花香的主要成分。</li><li>香茅醇（Citronellol）：負責提供花香中的柔和水果味道。</li></ul>	因此主香味為甜蜜、粉香、深邃而浪漫，更多些性感。

以脈輪能量的觀點分析

❖ **玫瑰原精**：心輪，滿滿的溫柔呵護身心，感受被疼愛、撫慰的柔和感環抱著。

❖ **麝香玫瑰**：喉輪（牙關鬆到口水直流），讓溝通與表達的能量，從多刺荊棘中釋放出來，並如玫瑰嬌豔的綻放，在沉入生命本質後，湧現永恆的美好。

❖ **千葉玫瑰**：喉輪，微帶青澀與清甜荔枝香氣，是內斂且集中內在的釋放，輕柔撫去喉嚨、肩頸的緊繃。

❖ **茶玫瑰**：喉輪，茶玫瑰的香氣近似千葉玫瑰，清甜香氣中抹去千葉玫瑰青澀微酸的荔枝甜，而是一種調和過的溫和香氛，彷彿在「古典玫瑰園」餐廳中品味的玫瑰花茶，重現眼前，玫瑰香味夾在紅茶的蜜香之中。曾以「玫瑰精靈」來形容千葉玫瑰，而茶玫瑰的溫婉，可謂「玫瑰仙子」，清香脫俗，解人憂傷。以嗅吸方式將茶玫瑰的溫和能量，緩緩流入體內感知運作，能量在喉嚨的流動，彷彿瞬間綻放一朵柔美的粉紅玫瑰，開展花瓣朝向天空盡情舒展，以新麗的花姿，隨著輕風搖曳，自然甜蜜花香在空氣中飄逸。

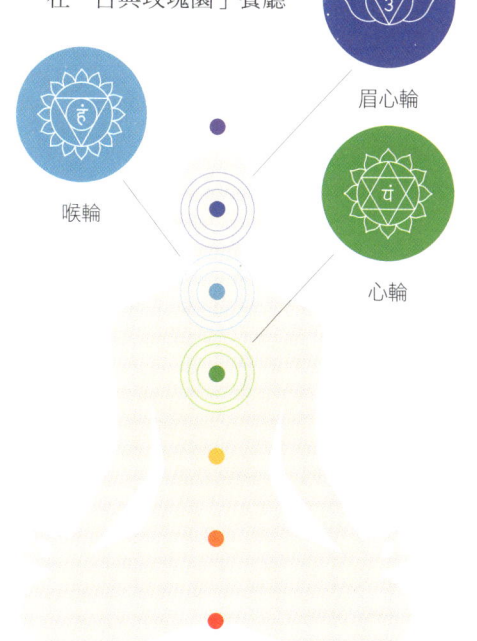

❖ **奧圖玫瑰**：眉心輪，如果形容玫瑰原精是「公主」，麝香玫瑰是「女王」，那奧圖玫瑰就是「玫瑰花神」了！玫瑰的溫潤縈繞在頭部，更多柔性感知帶領進入高層的能量領域，回到玫瑰聖光的殿堂，療癒與慈悲的大愛力量不可言喻。

麝香玫瑰香味感悟

香味勾人魅惑，美到讓人無法忽視的存在感。可能如此，使用時，會有一種自信，而且她不是一般的玫瑰，她是沉穩的玫瑰女王，可是到了隔天，就像是進了皇宮深閨，發現玫瑰女王的其他樣貌。第一天味道較濃還帶著荔枝甜香，像矇著面紗。第二天甜味褪去，像進了玫瑰花叢。

如果說玫瑰的花語乃「愛情」，而麝香玫瑰的花語則是「多變的愛」，時而熱情如火，時而反覆無常。或許有人認為「善變」、「反覆無常」是貶義之詞，但我則不然。

眉心輪

喉輪

心輪

初聞其香，它甜美而繁複，猶如紅玫瑰的熱情美豔，極致而迷人，若以愛情來比喻，它正是那熱烈而奔放的戀愛的寫照。然而隨著時間的推移，麝香玫瑰的香氣漸漸淡去，變得更為沉靜、清淡，恍若白玫瑰的純潔高貴，以自信的姿態展現出它那獨特的美感，它是一種細水長流的愛情。

在張愛玲的《紅玫瑰與白玫瑰》中，她曾寫道：「娶了紅玫瑰，久而久之，紅的變了牆上的一抹蚊子血，白的還是『床前明月光』。娶了白玫瑰，白的便是衣服上沾的一粒飯黏子，紅的卻是心口上一顆硃砂痣。」而麝香玫瑰的「多變」恰好滿足了那些希望同時擁有紅玫瑰和白玫瑰之心的人，它是多變的，但也因此獲得了人們的喜愛，不同於桂花的高雅，它散發著一種魅力而不膩的氣息。

千葉玫瑰香味感悟

能量宛如玫瑰精靈般的「千葉玫瑰」，嗅吸冥想時，居然是一隻啃食松果的小松鼠出現在面前。原來這股靈活、清脫的能量帶領下，彷彿來到森林深處的小木屋，木屋前方種植的玫瑰花瓣上，有著清晨的露珠、剛嶄露的陽光、晨間薄霧，輕柔地揭開一日的新氣象，從心裡感受自由輕快，進而撫去喉嚨和肩頸的緊繃和負擔。

簡單來說，千葉玫瑰比較像談戀愛的少女，讓你感覺到甜蜜幸福的感覺，大馬士革玫瑰修復你的心，讓你回想起曾經被疼愛的當下，記得自己值得被愛。

有關千葉玫瑰還有很多共鳴：
- 原來不喜歡玫瑰香味的人，也喜歡上千葉玫瑰。
- 原來這就是我記憶中難忘的玫瑰的香味，我本以為再也找不到了，原來是千葉玫瑰。
- 早上出門前只需一滴在手心嗅吸靜心，出門後幾個小時，手心都還能留有千葉玫瑰清甜的尾韻。
- 有小 baby 粉嫩嫩、夢幻的感覺，好像進到童話世界，剛才不小心滴了一滴在桌上，現在滿室粉紅泡泡。
- 一直以為千葉玫瑰只是個傳說，沒想到真的遇到了，也名符其實。

茶玫瑰香味感悟

以 10% 比例稀釋後的茶玫瑰，隱隱透著玫瑰花香，能量的感知就像漫步山林間總聞到幽幽暗香，卻遍尋不著豔麗花海般，花香來在山裡吹來的風中，輕巧滑過平靜的水面，順著山間的清流飄動，不泛起一絲絲波紋，稀釋後茶玫瑰的能量，依舊溫順親和，解人憂愁。

最近愛上了將茶玫瑰精油加入早晨的洗顏慕絲中，以柔和鬆緩的淡淡玫瑰香，讓心更輕鬆自在的迎接新的一天來臨，用一種融入生活步調的方式，來放鬆身心，開展一天所需的能量。

玫瑰化身解析

精油種類	化身	脈輪	精油特色
玫瑰原精	玫瑰公主	心輪	滿滿的溫柔呵護身心,感受被疼愛、撫慰的柔和感環抱著。
麝香玫瑰	玫瑰女王	心輪為主,喉輪為輔	最細緻、溫柔的安撫,無微不至、不求回報的呵護,強力且碩大的支持下,得以安心地隨順生命光影行走。
千葉玫瑰	玫瑰精靈	喉輪	微帶青澀與清甜荔枝香氣,是內斂且集中內在的釋放,輕柔撫去喉嚨、肩頸的緊繃。
奧圖玫瑰	玫瑰花神	眉心輪	玫瑰的溫潤縈繞在頭部,更多柔性感知帶領進入高層的能量領域,回到玫瑰聖光的殿堂,療癒與慈悲的大愛力量不可言喻。
茶玫瑰	玫瑰仙子	喉輪	嫻情舒活能量,在玫瑰的嬌貴香氣中,卻有著如同茶香入喉的清香回甘感受,額外令人感到舒心柔順,溫順親和,解人憂愁。

玫瑰精油能量解析

玫瑰在能量或魔法療癒一直佔有重要地位,若在這方面抓到主要特色在應用上就能順手很多,這裡簡易重點說明如下:

① 心輪:基於推動心輪的能量使得鄰近脈輪進入自主療癒模式。
② 富裕:在個人生命智慧成長之處,能去看見和了解富裕的真諦。
③ 保護:①防止與保護過度的崩潰、能量的失控。②能量保護罩:以保護心靈不受外界干擾,另一方面則抗擋負面能量。
④ 安撫和陪伴:有些當情緒受傷、受嚴重打擊而脆弱時,玫瑰就很適合當一個良好的陪伴者。
⑤ 讓人看見:內心渴望讓人看見自己、希望與人互動交流,可能因為想太多、緊張、怕說錯話難以致難以前進而裹足不前,玫瑰能協助這個部分。
⑥ 女性聖品(皮膚、子宮)。

「品種的不同能量特性」

玫瑰品種多,有的成長過程喜寒涼,有的在台灣四季能開花、有些則在春夏也能盛開。

在情緒能量療癒中認識花朵植物的履歷是很重要的一環,例如根據「顏色」不

同以滿足不同需求，例如：紅玫瑰，強化愛情能量，吸引浪漫伴侶增進感情，也像是一盞盞紅燈請妳能停下來看看我。而白玫瑰除了純淨的愛以外也曾在保護術法和淨化儀式中被使用，例如聖化後將其放入護身符袋以提供保護——基於心輪。

麝香玫瑰能量解析

令人醉的是那股高級檀香伴著迷人的麝香與玫瑰花香，有著中高頻柔和細膩的穩定感。

當我們在生活社會中扮演著各種角色時，部分人可能有幾種狀況，第一種是無法出戲（一直扮演這樣的角色）、另一種是常常覺得精疲力盡回家才能放鬆找到歸屬感（有些則是回家仍無法放鬆持續保持一定的警覺）。無論哪一種都與心有段距離，即使很清楚沒什麼事情發生仍有些人偶爾感覺莫名心情低落或哭泣，麝香玫瑰帶著穿透各種外在的角色來到更接近核心的「我」，它披上粉色與綠色的披風來到了心輪和臍輪一起發揮療癒的特質，保護了這些地方和提醒我們嘗試感受和思考，方便促進靈性的啟蒙與內在的轉化。

做為早晨活力能量的提振時，準備麝

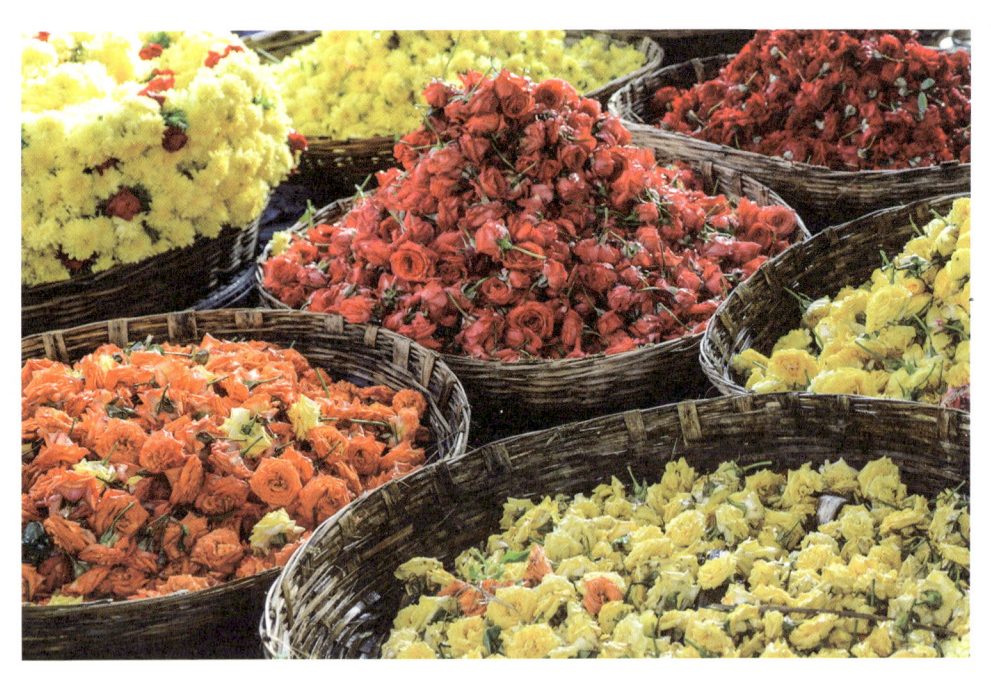

↑ 在情緒能量療癒中認識花朵植物的履歷是很重要的一環，例如玫瑰品種多，可根據「顏色」不同滿足不同需求。

香玫瑰1滴、野橘1滴、橙方解石水晶、50ml噴霧瓶。接著做一個橙方解石水晶盆，將麝香玫瑰1滴＋野橘1滴裝入50ml的噴霧瓶（可裝平安水、午時水），做好後放置水晶盆一天（最好3天）；每天出門前或開始工作前噴灑在空間及身上散落，手握橙方解石，感受玫瑰香氣與水晶能量結合滲透全身給予一個正向穩定的光明中性能量做為一天的美好的開始。

茶玫瑰能量解析

茶玫瑰成長於大地之上有著柔性堅韌的生命力，它別於艷麗玫瑰的濃郁在陽光下散發著幽雅清透的質感並婉轉出一股特殊的木質香調，做為「平衡」能量和微清涼的屬性特質能嘗試安撫躁動不安的能量，幫助過勞的身心帶來休息與充電或類發炎的輔助降溫及安撫用於平衡高漲的情緒、低潮、輕微焦慮、性冷感、性需求過度。

例如近期因為工作比較忙而減少了許多休息時間，就以聞香紙吸嗅了純茶玫瑰2天，在某日午休小憩時。突然進入持續30分鐘以上的深度睡眠（因偏鄉醫療的值班所以驚醒），醒後有終於好好充電、恢復能量的小確性（突破難以進入的警戒邊界），些許因為工作的食欲下降也打開了一些脾胃。

另外，將茶玫瑰＋粉蓮花，並用基底油稀釋5%，這原是應用在個案身上因反應效果良好，所以突想到可以將其應用在自己家庭成員，此款配方能協助打開彼此純粹的心房／心防，讓心輪與喉輪同時互相運作與震盪，也協助多餘不需的情緒使之流放掉，在自然理性與感性並存的情況下，增加更多的溝通與情感交流，因為自己很有感是一種不錯又簡單的配方，所以分享給大家。

但若想讓夜間平靜與平衡，並釋放壓力的話，可以準備茶玫瑰3～5滴（一般浴池七～八分滿約使用3滴）、一馬克杯量的牛奶、紫水晶適量（建議：1. 經過月光淨化充電後而能量飽滿。2. 盡量握件大小，沒有的話可碎水晶用紗網包起來）、一點海鹽、情境氣氛燈（或安全的氣氛蠟燭，點蠟燭建議通風）。將紫水晶泡於浴池內，再倒入與牛奶混合後的玫瑰精油，躺入溫暖的水裡，並盡量放鬆，並在這個能量空間內自我療癒，約10分鐘後，就可以用海鹽進行去角質，再讓肌膚浸泡10～15分鐘。在靜靜浴療的過程中，想像壓力一切釋放與消融，而玫瑰精油與水晶能量可以釋放疲累，讓回家更有歸屬感，並重新找回內心的平和。

千葉玫瑰能量解析

「愛自己」是整體千葉玫瑰語彙的總結。

在好幾年前「愛自己」曾是熱搜關鍵，在那之後許多人認識和學習了守護「邊界」，希望外界的干擾與左右可以減到最

低，冀望改善長久存在的迷惘或委屈，但是否偶爾曾感覺哪裡能更加完善或哪裡還能更舒適些呢？那個「哪裡」的位置就在心裡。

若心有千千結就使用千葉玫瑰！千葉玫瑰應用於心輪（更多是粉色），部分在眉心輪，它很清楚地意圖希望協助我們更有意識地提升愛的層次，這些內在的進化能緩解寶貴的情感不再任意地隨波逐流，讓心能更清晰地貼近自己並好好照顧養護。如果在感情中委屈了受傷了，就讓千葉玫瑰陪伴你，它會從外層慢慢照顧然後讓你看見和了解一些事情，再慢慢往內直到你看見那朵花依舊在這個位置未曾改變，散發優雅溫柔又獨有風格的美麗花朵。

自我療癒的釋放心輪儀式如下：先準備一朵玫瑰花、稀釋 3% 的千葉玫瑰按摩油、綠幽靈水晶（可搭配大自然或冥想音樂）。

在睡前，將玫瑰花瓣摘下床上鋪上一層玫瑰花瓣，取按摩油塗抹在心輪、太陽神經叢、臍輪，剩下手上餘香塗在頭皮與髮梢。躺在玫瑰花瓣床上，輕深呼吸將繁雜不需要的能量經由呼氣中釋出，手握綠幽靈，想像感受粉色及綠色輕柔的雲輕輕柔柔的包裹著整個身體，並且具有輕柔療癒的玫瑰能量在空間裡保護這整個空間、保護著你，儘管放鬆亦能自然的入眠，最後玫瑰花瓣埋入土中或歸於大自然，讓釋放的能量經由花瓣吸收後帶走。

玫瑰精油功效解析與實證

個案分享 麝香玫瑰深入呵護疲累受傷的心

五十多歲上班族女性，思緒清晰、條理分明，溝通表達能力極佳，工作表現亮眼，因緣際會巧合下，參與靈氣能量導引活動。在導引過程中，可以感知她的心扎著好幾塊破碎木塊，畫面浮現的瞬間都能感同身受扎心、尖銳、破裂的疼痛，再加上其肩頸、喉嚨的阻塞，因工作上更多層面考量，而選擇不說。

以麝香玫瑰為主調配成按摩油，並搭配靈氣能量導引給予身心能量調整，以祖母般慈愛呵護的能量，溫柔卸除她肩頸的負擔，並深入呵護她疲累及受傷的心靈。

靈氣能量導引結束後，她表示雖無法和他人分享自己身上所發生的事，但聽著形容的畫面，終於有人懂她的痛，堅強的她難得落淚，卻只允許自己短暫抒發。離去前，她再次披上堅硬盔甲，並給我一個溫情的擁抱感謝這場特別的療癒。

個案分享 千葉玫瑰化解恐懼，開始願意溝通

許多在溝通表達上有困擾或阻礙或壓抑的個案，按摩油調和成分中一定都會加

入千葉玫瑰，協助化解不敢說出意見、不知如何表達的問題。

一位近 40 歲男性，因初入社會時，接觸多起同事間的爭權奪利、勾心鬥角，彼此構陷傷害、偽善陰險等職場惡行，更因出面申張正義而被波及懲處，成為被攻擊受害者。導致他逐漸對人性感到失望，不敢對他人真心相待，久而久之變得不想面對人群，產生社交恐懼，成為在家啃老族，失去自給自足的能力。

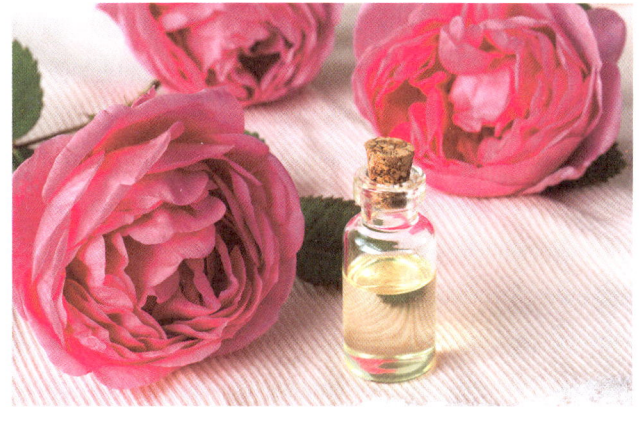

↑玫瑰精油的分子結構很小，更為皮膚所接受，吸收率近乎完美，最重要的是自然、純淨、無副作用。

以千葉玫瑰加入家中間擴香或清潔，使香味在看似未經刻意使用狀態下，逐漸陪伴他化解壓抑情緒，開始願意說出傷痛。再經過幾次逐步的溝通，引導思索未來人生，慢慢地跨出房門、找工作，重新成為家中經濟支柱。

千葉玫瑰所帶來的療癒，不僅僅是願意溝通來化解阻塞，對於沒有溝通表達困境者，它也能輕柔地撫去因責任心年在肩上的過多負擔，能量如同清晨最潔淨的露珠，是洗滌也是滋潤著身心靈

個案分享　茶玫瑰輕鬆歡快的撫慰能量，讓人更勇敢

雖知癌症不分年齡，但真實發生在身旁時，仍感當頭棒喝的錯愕。與我併肩作戰多年、年齡相長的同事，被診斷患有癌並擴散至其他器官，突如其來的宣判，讓她的家人、主管無一不為其病況深感憂心，並尋求各種可協助幫助方法，與當事人淡然面對、坦然接受的態度形成強烈對比。

在住院開始化療前，我為她進行一場完整手位的靈氣能量導引，使身心能量調整到較佳狀態，準備面臨長期的疾病抗戰。在能量導引過程中，當我的手觸碰到她的心輪時，心中揪心的酸緩緩蔓延出來，也許此時以她長期身心修養，有足夠的勇氣面對生命的重大關卡。但心裡的酸痛可以用茶玫瑰精油調和成按摩油，塗抹在鎖骨處，並以呼吸嗅吸方式，協助柔和鬆開心底強忍著的堅強，以輕鬆歡快撫慰能量給予陪伴，使她能以更為舒暢的身心、更飽滿的正向能量來面對生命挑戰，並用一切心力用於對抗疾病。

茶玫瑰溫順的玫瑰香氣，可以帶來親和、舒心，並柔軟的化解一切憂愁。

玫瑰精油的應用價值

不同的玫瑰品種精油，有不同的香氣特質，藉由 Attar 這種小眾且精緻的提煉方法，我們得以讓玫瑰愛好者蒐集，並享有這些各有特性的玫瑰精油，它們的功效差異，主要體現在因香氣與微妙的成分差異，對應在心靈與能量感受上。但是在整體的玫瑰家族精油中，其使用方式與應用價值都是類似。簡而言之，你可以把任何品種玫瑰精油，參考玫瑰精油該有的配方來用。

玫瑰精油的三大特性：超強的滲透性、完美的吸收率和 100% 的安全性。玫瑰精油的分子結構很小，更為皮膚所接受，吸收率近乎完美，最重要的是自然、純淨、無副作用。做為精油之后，又是整個花香系最知名最推崇的玫瑰，情緒低落時，可平衡心情。香味優雅，聞之開懷，可以用來協助懷孕期間心情低落，相關的反胃、嘔吐症狀。

玫瑰也是女性最好的閨蜜，從生理期到更年期的諸多不適，相關的舒緩配方都用得上玫瑰，玫瑰適用於所有的皮膚，特別有益於成熟、乾燥硬化或敏感的皮膚。

唯一除外的是懷孕期，為了避免玫瑰會影響人體自然雌激素的分泌與平衡，所以懷孕初期要避免接觸玫瑰。

玫瑰 Attar 精油推薦配方

按摩油保養 ▸ 配方

配方 209

* —— 溫柔時光

玫瑰 Attar 精油 3d ＋檀香精油 3d ＋薰衣草精油 2d

- 基底：任一植物油 10ml
- 目的 / 功效：可溫柔的滋潤肌膚、舒緩敏感肌。
- 適合對象 / 心情 / 時機 / 場所：敏感肌膚，洗臉後容易有緊繃感，空氣乾燥或換季時，旅行時。

配方 210

* —— 玫瑰天堂

玫瑰 Attar 精油 2d ＋依蘭依蘭精油 2d ＋苦橙葉精油 4d

- 基底：任一植物油 10ml
- 目的 / 功效：放鬆身心、緩解壓力。
- 適合對象 / 心情 / 時機 / 場所：壓力大的人，想放空時，下班後，冥想或靜心時。

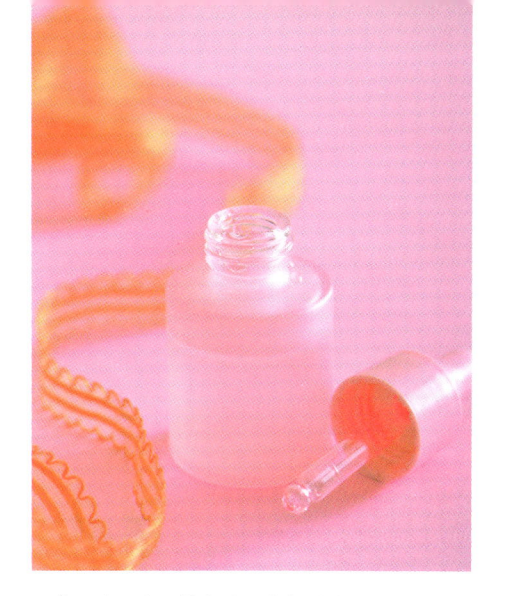

↑「玫瑰天堂」按摩油混合各種花香，可讓人放鬆身心、緩解壓力。

配方 211 ＊——紓壓安神

玫瑰 Attar 精油 3d ＋橙花精油 3d ＋薰衣草精油 2d

- 基底：任一植物油 10ml
- 目的 / 功效：減輕焦慮、平衡情緒。
- 適合對象 / 心情 / 時機 / 場所：需要冷靜時，焦慮時，緊張的社交場合，睡前使用。

配方 212 ＊——幸福香氣

玫瑰 Attar 精油 3d ＋檀香精油 3d ＋安息香精油 2d

- 基底：任一植物油 10ml
- 目的 / 功效：滋潤乾燥肌膚、增加彈性。
- 適合對象 / 心情 / 時機 / 場所：嚴重缺水肌，成熟肌，乾燥季節或環境中，旅行後的肌膚修護。

配方 213 ＊——超越自我

玫瑰 Attar 精油 2d ＋迷迭香精油 3d ＋薄荷精油 2d

- 基底：任一植物油 10ml
- 目的 / 功效：可舒緩疲勞、提神醒腦、精神充沛。
- 適合對象 / 心情 / 時機 / 場所：壓力大的工作族群，運動後，需要提振精神時。

配方 214 ＊——宛若重生

玫瑰 Attar 精油 2d ＋天竺葵精油 3d ＋藏紅花精油 2d

- 基底：任一植物油 10ml
- 目的 / 功效：促進血液循環、緩解肌肉緊張。
- 適合對象 / 心情 / 時機 / 場所：久站久坐者，易感到手腳冰冷的人，長時間工作後。

配方 215 ＊——海闊天空

玫瑰 Attar 精油 2d ＋薄荷精油 2d ＋茴香精油 3d

- 基底：任一植物油 10ml
- 功效：緩解消化不良、促進腸胃健康。
- 適合對象 / 心情 / 時機 / 場所：餐後，消化不良或胃腸不適者，感到緊繃時，活動量少的人。

配方 216 ＊── 輕鬆自在

玫瑰 Attar 精油 2d ＋洋甘菊精油 3d ＋岩蘭草精油 3d

- 基底：任一植物油 10ml
- 目的 / 功效：鎮靜神經、放鬆身心。
- 適合對象 / 心情 / 時機 / 場所：高壓族，需要睡眠輔助的人，心情緊張，尋求內心平靜。

配方 217 ＊── 迎向朝陽

玫瑰 Attar 精油 2d ＋迷迭香精油 4d ＋快樂鼠尾草精油 2d

- 基底：橄欖油 10ml
- 目的 / 功效：舒緩頭皮不適、促進頭髮健康生成。
- 適合對象 / 心情 / 時機 / 場所：頭皮易癢，頭皮油脂過多，有掉髮困擾者，長期面對壓力者。

香氛擴香 ▸ 配方

配方 218 ＊── 玫瑰閨蜜

玫瑰 Attar 精油 2d ＋薰衣草精油 3d ＋冷杉精油 2d ＋香蜂草精油 2d

- 目的 / 功效：有助於緩解壓力和焦慮，適用於傍晚放鬆或瑜伽前使用。
- 適合對象 / 心情 / 時機 / 場所：睡前放鬆時，精力不足時，尋求內心平靜，瑜伽或冥想前使用。

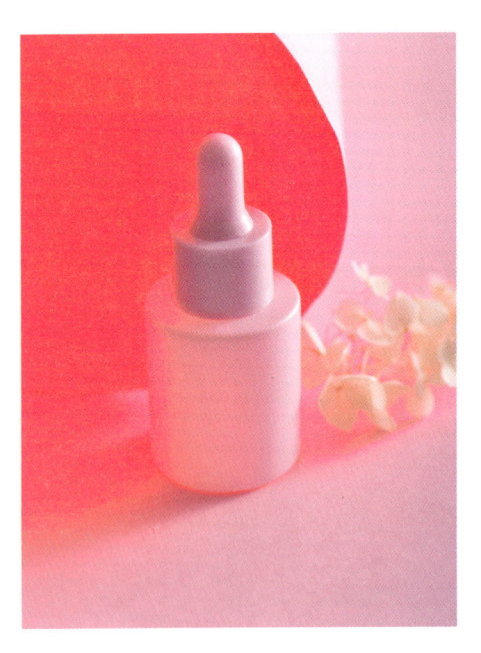

↑「輕鬆自在」按摩油可讓人鎮靜神經、放鬆身心。

配方 219	* ── 睡前舒眠
	玫瑰 Attar 精油 2d ＋茉莉精油 2d ＋乳香精油 2d ＋苦橙葉精油 2d

- 目的/功效：有助於改善睡眠質量，適用於睡前使用。
- 適合對象/心情/時機/場所：入睡困難者，情緒失控時，身心疲憊時。

配方 220	* ── 溫柔的力量
	玫瑰 Attar 精油 1d ＋薄荷精油 2d ＋迷迭香精油 3d ＋葡萄柚精油 3d

- 目的/功效：提振精神，適用於工作時或學習時使用。
- 適合對象/心情/時機/場所：無法集中注意力時，需要激勵和動力時，學習或讀書時。

配方 221	* ── 浪漫氛圍
	玫瑰 Attar 精油 3d ＋依蘭依蘭精油 2d ＋檀香精油 1d ＋香草精油 1d

- 目的/功效：營造溫馨浪漫氛圍，適合情侶或紀念日使用。
- 適合對象/心情/時機/場所：慶祝重要時刻，約會時，臥室，喜歡優雅香氛的人。

配方 222	* ── 清新淨化
	玫瑰 Attar 精油 2d ＋檸檬精油 2d ＋尤加利精油 2d ＋茶樹精油 2d

- 目的/功效：清新空氣，提升室內環境品質。
- 適合對象/心情/時機/場所：有異味時，呼吸道敏感者，家中空氣改善，想讓心情保持清爽。

配方 223	* ── 優雅女性
	玫瑰 Attar 精油 2d ＋茉莉精油 1d ＋橙花精油 2d ＋藍蓮花精油 1d

- 目的/功效：增強女性魅力，適合重要場合或約會時使用。
- 適合對象/心情/時機/場所：約會時，參加派對晚宴，想增強優雅氣質，自我關懷者。

配方 224	* ── 永遠的春天
	玫瑰 Attar 精油 2d ＋豐收果香複方精油 2d ＋佛手柑精油 2d ＋香蜂草精油 2d

- 目的/功效：平衡情緒，適合心情低落時使用。
- 適合對象/心情/時機/場所：長期承受

壓力者，情緒低落時，想放鬆時，家中或私密空間。

配方 225　＊ 靜思冥想

玫瑰 Attar 精油 2d ＋春泥精油 2d ＋乳香精油 2d ＋廣藿香精油 1d

- **目的/功效**：幫助冥想，適合瑜伽或靜心時使用。

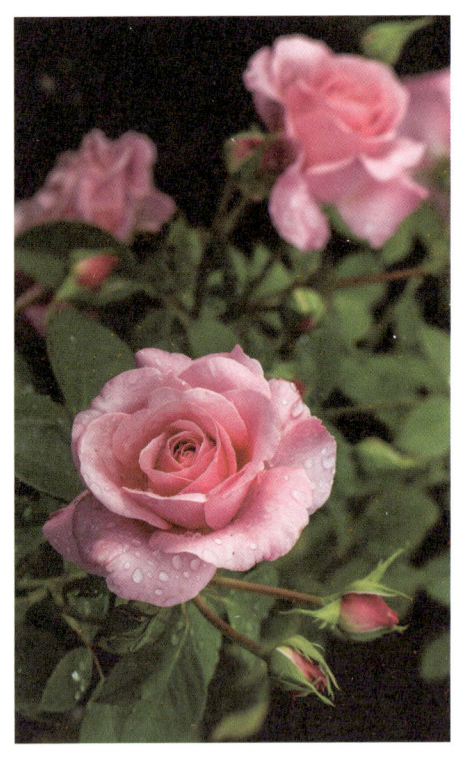

↑玫瑰在芳療世界中一直是最受歡迎相對單價也高的精油。

- **適合對象/心情/時機/場所**：需要放鬆時，睡前，冥想與瑜伽練習者，臥室。

配方 226　＊ 清爽夏日

玫瑰 Attar 精油 1d ＋葡萄柚精油 2d ＋薄荷精油 2d ＋檸檬精油 2d

- **目的/功效**：清涼提神，適合夏日使用。
- **適合對象/心情/時機/場所**：辦公室工作者，因高溫感到疲倦者，無精打采時。

配方 227　＊ 溫暖冬陽

玫瑰 Attar 精油 2d ＋肉桂精油 2d ＋甜橙精油 3d ＋薑精油 2d

- **目的/功效**：溫暖心情，適合寒冷天氣使用。
- **適合對象/心情/時機/場所**：寒冷引起的孤單感，冬日早晨，家庭聚餐時，情緒低落時。

配方 228　＊ 香氣交響曲

玫瑰 Attar 精油 2d ＋薰衣草精油 2d ＋粉蓮花精油 2d ＋綠香根草精油 2d

- **目的/功效**：溫柔美好的香氣，可緩解頭痛，適合頭痛時使用。

- **適合對象 / 心情 / 時機 / 場所**：睡眠不足時，容易頭痛者，長時間對著電腦工作的人，工作中短暫休息時。

配方 229　＊── 雲淡風輕

玫瑰 Attar 精油 2d ＋羅勒精油 1d ＋橙花精油 2d ＋依蘭依蘭精油 1d

- **目的 / 功效**：可卸除負擔，減輕壓力，避免過度緊張。
- **適合對象 / 心情 / 時機 / 場所**：高壓工作的專業人士，經常熬夜的人，情緒壓抑者。

配方 230　＊── 活力早晨

玫瑰 Attar 精油 2d ＋佛手柑精油 3d ＋葡萄柚精油 2d ＋迷迭香精油 3d

- **目的 / 功效**：玫瑰與柑橘類的香氣搭配迷迭香的清涼有勁，可以提振清神，讓早晨充滿活力。
- **適合對象 / 心情 / 時機 / 場所**：早起上班族，激發積極的動力，學習前，晨間冥想或瑜伽。

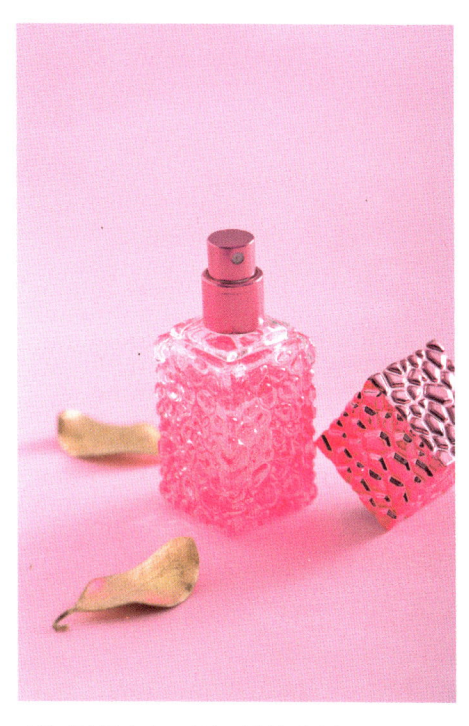

↑將「浪漫夜晚」配方用來擴香或加入 5～10ml 酒精做成香氛，可創造浪漫氛圍，提升情感聯繫。

配方 231　＊── 浪漫夜晚

玫瑰 Attar 精油 3d ＋依蘭依蘭精油 1d ＋苦橙葉精油 2d ＋檀香精油 2d

- **目的 / 功效**：創造浪漫氛圍，適合晚間使用。
- **適合對象 / 心情 / 時機 / 場所**：渴望放鬆的人，臨睡前的時光，情人節，提升情感聯繫。

GREEN VETIVER

綠香根草

香氣銳度 ★★★★★

香氣賞析
Aroma

*—— **香氣印象**

剛做完古法全身藥浴的健壯猛男。

*—— **香氣描述**

綠香根草是一支極具存在感的香氣。開瓶剛取出一滴在試香紙上後，香氣就迫不急待的衝擊過來，我把試香紙拿到距離自己一個手臂的位置，讓風把氣味帶過來，本以為只是很純粹的花香，結果出現稍具嗆辣感的薑氣味，還有類似根類葯材如人蔘、黃耆的氣味，但近距離嗅吸時，卻是濃郁的花葉香，很像是在寺廟中，有線香燃燒時，在香爐旁聞到供花裡香水百合的混搭氣味。綠香根草這可柔可剛的香味，也不禁讓人聯想到一句成語「鐵漢柔情」，最有畫面感的，不外乎是在 SPA 館裡，依循中醫古法做完全身藥浴後，走出藥浴蒸汽室的健壯猛男，古銅色的肌膚、陽光的笑容，冒著煙的身軀，搭配著迷人藥草花香，緩緩的迎面走來。在最後，若細細的嗅吸，也能發現有黑糖蜜的甜味跑出來哦！

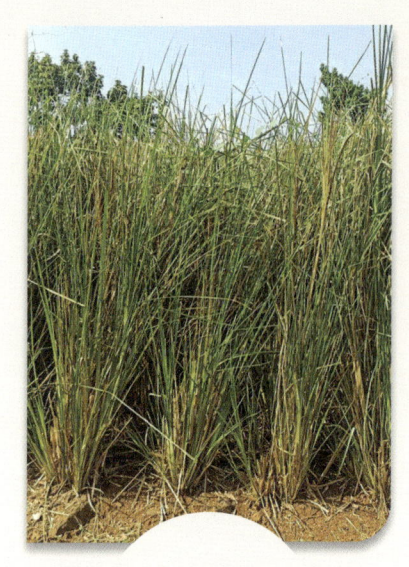

基本檔案
Data

中文別名	岩蘭草、香根草
英文俗稱	Green Vetiver
拉丁學名	*Chrysopogon zizanioides*
植物科別	禾本科
提 煉 法	印度古法 Attar
五　　行	屬土
性　　味	溫、酸、甘
歸　　經	肝、脾經（行氣補氣）

*—— **香氣搭配**

1. 綠香根草＋藍蓮花＋玫瑰原精→細緻花草香。
2. 綠香根草＋香桃木＋鳳凰木→秋日金黃午後。
3. 綠香根草＋甜橙＋紅桔→豐饒大地。

獨一無二 草香家族

Attar 提煉法中有兩個非常獨特的精油，因為都是以草本植物為提煉來源，我們稱之為草香家族。它們的共同點就是：

· 全球只有印度獨有，也只有 Attar 提煉法才能提煉出。

· 都是綠色的（另一個綠色的 Attar 精油是天堂花園，這是複方，其中也有以上兩種草香精油的成分，因此為綠）。

這兩種植物都有獨一無二的草香，是讓人會愛上的那種。接下來就是它們的故事。

綠香根草

美好青草香：綠香根草

我們一再強調，研究 Attar 精油不能用歐美的思維，傳統芳療的思維，要用印度文化特性的思維。一般的西方芳療都會說岩蘭草就是香根草，但是在印度，岩蘭草和香根草是不同的植物，不同的精油，不同的香味，不同的屬性。其實這就是印度特產的一種草，再用印度獨有的 Attar 提煉法，煉出獨特的青草香，以及獨特的綠色。

在所有草類精油中，只有綠香根草能提煉出新鮮的草香味，彷彿掌握了草的生命力一般，這使得它的香味成為調香師不可或缺的秘方。

綠香根草精油脈輪冥想：臍輪、心輪

綠香根草精油除了精油顏色為非常罕見碧綠色精油，氣泡般泌涼的青草香，香味濃郁，只需一小滴，便可滿身、滿間馨香之外，原精油與稀釋後精油的脈輪能量運作不同，更是綠香根草精油最為迷人之處。原精油能量運作在「臍輪」，而稀釋 10% 後，脈輪運作則為「心輪」，是相當有趣且用法多變的精油。

嗅吸冥想時，先平靜心情，再保持 5～10 公分距離進行品香。初聞腹部即有鼓脹感，可以感受精油能量如同隨水流飄搖的翠綠水草，自在、喜悅，水草間開出黃色的小花串，能量向內撫慰著心靈，深深的被生命的喜悅與富足所感動，每一個細都

心輪

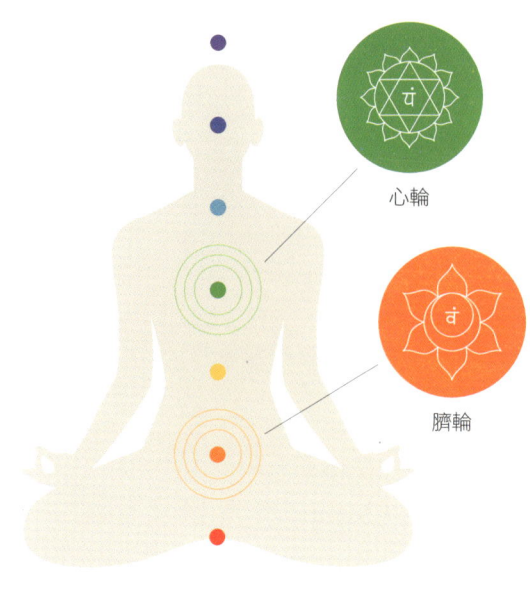

臍輪

綠香根草能量解析

「生命力」是獻給綠香根草的代表詞，這裡有陽光、空氣、水、土地養分及能量的融合，濕潤的草根協助青草向上生長，觸發了綠色生命，以柔和堅強不催的方式立足於土地上，當它遍滿一切那些充滿活力的色彩們也順應而生，一切生機就此蓬勃發展。

綠香根草 Attar 精油也帶著「停下來」的訊息，「身體停下來，心停下來了嗎？」煩惱焦慮就像隻活潑可愛的猴子住在腦海和心中，然後到處蹦跳，並產出各種不需

是歡樂、喜慶的。

鮮膩的新綠自然帶入「心輪」，心輪向上，頭頂後畫圓而下，全身充滿平靜安和的綠光，就像回到療癒之島，被大片的草原之海包圍，廣大的草原上，無憂無慮。生命本該如此自然、自在，草原中夾雜著其他各種花草植物，一切都是共存共享的，飄蕩自在的綠意，自然擴展在給予與獲得間擺盪，自頂輪接引周遭的綠意，流入全身及每個脈輪，無盡的飄搖，喜悅歡愉，自在擺盪，手擴展、身體向前的付出，手拉回、身體向後拱起的回歸，躺下感受，綠光從後心輪流入大地，回歸大地，鬆懈一切，為求自然無所負擔。

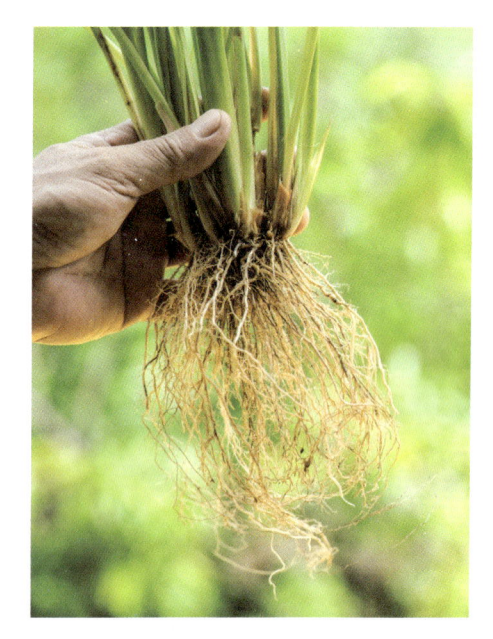

↑「生命力」是獻給綠香根草的代表詞，有陽光、空氣、水、土地養分及能量的融合。

要的噪音。蹦跳是心緒的混亂，而噪音是腦中更多自我對白，這樣的反覆跳和噪音會造成密集的頻率，它總是讓我們感覺事情看起來很重要，或其實不重要卻很急，綠香根草的訊息，建議我們可以悠悠的按下心緒的暫停鍵，讓理智去評估輕重緩急，心先穩定以後再去安排事情。

將綠香根草 Attar 精油調和基底油來按摩脈輪及疏通能量，絕對是很美妙的一件事情。當用於肌膚上時就像瞬間活化，有種幫助生命星火覺醒（生命力產生）的感覺。柔和的能量將安撫每個脈輪，它像一團扎實的棉花向下流動，並以慢跑的速度一邊輸送一邊散開（像植物在地表上吸收雨水之後向土裡擴散），此特色在療癒過程中能同時攜帶其他／精油能量。

綠香根草精油身心靈實證

個案分享 擺脫胃藥感受腹部輕盈

64 歲男性，長年受到脾胃氣虛和腹部脹氣的困擾，明明吃的不多，卻經常覺得腹部沉重、消化不良，生活品質大打折扣。每次不舒服時，總是靠胃藥和各種益生菌，但效果仍然不如預期。

綠香根草 Attar 精油能夠入脾胃經，且補氣速度極快，有助於促進消化；薑則具有溫暖脾胃的效果；茴香對於緩解脹氣有很好的幫助。將這三種精油調和後，於早晚飯後塗抹在腹部，能夠針對他的脾胃氣虛進行補氣，還能快速緩解胃部脹氣的不適，五天後就有感。隨著使用的持續，他發現餐後不再感到沉重，消化也變得更加順暢。

綠香根草 Attar 精油推薦配方

精油香水 ▸ 配方

配方 232

* ─── 百搭室內香氛

綠香根草 Attar 精油 3d ＋豐收果香複方精油 2d ＋薰衣草精油 2d ＋玫瑰天竺葵精油 1d ＋千葉玫瑰精油 1d

- **基底**：95% 酒精 10ml
- **目的／功效**：綠香根草豐厚溫暖的草香，把其他幾個香系的精油完美的融合在一起，這是一款花香、草香、果香、清香、暖香……交織成的靈活氛圍，每一秒都有不同的感受，百聞不膩。
- **適合對象／心情／時機／場所**：適合做為固定場所（居家或營業場所）的代表香氛香水。

香氛擴香 ▸ 配方

配方 233 ── 如釋重負

綠香根草 Attar 精油 3d ＋薰衣草精油 2d ＋甜橙精油 2d ＋薄荷精油 2d

- 目的 / 功效：將以上精油混合加入芳香燈或擴香儀中，可舒緩壓力和放鬆。
- 適合對象 / 心情 / 時機 / 場所：需要放鬆的學生，焦慮時，忙碌工作後，冥想時。

配方 234 ── 自信滿滿

綠香根草 Attar 精油 4d ＋柑橘類精油（佛手柑或紅桔）3d ＋薰衣草精油 2d

- 目的 / 功效：將以上精油混合加到擴香儀或薰衣布中，讓其芳香提振情緒，並增強自信心。
- 適合對象 / 心情 / 時機 / 場所：缺乏自信時，需要鼓勵的人，感到沮喪，準備面對新挑戰或演講。

配方 235 ── 專心一意

綠香根草 Attar 精油 4d ＋迷迭香精油 3d ＋檸檬精油 2d

- 目的 / 功效：將以上精油混合放入擴香儀中，營造專注和集中力的氛圍，適用於學習、工作或需要精神集中的活動。
- 適合對象 / 心情 / 時機 / 場所：學生，專業人士，想提高工作效率，開會時。

配方 236 ── 安然入睡

綠香根草 Attar 精油 4d ＋洋甘菊精油 3d ＋春泥精油 2d

- 目的 / 功效：將以上精油混合加到浴缸水、擴香儀或香薰燈中，營造安靜、放鬆的氛圍，促進良好的睡眠品質。
- 適合對象 / 心情 / 時機 / 場所：睡眠品質不佳，長時間工作後的休息，容易緊張者，臥室。

配方 237 ── 無憂無慮

綠香根草 Attar 精油 3d ＋薰衣草精油 3d ＋檀香精油 2d

- 目的 / 功效：混合以上精油，加入蓬鬆的棉球中，放在枕頭附近，或稀釋後在身上按摩，可舒緩焦慮和緊張情緒。
- 適合對象 / 心情 / 時機 / 場所：情緒不穩定的人，緊張的會議或活動前，渴望內心的平靜。

綠岩蘭草

大地能量魂：綠岩蘭草

全世界獨一無二的 Attar 提煉法而得的綠岩蘭草 Attar 精油，又稱為「魂草」，就算是資深的芳療師也未必見過用過，但只要你接觸過，就會為之神魂顛倒，一心嚮往之。

綠岩蘭草典故由來

岩蘭草本就是芳療精油中相當受歡迎且普及的精油，有著獨特的土香與草本味，顏色為黃褐色。但是在印度，岩蘭草又出現不同的新意義。

首先，印度次大陸上十四億子民對於花草的熱愛，可以說居全球之冠。在這片廣大的土地與千年的農耕文明中，早有非常多的香草植物。事實上，在印度香根草、岩蘭草，還有其他許多有獨特香氣的草類，都是精油的取材對象。再加上印度獨一無二的 Attar 提煉法，所以在外界認知的岩蘭草，到了印度就出現許多獨特的變化。

簡單的說，岩蘭草用傳統的精油蒸餾可得大家公認的黃褐色、帶點黏稠的標準岩蘭草精油。但是如果用 Attar 緩慢蒸餾法，就可以得出「綠」色的岩蘭草，這種精油在印度語為「靈魂、精華」之意，也就是說用 Attar 提煉法所得的岩蘭草，才能得出岩蘭草的靈魂。而這種方法又會被翻譯為「魂草」。其他還有稱為「野生銅鍋岩蘭草」、「印度北方邦岩蘭草」。

它的原料是標準的岩蘭草，枯黃色的草根，師傅把大把的枯黃的岩蘭草根放入 Attar 的鍋爐中，開始提煉，之後就會得出這種黏稠、帶有墨綠色的綠岩蘭草 Attar 精油。所以如果要問，是什麼時候開始變綠的？誰也不知道。

綠岩蘭草精油的提煉過程

綠岩蘭草有何獨特之處呢？明明可以用正常的精油蒸餾法可得，為何要費勁用 Attar 法煉出岩蘭草的綠色靈魂？

綠岩蘭草的香味與岩蘭草相似，也是土香系，但是更溫和也更持久些，可以說是升級版的岩蘭草。此外更多的是，對於有能量感應的使用者來說，綠岩蘭草就遠遠不是世間俗物能比擬的。在試用期我們提供給有脈輪能量冥想經驗的老師，以及

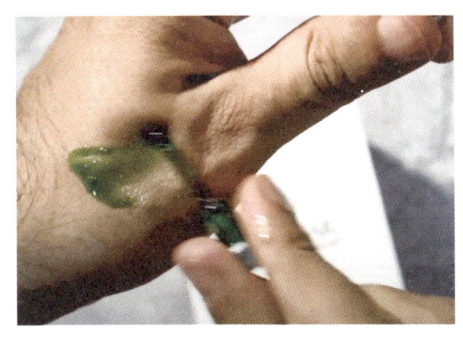

↑ Attar 精油由於刺激度較低，大多可以直接塗抹在身體上使用。

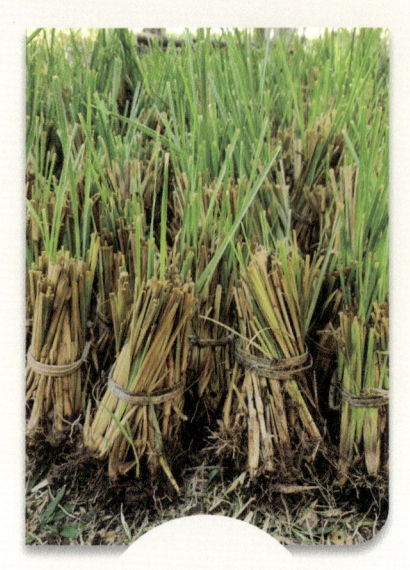

GREEN VETIVER

綠岩蘭草

香氣銳度 ★☆☆☆☆

香氣賞析
Aroma

* —— **香氣印象**

到東南亞國家旅行，空氣中令人興奮的異國感。

* —— **香氣描述**

對於喜歡岩蘭草的人來說，很輕易就能辨識出來有熟悉的氣味，但也相對的帶來一絲陌生感，綠岩蘭草比起經典的岩蘭草來說，多了一些微微有穿透性的清涼感及甜味，有些活潑，而經典岩蘭草是沉穩的。讓我回想起第一次踏上越南的國土時，感受到的就是這樣的氣味，空氣中帶著像是乾淨的氣味，但卻也夾雜著一點土味，也許是和當時的交通狀況有關吧，氣味當中，也有嗅吸到一點酮類的氣味（手裡若有永久花，可以取出嗅吸，便能理解酮類的氣味大概）。綠岩蘭草也出現了越南椰子糖的奶甜味，以及綠豆糕的氣味，有到越南旅遊過的人對這兩款甜食應該不算陌生。在後段的氣味，出現兩種令我驚喜的反差感。一是蒸熟的樹薯氣味（是的，就是甄嬛傳中木薯粉事件的主角）。另一個是回到落腳的飯店時，在房裡及床單上有的佳樂麝香氣味（是一種乾爽潔淨的味道）。

基本檔案
Data

中文別名	印度北方邦岩蘭草 / 野生銅鍋岩蘭草
英文俗稱	Green Vetiver
拉丁學名	*Vetiveria zizanioides*
植物科別	禾本科
提 煉 法	印度古法 Attar
五 行	屬土
性 味	溫、辛、鹹
歸 經	脾、腎、心經（活血行氣）

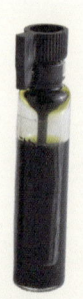

* —— **香氣搭配**

1. 綠岩蘭草＋依蘭＋玫瑰天竺葵→溼潤的花與土。
2. 綠岩蘭草＋春泥＋檀香→夢迴大地。
3. 綠岩蘭草＋檜木＋大花茉莉→香蜜山林。

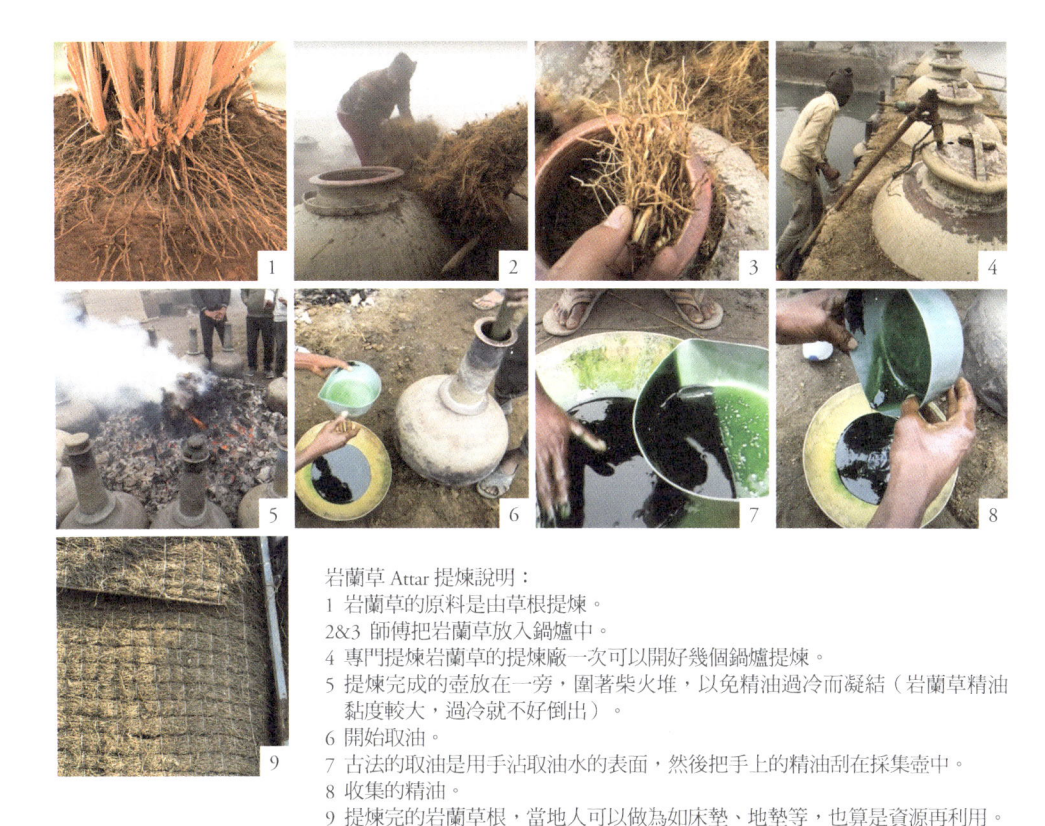

岩蘭草 Attar 提煉說明：
1 岩蘭草的原料是由草根提煉。
2&3 師傅把岩蘭草放入鍋爐中。
4 專門提煉岩蘭草的提煉廠一次可以開好幾個鍋爐提煉。
5 提煉完成的壺放在一旁，圍著柴火堆，以免精油過冷而凝結（岩蘭草精油黏度較大，過冷就不好倒出）。
6 開始取油。
7 古法的取油是用手沾取油水的表面，然後把手上的精油刮在採集壺中。
8 收集的精油。
9 提煉完的岩蘭草根，當地人可以做為如床墊、地墊等，也算是資源再利用。

有在練太極的朋友，每個人的反應都是驚豔不已。

綠岩蘭草精油與岩蘭草精油有何差別？

岩蘭草（Vetiver）精油是岩蘭草用蒸餾法提煉而得的精油，顏色為黃褐色。

綠岩蘭草也是用岩蘭草為原料，是用 Attar 提煉法而得的精油，顏色為綠色。氣味／功效／稀有度……皆更勝於岩蘭草。

綠岩蘭草精油脈輪能量冥想：海底輪至臍輪

印度人稱「魂草」，意謂帶有強大運轉的生命力量，讓使用者直接貼近植物吸收日月、大地、雨水能量，奮力生長的生命靈魂。使用時，只需要跟隨它、感知它，就能為當下的你帶來最需要的運作力量。也許是強力下拉的鎮定平和，或者是快速流轉的暢通順氣，還是有效疏通瘀塞能量，

臍輪

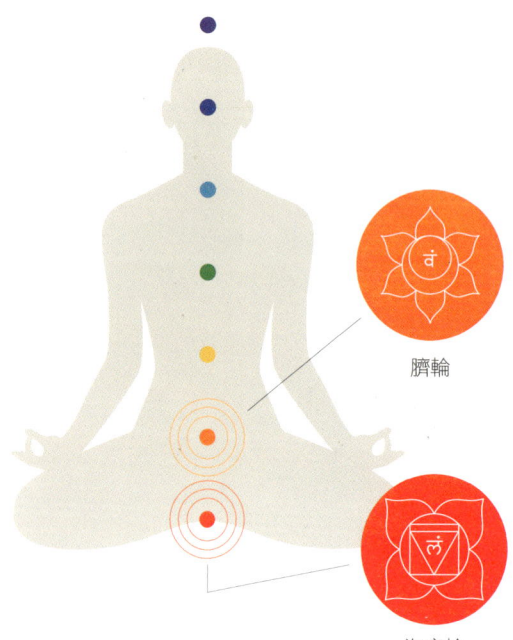

海底輪

若搭配其他脈輪運作的 Attar 精油時，更能加快找回疏通與平衡。

綠岩蘭草 Attar 精油所帶來的脈輪冥想體悟，更能接近植物精萃之所在。先透過呼吸冥想，安定身心後，嗅吸綠岩蘭草 Attar 精油，等能量緩緩流入體內，強力的下沈力量，會將感知拉聚在「海底輪」，但卻立刻萌發生命力量進入「臍輪」，靠近道家所謂聚氣、養氣的中心——丹田。綠岩蘭草 Attar 精油混厚的土根氣味，不需要將雙手放在鼻子前方，就能明顯感受氣味，安定心神集中在海底輪與臍輪，只需向內觀之、感之、跟隨能量運作，只因它的運轉快速，光的感受、跟隨便已是精彩萬分。

綠岩蘭草與赤鐵礦水晶能量解析

無敵的綠岩蘭草散發出乾草編織而成的褐褐米香，幾乎適應所有天氣，當面臨極端氣溫時，也僅是暫時休憩仍能保有強壯的根系，以便日後繼續成長發展。兒此特性亦是奠定草根系列無法被取代原因之一，有別於其他草根系列綠岩蘭草 Attar 且仍有獨樹一格的能量表現。其能量說明如下：

① **發散**：微發散的作用（位置朝向中上、向外）與一般岩蘭草相較它的音頻較高，能量結構較鬆但不過度的散開，中度穩定的速度是它的特質。
② **解熱**：解身心的熱，不但是發散的特質能解熱在性質上偏涼爽，能夠協助冷靜、解煩燥感。
③ 輕微補氣。
④ 協助面臨變動時的「保持穩定」。
⑤ 拉回飄散的意識回到地球土地上。

綠岩蘭草 Attar 與岩蘭草同有特殊的土地性，但綠岩蘭草不同之處，在穩定身體土性特質的同時，會嘗試讓人放棄理智構成的盔甲和城牆，讓靈魂僅單純與自己同在，這種特質的展現幫助生命體會「生活和存在」。

嘗試在口袋裡放一瓶含有大地能量的精油，它能協助你更加明確的穩定下來，幫助在安定能量下保有更清晰的思考、做事更順利。

赤鐵礦（Hematite）是地球上最堅硬的金屬之一，經由空氣與水的氧化作用亦產生「變質」，這說明它與水的互相關係，在礦石療癒上，很常利用這樣的變質特性來執行轉化作用。

穩定，與基本安全感有關，當我們在地球上立足，一旦脫離了大地，就像是離開原本的家（對多數人來說）。但赤鐵礦展現了堅實的大地與滋養我們的水（血液）的特質，經過太陽能量的照射和陰性能量的扎實，可以創造出一個平衡理想的健康空間。

純使用赤鐵礦的擺放、配戴或握件都有助於穩定，若能與綠岩蘭草 Attar 搭配，更能合作加深這樣的能量特質展現。可用於睡眠，或太緊張時可能影響表現時，也能搭配使用去增加穩定性。

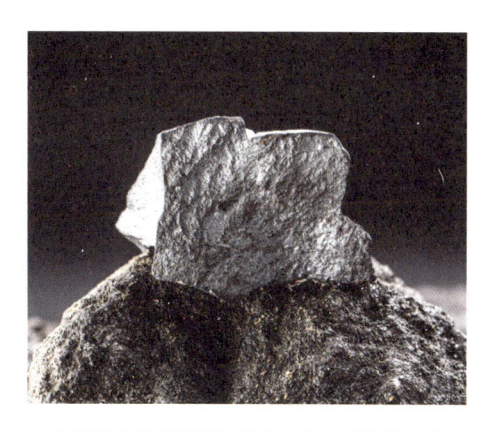

↑赤鐵礦與岩蘭草精油搭配有助於平衡穩定身心靈。

綠岩蘭草身心靈功效與實證

岩蘭草具有鎮定效果。英國與泰國的研究單位曾實驗發現，岩蘭草精油能舒緩實驗對象的焦慮。

但是與所謂鎮定劑不同的地方在於：它不會蠻橫的鎮壓你的神經系統來達到鎮定效果，相反的，它能讓你心情平和，情緒平穩，但是也讓你的內在強化，讓你面對強大壓力下，尚能以平靜的心情以及最佳的體能狀態來面對。例如：當你準備上臺展開一段重要的演講時，岩蘭草是你最佳的選擇。

另外，岩蘭草也是對付因緊張，情緒失調，壓力造成的失眠有相當的效果。

岩蘭草對現代人的協調與紓壓抒解，成為對付文明病（因工作壓力造成的種種症候群）的第一線良方，另外，也是能改善文明病引起之相關障礙。

岩蘭草精油是極佳的定香劑，許多展現高貴與氣質的香水都喜歡加入岩蘭草，因為它可以帶來香味深度，也有東方禪定與氣場能量的效果。最適合與之搭配的還有檀香、薰衣草、廣藿香，或是適量的佛手柑。

岩蘭草取材自草根，屬性從土，土生金，故有招財開運之說。草根本就是植物根基，並有聚四方資源之特性；不謀而合的是：在西方芳療的研究中，也有指出岩蘭草能強化個人氣場與能量的研究，所以說岩蘭草為開運招財之精油。

個案分享　溫和補氣身心調整

62 歲女性，近十年來的冬天一直飽受手腳冰冷與失眠困擾，到了晚上經常輾轉反側，難以入眠。長期的睡眠不足讓她白天也疲憊不堪，生活品質大受影響，胃口也變得越來越差。從她的敘述中可知，其「白天也感到疲累」在中醫中與「虛證」有關，指的是體內正氣不足，無法正常支持身體的功能。

個案曾向醫生求助，醫生開了安眠藥，但她表明不想依賴藥物。岩蘭草精油具有溫和補氣的作用，適合用於改善老人家的失眠，於是建議她睡前將 1 滴綠岩蘭草 Attar 精油塗抹在腳底，第一晚她就快速入睡。持續每天使用一段時間後，終於能一覺到天亮，而白天的精神狀態也變好很多。

個案分享　強大正能量

近 30 歲的夫妻兩人，均因長期工作、照顧幼兒而感到疲累及全身到處的酸痛感，卻無特殊病症。進行遠距靈氣能量導引時，也感受身體多處不舒服及阻塞能量，及腰部以下的生命支持能量薄弱，能量感較暗淡。遠距靈氣結束後，依能量導引的感知，可以優先加強下身能量的疏通、流動，且以強大的淨化來清除身體長期累積的不舒服能量，並以綠岩蘭草 Attar 加鳶尾花根 Attar 精油調配成濃度 5% 按摩油來使用。

請他們塗抹在大腿根部、腿部、背部指定部位後，進行為期一周的全身能量淨化與調整。待一周能量的清理後，再重新就身體較需補充能量或調整能量的部位與脈輪，得以更明確、有效協助身心修復。

透過綠岩蘭草 Attar 精油快速流轉推動力，帶著鳶尾花根 Attar 精油的淨化能量，使得個案在使用一天後，就能明顯感受身體多處的酸痛和內心的無力感降低。當負面能量減弱時，反之，也為正向能量爭取較多的儲存空間。從身改變心，再從心改變身，進而逐漸靠近最適當下身心的平衡與舒適狀態。

個案分享　加速能量疏通滿血復活

60 歲女性，從事教育行業，未婚，但為家裡大大小小的事及學生輔導教育狀況而操碎了心，常常頭痛、頭暈，全身痠痛，感受自身能量被不斷的內耗，而尋求靈氣能量導引的輔助減緩內在的沈重且不舒服感。

在為她靈氣能量導引的過程中，感受她的頭部至肩頸的不舒服，整個人的能量流動狀況，因不斷強迫自己發揮高度的行動力，使整個體內能量的循環流動變的緩慢，如同一顆缺少電力的電池。由於個案偏好草根氣味精油，隨即使用綠岩蘭草 Attar 與黃金團花 Attar 精油調和按摩油，讓她塗抹在胸口上緣、太陽穴、肩頸處及四

肢末端，並搭配靈氣能量的導引的進行，以快速緩解頭能量的阻塞與不適，並鬆開她肩頸的緊繃。

短短的 20 分鐘靈氣能量導引過後，個案表示感覺頭部沉重、緊繃與疼痛感消失，是消失而不單僅是減緩而已，且整個人像滿血復活了一般。但我也提醒她，雖然此時身體能量快速的補充回來了，但也要適時放手與尋求他人協助，若不然補充回來的能量，也會再次快速地被消耗掉。

岩蘭草與香根草的差別

歐美芳療界只有「岩蘭草」，但是在 Attar 提煉法加持下，有綠香根草、岩蘭草、綠岩蘭草三種，簡單直覺的區別如下：

- 香氣濃到淡：綠岩蘭草 > 岩蘭草 > 綠香根草。
- 分子大到小：綠岩蘭草 > 岩蘭草 > 綠香根草。
- 調香駕馭度難到簡單：綠岩蘭草 > 岩蘭草 > 綠香根草。
- 生理功效慢到快：綠岩蘭草 > 岩蘭草 > 綠香根草。
- 慢性到急性選擇：綠岩蘭草 > 岩蘭草 > 綠香根草。
- 應用方向：安眠、鎮定、補氣、增加紅血球活性、抗菌。
- 抗菌效果一般到最好：綠岩蘭草 > 岩蘭草 > 綠香根草。

例如：身體有慢性高血壓，晚上不好睡，就選綠岩蘭草；如果夏天腳有濕疹，首選就是綠香根草。

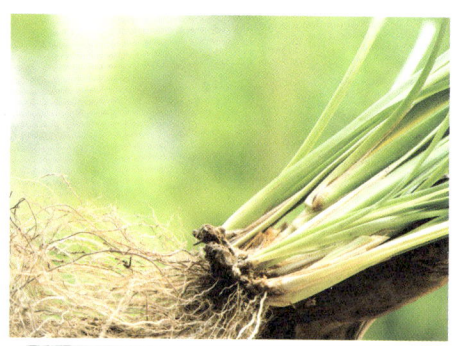

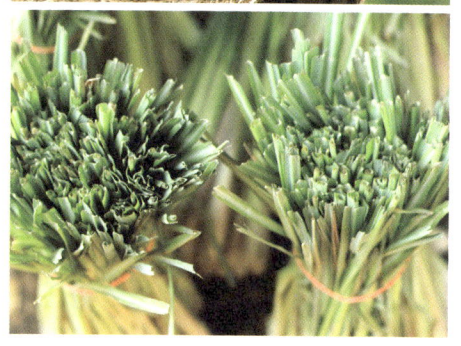

↑歐美芳療界只有「岩蘭草」，但是在 Attar 提煉法加持下，有綠香根草、岩蘭草、綠岩蘭草三種。若身體有慢性高血壓，晚上不好睡，就選綠岩蘭草；如果夏天腳有濕疹，首選就是綠香根草。

綠岩蘭草 Attar 精油推薦配方

綠岩蘭草 Attar 精油有著深沉的木質香氣，與和大地能量連接的特性而被廣泛應用。它能夠促進放鬆、減少壓力和改善睡眠質量。

按摩油保養 ▸ 配方

配方 238

* —— 大地能量

綠岩蘭草 Attar 精油 2d ＋薰衣草精油 3d ＋苦橙葉精油 3d ＋乳香精油 2d

- **基底**：植物油 10ml
- **目的 / 功效**：減輕壓力和焦慮，促進放鬆和安神，適合在緊張或壓力大的時候使用。
- **適合對象 / 心情 / 時機 / 場所**：適合壓力大、睡眠質量不佳的人群。

配方 239

* —— 日日幸福

綠岩蘭草 Attar 精油 3d ＋羅馬洋甘菊精油 2d ＋依蘭依蘭精油 2d ＋春泥精油 3d

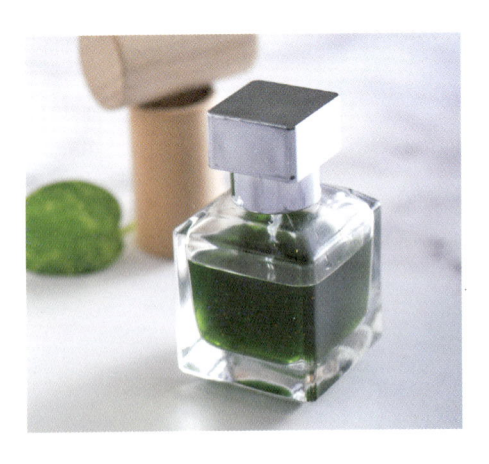

- **基底**：任一植物油 10ml
- **目的 / 功效**：促進深層放鬆，改善睡眠質量。
- **適合對象 / 心情 / 時機 / 場所**：適合晚上使用，或失眠、睡眠質量不佳的人群。

配方 240

* —— 百花之吻

綠岩蘭草 Attar 精油 2d ＋茉莉精油 2d ＋橙花精油 2d ＋千葉玫瑰精油 2d

- **基底**：任一植物油 10ml
- **目的 / 功效**：深層保濕和滋養皮膚，增強皮膚彈性和光澤。
- **適合對象 / 心情 / 時機 / 場所**：適合乾性、缺水或成熟皮膚的人群。

配方 241

* —— 身心平衡

綠岩蘭草 Attar 精油 3d ＋豐收果香複方精油 2d ＋薰衣草精油 3d ＋絲柏精油 2d

- **基底**：任一植物油 10ml
- **目的 / 功效**：有助於促進心理和情緒的平衡，緩解心理壓力，創造一種平靜和諧的環境。
- **適合對象 / 心情 / 時機 / 場所**：適合心理壓力大、尋求心靈平衡的人群。

←將「心靈靜思」配方用來擴香或加入 10ml 酒精做成香氛，其深沉而清新的香氣，有助於提升精神層次，促進心靈平靜。

香氛擴香・配方

配方 242 ＊ 溪頭日出

綠岩蘭草 Attar 精油 3d ＋松針精油 2d ＋絲柏精油 2d ＋檜木精油 3d

- **目的 / 功效**：模仿森林的清新空氣和寧靜氛圍。清新的松木香氣，有助於清淨空氣，提升精神集中。
- **適合對象 / 心情 / 時機 / 場所**：適合需要提神醒腦或尋求精神安寧的人。適合在辦公室或學習空間使用。

配方 243 ＊ 夜幕低垂

綠岩蘭草 Attar 精油 4d ＋薰衣草精油 3d ＋馬鞭草精油 2d ＋香草精油 1d

- **目的 / 功效**：促進深度放鬆和準備進入夜晚的休息模式。溫暖而舒緩的香氣，有助於減輕壓力和改善睡眠質量。
- **適合對象 / 心情 / 時機 / 場所**：適合需要放鬆和改善睡眠的人。適合在睡前使用。

配方 244 ＊ 浪漫花園

綠岩蘭草 Attar 精油 3d ＋茶玫瑰精油 2d ＋夜香茉莉精油 2d ＋薰衣草精油 3d

- **目的 / 功效**：喚醒內在的愛與美感。花香繚繞，有助於提升情緒，增加感官享受。
- **適合對象 / 心情 / 時機 / 場所**：適合追求浪漫或需要情感慰藉的人。適合在家中的休息時間或浪漫晚餐時使用。

配方 245 ＊ 心靈靜思

綠岩蘭草 Attar 精油 4d ＋乳香精油 3d ＋檸檬精油 2d ＋沒藥精油 1d

- **目的 / 功效**：促進冥想和深層反思。深沉而清新的香氣，有助於提升精神層次，促進心靈平靜。
- **適合對象 / 心情 / 時機 / 場所**：適合進行冥想、瑜伽或需要深層放鬆的人。適合在靜思或冥想空間使用。

配方 246 ＊ 腦力激盪

綠岩蘭草 Attar 精油 3d ＋薄荷精油 2d ＋尤加利精油 2d ＋葡萄柚精油 3d

- **目的 / 功效**：清新覺醒，迎接新的一天。清新而提神的香氣，有助於激活思維，清潔空氣。
- **適合對象 / 心情 / 時機 / 場所**：適合思考發想使用，為創意注入活力。

CHOYA LOBAN

乾焙乳香

香氣銳度 ★★★★☆☆

香氣賞析
Aroma

*——香氣印象
參觀咖啡工廠時，多台烘豆機一起下豆冷卻。

*——香氣描述
剛取出望天樹在試香紙上時，那純粹就是個泥煤、烤木碳的煙燻味、焦味，更有些微的瓦斯氣味，很像去逛金門製陶工廠和教室時，他們正準備燒製學員的半成品，溼溼的黏土味，以及正在燃燒木碳而飄出的煙味。稍過一段時間，前述的氣味依然存在，但多了花朵的氣味，只是極微弱，也多了一絲甜味，是在揉麵糰時會有的香氣。這也正好呼應了參觀窯場時所感受到的每一種氣息，在欣賞戶外陶藝品時，庭院中種植的玉蘭樹及桂花樹，正好在開花，但因非盛開期，氣味上也是幽幽微微的，似有似無的飄散著。說真的，還在手上捏製的黏土，氣味上和麵糰一樣都具有甜甜的氣味。被風格相異的氣味圍繞著，真的是場不一樣的體驗，可以細細品嘗望天樹帶來的驚喜。

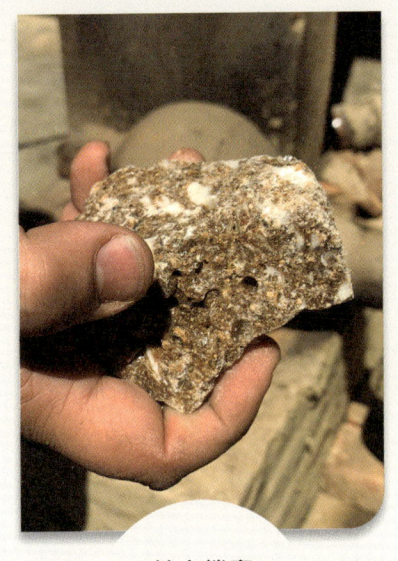

基本檔案
Data

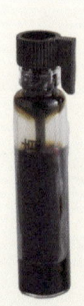

中文別名	無
英文俗稱	Choya Labon
拉丁學名	*Boswellia serrata*
植物科別	橄欖科
提煉法	印度古法 Choya
五行	屬金
性味	溫、苦、辛
歸經	肺、腎經（清肺化痰，活血化瘀）

*——香氣搭配
1 乾焙望天樹＋雪松＋檀香→入木三分。
2 乾焙望天樹＋晚香玉＋胡蘿蔔籽→清麗婉約。
3 乾焙望天樹＋玫瑰天竺葵＋黑胡椒→特立獨行。

CHAPTER 24

最神秘的 乾焙家族

如果說Attar是印度提煉精油古法中最稀有的,那「乾焙提煉」(Dry Distillation,又稱為「無水提煉」、「破壞性蒸餾」、「直火提煉」)可以說是更稀有的精油提煉法了。印地語Choya就是指的這種提煉法提煉出的精油,目前已知的也只有三種:Choya Loban、Choya Ral、Choya Nakh,對於深度精油迷來說,一定想知道這是什麼?有什麼獨特之處?

什麼是乾焙提煉Choya?

乾焙提煉印度語Choya,正好和日本知名的秋雅梅酒Choya同名,但是一點關係都無。有一說是Choya是指提煉時專用的陶鍋,以區別於Attar提煉法用的Deg鍋(印度語),這個說法較為可性。

乾焙提煉的過程是,把要提煉的乾燥材料放入Choya鍋中,與基底油混合(檀香油或是其他適合的油),但是沒有加一滴水,就直接加熱(所以也稱為直火提煉),並在上方瓶口處慢慢滴出深色的精油,最直覺的說法就是,它不是蒸餾出來的(因為沒有水),是被烤出來的。

為什麼印度人要發明這種高難度的提煉法呢?據我們當地調查的說法是:
① 如果用水的蒸餾法,原料會和水先結合再提煉出來的,所得的精油成品就會有

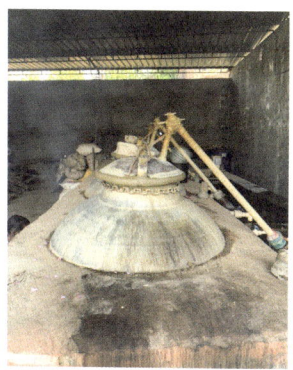

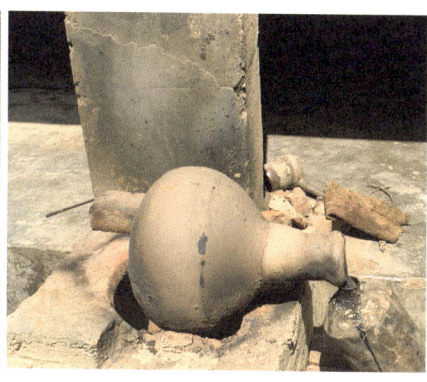

← Attar提煉法用的Deg鍋與Choya提煉法專用的陶鍋。

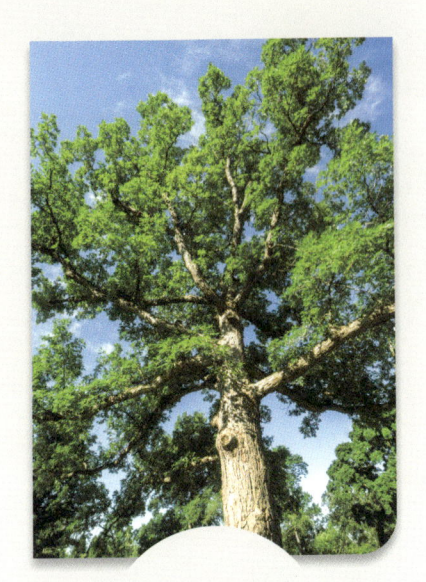

CHOYA RAL

乾焙望天樹

香氣銳度　★★☆☆☆☆

香氣賞析
Aroma

*—— **香氣印象**
身處在正燒著窯火製陶的爐窯邊。

*—— **香氣描述**
剛取出望天樹在試香紙上時，那純粹就是個泥煤、烤木碳的煙燻味、焦味，更有些微的瓦斯氣味，很像去逛金門製陶工廠和教室時，他們正準備燒製學員的半成品，溼溼的黏土味，以及正在燃燒木碳而飄出的煙味。稍過一段時間，前述的氣味依然存在，但多了花朵的氣味，只是極微弱，也多了一絲甜味，是在揉麵糰時會有的香氣。這也正好呼應了參觀窯場時所感受到的每一種氣息，在欣賞戶外陶藝品時，庭院中種植的玉蘭樹及桂花樹，正好在開花，但因非盛開期，氣味上也是幽幽微微的，似有似無的飄散著。說真的，還在手上捏製的黏土，氣味上和麵糰一樣都具有甜甜的氣味。被風格相異的氣味圍繞著，真的是場不一樣的體驗，可以細細品嘗望天樹帶來的驚喜。

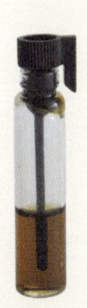

基本檔案
Data

中文別名	無
英文俗稱	Choya Ral
拉丁學名	Shorea wangtiantree
植物科別	龍腦香科
提煉法	印度古法 Choya
五　行	屬木
性　味	涼、苦、鹹
歸　經	肝、肺經（清熱化濕、解熱）

*—— **香氣搭配**
1　乾焙望天樹＋雪松＋檀香→入木三分。
2　乾焙望天樹＋晚香玉＋胡蘿蔔籽→清麗婉約。
3　乾焙望天樹＋玫瑰天竺葵＋黑胡椒→特立獨行。

經過水的影響或改變。
② 用陶鍋而不用銅鍋的原因是,也不能讓原料和銅產生反應。
③ 用這種特殊的萃取方式,是因為萃取的來源是有特殊定位的自然界產物,並且在印度用途也有特定的目的(祭祀 / 典禮 / 宗教儀式 / 阿育吠陀療法)。
④ 這種方法提煉出來的精油,因為沒有經過水的稀釋與緩衝,所以氣味都是強烈而直接,且可以用來捕捉更細微的特殊氣味。

最常用的三種 Choya 精油

乾焙乳香

這裡用的乳香是「印度乳香」(*Boswellia serrata*,又稱為「齒葉乳香」),這種特產於印度的乳香,與其他乳香(如阿曼乳香,阿拉伯乳香……)在香味上、成分上都有不同,且能量非常強。用 Choya 提煉時,只要把乾燥的印度乳香放入陶鍋中加熱,就可以得到 Choya Loban。這種精油最獨特的用途,在於處理皮膚(外在)以及心靈(內在)的創傷。

乾焙望天樹

望天樹為龍腦香科的一個樹種,學名為 *Shorea wangtianshuea*,隸屬於龍腦香科娑羅雙屬。在中國,望天樹甚至是國家一級保護植物。

在印度,望天樹被視為聖樹之一,常被種植在寺廟和神聖場所。其中,印度教中的「波羅奢耶」即為望天樹,佛陀在菩提迦耶下調查了生老病死的真相,證得佛道。因此,望天樹在印度文化中具有重要的宗教意義和象徵意義。

望天樹的名稱源自於其高大的樹冠和挺拔的姿態(可長到 60 公尺以上),象徵著向天空仰望、向上生長的意象。望天樹在中醫學中被認為具有清熱解毒、消腫止痛的功效,常被用於治療一些疾病。在身心靈層面,望天樹被視為具有穩定情緒、增強意志力和內心堅定的作用,有助於平衡身心靈。而利用其樹脂以及 Choya 乾焙法提煉的精油,也是在身心靈上及宗教上有其獨特的功效。

乾焙貝殼

這可以說是 Choya 提煉法中最匪夷所思的精油了。不是一般的貝殼,而是印度洋特產的一種「Onycha」貝,把這種貝殼敲碎後,混合檀香與乳香顆粒,完全不加水的使用 Choya 乾焙法,可以得到這種具有煙燻、海洋和苔蘚的香氣,並帶有礦物、珍貴木材和琥珀般的底色。

更厲害的是,這種香料最早的記載於《出埃及記》,記載了「用 Onycha 以及乳

CHOYA NAKH

乾焙貝殼

香氣銳度 ★★☆☆☆

香氣賞析
Aroma

* —— 香氣印象

在海濱旁的美食街，看著一攤攤正烤著新鮮貝殼的店家。

* —— 香氣描述

乾焙貝殼，若不是事先知道名稱，一定會很訝異，居然會出現海水的氣味，接著如同其他乾焙系列，有明顯的木碳氣味。不同的是在階段上，乾焙貝殼是在升完火後，剛開始燃燒尚未出現「紅碳」的時候。整體上的氣味，讓人很有遊走在墾丁大街的畫面。逛著許多海鮮燒烤攤，看著一個個不同的貝類被放置到烤架上，經過碳火的加熱後散發相對應的香氣，手裡拿著一串烤醬香鮮魷，走在正值日落的海灘邊，溼溼鹹鹹的海風吹來，為手上的烤品，更增添大海的香氣。走到岩岸處，看到一邊被水花灑落拍打的寄居蟹，揹著家在行走著，把頭湊下去想看得更仔細時，不想卻是先嗅吸到更濃厚的海水及涼風伴隨的氣味。在最後，嗅吸到一絲非常微弱的香氣，似乎像是露兜花的香味，只是很薄、淡淡的，不易察覺。

基本檔案
Data

中文別名	無
英文俗稱	Choya Nakh
拉丁學名	無
植物科別	非植物
提煉法	印度古法 Choya
五 行	屬金
性 味	涼、苦、鹹
歸 經	肝、腎、胃經

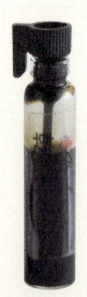

* —— 香氣搭配

1 乾焙貝殼＋紅橘＋尤加利→夕陽下的海灘。
2 乾焙貝殼＋藍麝香＋指甲花→藍色珊瑚礁。
3 乾焙貝殼＋黑胡椒＋茴香→玩美墾丁大街。

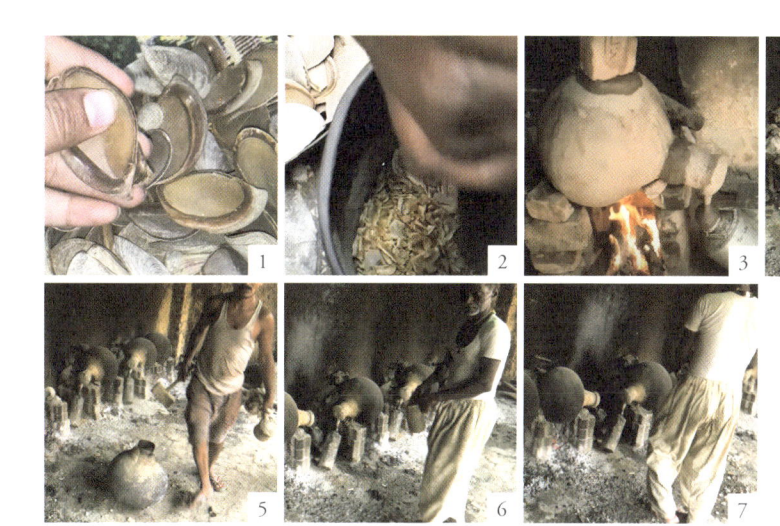

乾焙法提煉說明：
1 乾焙法最特殊的原料，即是印度洋特產的香貝。
2 將香貝搗碎後並與其他原料混合。
3 不加水直接火烤，並在右側放置 Choya 壺出口接精油的容器。
4 萃取完成，將 Choya 壺取出。
5 拔開壺口。
6&7 清理壺內提煉後殘餘的原料。

香等調配出的珍貴香料，只能在耶路撒冷所羅門聖殿中使用，也只能用這款神聖配方。」可惜的是，該書中並無記載當時人是怎麼提煉出的，而貝殼怎麼變成了香料與定香的來源也無人得知，直到今日我們才從印度的 Choya 乾焙法中找到答案。

乾焙家族精油脈輪冥想

緊繃的身體、轉不停的腦袋，渴望身心放鬆，試過許多種方法，卻無法控制身心，讓它完全的鬆懈下來嗎？試試乾焙系列，搭配任一款乾焙精油，在自己喜愛的氣味、需要的能量運作中，體驗乾焙精油能量帶來的完全解放。無論是脈輪冥想或太極氣動，惟有身心進入真正鬆的境界，才能讓能量與氣有更大的空間、更自如的運作著。

乾焙系列款款都是霸道的衝擊，所幸能量帶動的鬆懈快速，尾韻短暫，才能躲開的持續氣味衝擊。每次體驗乾焙系列能量後，即使精神奕奕，張著眼睛盯著天花板，全身都是全然的鬆散，只想大字型的仰躺著，忘卻自己身體的存在，融合在空間裡，沒有氣力或欲望想支配身體和情緒工作，就是放空一切的大休息。

乾焙乳香：頂輪

乾焙印度乳香 Choya 精油的氣味煙燻味中帶點酸和苦澀味，很難不一直想著愛吃的煙燻烏梅，近似濃厚中藥味的帶領下，走入高山針葉林環繞之中。身心平靜下來後，以嗅吸方式進行冥想，以乾焙印度乳香 Choya 精油能量在頭部聚集，進而向上啟發「頂輪」能量運作，接著一股濃厚煙霧，逐漸下沈掩蓋全身。如同充滿附生植物的山地霧林氣候變化一般，水氣沿著山勢爬升至頂後，再隨著氣溫的改變，在山林裡形成濃厚雲霧環帶。雲霧繚繞之間，也帶來植物生長所需要的養分。

持續以嗅吸方法，更細緻地感受精油能量在體內中脈的振盪。一波波擺盪，逐漸由內而外、上而下的鬆散體內任一處的緊繃和抵抗，每一次的嗅吸都是一股釋放。就像一股魔幻的力量，似沉厚的鐘聲在體內散播著音浪，混厚且具有深度催化的力量，只能順著振動的能量頻率，逐一將每一部位釋放開來，不需做無謂的抵抗，中脈的能量振盪，找回內在覺知、平衡與鬆綁的快活。

乾焙望天樹：海底輪

乾焙望天樹 Choya 精油的煙燻柴燒味，氣味中彷彿能感受到樹乾燃燒的氣味，卻也似在醫療院所感受到碘酒、漂白水帶來極度潔淨的氣味，煙燻的微量苦澀味中夾帶泥土氣息。以嗅吸冥想來感受乾焙望天樹 Choya 精油的能量，是非常有趣的體驗。

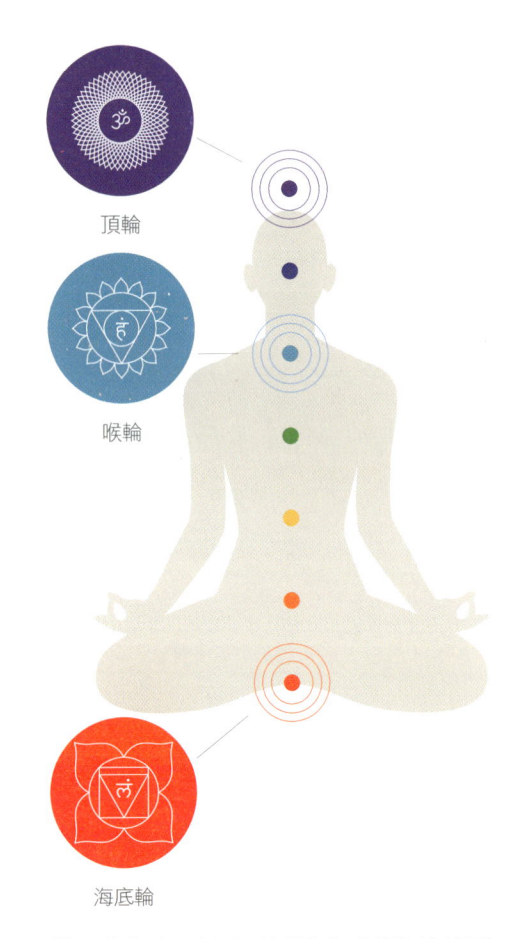

能量帶領著先向下進入「海底輪」的大樹紮根，當完全放空自己的當下，氣味隨之順著紮根後的成長一般，一飛衝天的鬆空與敞開。在短時間之內，便成就了一棵高大巨木的成長，展現自然的生命力與其韌性。快速生長需要的不僅是本有的生命活力與堅毅，更需要的是向土壤深處探入的根，尋找養分與水源，伸展枝葉，無

頂輪

喉輪

海底輪

限上抑，順勢開展雙臂，成為這棵成長快速且茁壯的大樹。享受在高空中的輕快，親近陽光和白雲的悠然自得，樹冠濃密，鮮綠成傘，鬆空下的快意，也帶來樹下遮陰乘涼的舒爽。

乾焙貝殼：喉輪

乾焙貝殼 Choya 精油的煙燻味反而輕薄些，像親近化石的焦香味，泥土味更明顯，且帶有植物、動物腐敗的味，且氣味會在舌頭根部許久。進行乾焙貝殼 Choya 精油嗅吸冥想前，先尋個地方可以舒服仰躺地方，享受一處的幽靜舒坦，留給自己充裕時間來慢慢品味從喉嚨、肩膀到手指的癱軟。

調整身心狀態變得平靜後，輕緩嗅吸乾焙貝殼 Choya 精油的焦香氣味進行冥想。精油能量直入「喉輪」，便急著展現它翻滾的動能，長久積累表達與溝通的壓抑和阻塞，讓一顆顆的小石頭逐漸堆積聚結成為聞風不動的大巨石卡在喉輪裡。乾焙貝殼 Choya 精油的能量開始推動著巨石原地滾動，俗句說「滾石不生苔」，藉由精油的滾動力量，持續緩緩轉動巨石，逐漸消磨掉巨石邊緣，滾動祛除淺薄表層，卻帶來能量上下流通的空間，讓更多滾動力量發揮，使阻塞與壓抑開始變得柔軟，停留更長的時間感受喉輪的清理，讓話語變得柔軟，讓蒙蔽的塵土消散，內心得以看見更多色彩和可能性。

Choya 精油與水晶能量解析

乾焙乳香

乾焙乳香的乳香樹來自太陽和大地的搖籃屹立在貧脊之處保護土層，同時極力保存有的水分供給自己生存之外，也需具備自我修復的能力，以在出現傷口時流出樹脂保護與修復。

乾焙乳香應是目前最接近完整乳香本質的精油，樹脂類精油在地球上是不可思議的存在之一。它們通常需要嚴苛的考驗，或是經年累月的成長過程，才能擁有一顆顆寶貴的結晶。乳香同時具備了地、水、火的能量，它在陽性的環境中成長，盡量地保存了水分在身體裡方便在受傷後以水（樹脂）的方式呈現，而柔和圓潤的氣味展現出樹脂的本色：癒合。

運用在情緒療法除了可以緩解緊繃帶來放鬆，也能輔助憂鬱、焦慮，還有過度極端的情緒（例如過度刺激後對環境麻痺、對變化沒有感覺

→乾焙乳香應是目前最接近完整乳香本質的精油。

亦或無法停止的淚水，可以將不好的水能量如廢水、不需要的淚）排出以後再適度收乾。

它除了發揮癒合的作用也會形成小小能量保護場，保護這個需要休養的生命（圈起來保護）。乾焙乳香適合各個療程階段。

應用上，若已經看過中西醫後，能覺得胸口仍偶有緊繃悶住的感覺，可用乾焙乳香＋粉蓮花，加入基底油稀釋成 3% 的按摩油，塗抹胸口、肩背，餘油塗抹太陽神經叢，就會有舒緩的效果。

乾焙望天樹

望天樹並不像鳳凰木高調，但就是要讓人看見，並熱情邀請到它庇護的領域休憩做客，也不像乳香樹在克難中修行（因為難所以修）。望天樹並不起眼，它有點像一個理性與感性兼併的老師，提供一個學習的環境以支持人們擁有獨自向前的動力與能力，它始終相信堅持能成功。萬一過程中遭遇困難也沒有關係，因為那將是日後的養分。它用經驗和方式，提供我們安定感與幫傷口擦擦藥，並明瞭每個生命的獨特，且擁有自己的高度甚至可能有暫時過不去的地方，一切它都知道的。總覺得它有點像一點火象加魔羯座一直堅持努力著，路上有許多受傷與壓力，但最後多

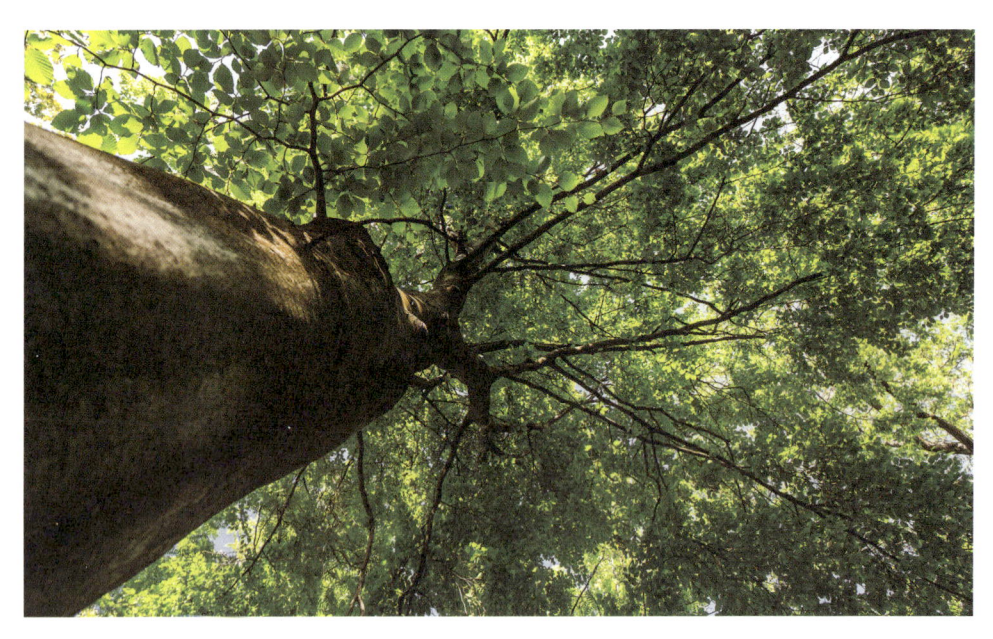

↑ 望天樹並不起眼，有點像一個理性與感性兼併的老師，提供一個學習的環境以支持人們擁有獨自向前的動力與能力。

能達成自己的理想並超越理想，它一直很有愛，但是擔心過度宣洩也會有礙面子，對事情也不一定有幫助。

望天樹最後留下的，是明顯的圓滑柔和帶點濕潤感的樹脂後味，又像是甜蜜的眼淚，一邊看著我們經歷萬難的挫折後，又一邊感性地替它的愛徒們喝采。

乾焙貝殼

了解乾焙貝殼前，一定先來講述大海。海洋佔據地球面積至少70%，與地殼是生命成長與立足的基本組成單位，從古至今，只要是沿海或海島國家的生計多來自海洋的孕育與豐盛，貝殼源自海中，原來我們與它的關係如此緊密。

貝殼代表大海與大地的連接

春泥 Attar 吸取了天地能量，再用檀香抓住大量的土與水能量，而春泥與貝殼兩個都有孕育、大地的代表象徵。不同的是，春泥 Attar 像是個大地母親，提供一切成長的照顧資源，主要能量來自土層。而海洋與太陽互相搭配協助地球的能量平衡和穩定，貝殼對阿育吠陀來說代表「地與水」的能量，它像是海洋的代表、海的代言人。尤其是海螺長期象徵生命的循環與再生、成長和蛻變、堅強和柔軟，而強烈的水元素代表女性的孕育、情感的流動，其中還有大海的繁榮與豐盛象徵；一些祈雨的儀

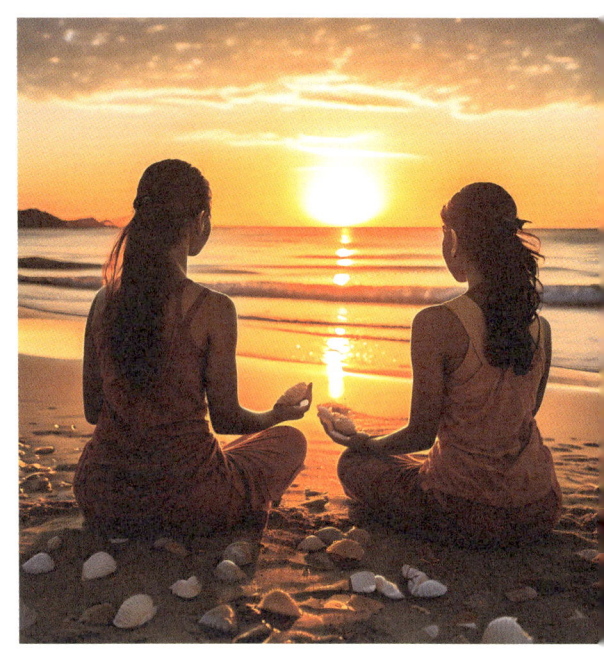

↑貝殼代表地與水的能量，也是海的代言人。

式也越接近海越好。在一些魔法、術法等也應用貝殼做為傳導、轉化和象徵意義。

乾焙貝殼能量

乾焙的過程就像加熱的乳香塊，這種轉化過程能夠催化出它的本質。以貝殼來說，包含釋出淨化的海鹽、保護與結界，以及原先蘊含海洋的神聖能量，最後以檀香乳香等抓住它。

乾焙貝殼的能量最接近海洋與地殼，提供穩定情緒的能量、釋放與紓解壓力（可以試想著站在海邊）。它帶來一股清涼風

的感受,讓我們在保有理性之下吹走過度焦慮、多的思考和雜亂感,嘗試讓感性與之維持平衡(所以談戀愛、培養感情,適合到海邊玩、走走)。過度感性者除非需要好好大哭一場,不然建議使用乾焙望天樹、乾焙乳香(或到樹林走走)會較為適合。

乾焙家族搭配的水晶:海藍寶

海藍寶(Aquamarine)只要看著它就有療癒的感覺,它擁有喉輪與海洋和天空的顏色,清澈的藍能排解與疏通阻塞的情感能量。如果說情感受傷需要安撫心輪,那麼適當的海藍寶水晶能提供穩定、理性與平靜。當能量過剩亦能平衡過度與缺乏的能量,試著讓喉輪更加順利運轉,試著讓水藍色替其開創海闊天空,讓溝通表達成

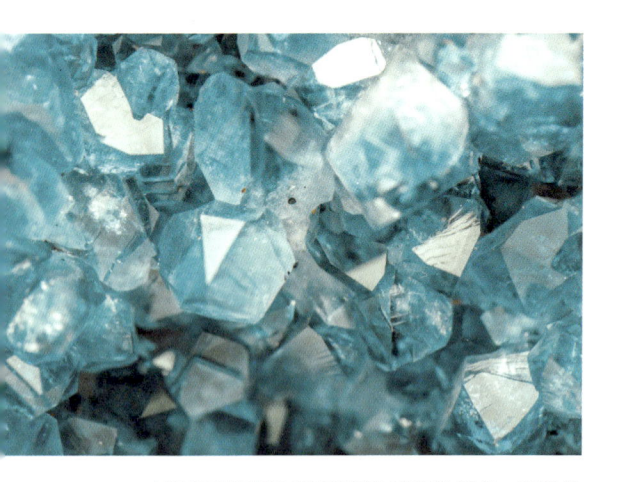

↑海藍寶擁有喉輪與海洋和天空的顏色,清澈的藍能排解與疏通阻塞的情感能量。

為了解彼此最好的關鍵之門。

整理三種乾焙乳香,其特色能量說明如下:

- 「乾焙乳香」:吸收過度的情緒能量(崩潰等)、驅散負能量與黑暗、形成結界保護,幫助身心癒合、適當收乾。
- 「乾焙望天樹」:停止過多的思考與推動情緒的滯留,協助有向前的能量與動力,提供支持和適當穩定與適當的安撫及安慰。
- 「乾焙貝殼」:海洋的代表,擁有孕育、育化、淨化、轉化、保護,能理性分析不陷入混亂的情感泥淖,回靈魂的家,回自然的家。

筆者認為,師傅在挑選乾焙系列的植物材料以及是否與之混合適當量的檀香乳香,不但是味道香氛上的調整,更多的是思考各方面的應用(生活起居、修行、療癒),尤其是靈魂內在的輔助支持、淨化與成長,尤其在 Attar 系列開啟了更多自己對世界的認識、智慧和成長。

Choya 精油身心靈應用實例

三種乾焙精油共同擁有的香味特徵,就是焦香煙燻的主味(從提煉法看一定是如此),但是各自多了些獨特的韻味,在中味及後味中展現。所以如果你想先熟悉這種全球最獨特的香味時,建議你先用 10 倍的酒精稀釋,將其留香過程延展開,然

後慢慢品香。

其次，這三種獨特且有歷史淵源典故的精油，如果能與信仰結合，或是與原本就有的印度瑜伽/脈輪/阿育吠陀療程結合，一定能發揮更大的心靈能量效益。

> **個案分享** **天然除濕機望天樹**
> **有效改善汗皰疹困擾**

42歲女性，近五年只要一入夏，汗皰疹就來報到，每次發作都讓她的皮膚變得紅腫。一直以來都是根據醫囑使用類固醇藥膏，雖然能暫時緩解症狀，卻無法根治。

據中醫角度而言，汗皰疹與體內濕熱有關，望天樹精油能幫助去除體內濕氣，加上薰衣草優異的止癢舒緩效果，所以我建議她將兩種精油加入植物油稀釋成按摩油後，每天在汗皰疹的部位輕輕塗抹，三天後，她就驚喜地發現患處舒服很多，皮膚逐漸變乾燥，紅腫和癢感明顯減輕，汗皰疹的症狀得到了有效的控制。

> **個案分享** **印度乳香更有效率地調整、**
> **定位，重新出發**

曾幫一起學習脈輪冥想多年的好友進行靈氣能量導引，訴求的主因是她想知道自己到底適不適合走在靈性學習的路上，雖然她已學了十多年，卻總覺得自己毫無慧根與感知。

靈氣能量導引一開始，就可感知到她

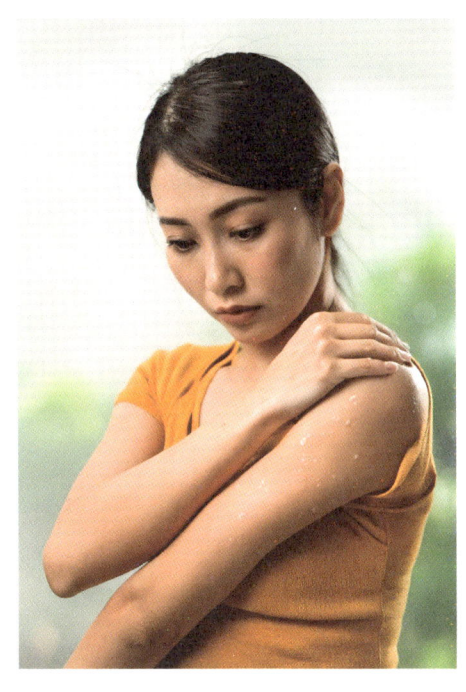

↑汗皰疹雖然可用藥膏緩解但很難根治。

的每個脈輪，除了頂輪依舊在頭頂正中央外，其他的脈輪都偏離在身體的中脈。便請她起身，以乾焙印度乳香Choya與春泥Attar調合的按摩油，塗抹在腳底板後，再重新躺下進行能量導引，並逐一協助調整脈輪能量中心回歸中脈之上。也許未達完美的平衡，但至少能量導引後，是趨近平衡。

靈氣能量導引結束後，她分享過程中每個脈輪能量被牽動的感受，更明顯感覺身體變的舒暢、輕盈許多。原本長期下來，身體不舒服的部位愈來愈多，但只是調整脈輪能量的平衡，也能達到身心舒暢的感

受。

藉由乾焙印度乳香 Choya 與春泥 Attar 精油能量的調合，在身心最放鬆、敞開的時刻，以回歸大地原始的生命力量，使靈氣能量導引更有效率地協助個案重新調整、定位。其實，自我身心的平衡與健康，不需要與他人比較，應以當下自我的能量為基準，找到自己最平衡、舒服的狀態即可，更應該認知每一個個體的獨特性，如此才能找回最幸福的自我。

個案分享　望天樹衝破阻塞能量，使生命更加活躍

即使學習過脈輪冥想，很多夥伴和未學過的個案一樣，海底輪的能量始終無法順暢的開展，海底輪的生命議題是安全感、安定感。

曾幫一位同事進行靈氣能量導引，她自述自己整天忙到昏頭轉向，卻覺得看不出忙碌後的工作成效，但似乎轉不出這個迴圈。我以乾焙望天樹 Choya 與天堂花園調合的按摩油，請她塗抹在鼠蹊部及腹部後，進行靈氣能量導引，疏通海底輪的能量阻塞後，再向上活躍臍輪的生命活力。

結束後，她非常好奇，沒想到按摩油這樣多層次轉變的氣味和能量流動，居然是僅靠兩款 Attar 精油調配而成。其實追求內在能量的疏通與轉動，回到本源，最重要的就是讓自己得輕鬆、愉悅又充滿動力的精氣神，持續迎向生命中許許多多不變

卻也多變的日常罷了，更有力氣、專注地活在每一個當下，認真的生活每一分鐘。

個案分享　乾焙貝殼緩緩解開不能說、不願說的瘀塞

每個人都需要同時扮演多層角色，照顧年長父母的孩子、妻子的丈夫、養育孩子的父親、活絡姊弟親情的兄弟、上司信賴的部屬、帶領員工的主管等等。有些角色總會有許多不可說、不能說、不願說的故事，而代表溝通與表達能量的喉輪，不自覺得慢慢累積、阻塞，即使學習脈輪冥想十多年過程中，也多了許多的時間、嘗試多種方法來調整喉輪能量的擴展與平衡。

一位近 60 歲的職業婦女，因感受其喉嚨部位的瘀塞，使胸腔與頭部能量連結的流動受阻，我為她調配乾焙貝殼 Choya 與茶玫瑰按摩油，請她塗抹在肩頸、鎖骨及太陽穴，鬆開繁雜的思緒，讓總籌謀、規劃生活一切點滴事務的腦袋放空，扛負多種壓力的肩膀鬆懈下來，並緩緩解開喉輪的阻塞能量，讓能量開始上下流通，更讓心得以安穩、平靜，不再焦慮、遑遑不安。

結束後，她表示雖然僅僅是 30 分鐘的靈氣能量導引，卻難得的真正休息，且休息後，覺得神采奕奕，精神好能量充足，更重要的是內心好像找回了什麼，變得很安定，安定到充滿了信心，可以面對一切的生活、工作問題。

乾焙乳香 Choya 精油推薦配方與用法

乳香本來就有非常好的修復能力，而乾焙乳香採用獨特的印度特產乳香，並用獨特的乾焙法提煉，修復能力更佳。

在使用上，除了可以取代所有用乳香做為配方的精油配方，乾焙乳香 Choya 獨特的焦香味，也是調香水時非常有特色的香系。

做為按摩油配方，絕佳的修復性可以協助你在按摩的同時對全身的膚質做良好的改善與提升，做為香味搭配，又可以平衡花香果香類精油的甜味，讓整體的香味變得更耐人尋味，更有深度。

用於擴香香氛，乾焙乳香獨特的焦香味可以增加「歲月感」，許多知名的男用香水配方在設計時，非常喜歡這種帶有皮革味與煙燻味的獨特香氛，這些都是乾焙乳香最獨特的地方。

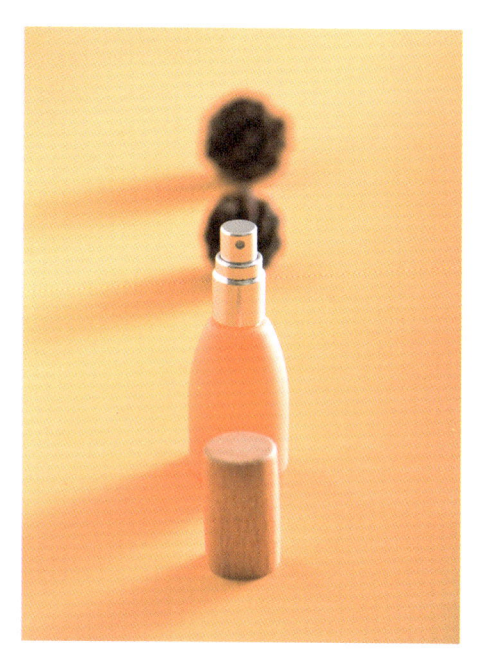

↑用於擴香香氛，乾焙乳香獨特的焦香味可以增加「歲月感」，許多知名的男用香水配方在設計時，非常喜歡這種帶有皮革味與煙燻味的獨特香氣。

乾焙乳香推薦男性香水配方

◇ 基調（Base Notes）
乾焙乳香 Choya 精油 4d、雪松精油 3d、岩蘭草精油 2d。

◇ 中調（Middle Notes）
天竺葵精油 3d、肉桂精油 1d、廣藿香精油 2d。

◇ 前調（Top Notes）
佛手柑精油 4d、檸檬精油 3d、羅勒精油 2d。

◇ 調配步驟
可調入 10ml 的基底油（香味溫和緩釋）或是酒精（香味更快的釋放），混合後將瓶子密封，輕輕搖晃使精油充分混合。將混合物在陰涼避光處存放 1 周，讓香味充分融合。

◇ 調配技巧

Ⓐ 平衡煙燻與清新：乾焙乳香的焦香味比較濃郁，可以通過加入柑橘類精油（如佛手柑和檸檬）來增加清新的前調，使香水更具層次感。

Ⓑ 增強木質感：使用雪松和岩蘭草精油可以增強香水的木質基調，與乳香的煙燻香氣相得益彰。

Ⓒ 調和香料味：天竺葵和肉桂精油能夠為香水帶來溫暖的中調，調和整體香味。

乾焙乳香應用實例

乾焙為無水蒸餾法，這種萃取方式使得精油具備了獨特的「吸收濕氣」的能力，以這種角度來應用，乾焙系列有許多令人心動的應用。

例如，常見的好發痘痘肌膚、濕疹膚質，溼氣重的體質常常抓癢難耐，在用乾焙乳香處理後，已經化膿的傷口，經過 6 小時，傷口幾乎小了一半也縮口，並從原先不斷滲水的傷口，呈現出乾燥結痂的收斂。

在按摩應用上，可以調成 3% 的按摩油，全身按摩調節體質，同時乾焙乳香的香味給人飽足感，也有排水引流、調整體型的雙重目的。

另外也有案例使用在酸痛處理上非常快速有效，例如負重爬山運動後肩膀因為背重物，所以酸痛麻，用乾焙乳香調成 3% 的按摩油，在相關部位擦下去不到 10 分鐘就緩解了。

乾焙望天樹 Choya 精油推薦配方

除了能在香味上表達出細緻的煙燻感，望天樹在宗教與心靈能量中有非常無法取代的神聖地位。這是一款可以同時在身心靈三個面向做療癒與輔助的特殊精油。

在皮膚使用上，它的修復性不亞於乾焙乳香。同樣的，你也可以用它來平衡某些太香甜的精油，改善那種強烈的甜膩感。

在調香上，可以用它調出「老爸」的感覺，這也代表了一種穩定性與信心信賴感，可以用來安撫受創的心靈，或是缺乏

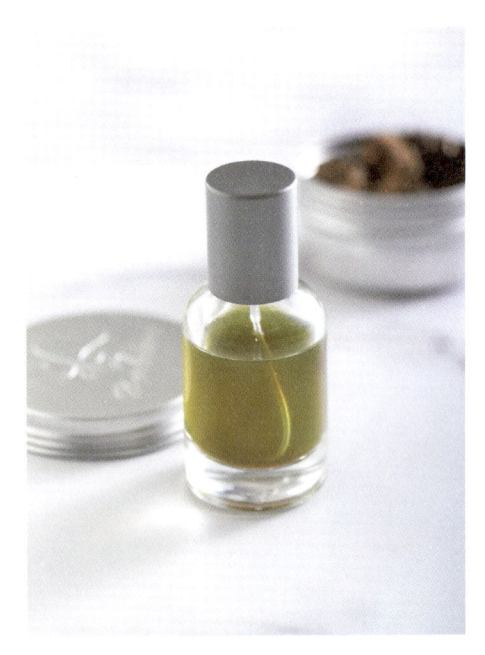

↑「令人放心的老爸的味道」可用來擴香或加入 10～20ml 酒精做成香氛，能有效提升心情，減輕焦慮與壓力，提高注意力。

自信，心神不寧，遭遇重大的打擊，都可以用它來做穩定與支撐的作用。

在意境上，濃厚的宗教神聖背景與色彩，加上明顯的煙燻味，可以在畫面上直接構圖出一座香火繚繞的古剎，這也是他另外一個無法取代獨一無二的價值。

香氛擴香 ▸ 配方

配方 247
*— 令人放心的「老爸的味道」
乾焙望天樹精油 4d ＋乳香精油 2d ＋苦橙葉精油 3d ＋迷迭香精油 2d ＋羅勒精油 2d

- **目的／功效**：能有效提升心情，減輕焦慮與壓力，並提高注意力，適合在工作或學習時使用，以及需要靈感的時刻。
- **適合對象／心情／時機／場所**：對父親有深厚情感的人，渴望情感支持時，缺乏安全感時，需要放鬆和安慰時。

配方 248
*— 增強自信的「可依靠的肩膀」
乾焙望天樹精油 4d ＋廣藿香精油 3d ＋檀香精油 2d ＋薰衣草精油 3d ＋黑胡椒精油 1d ＋葡萄柚精油 2d ＋羅馬洋甘菊精油 1d

- **目的／功效**：可提升自信心，讓使用者感受到穩定與支持，並在面對挑戰時更具清晰的思維，幫助面對日常生活中的大小任務。
- **適合對象／心情／時機／場所**：辦公室，渴望勇氣和堅定，面對挑戰或新機會時，感到不安時。

配方 249
*— 「山中古剎」上一炷香
乾焙望天樹精油 4d ＋絲柏精油 3d ＋藍蓮花精油 2d ＋佛手柑精油 3d ＋廣藿香精油 2d ＋檜木精油 1d ＋乳香精油 3d ＋薄荷精油 1d

- **目的／功效**：平靜心靈，增強靈性意識，幫助使用者更深入地探索內心世界，亦能提供心靈的安慰，讓人感到如同置身於古老寺廟的寧靜。
- **適合對象／心情／時機／場所**：瑜珈教室，需要放鬆，需要反思時，渴望內心的平靜，冥想或靜坐。

善用獨特的乾焙香

Ⓐ **平衡煙燻與清新**：乾焙望天樹的煙燻味比較濃郁，可以通過加入柑橘類精油（如佛手柑和檸檬）來增加清新的前調，使香水更具層次感。

Ⓑ **增強木質感**：使用絲柏、廣藿香和檀香精油，可以增強香水的木質基調，與望天樹的煙燻香氣相得益彰。

ⓒ 調和香料味：薰衣草和乳香精油能夠為香水帶來溫暖的中調，調和整體香味。

通過以上配方和步驟，既能表現乾焙望天樹精油的獨特香味，又能在身心靈方面提供療愈和平衡的效果。

乾焙貝殼 Choya 精油推薦配方

乾焙貝殼精油是乾焙系列乃至於全世界的香味都是絕妙的存在，因為除了共用的焦香之外，還多了股海洋的氣息。

這種混合了海洋的「海風鹹香味」以及「熱燙沙灘」的味道，在擴香時就能感受那種屬於海邊專有的香氛感。懂得駕馭的調香師可以用來調配無法取代且令人難忘的獨特香氛。

乾焙貝殼的原料，在印度當地稱它為「鱷魚的指甲」，在古文明記載中，又是所羅門王時代專用的香味貝殼。所以在使用配方時，特別推薦用於心靈療愈的方向，你可以用它來挑出到海邊走走，吹吹海風的療癒感。

以下這些配方既能凸顯乾焙貝殼精油的獨特香氣，又能在心靈療愈和身體放鬆方面提供顯著效果。

香氛擴香 ‧ 配方

配方 250　＊── 海景套房的陽台

乾焙貝殼精油 4d ＋紅花緬梔精油 3d ＋依蘭依蘭精油 2d ＋甜橙精油 3d ＋迷迭香精油 1d

- **目的 / 功效**：提升心情帶來愉悅感，讓使用者感受到陽光照拂的溫暖。整體香氣如同置身於海景飯店陽台，適合休閒放鬆時刻。

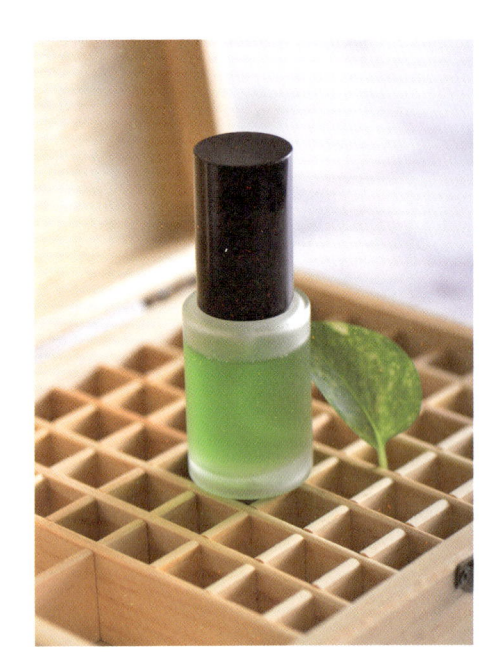

↑「海灘椰子樹下的吊床」配方可直接擴香，或加入 10ml 酒精，混合後的香氣能刺激感官，增強活力，重拾清新的能量。

- **適合對象 / 心情 / 時機 / 場所**：喜歡海洋者，創意工作者，渴望愉悅和放鬆，家中露臺。

配方 251

* ── 海灘椰子樹下的吊床

乾焙貝殼精油 4d ＋綠香根草精油 3d ＋松針精油 2d ＋檸檬香茅精油 1d ＋薄荷精油 2d

- **目的 / 功效**：幫助放鬆心情，讓人感受到如同躺在吊床上的悠閒。混合後的香氣能刺激感官，增強活力，重拾清新的能量。
- **適合對象 / 心情 / 時機 / 場所**：喜歡海灘氛圍的人，渴望度假，身心疲憊，想暫時逃離生活時。

按摩油保養 ▸ 配方

配方 252

* ── 漫步心靈海灘

乾焙貝殼精油 10d ＋依蘭依蘭精油 5d ＋薰衣草精油 5d ＋春泥精油 5d

- **基底**：甜杏仁油 20ml
- **目的 / 功效**：用於全身按摩，特別是肩頸部位，以緩解壓力和緊張感。

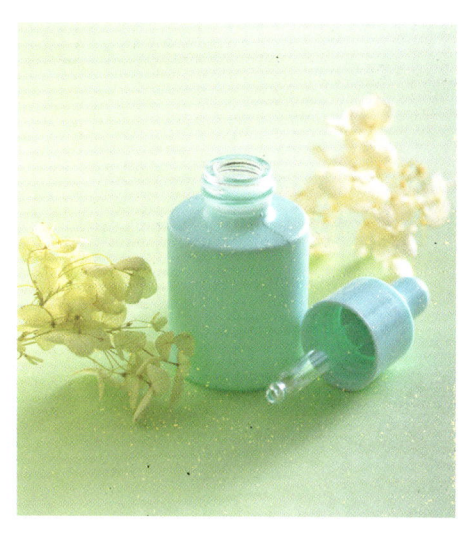

↑「漫步心靈海灘」按摩油用於全身按摩，特別是肩頸部位，可以緩解壓力和緊張感。

- **適合對象 / 心情 / 時機 / 場所**：想釋放壓力，長時間工作後，舒緩肌肉緊張，進行自我照顧。

配方 253

* ── 海洋的溫柔撫觸

乾焙貝殼精油 10d ＋佛手柑精油 5d ＋廣藿香精油 5d ＋綠岩蘭草精油 5d

- **基底**：椰子油 20ml
- **目的 / 功效**：用於全身按摩，特別是腳底和背部，以促進血液迴圈和放鬆身心。
- **適合對象 / 心情 / 時機 / 場所**：渴望身心放鬆，久站久坐族，睡前，感到疲憊時。

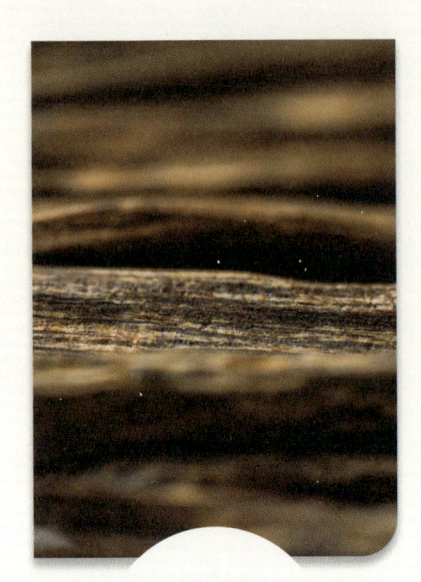

AGARWOOD

沉香

香氣銳度 ★★☆☆☆

香氣賞析
Aroma

*──**香氣印象**
進到一間古色古香充滿灰塵的古書店。

*──**香氣描述**
哇！有苦！這是在接觸沉香氣味時的第一反應。在記憶當中，進到中藥店的次數，真的是非常多（那時的媽媽們最喜歡囤一些補藥），但我其實並不討厭，反而有點喜歡，覺著裡面有好香好好聞的味道。這支沉香給我的感受，很像正在看著藥師，把各種中藥粉混搭在一塊時，藥粉從湯匙、從秤上飛散出來的氣味，雖然苦苦的，但卻又令人忍不住的多嗅吸好幾口。到了中段時，有股甜甜的氣味出現，那感覺很像是甘草，又像綠薄荷。接著，除了苦的氣味，清涼的感受度也提升了，像嘴裡在咀嚼八仙果的味道一樣，清涼苦甜的。到尾段的香氣，除了有類似藏紅花的氣味外，整體上的香氣，轉換成了龍角散的味道。尾韻沒想到是如誘人的清涼藥草香！

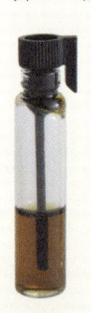

基本檔案
Data

中文別名	沉香木
英文俗稱	Agarwood（印度稱 Oud）
拉丁學名	無
植物科別	非指唯一品種，而是瑞香科沉香屬能結香的幾種品種。
提煉法	印度古法 Attar
五　行	屬火
性　味	溫、甘、辛
歸　經	心、脾、肝經（行氣止痛）

*──**香氣搭配**
1. 沉香＋藏紅花＋香桃木→老式經典中藥舖。
2. 沉香＋白蓮花＋岩蘭草→出淤泥不染。
3. 沉香香＋烤焙望天樹＋琥珀→甜土沉香。

CHAPTER 25

世間頂香唯 沉香

救心的成分，沉香有很好的行氣功效，可以將氣往下帶，沉降至臟腑通達。入血分故能緩和心血管壅塞不適。也能溫腎去邪氣。

沉香不是沉香木

「沉香樹」在植物中，稱呼學名為 *Aquilaria agallocha* 或 *Aquilaria malaccensis*，屬於瑞香科沉香屬下的一種，這不是我們現在講的「沉香」。

在中藥與香料中的「沉香」，是指特定的樹種，在特定的環境與條件下，經過漫長的時間，轉化出來的結香物。英文應為 Agarwood，印度文應為 Oudhi 或是 Oud。

只有幾種樹種，主要是沉香屬中的三個亞種：莞香樹、蜜香樹、鷹木香樹的樹木，受到傷害後又受到真菌的侵犯，樹木本身會分泌抵禦的樹脂，稱為「結香」，古代稱為「瓊脂」。這些樹脂存在於木質中間，經過採收這些小木塊，就是沉香的來源。

從以上的描述就可知道，沉香的誕生基於一連串的巧合，以及非常長的時間打磨，這就足以說明其缺稀性。

沉香等級差別

不同的產地有不同的樹種，不同樹種結的沉香會有些差異與特性，經過時間的不同，香味的濃度等級也會不同。加上沉香又是如此珍貴的來源，野生的沉香都是人跡罕至的沼澤瘴癘之地（因此也才會有生病的樹木），許多來源可能埋在腐植土或是沼澤水池中需要挖掘處理，所有這些

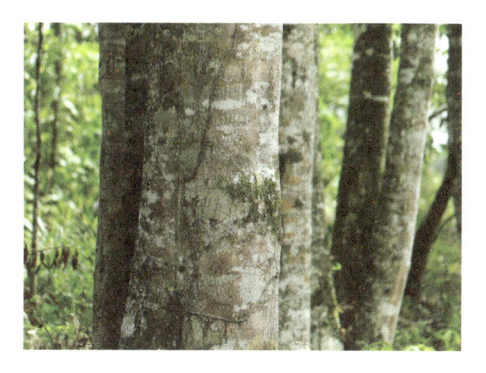

↑只有沉香屬中的三個亞種：莞香樹、蜜香樹、鷹木香樹的樹木，受到傷害後又受到真菌侵犯產生後的樹脂而採收的木塊才是印度沉香 Attar 精油的來源。

變因也會讓沉香出現品質、等級有巨大的差異。

做為香料的來源，沉香通常會根據幾個條件區分等級，如產區、氣味、沉水等級、外觀、硬度與色澤等。例如比較厚重的結香比水重，會沉在水下，稱為「水沉香」。沉香主要的應用為頂級的香料、中藥材，如果造型又很有型，光是這種天然野生沉香在市場上就已經是一物難求了，根本不可能拿來提煉精油。

如前所述，沉香木本身的香味飽和度極高，又是零散碎片為主，如正宗沉香的手珠環，台幣幾十萬的價格都算合理，所以沉香沒必要做成精油，就已經不敷市場需求了。

天然沉香與人工沉香

既然沉香在天然產生的條件是如此稀缺，可以用人工的方式種植嗎？人工栽培的方式有兩種：一種是用「種真菌」的方式，也就是刻意在樹幹上挖出傷口（一般是打洞），然後「種入」真菌刻意的刺激，這種方式約在五年到十年以後，可以達到可收穫沉香的程度。雖然得到的沉香品質較差，但是也因為較便宜，所以在市場上也有行情。

另一種是更快也更粗暴的方式，就是直接「打點滴」，將樹幹破壞後，以化學合成酸液用吊點滴方式持續注入樹中，以求加速刺激，使能更快的收穫。但是這種方式所得的沉香，失去時間累積的歷練，同時成分也有問題，不宜做藥材，也不適合做成香料來源，只能做為冒充品、山寨品的沉香製品。

沉香 Attar 精油

植物界「極品之香」就是沉香，這點已成共識毫無疑問，因此最愛用香品香的印度 Attar 提煉精油，也會用沉香做為頂級的成分來源。

雖說市面上也有少量沉香精油，但純沉香精油幾乎是天價，除非是頂級客戶，不然連問價格的勇氣都沒有。不過因為沉香的香味極持久也極明顯，所以任何配方中只要有一點沉香的存在，它永遠是主角。也因此厲害的 Attar 師傅，更懂得用沉香來調配非常高段的複方 Attar 精油，並且成功地讓沉香的價值發揮到極限。

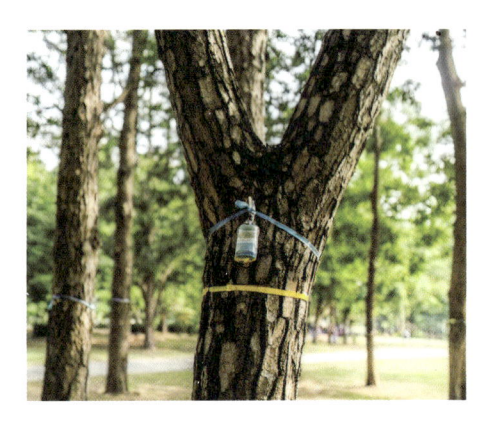

↑人工沉香會直接用「打點滴」的方式，將樹幹破壞後，以化學合成酸液用吊點滴方式持續注入樹中，使能更快收穫。

沉香精油脈輪冥想：七脈輪

沉香為「香中之王」，能以溫和能量的流動遍及全身的調息養氣外，香氣層次更為迷人，並隨著氣動、能量運作交織出的氣味令人迷戀。一開始可以感覺薄荷的微涼感，隨著溫溼木質味，帶出藥草香。先安定心神後，藉由嗅吸沉香 Attar 精油，在平靜的體內，可以感受能量聚集在眉心輪和臍輪之間。接著持續以雙手放在鼻子前方進行嗅吸一段時間，讓較多的能量流入體內，就能感到從胸腔心窩處的「心輪」開始流轉、活絡。不同於藏紅花的橘光夾帶著熱氣，而是以一種純厚、溫而不火的能量流向全身，會有氣通化滯的感受，並讓身心感到舒活暢然。

當然沉香的美妙絕不僅於此！冥想的最後，將手很自然地移到心包經的位置進行推抹。接著以「按手入睡」方式，體驗更神奇的精油能量，就會感受心愈來愈平靜、安樂，胸腔和呼吸也變得愈來愈舒暢、輕盈，而精油能量會以一股濃厚、深沉的紅光貫通並連結每個脈輪的通道。然後在上半身能量運作一陣子後，紅光開始不斷地從腹部擴大，進入「臍輪」，立刻明顯地感受到鼓脹感湧出，而飽滿的能量似乎把肚皮撐到了極限，並在臍輪／丹田充飽之後向全身流動，使全身開始閃耀著白光，再緩慢的導流向下至海底輪。與此同時，能量也圍繞、聚集在腰部四周，再從腰際以一股支持的力量向下流入雙腳，並透過每一條經絡、血脈及脈輪能量中心，將溫和的生命力傳送至全身各處，所以這是一場非常舒暢也柔和的能量饗宴。

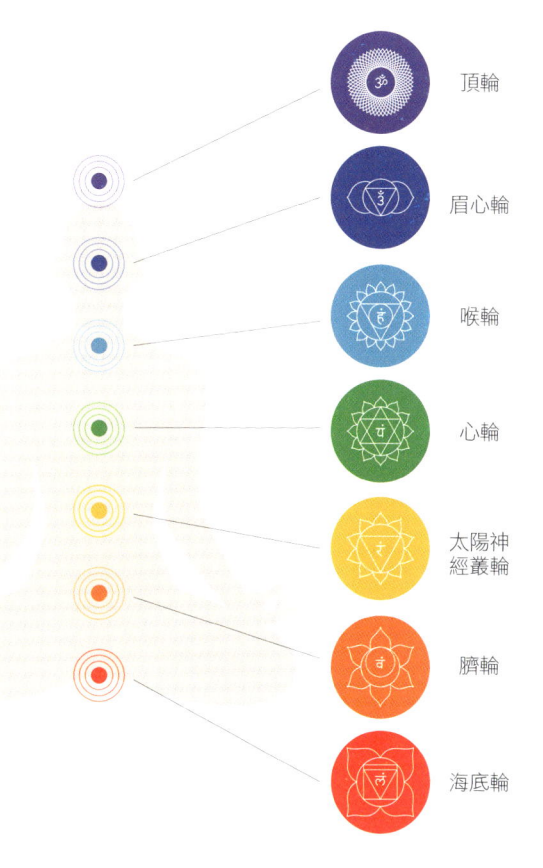

- 頂輪
- 眉心輪
- 喉輪
- 心輪
- 太陽神經叢輪
- 臍輪
- 海底輪

沉香精油與黑碧璽能量解析

市面上常見的珍品脂香包含安息香、沉香與乳香。一般來說：安息香偏甜；乳香有更多圓滑的樹脂味；而沉香除了本身的木質香氣，更擁有多種香味的融合，卻又融合得很完美像是單一的存在。

沉香不但有主要的木質類與脂類的特色外，似乎還含著淡淡藏紅花的淺味以及甘甜的後味。吸嗅時帶著些許清涼，清涼中則包裹著樹脂味並停留在腦部，少部分的氣則往下沉後再向上提升些微能量。反覆吸嗅後會讓體表漸漸溫暖、產氣，如果少量直接塗抹（<1 滴於風池、肩井穴等處），就會發現從鼻腔到海底輪多是溫暖的，如果量多一點就可促使身體發汗。

沉香的能量運用

① 沉香木屬於少陽，基本上含水量還是很豐富的，但沉香與乳香樹一樣特殊，在於樹本身結晶中擁有更多陽性能量（正常偏陰性能量），且沉香帶的水能量比乳香更多。若比較兩者的情緒能量療法，乳香頻率更高，傾向將多餘不需的能量情感排除一些後，再將其收斂、收乾。沉香雖也有排除多於情感能量的作用，但更傾向保留、保護這樣的流動，在裡頭自我消化、淨化、修練和成長，而且這裡面也有提升智慧（第六脈輪）的作用。

② 綜合以上整理的內容，可以了解沉香能用於「保護」，可以抵抗邪氣侵入，保護身體並產生防護罩，進而抵抗負能量或寒涼邪氣入侵。

③ 僅少量的沉香可使氣往下，並提升能量，其穩定、具防護罩的特性，對於靜坐、修行等能有一定程度的助益，所以算是一款入手會有些許門檻但卻是 CP 值頗高的精油。

④ 沉香也可應用於生活居家，特別適合有心事、壓力、情緒煩躁紊亂，一整個腦袋不停運轉，氣都卡在上焦的人。只要以沉香調和基底油塗抹，除了可改善自身氣場，並舒緩放鬆、輔助睡眠外，進而還可促使家中能量獲得更多的調整和穩定。當然若用於擴香，是有點奢侈享受的用法，除非是點燃小塊沉香木，不然通常會使用其他精油來進行空間淨化或補充能量。

⑤ 沉香也適合用在呼吸道，如果工作中用電腦又覺得鼻子不暢通，可以用沉香嗅吸或少許塗抹於鼻下與鼻竇，就能馬上改善並讓鼻腔變得舒服。

沉香與黑碧璽（電氣石）的連結

黑碧璽（Black Tourmaline）一絲絲的紋路就像是管線通道，能傳導許多電荷，並疏通、向外散出密集的高頻能量。當其能量在脈輪之間的管道互相傳遞時，也能協

助將集聚成團的能量疏通為較具有正向光明，所以黑碧璽可以協助身心靈釋放不安的感受（就像人漂浮在世上，明明在家裡卻沒有在家的穩定）。使用時，可以將單尖擺在海底輪下，進行釋放並與地氣連結。而把沉香與黑碧璽合作，能讓人看見生命能量的成長、流動，在情緒低落、身體疲弱臥床時，只是嘗試將兩者搭配互相應用，就可以成為最佳的守護石與精油。

沉香精油成分分析

沉香精油的主要成分有：

- 沉香油醇（Agarwoodol）

是一種存在於沉香木（Agarwood）中的主要化學成分，它是一種富含芳香氣息的天然化合物，負責賦予沉香精油其獨特的香氣，屬於醇類化合物，被認為具有鎮靜、安撫和抗抑鬱的功效。由於本身具有這獨特的香氣和藥理效果，因此沉香木被廣泛應用於香水、芳香療法、傳統醫學和宗教儀式中。

- β-沉香醇（Beta-Agarofuran）

這是另一種常見的沉香精油成分，具有抗炎和鎮痛作用。

- α-沉香烯（Alpha-Agarofuran）

這種成分也具有鎮痛和抗炎特性。

- 沉香酮（Agarospirol）

沉香酮是一種有機化合物，被認為對神經系統有益，有助於緩解焦慮和壓力。

- 沉香醛（Agaraldehyde）

這種成分具有抗菌和抗氧化性質，有助於保持皮膚健康。

沉香的身心靈功效

常見的沉香用途

通常野沉香經採集、清潔、分類整理後，多為小段的碎木，或以碎木的形式，或磨成粉，或泡酒，或提煉精油，再來應用在許多方面，如：

✤ 宗教儀式：沉香在許多宗教儀式和儀式中被廣泛使用，包括佛教、道教和印度教等。它被認為有神聖的屬性，可以用來淨化空間、祈禱和冥想。

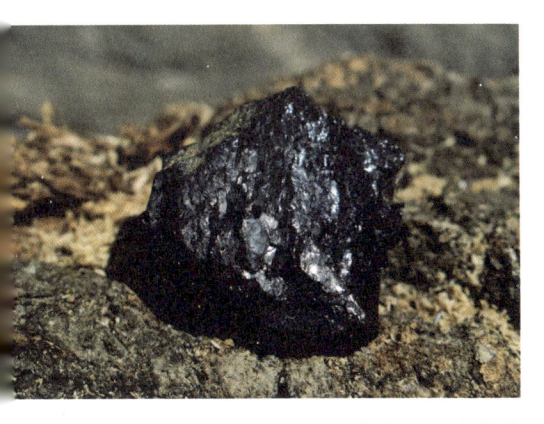

↑黑碧璽一絲絲的紋路就像是管線通道，能傳導許多電荷，並疏通、向外散出密集的高頻能量。

- **醫藥用途**：沉香在傳統中醫也會使用，被認為具有一些藥用屬性。它可以用於改善氣息、緩解頭痛、鎮靜神經和提高身體的免疫力。
- **香氣治療**：沉香的香氣被認為有助於放鬆身心，減輕焦慮和壓力，因此它常常被用於香氣治療和精油按摩中。
- **美容**：沉香粉末或精油可以用於美容護膚，據說可以幫助改善皮膚質地、減少皺紋和暗瘡。
- **香料**：沉香也用作香料添加到食品和飲料中，賦予它們獨特的風味。

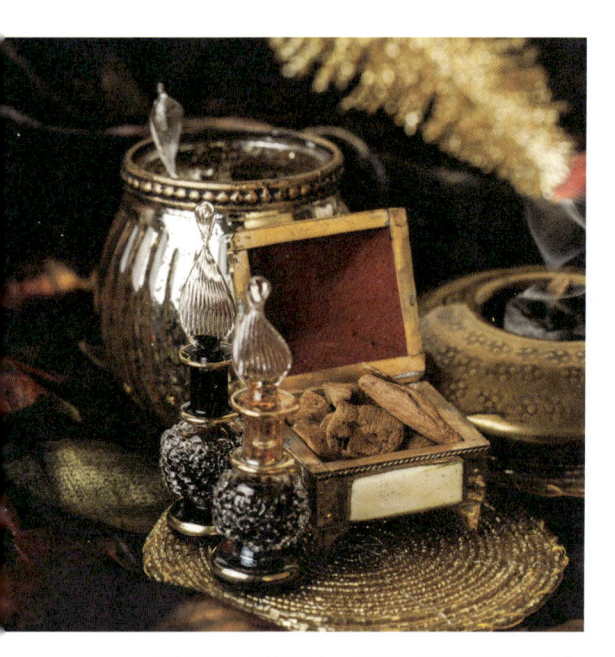

↑ 通常野沉香經採集、清潔、分類整理後，多為小段的碎木，或以碎木的形式，或磨成粉，或泡酒，或提煉精油，再來應用到許多方面。

沉香應用的功效有哪些？

- **放鬆和減輕焦慮**：有些人會使用沉香精油做為香氣治療的一部分，以幫助放鬆身心，減輕焦慮和壓力。
- **提升情緒**：有人聲稱沉香精油的香氣可以改善情緒，幫助提高心情，增強自信心和樂觀情緒。
- **增強專注力和冥想**：一些冥想者和瑜伽練習者會使用沉香精油，來幫助提高專注力和意識水準。
- **提升精神清晰度**：有人認為沉香精油可以幫助提高思維清晰度和警覺性。

沉香精油實證心得

沉香與太極運氣實證

透過 15 位初學太極的學員體驗，以沉香 Attar 精油塗抹在身體後進行太極運氣功法，測試在第一次學習體驗及兩周的自我練習成效回饋。

在課程上，第一次學習體驗後的回饋結果，全數學員都能感受到能量的流動，呼吸舒暢、身體微出汗、腳底發麻、精神變好、掌心發熱、掌心紅潤、指腹飽滿及心情平靜或愉悅。其中高達 90% 的比例中，第一個感受到能量流動的身體部位為手部

與肩頸，第二個部位胸腔與腹腔，約 1/3 學員第一次體驗就能明顯感受到能量或氣在全身流動。

在課後一周及二周的練習回饋得知，以沉香 Attar 精油塗抹身體後再進行太極運氣功法，近 98% 的學員都能明確感受氣從手與胸腔開始流動。隨著運氣練習，進而帶入腹腔及全身。通常這種從太極拳法與運氣功法的練習，而感受到全身的能量流動，得在多年逐步學習中才能有所體悟。但透過沉香 Attar 精油的協助，許多學員都能感受到如武俠小說般的功力倍增，所以非常推薦學習各種氣功者體驗感受。

個案分享　溫潤能量流遍全身

進行靈氣能量導引時，針對大病初癒、術後能量修補、癌症化療結束的個案，體內能量流動微弱感如同緩慢而淺薄的溪水從沙洲上涓涓細流而過者，最適合以沉香 Attar 精油溫潤輕柔的能量，搭配最需要調整的脈輪能量對應精油，以溫和協助能量流遍全身的運作，可以更有效率的完成體內能量流動的修補。

除非個案在其他脈輪有更明確、更需優先處理的議題，不然若以全身能量調整的需求，通常以沉香 Attar 與金香木 Attar 精油調和使用，就可以縮減 3 倍以上的速度來協助完成氣脈的連結通暢。而這款配方用於靈氣能量導引的個案，真的是多不可數。曾為一位五十多歲的女性進行能量導引時，感知她右側胸腔至腿部的氣脈呈現非順暢連結的狀態，所以就以此配方按摩油，塗抹在她腹部前後一整圈，然後在胸骨下緣向下推摩至腹部及膝蓋處，簡短的 10 分鐘就完成能量的調整。能量導引結束後，與她分享進行過程中的感知與處理方式，她才告知，前陣子跌倒，右邊肋骨內傷，已完成醫院的治療，但原來不只把身體表面調養好而已，但身體內部能量的通暢也是需要被關注、照顧的，且調整後，明顯感覺到呼吸時的順暢感和施作前相差許多，有許多神奇感受難以用言語表達。

沉香 Attar 精油和多款 Attar 精油搭配都能加速各種不同需求的能量調整，如：沉香與黃金團花調和按摩油可以緩解頭痛、眼睛脹痛的不舒服；沉香與印蒿調合的按摩油可以紓解心裡隱匿已久的情感傷痛等，對於靈氣能量導引師而言，它是必備的得力助手精油之一。

個案分享　如沐春風調理體內寒冷

在帶領沉香冥想課程中，最受學員喜愛的環節之一，就是藉由沉香 Attar 精油能量的協助，僅以一分鐘極短暫的時間，即能感知一位學員的全身能量流通狀況，並為其簡易進行能量的疏理、調整或補充。

一位二十多歲女性學員，工作性質需輪三班。為她做靈氣能量導引的瞬間，就能感知到她身體的中脈如同結冰的冰柱一般，在體內不斷散出寒意並流動著，但透

過沉香 Attar 精油的能量，在短暫的時間就能將春風般溫和的能量帶入中脈之內，並化解她內在中心凝聚的寒氣，然後再由她持續自行進行能量流動的冥想。

課程結束後，她就說能感受到身體好像化開的冰塊一樣，體內不斷有寒冷之意浮出。由於她從小就是極度怕冷的體質，經過這次緩慢的釋放，可以感覺她體內愈來愈舒暢。

課程結束後一個月，再以遠距靈氣能量導引並協助她調整能量後，提供她以沉香 Attar、茶玫瑰 Attar 和植物油調成濃度 5% 的按摩油，請她塗抹於能量優先調整的指定身體部位後，進行 5 分鐘以上的嗅吸冥想，從中慢慢地感受能量的改變與流動。結果半年後，與她又在課堂上見面時，她表示身體由內而外已有明顯改變，且不再像以前一樣容易畏寒了。

個案分享　驅趕多年車禍舊傷隱痛

38 歲男性，在光鮮亮麗的外表下，天天承受著車禍舊傷帶來的隱痛，已經持續了十多年。傷口外表看似癒合，但以中醫觀點，深層的傷往往會導致體內氣血循環不順暢，外邪侵襲使正氣虧損，氣的運行受到阻滯，從而造成氣虛，伴隨而來的是時不時的疼痛和不適，雖已嘗試過各種方法來改善情況，但從中醫的推拿、針灸，到現代醫學的物理治療，效果卻始終有限。

考慮到沉香的提氣效果極佳，搭配薑的活血功效，將兩者調和成按摩油，請他早晚使用一次，不但幫助提升患部的氣血循環，兩週後，疼痛也明顯獲得舒緩，且曾經無法忍受的隱痛竟然消失了大半。所以若身體有陳年舊傷的你，或許也可參考此方式應用。

沉香 Attar 精油推薦配方

按摩油保養 ▸ 配方

配方 254　＊── 境隨心轉

沉香 Attar 精油 5d ＋薰衣草精油 3d ＋檸檬精油 2d

- **基底**：甜杏仁油 10ml
- **目的 / 功效**：這款配方混合了沉香的木質香氣、薰衣草的舒緩和平靜香氣，以及檸檬的提神和清新香氣。適合緩解壓力和焦慮，幫助身體和心靈放鬆的人。
- **適合對象 / 心情 / 時機 / 場所**：壓力重重，與人爭執後，需要提升精神的時刻，渴望平靜。

配方 255　＊── 溫柔撫慰

沉香 Attar 精油 4d ＋橙花精油 3d ＋茶樹精油 2d

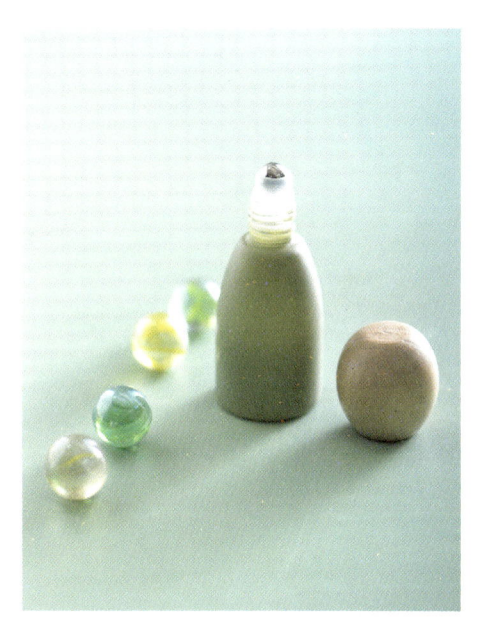

↑「愉悅心情」這款配方結合了沉香的深沉、佛手柑的愉悅輕快，以及玫瑰的溫暖和情感平衡香氣。

- **基底**：葡萄籽油 10ml
- **目的 / 功效**：這款配方融合了沉香的深沉香氣、橙花的芳香和撫慰香氣，以及茶樹的皮膚保護特性。適合皮膚乾燥或有瑕疵的人。
- **適合對象 / 心情 / 時機 / 場所**：對膚況不滿意，有瑕疵或暗沉困擾，想提升自信，渴望呵護和滋潤者。

配方 256 ＊── 美好時光

沉香 Attar 精油 4d ＋迷迭香精油 3d ＋絲柏精油 2d

- **基底**：甜杏仁油 10ml
- **目的 / 功效**：這款配方結合了沉香的深沉香氣、迷迭香的紓解壓力和提神香氣，以及絲柏的鎮定和平衡香氣。適合緩解肌肉疲勞和舒緩身體疼痛的人。
- **適合對象 / 心情 / 時機 / 場所**：鍛鍊後的放鬆，長時間工作後，感到緊繃時，想恢復活力時。

配方 257 ＊── 愉悅心情

沉香 Attar 精油 4d ＋佛手柑精油 3d ＋玫瑰精油 2d

- **基底**：葡萄籽油 10ml
- **目的 / 功效**：這款配方結合了沉香的深沉香氣、佛手柑的愉悅和輕快香氣，以及玫瑰的溫暖和情感平衡香氣。適合提升情緒、減輕情感壓力的人。
- **適合對象 / 心情 / 時機 / 場所**：需要提升心情時，感到失落時，渴望情感支持，與朋友聚會。

配方 258 ＊── 放鬆舒眠

沉香 Attar 精油 4d ＋薰衣草精油 3d ＋天竺葵精油 2d

- **基底**：甜杏仁油 10ml
- **目的 / 功效**：這款配方混合了沉香的深

沉香氣、薰衣草的舒緩和促進睡眠香氣，以及天竺葵的愉悅和放鬆香氣。適合幫助入睡和提高睡眠品質的人。
- **適合對象 / 心情 / 時機 / 場所**：臥室，睡眠品質不佳者，感到焦慮或緊張，需要釋放一整天的壓力時。

香氛擴香 ▸ 配方

配方 259 　＊―― 安寧之森
沉香 Attar 精油 4d ＋雪松精油 3d ＋檸檬精油 2d ＋橙花精油 1d

- **目的 / 功效**：放鬆身心，提高集中力。適合需要冥想或工作時的寧靜的人，可用於辦公室或工作區。
- **適合對象 / 心情 / 時機 / 場所**：容易分心者，辦公室或工作區，想提升效率，渴望內心的平靜與安寧。

配方 260 　＊―― 夏日清新
沉香 Attar 精油 4d ＋薄荷精油 3d ＋檸檬精油 2d ＋葡萄柚精油 1d

- **目的 / 功效**：提升情緒，清新空氣。適合在夏季使用，希望提升情緒並淨化空氣的人，可用於客廳或陽臺。
- **適合對象 / 心情 / 時機 / 場所**：客廳或陽臺，渴望清新空氣，感到無精打采時。

配方 261 　＊―― 安逸之窩
沉香 Attar 精油 4d ＋橙精油 3d ＋肉桂精油 2d ＋烏木香精油 1d

- **目的 / 功效**：創造溫馨氛圍，舒緩情緒。適合希望在家中創造溫馨氛圍的人，可用於客廳或臥室。
- **適合對象 / 心情 / 時機 / 場所**：客廳或臥室，感覺孤單或焦慮時，家庭聚會時，想營造溫暖感。

配方 262 　＊―― 清晨活力
沉香 Attar 精油 4d ＋薄荷精油 3d ＋檸檬精油 2d ＋迷迭香精油 1d

- **目的 / 功效**：提神醒腦，增加活力。適合在早晨需要提神醒腦的人，可用於廚房或辦公室。
- v **適合對象 / 心情 / 時機 / 場所**：廚房或辦公室，早晨提神，感到疲倦，工作前的準備時間。

配方 263 　＊―― 情侶之夜
沉香 Attar 精油 4d ＋玫瑰精油 3d ＋藍蓮花精油 2d ＋檀香精油 1d

- **目的 / 功效**：營造浪漫氣氛，放鬆身心。適合情侶一起享受的浪漫晚上，可用於臥室。
- **適合對象 / 心情 / 時機 / 場所**：臥室，渴望增進感情時，節日慶祝時，需要放鬆時。

配方 264 ＊——靜心冥想

沉香 Attar 精油 4d ＋春泥精油 3d ＋佛手柑精油 2d ＋檀香精油 1d

- **目的 / 功效**：深度冥想，提高靈感。適合冥想和靜心的人，可用於冥想室或瑜伽空間。
- **適合對象 / 心情 / 時機 / 場所**：冥想或瑜珈練習時，尋求靈感和創造力的人，渴望內心平靜時。

配方 265 ＊——春日花園

沉香 Attar 精油 4d ＋玫瑰精油 3d ＋金香木精油 2d ＋檸檬精油 1d

- **目的 / 功效**：提升心情，創造花園氣氛。適合在春季或需要提升心情的人，可用於花園或陽臺。
- **適合對象 / 心情 / 時機 / 場所**：花園或陽台，渴望提升心情時，渴望愉悅氛圍，與親友聚會時。

配方 266 ＊——森林之旅

沉香 Attar 精油 4d ＋松針精油 3d ＋岩蘭草精油 2d ＋檸檬精油 1d

- **目的 / 功效**：引發冒險感，提高專注力。適合喜歡戶外活動和探險的人，可用於書房或出遊度假。
- **適合對象 / 心情 / 時機 / 場所**：喜愛戶外活動者，感覺無聊時，出遊或度假前的準備時間。

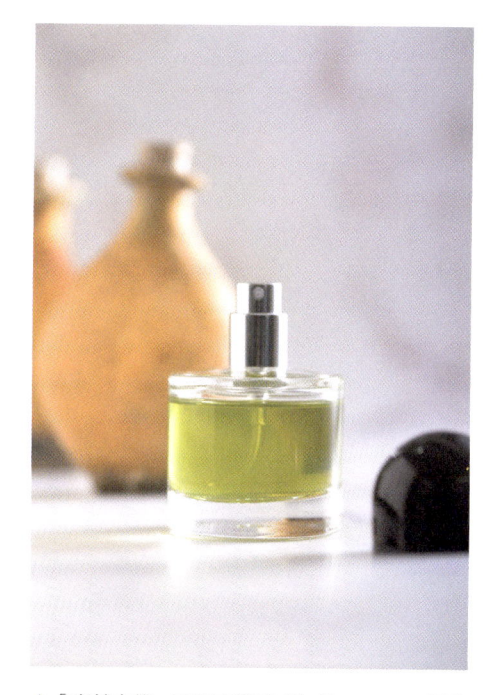

↑「森林之旅」可用來擴香或加入 5～10ml 酒精做成香氛，可引發冒險感，提高專注力。

Part 4

有魔法的香味：印度特色複方 Attar 精油

　　如果你是依序閱讀至此，應該已經發現印度的 Attar 提煉法的精油，已經展開了一個全新的世紀，哪怕是資深的芳療師，可能也無法一窺全貌。要是這麼多的珍稀單方精油，還能調配出複方，那又是千變萬化。

　　所以本章起要展開另一個精油新大陸，也就是複方，而 Attar 的複方玩法更有意思，或著說，更有魔法。

Attar 的複方提煉法：一鍋一成品

　　一般所謂複方精油，就是把超過一種以上的單方精油，依照特定的比例調配而成。但是 Attar 提煉法因為在傳統上就有「一鍋一成品」的概念。我們用威士忌的醞釀來解釋也是一樣，你看威士忌酒廠都是一個一個的大酒桶個別釀酒，等到熟成後，原先的做法是把所有的酒桶的酒調在一起出售，這樣確保該酒廠的酒能有穩定均一的口感、品質、風味。

　　但是近年流行的單一麥芽威士忌，卻是反其道而行，尊重每一個酒桶釀出來的酒一定存在差異，反而把這個當作賣點，也就是威士忌不混在一起了，而是就以桶為單位，每一桶都變成限量版、個性版，每一桶的酒都有其獨特的口感、香氣，也就是「個性」。

　　在威士忌的「一桶一風格」，到了 Attar 提煉，就是「一鍋一成品」。簡單的說，因為 Attar 提煉以提煉鍋為單位，所以每一鍋都可以玩出自己的花招與魔法，而在提煉前，放入鍋內的植物原材料，就有著配方的概念，師傅把特定的哪些材料，用特定的比例放入，在師傅的特定工序、提煉時間、溫度控制……最後得出特定的複方 Attar 精油，這些精油不是以精油形式調配在一起的，而是同在一鍋煉出來的，所以所得到的氣味柔和度更高。

　　這種提煉法的特色在於：
＋印度文化本身就是「模糊概念」的思維，他們不會要求精準的配方與定義。

✚ 每一種複方 Attar 精油都是這個廠、這個師傅、這個廠長,獨家家傳的配方,你可以說是他的招牌,所以就算是同一個複方 Attar 的名稱,不同的廠出來的精油完全不一樣。這些在印度的 Attar 世界中是常識概念,沒有人會覺得奇怪。

複方兩大系統

了解了複方 Attar 精油的奇妙之處,還要理解另一個概念就是:

Attar 複方精油與文化宗教有密切的關係,這也是我們把它分為兩大系統:印度特色與阿拉伯特色。

Attar 本來就是印度與阿拉伯(廣義的說是伊斯蘭教)的結晶。它是在波斯人征服印度時發明的,在很長一段時間,Attar 都是印度的土豪大公與伊斯蘭的統治者做為財富的象徵與健康的靈藥,所以使用者與接受度在兩個受眾都相當有忠誠度。

在上千年的使用經驗中,又因與兩種族群及其文化、歷史、習慣的結合,產生兩大類的複方配方目的,其中:

✚ 以印度的文化習慣為背景,包含阿育吠陀、印度醫學藥草學、瑜珈、脈輪⋯⋯為方向發展出有印度特色的複方。

✚ 以伊斯蘭的文化背景需求,發展出結合伊斯蘭色彩、可蘭經教義的特色複方。

這就是為什麼會分成兩大系統的複方的由來。

複方成分複雜且通常不會透漏全成分,所以我們無法提供像單方一樣詳細基本資料,也很難有成分分析資料,只能從該複方的「存在意義」與「應用價值」來解釋。

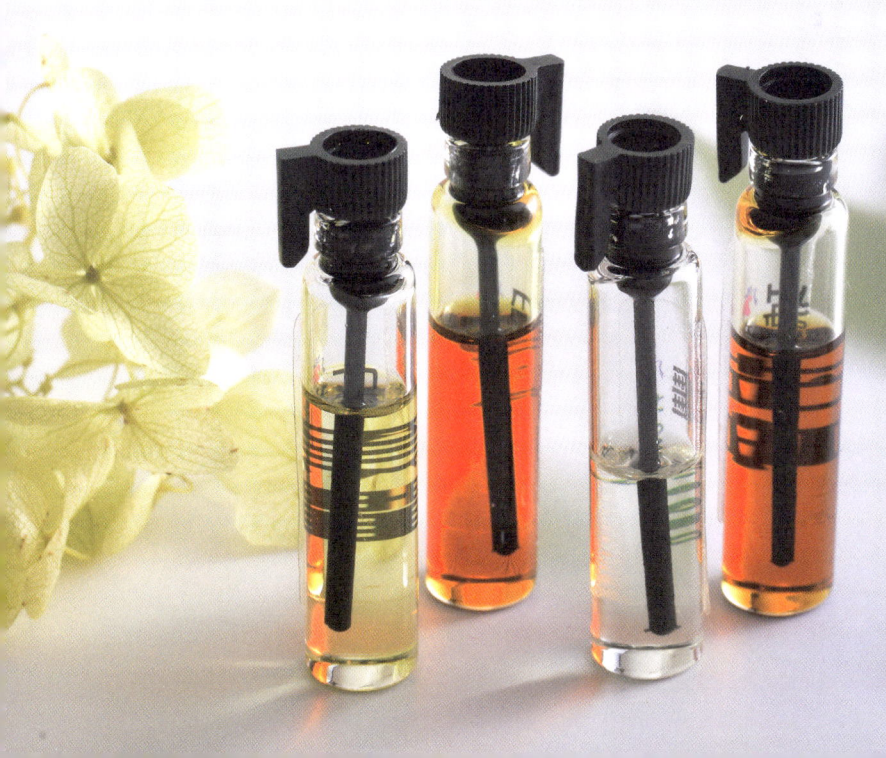

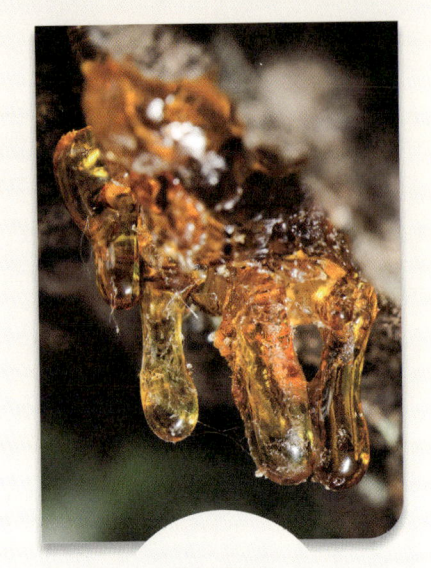

AMBER

琥珀

香氣銳度 ★★☆☆☆

香氣賞析
Aroma

* —— 香氣印象

有著純白色石雕的羅馬浴場。

* —— 香氣描述

最首當其衝的是一股令人非常熟悉的氣味，想起當自己也還是個小小孩時，就充當起了保姆，照顧還是小嬰兒的表妹。那時能吃的點心很有限，比較常吃得到的，就是在廟裡供神完的傳統桂花糕（用粉紅／白色紙包著的那種）。在那時，小嬰兒用排子粉拍屁屁是常有的事，所以這第一道香氣，像極了手裡一邊拿著桂花糕在吃，一邊看著大人在幫小嬰兒拍排子粉時的雙重香氣及甜味。到中段一點的地方，香氣出現些微不同的變化，稍微帶有一點輕淡的果香，像是百香果，但其實比起果香，更像是小寶寶喝完奶後，身上散發出的一種奶酸奶酸感，像乳酸飲料（可爾必斯）的氣味。到較為後段的部分，有了白花緬梔的香氣，在出現白花緬梔氣味時，彷彿也嗅吸到在沖泡嬰兒奶粉的當下，那種純粹的奶甜香氣，又酸又甜。

基本檔案
Data

中文別名	無
英文俗稱	Amber
拉丁學名	*Pinus succinfera/Succinum*
植物科別	非植物
提 煉 法	印度古法 Attar
五　　行	屬金
性　　味	甘、溫
歸　　經	心、肺、肝、腎經（溫中理氣）

* —— 香氣搭配

1 琥珀＋依蘭＋玫瑰→花兒綻放。
2 琥珀＋葡萄柚＋乳香→強調乳酸飲料感。
3 琥珀＋永久花＋春泥→安定接地氣。

292

CHAPTER 26

歲月打磨的 琥珀

嚴格定義琥珀是古代的樹脂，經過千年甚至萬年以上的時間，變成化石。這種琥珀大多為深沉帶有黃色樹脂性狀，因為凝聚成堅硬的化石狀，可以打磨處理做為藝術品或是飾品。有些琥珀會黏住一些小蟲或是樹葉等古時的生物，因此更具價值。電影《侏羅紀公園》的情節中，就是從琥珀黏住並保存完整的古生物提取恐龍的DNA，因此複製出恐龍。這種石化的琥珀價值太高，提煉精油並不實際。

當然如果廣義的把凝固的樹脂都稱為琥珀，這種基於樹脂系（例如安息香、乳香、祕魯香脂……）微甜且持續的木香基礎，都算是琥珀香。可以用多種材料，例如樹脂類、草類、並以特定的比例調配，來模擬出舒服自然的琥珀複方香味。

要達到這種目的，印度古法 Attar 精油提煉法才是唯一可行的。因為只有 Attar 提煉，可以用特定的複方材料，從一開始就抓好比例，並且在熟練師傅的監督下，得到成熟又複雜的琥珀香 Attar 精油。

**琥珀精油脈輪冥想：
全身，特別是頂輪**

頂輪

木質香氣中帶著濃厚木質奶香和甜美的花香味，香味多層次且豐富，最後以柔和的粉香味持久陪伴。嗅吸後，能量集中在喉輪以上的部位，所以在喉輪、眉心輪、頂輪、臍輪都能明顯運作。並引入每個脈輪，幻化為美麗、晶亮的金色花朵，花瓣處片片清透、閃亮，隨著能量持續運作，彷彿向上看著無數朵巨大的金色花朵盛開綻放。而此時的我，如同《愛麗絲夢遊仙

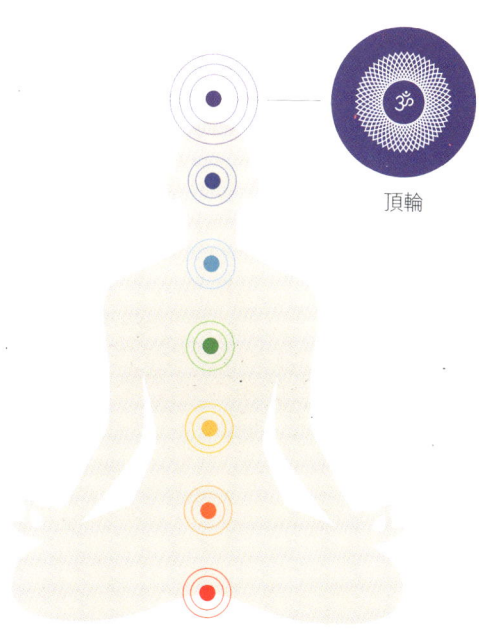

境》的主角般，在這奇幻而美麗的國度裡，帶著無限驚喜漫遊著。耀眼的金光閃爍在每一株植物、葉片、花朵上，走在生命最精華燦爛的夢幻之境上，體內靈性光輝也隨之閃耀。

稀釋後的琥珀Attar精油香味，也依然能享受著持久與多層次香氣，並且感受到在每個脈輪都有所運作。只是能量的運作是以體內同時觸動七個脈輪，並同時向四周閃耀著金光，金光由內而外照耀著每個身體部位，隨著金光明亮在身體的每一處，喚醒對生命的感知，並感受生命如一葉輕舟平穩地順著河水流動。

琥珀精油與水晶能量解析

甜而不膩的特殊香品琥珀香，像是難以捉摸也難以撞香的異國男香，也像是異國貴族男人沐浴後塗抹的奢華高貴香品。只需一滴琥珀Attar，就有多種豐富的生命靈動，不但顯得特殊亮眼而讓人印象深刻，也能彰顯獨特與尊貴的地位。

蘊含的香味中，具備樹脂圓滑潤和而上揚的氣味，這種上揚有可能是改善過多能量下沉（想睡、過於放鬆）的調整。即使是白天也能適用的Attar香氛精油，不但

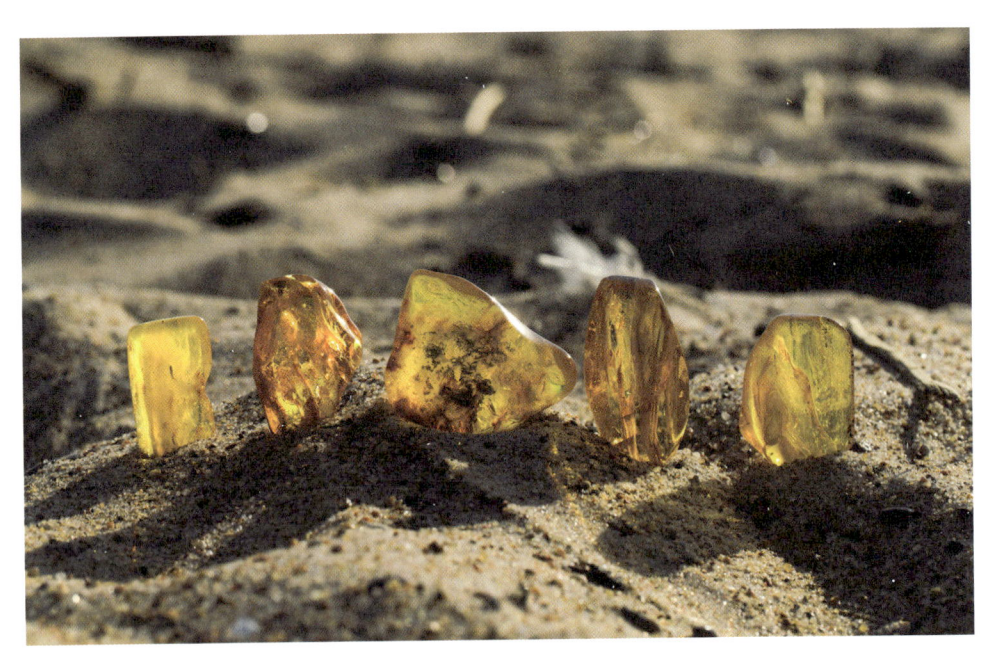

↑琥珀水晶擁有靈性、時間與自然的代言，眾多收集者中，最常使用於帶來身心的安定、穩定和安撫作用。

成功地具備了集中專注、穩定的特質能量，在臍輪中，也感覺補充不少燃料（引動能量來源），確實很適合需要工作處理事情的人使用。但用量過多或未經稀釋，可能仍會讓部分使用者因為放鬆而感到想睡，有這種狀況的話，建議先以 Shamama（指「印度香複方 Attar 精油」，詳見下一章介紹）等先調整一下。

能量跑動方式也很有趣，就像是滴麥芽糖、蜂蜜，流動速度非常緩慢。先在腦中及眉心輪集成一團，之後漸漸往下慢慢滑慢慢走到太陽神經叢停留一下，再流到海底輪稍停留，餘有的能量再向雙腳走去。在較高濃度使用時（例如未稀釋或與基底油 1：1）會有很長一段時間能量頻率留在頂輪。其實 Attar 系列專為身心靈的調整與提升而生，在調香方面也獨有其極專業之處。在應用方面分別說明如下：

身體上的改變

- **提升專注**：當想事情或疲累造成心飄太遠時，有可能在半放空狀態，總令人開始難以好好思考與專注集中精神，它能幫忙醒個腦、拉回注意力這是其特殊之處。
- **使頭腦的清晰與明亮感**：建議稀釋使用，若濃度過高，會有種精神被提著但身體卻又放鬆的感覺，除非很確定自己需要這種狀態可需要時使用。
- **放鬆與安撫**：也許來自一些酯類成分的關係，它有種甜美、溫暖（像蓋了被子）、圓潤、放鬆肌肉，像寶寶睡覺前還帶著淡淡奶味睡著的氛圍，令人感到放鬆舒服。

身心能量

- **減輕焦慮、提升幸福感**：甜美中攜帶著溫暖與鎮靜，包裹著大腦與胸口進入過度運轉的大腦和心之間的溝通管道，並降低了速度與敏感度，像睡覺前，帶著我們坐在升火的溫暖壁爐前喝著溫暖微醺的飲料。
- **深化與增加冥想敏感度**：在眾多芳香之中走進有溫暖壁爐的木房，有種安全穩定停留在胸口，進入自己獨有的平靜與靜謐。你可以選擇在這舒適溫暖中停留，也可以繼續深入探險那靜謐背後的潛意識。
- **癒合身心靈**：癒合能力是琥珀 Attar 最大的特色之一，可嘗試以 1%～3%，在短、中期使用於臍輪、心輪、喉輪與肩背。

琥珀水晶能量的作用

琥珀（Amber）也是水晶的一大族群，有許多種類，例如金黃、紅、藍、蟲珀等，甚有撫順琥珀、翳珀、花珀……這裡以琥珀代表稱呼著各族群。琥珀擁有靈性、時間與自然的代言，眾多收集者中，最常使用於帶來身心的安定、穩定和安撫作用。

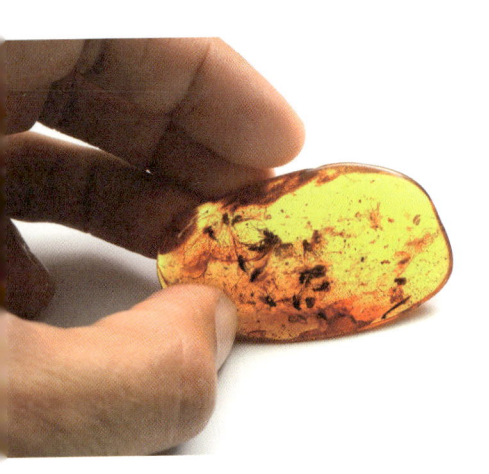

↑ 琥珀種類很多，如金黃、紅、藍、蟲珀等，甚有撫順琥珀、翳珀、花珀等等。

中等品質以上的琥珀，因為它的「安眠」作用而讓許多人更加喜愛。若白天配戴如黑琥珀會讓人放鬆想睡覺，所以建議睡前再戴就好。

琥珀在能量上替一些施法者在過程中提供安全和穩固的保護、亦能替其施予能量以提高目標的正向意圖。另外還有協助深度冥想和敏感覺察、施予修復靈魂的傷、穩定能量平衡等。

琥珀 Attar 精油的特性近於琥珀本身，故以此為代表。

琥珀精油成分與功效

Attar 精油的特性就是每一家生產廠都有自己祖傳不外洩的配方，特別是複方，因此也都有自有的獨特香味，以招攬顧客口味，其成分也都會不同。但以琥珀精油的主要且必備的成分來分析，多半且常見的芳香成分有：檜烯、蒈烯、漲烯和檸檬烯。

琥珀 Attar 精油的萜烯類成分，會讓你聞手上會有滿滿的花香，聞蓋子更多是果實的香甜味，聞瓶身則是一種煙燻樹脂味道，帶點古老陳舊的氛圍，還有一些清甜酸味。因為重的大的化學分子會停留在精油瓶身裡，所以在聞蓋子的時候會有一股清香。琥珀 Attar 精油富含萜烯類，萜烯類能幫助身體提升免疫力、消炎止痛，因為溫和可長期使用，如有慢性病、體內發炎，就可以在調配方時加入琥珀精油。

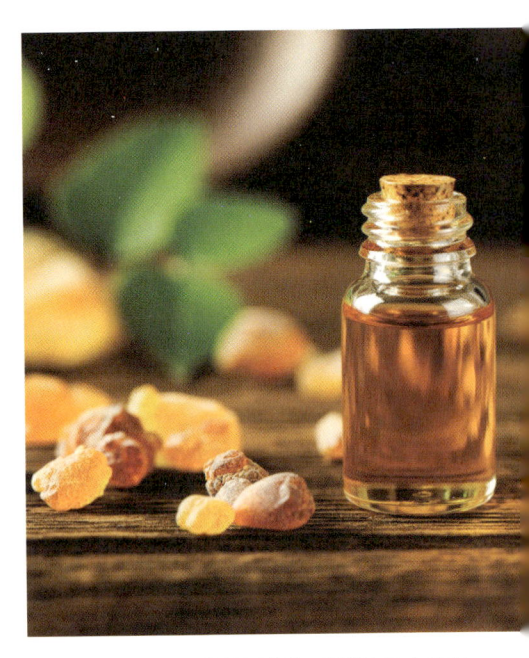

↑ 琥珀 Attar 精油的萜烯類成分，聞起來手上會有滿滿的花香，聞蓋子是果實的香甜味，聞瓶身則是一種煙燻樹脂味道。

琥珀 Attar 精油也可以調節神經系統，如聞瓶蓋時，會發現在少量時，果實香會透露出來，有助於提振精神。當聞濃郁的瓶身，則有一種撫慰、修復的感覺。也就是說，琥珀 Attar 用量越多，身心被安撫照顧的程度較高，所以只要使用少量，就能提升精神、活化腦神經、提高學習力，與一般坊間針對神經系統的精油不太一樣。

香味也都是木香的主調，加上煙燻的前味與甜美的後味，組合成所謂「琥珀」這種基底香精油。其實還可以搭配不同的花草配方，變換出不同的複方主題。因此在 Attar 複方精油中，常見琥珀系的複方，有麝香琥珀、沉香琥珀……只要是需要木香甜香均備的樹脂香，都可見琥珀成分在其中。

不含酒精的最頂級香水

琥珀也是阿拉伯乃至於伊斯蘭國家的男人們公認壯陽與男性魅力的香味。由於嚴格的伊斯蘭教義者會排斥一切帶有酒精的東西（伊斯蘭認為酒會蠱惑心智，讓人失去判斷力，因此嚴格禁酒），但對於香水中的酒精是不是酒這種問題的界定其實各有版本，如果想在戒律最嚴格的伊斯蘭地區都能通行的香水是不能含有酒精的。

不過，不含酒精怎麼讓香水的香味散發呢？琥珀 Attar 精油就有這樣的神奇魔力。

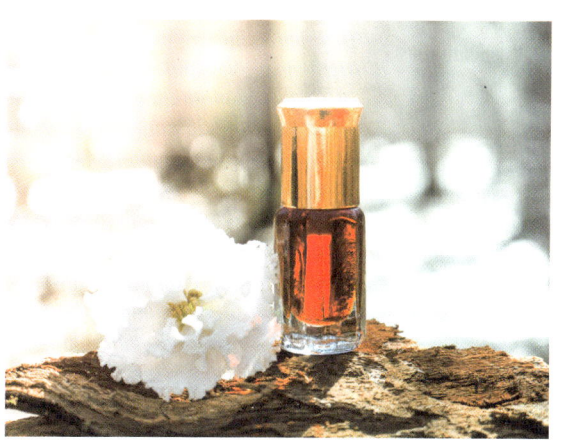

↑琥珀 Attar 精油是公認不含酒精的最頂級香水。

當然這也是所有 Attar 精油都有的特性，Attar 精油就是伊斯蘭國家，特別是那些非常有錢的土豪酋長們，趨之若鶩的不含酒精的最頂級香水。

琥珀精油身心靈功效實證

個案分享　開啟生命希望之光

有一種靈性練習稱之為「金色之光」，也稱為「宇宙之光」，以提升至極高的能量頻率，在身體的頂輪之上，如太陽般閃耀且永不乾涸的光源，帶來意識、身體、氣場更深層與多變的能量轉化、調頻、補充。

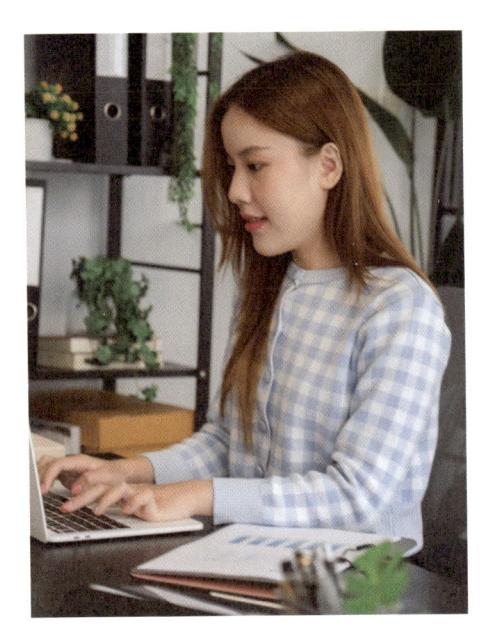

↑ 將琥珀 Atttar 精油搭配琥珀水晶使用可以提升專注力，使頭腦清晰。

因為靈氣能量導引工作，接觸到許多為健康已盡最大努力的個案，偶爾也會需要一些特殊的能量牽引。一切的進行就是順其自然，非透過靈氣能量導引師強求而得，但透過琥珀 Attar 精油塗抹在靈氣能量導引師雙手上，來進行能量的牽引，就能帶入美好的金色之光。

曾為一位奮力抗癌七年的鬥士個案，進行短期幾個月連續每周一次的靈氣能量導引。由於癌細胞在她體內多次復發轉移，與她相識時，她的雙腿無力需使用拐杖助行，所以藉助琥珀 Attar 精油來進行靈氣能量導引。

在第二次靈氣能量導引結束時，她說；

「這真的很神奇！我的雙腳，尤其是右腳，因第二次癌細胞切除手術後，就失去知覺；但在靈氣能量導引的過程中，我的腳是有知覺的，而且上次靈氣能量導引結束後，我的雙腳變得很有力，完全不需要依靠拐杖就能走回家。我以為一次有感覺只是幸運，但今天我能確定，不是幸運，而是一種鼓勵和希望，讓我更有信心地每天認真做復健。」

個案分享　虛寒體質必備的琥珀

33歲女性，每到冬天時，便深受手腳冰冷的困擾。依照中醫的觀點，手腳冰冷的人通常屬於虛寒體質，因血液循環差，導致新陳代謝變慢，進而影響末梢神經的循環功能。當體內氣不足時，身體無法產生足夠的熱量來維持溫暖，而寒冷又會進一步削弱氣血循環，導致惡性循環，因而無法抵禦冬季的寒冷，七、八年來一直如此。個案曾嘗試過各種保暖方法，從泡腳到服用補藥，但僅能暖一時，手腳的冰冷依然如影隨形，而長期服用補藥的後果，也讓她感覺身體似乎越來越虛弱。

琥珀 Attar 可說是精油界的十全大補湯，強大的補氣效果，搭配薑的溫陽力量，將兩款經由調好成按摩油後，讓她早晚擦後腰，起初三天，她形容體內湧上一股溫熱感；使用兩週後，明顯感覺到手腳冰冷得到緩解，整個人暖和許多，白天也變得更有活力。

琥珀 Attar 精油推薦配方

按摩油保養 ▸ 配方

配方 267
* ── 放鬆紓壓

琥珀 Attar 精油 5d ＋薰衣草精油 3d ＋雪松精油 2d

- 基底：葡萄籽油或甜杏仁油 10ml
- 目的 / 功效：這款按摩油強化了木香中的甜香，因此更有一種柔和的木質香調。可幫助放鬆肌肉緊張，減輕壓力和焦慮，促進身心平衡，並提高睡眠質量。
- 適合對象 / 心情 / 時機 / 場所：適合需要紓解壓力、減少焦慮或改善睡眠質量的人。

配方 268
* ── 清爽舒暢

琥珀 Attar 精油 4d ＋薄荷精油 3d ＋白珠樹精油 2d ＋葡萄柚精油 1d

- 基底：葡萄籽油或甜杏仁油 10ml

→「琥珀換膚」這款按摩油混合了洋甘菊的溫和花香和玫瑰的甜美花香。可滋養和保濕皮膚，減少皺紋，提亮膚色，並鎮定敏感肌膚。

- 目的 / 功效：這款按摩油結合了琥珀的木質香氣與白珠樹、薄荷的清新感。有助於促進肌肉恢復，緩解運動後的肌肉疼痛和不適，提供清爽的感覺，並平衡身心。
- 適合對象 / 心情 / 時機 / 場所：適合運動後需要迅速恢復體力，減輕肌肉疼痛或提升能量的人。

配方 269
* ── 琥珀換膚

琥珀 Attar 精油 5d ＋洋甘菊精油 3d ＋玫瑰精油 2d

- 基底：葡萄籽油或甜杏仁油 10ml
- 目的 / 功效：這款按摩油混合了洋甘菊的溫和花香和玫瑰的甜美花香。可滋養和保濕皮膚，減少皺紋，提亮膚色，並鎮定敏感肌膚。

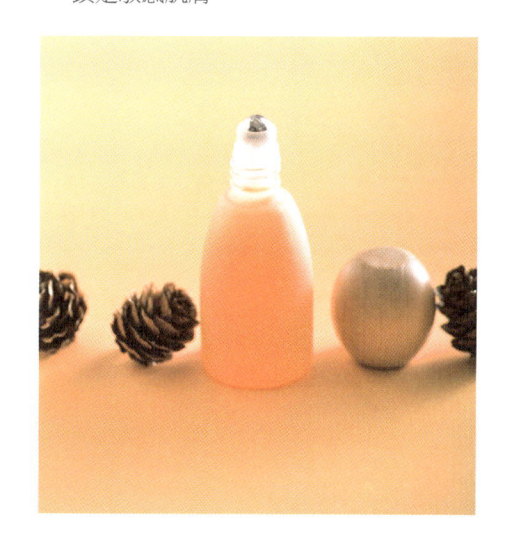

- **適合對象 / 心情 / 時機 / 場所**：適合所有皮膚類型，尤其適合那些關心皮膚保養和抗衰老的人。

配方 270 ＊ 情感平衡

琥珀 Attar 精油 5d ＋薰衣草精油 3d ＋檀香精油 2d

- **基底**：葡萄籽油或甜杏仁油 10ml
- **目的 / 功效**：這款按摩油結合了琥珀的溫暖木質香調，與薰衣草的花香和檀香的濃郁木質調。有助於平衡情感，減輕焦慮和壓力，提高情緒穩定性，並促進身心平衡。
- **適合對象 / 心情 / 時機 / 場所**：適合那些需要情感支持和情緒平衡的人，也可用於冥想和瑜伽練習。

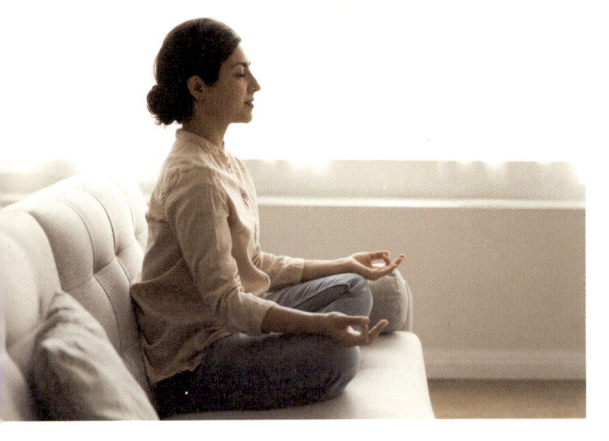

↑將琥珀 Atttar 精油搭配琥珀水晶使用更能深化與增加冥想敏感度。

香氛擴香 ▸ 配方

配方 271 ＊ 沉靜的琥珀之夜

琥珀 Attar 精油 6d ＋岩蘭草精油 3d ＋薰衣草精油 2d ＋葡萄柚精油 1d

- **目的 / 功效**：營造一個寧靜、放鬆的氛圍，幫助入睡和減輕壓力。深邃的琥珀結合了土木香的沉穩、薰衣草的舒緩和果香清新，帶來平靜和安寧。
- **適合對象 / 心情 / 時機 / 場所**：適合那些想要度過寧靜夜晚、減輕焦慮或改善睡眠的人。適合在臥室使用。

配方 272 ＊ 琥珀溫馨居家

琥珀 Attar 精油 5d ＋苦橙葉精油 4d ＋肉桂精油 2d ＋安息香精油 1d

- **目的 / 功效**：創造一個溫馨、充滿能量的氛圍，提升情緒。琥珀的木質香與肉桂的溫暖和安息香的甜美相結合，帶來溫馨的感覺。
- **適合對象 / 心情 / 時機 / 場所**：適合在家中或工作場所，幫助提升情緒、增加活力，或者在社交場合中使用。

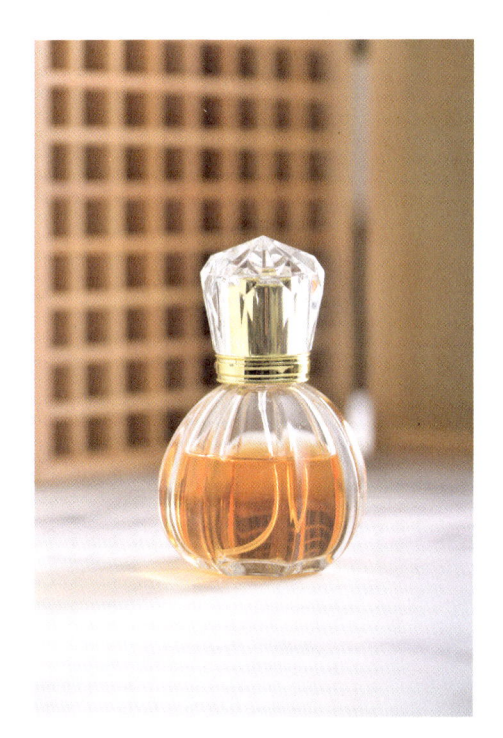

↑將「夢幻琥珀花園」配方用來擴香或加入 10ml 酒精做成香氛，可營造浪漫、夢幻的氛圍，提升心情和增強自信。

配方 273

* ── 夢幻琥珀花園

琥珀 Attar 精油 6d ＋玫瑰天竺葵精油 3d ＋茉莉精油 2d

- **目的 / 功效**：營造浪漫、夢幻的氛圍，提升心情和增強自信。琥珀的木質香與玫瑰天竺葵的花香、茉莉的清香相結合，散發出令人陶醉的花園氛圍。
- **適合對象 / 心情 / 時機 / 場所**：適合浪漫的約會、特殊場合，或任何需要提升自信和愉悅的時刻。

配方 274

* ── 寧靜的琥珀森林

琥珀 Attar 精油 5d ＋松針精油 4d ＋冷杉精油 2d

- **目的 / 功效**：模擬森林中的寧靜，幫助放鬆、澄清思緒。琥珀的木質香與松針的清新、冷杉的森林氛圍，帶來寧靜和清新感。
- **適合對象 / 心情 / 時機 / 場所**：適合那些熱愛大自然、需要冥想或尋求寧靜的人，也適合用於瑜伽練習。

配方 275

* ── 琥珀之甜蜜誘惑

琥珀 Attar 精油 4d ＋玫瑰草精油 3d ＋檀香精油 3d ＋粉蓮花精油 2d

- **目的 / 功效**：創造一種誘人的、甜蜜的氛圍，增強愛情和感情連結。琥珀的木質香與玫瑰草融合、檀香的溫柔和粉蓮花的甜美相結合，讓人沉浸在愛的氛圍中。
- **適合對象 / 心情 / 時機 / 場所**：適合浪漫的夜晚、情侶之間的互動，或任何需要增強感情連結的時刻。

SHAMAMA

印度香

香氣銳度　★★☆☆☆

香氣賞析
Aroma

*　香氣印象

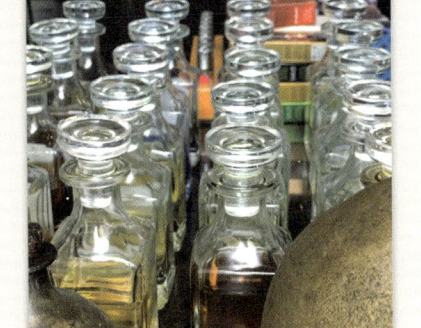

對於宗教非常執著且虔誠的教徒。

*　香氣描述

既然名為印度香，第一時間感受到的，必然是濃濃的印度風情。香料感帶出陽光炙熱的印度，複雜的塵土感，也譜出了想像中的印度。但在熱情的香料味之後，是清涼沁鼻的草藥香，感覺像是迷迭香，也像荳蔻。這種感受度，是在我曾去過的北長城感受到的。那時去拜訪北長城，是在十一月份，天氣冷的時間，從山下一路搭纜車向上，沿途除了高聳的山峰外，就是深沉的低谷。到了纜車終點後，一下車廂立即感受到的，就是高處吹來的山風，寒冽得令人不噤哆嗦。但一走到有陽光的地方時，卻是清涼微暖的舒適感，如同印度香中，感受到的清涼感般。北長城的兩個烽火台之間依距離看，不過就是走路不到一分鐘即能抵達的長度，但因為地勢關係，梯層陡得不像話，行走時常需以爬行的方式才能前進或上階梯，有時會不小心吸入迎面而來的塵土。抵達另一個烽火台時，終於能在平坦處直起腰板，享受另一個高處吹向自己的涼風。而最後能感受到的，是一絲清苦，如藏紅花般的氣味，就像在高處嗅吸吹來的風裡，有淡淡塵土氣味一樣。

基本檔案
Data

中文別名	夏瑪瑪
英文俗稱	Shamama（印度語）
拉丁學名	無
植物科別	多種天然香料和草藥混合而成
提　煉　法	印度古法 Attar
五　　行	屬水
性　　味	涼、辛、酸
歸　　經	肝、脾、心經

*　香氣搭配

1 印度香＋乳香＋沒藥→加強異域情懷。
2 印度香＋玫瑰天竺葵＋黑胡椒→午後印度花市。
3 印度香＋丁香＋岩玫瑰→提升溫暖香料的感受。

CHAPTER 27

印度獨家｜印度香

Shamama 為印度語，讀音為「夏瑪瑪」，我們翻譯為「印度香」，是印度古法 Attar 緩慢蒸餾提煉的一種傳統印度精油。它是由多種天然香料和草藥混合而成，通常具有複雜而深刻的香氣，被用來做為香水、蠟燭、護膚品、香膏和其他香氛產品的基礎。

Shamama 非常複雜，動輒幾十種的成分，通常例如檀香、茉莉、玫瑰、藏紅花、沉香、龍涎香、麝香、指甲花⋯⋯等都有可能，每家 Attar 提煉廠都有自己的傳承配方，也都不一樣，這些成分經過精心的混合和蒸餾，製成一種獨特的香氛油。

由於 Shamama 精油中包含多種天然成分，它通常具有複雜的香氣層次，從花香、木香到香料香等不同的元素。這使得它在香水製作中非常受歡迎，可以為香水賦予深度和持久性。

如果用我們理解的說法，Shamama 結合了最具代表性的印度宗教文化、並基於印度古法阿育吠陀療法，也是 Attar 最獨特的一種，它同時也是每個 Attar 提煉廠的「招牌香」。對於我們來說，得到獨特的 Shamama，在欣賞品香的過程中產生共鳴，得到身心靈的平衡與滿足，才是最大的收穫。

印度香精油脈輪冥想：全身

在阿育吠陀的脈輪修行，追求的是感受一股能量－－你的亢達里尼，即生命能量的揚升從海底輪向上，如同一條蛇旋轉盤延而上，流通全身的能量通道，所以也稱之為靈蛇能量。嗅吸原精油，一開始，藏紅花及黑麝香的氣味特別明顯，能量自然隨著感受到的氣味，流入海底輪、臍輪運作後，在腰部至臀部的身體部位，

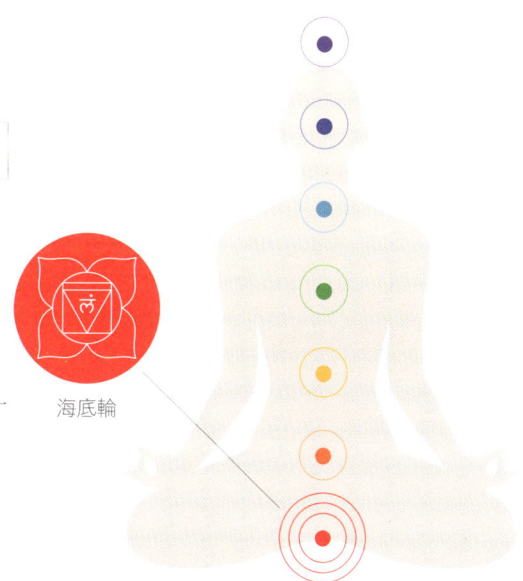

海底輪

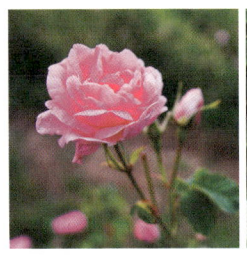

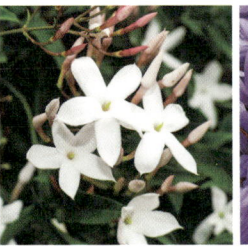

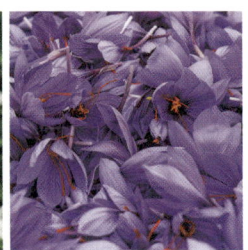

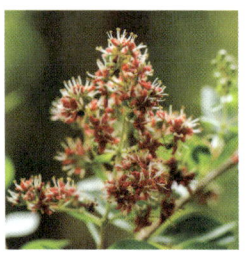

↑玫瑰、茉莉、藏紅花和指甲花都是印度香複方精油提煉來源的植物選項。

能量豐沛湧現，並向左右漲滿、溢出。溢出的能量就像穿了一件蓬蓬裙在身上，之後能量逐步流入全身。當全身充滿印度香精油所帶來的不同能量開啟各部位脈輪能量擴展時，逐步向上分散著喜悅，滿溢的能量，喜悅在心中跳躍著。彷彿身上穿著一件淡藍色優雅卻又甜美的小禮服，心情也隨之飛躍，但能量卻是沈穩而自在，整個身體下盤、雙腳充滿著無限的動能與力量，想不斷的旋轉、跳躍，成為自己心中最美麗的舞者。

稀釋後的印度香 Attar 精油，黑麝香的氣味沒有特別的明顯，反而藏紅花及花香味更加的跳出，氣味更溫和柔順的令人喜愛。嗅吸稀釋的印度香精油，能量如同無數的細小金粉從頭頂向下灑落，使能量在臍輪、海底輪有更多的運作。金粉般的光在身體的四周不停的飄浮轉動，喜悅慢慢流入心中，讓人有種化身為童話小飛俠彼得潘中的小仙子－－小叮噹（穿著綠色迷你連衣裙、金色長髮盤成一團，後背有對小翅膀，靈活飛舞時，不斷有金色的仙塵落下），輕盈拍動翅膀，被閃耀的金粉所包圍著，喜悅而輕快。

印度香精油能量解析

印度香 Attar 也是一款以「平衡」為主軸的精油，性質很溫和，在香氣、留香度都非常出色。令人意外地，與「烏木香」都能替身體補充「燃料」（像生火前所必要的「燃料」，例如木柴、火種）。但印度香的補充量會更豐富，有了燃料，是身體可以驅動精神體力很重要的一環。如同一團輕柔霧氣，於吸嗅後進入腦部散開，持續下降部分擴散到手臂，一路來到海底輪，到下肢再散開。

心靈能量的補藥

印度香可以輕微溫煦臟腑器官，包含退散寒涼之氣。例如夏天因好涼水（特別是胃和腹部的低溫），塗抹後，一股「冷氣」

自食道跑出口腔，約過了20分鐘，便覺得體內輕微升溫、髮後脖子微微出汗。而之前的乾焙、沉香精油則更多溫暖作用在體表，像是提升衛氣的氣場。

這種能量應用在身體上，有著促輕微血管擴張、促進循環、促進溫暖、放鬆肌肉、精神放鬆與穩定、紓壓，亦在體表形成微微保護罩。更多是針對體內與身心的暢通與平衡、疏通成團糾結的氣，其溫和的性質適合各族群。特別適合身體怕冷的畏寒體質、容易疲倦、精神緊繃（或非心臟疾病的胸口緊繃）、緊張焦慮或有氣結者。譬如洗澡後，可以使用印度香1滴+基底油3滴，塗抹、按摩於胸口、後背心，可以做為補氣與能量的保養。

印度香精油身心靈功效

Shamama 精油被認為具有許多身心靈的功效，儘管科學研究可能有限，但傳統上，它在印度文化中被廣泛用於草藥療法和香薰療法。

❖ **芳香療法**：Shamama 精油的複雜香氣被認為具有鎮靜、放鬆和舒緩的特性，可以通過芳香療法來緩解壓力、焦慮和情緒不穩定。它可能有助於創造寧靜的氛圍，促進身心的平衡。

❖ **情緒平衡**：印度人相信 Shamama 精油具有改善情緒和情感狀態的潛力。它可能有助於減輕沮喪、憂慮和緊張情緒，使人感到更平靜和放鬆。

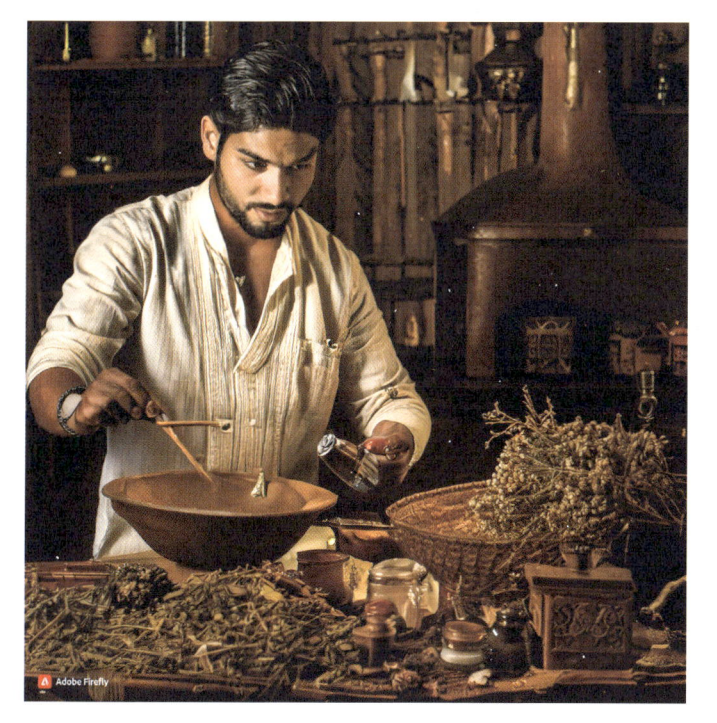

← Shamama 的調配複雜，其香氣被視為一種愉悅的感官體驗。可用於製作個人香水、香膏、蠟燭等，為人們帶來愉悅的氛圍和獨特的感官享受。

- **抗菌和抗炎**：一些成分可能賦予 Shamama 精油抗菌和抗炎的特性。儘管具體的科學研究可能有限，但某些天然香料和草藥成分本身就被認為具有這些屬性。
- **感官享受**：Shamama 精油的複雜香氣被視為一種愉悅的感官體驗。它可用於製作個人香水、香膏、蠟燭等，為人們帶來愉悅的氛圍和獨特的感官享受。

印度香 Attar 精油推薦配方

　　印度香 Shamama 在印度當地的用法，就是用純油點塗在各個脈輪點位上，做自我能量的補充。這不只是一種香氛，也是一種藥。如前所述，通常都會搭配阿育吠陀自然療法的解釋與指引應用。在外界的理解上，我們比較熟知的如脈輪、瑜珈，都是阿育吠陀療法的一部分，所以在使用上，建議先基於你原本對阿育吠陀、瑜珈、脈輪能量上的理解，在需要時使用。

　　當然對大多數沒有深刻接觸這些精油的人來說，就把它當作能協助改善身心靈的精油，用於按摩、擴香等等也可以。

→「暮光再生」這款按摩油可以用來恢復身體元氣以及工作勞累的負能量。

按摩油保養 ‧ 配方

配方 276

* ── 暮光再生

印度香複方 Attar 精油 3d ＋乳香精油 3d ＋玫瑰精油 2d

- **基底**：葡萄籽油或甜杏仁油 10ml
- **目的 / 功效**：恢復元氣以及工作勞累帶來的負能量。
- **適合對象 / 心情 / 時機 / 場所**：下班後，就寢前。

配方 277

* ── 心靈庇護

印度香複方 Attar 精油 4d ＋沉香精油 2d

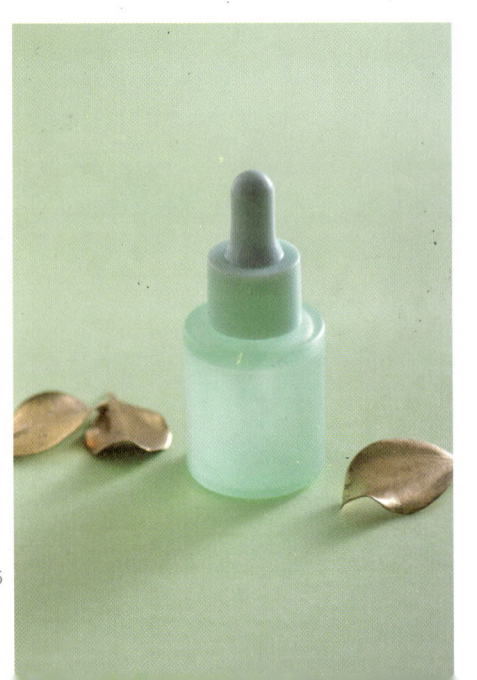

- 基底：葡萄籽油或甜杏仁油 10ml
- 目的 / 功效：緊急修復受創心靈。
- 適合對象 / 心情 / 時機 / 場所：只能用於四肢軀幹的按摩，適合受到絕大的打擊、壓力，需要穩定心情走出陰霾者。

配方 278 ＊── 能量之輪

印度香複方 Attar 精油 3d ＋花梨木精油 3d ＋迷迭香精油 4d

- 基底：葡萄籽油或甜杏仁油 10ml
- 目的 / 功效：協助身體心靈能量的運轉。
- 適合對象 / 心情 / 時機 / 場所：做瑜珈 / 冥想前後，改善自身及周遭的場域。

香氛擴香 ▸ 配方

配方 279 ＊── 正能量

印度香複方 Attar 精油 3d ＋檀香精油 2d ＋豐收果香複方精油 3d ＋茴香精油 2d

- 目的 / 功效：布建正能量氛圍。
- 適合對象 / 心情 / 時機 / 場所：農曆七月、鄰居喪事、最近犯小人不順心時。

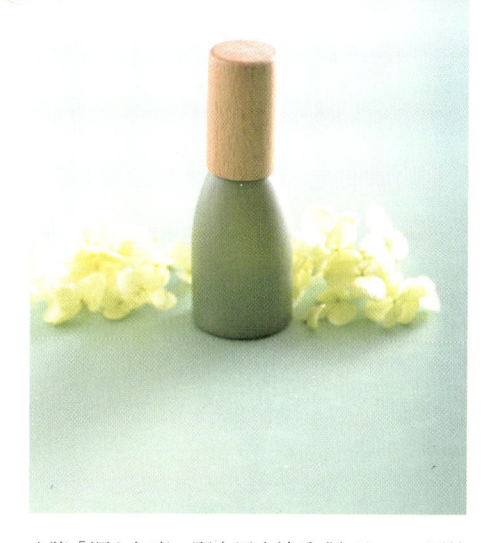

↑將「順心如意」配方用來擴香或加入 10ml 酒精做成香氛，可以招財進寶，萬事如意。

配方 280 ＊── 順心如意

印度香複方 Attar 精油 2d ＋岩蘭草精油 2d ＋佛手柑精油 2d ＋洋甘菊精油 1d

- 目的 / 功效：招財進寶，萬事如意。
- 適合對象 / 心情 / 時機 / 場所：隨時都可用，適合營業場所或公司。

配方 281 ＊── 補中益氣

印度香複方 Attar 精油 3d ＋松針精油 3d ＋肉桂精油 2d ＋薑精油 2d

- 目的 / 功效：讓室內香氛成為心靈補藥。
- 適合對象 / 心情 / 時機 / 場所：推薦秋冬居家使用。

MANDARIN

豐收果香

香氣銳度　★★☆☆☆☆

香氣賞析
Aroma

* —— **香氣印象**

看著手搖冷飲店調製金桔檸檬裝杯。

* —— **香氣描述**

氣味豐富及複雜度挺高的，但卻又令人有「純粹」的感受度。由於大部分是果實氣味，耐聞度相對的很高，檸檬、佛手柑、野橘、苦橙葉……等，柑橘類的氣味讓嗅吸的人能心情大開，同時也引得食欲敞開。不過，在初聞時，有出現小時候泡澡的回憶，一種名為「巴斯克林」的泡澡粉。氣味到了中間階段，仔細的品聞，可以嗅吸到一絲潛藏在複雜果香下的清涼刺激感，類似荳蔻帶來的氣味，很有寒流來時，浸泡果香熱水澡的感受。在氣味末段，清涼的穿透感越來越明顯，彷彿是從本來陽光輕拂的暖感，到了只剩一抹夕陽，晚風吹起的涼意。氣味也從原本的酸甜，增加一絲清苦，像極了在吃炙燒葡萄柚（葡萄柚對切後，灑上二砂糖，用直火快速烤成焦糖表面）的味道。

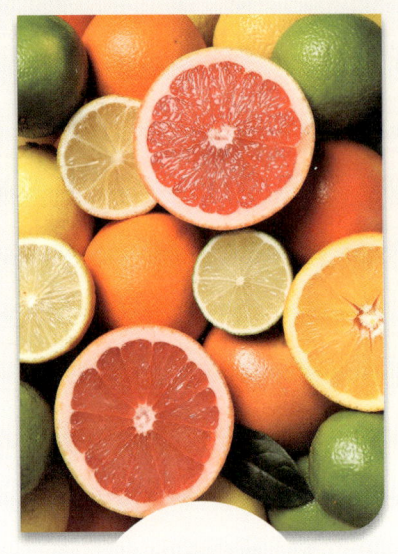

基本檔案
Data

中文別名	無
英文俗稱	Mandarin
拉丁學名	無
植物科別	以柑橘類為主成分提煉的複方精油
提 煉 法	印度古法 Attar
五　　行	屬水
性　　味	涼、酸、甘
歸　　經	肝、膽、胃經

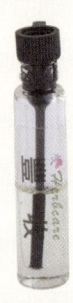

* —— **香氣搭配**

1. 豐收果香＋茉莉＋苦橙葉→早晨花果園。
2. 豐收果香＋尤加利＋橙花→風起雲湧。
3. 豐收果香＋絲柏＋松針→遨遊花果山。

CHAPTER 28

幸福洋溢｜豐收果香

在 Attar 精油系列中，Mandarin 無疑是非常特別的一個種類。

Mandarin 直譯為橘子、柑橘，在 Attar 中，是以柑橘類為主成分提煉的複方 Attar 精油，因此我們就命名為「豐收果香」。

Attar 是非常珍貴費工的提煉技術，同時需要檀香油做為基礎，通常用來提煉珍貴稀有的花朵如藍蓮花、晚香玉等等⋯⋯一般傳統技術無法提煉精油的，才會用到 Attar 提煉，那為什麼會用 Attar 來提煉果香類呢？

果香類精油成本較為便宜，同時果香類精油也都受到大眾的喜愛，因此，果香類香味如能用 Attar 提煉，應當會更受喜愛歡迎，同時也會是許多複方 Attar 精油重要的香味成分。因此，要製作出受歡迎的 Attar 香水，若用果香類做為來源，也是符合大眾所需，不足為奇。

豐收果香精油脈輪冥想：臍輪

豐收果香 Attar 精油在豐富的果香味中伴隨著花香，讓長久平靜、甚至冷靜的我，因感受到幸福、喜悅而熱淚盈眶。將精油滴在掌心中推抹開後，透過嗅吸進入冥想，感受到橘色巨大的花朵在「臍輪」盛開。引動臍輪橘光能量向四周閃耀著光，橘光的擴展牽引著能量，觸動海底輪的安定感，生命感受到豐潤而穩定。這種豐厚的力量，如同在昏暗的屋內，點亮橘黃色溫和的燈光；而在體內，這股豐潤的安定力量，正為你修補生命中的缺乏。而這一切都是由豐收喜慶的愉悅來填補缺憾。

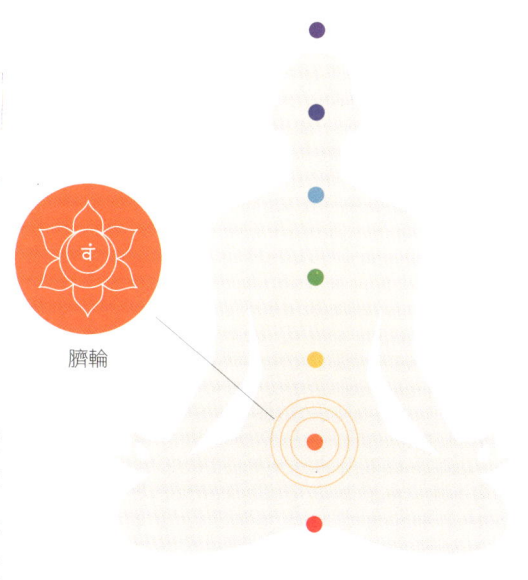

臍輪

整個下三生命脈輪－－海底輪、臍輪、太陽神經叢輪感受到滿到鼓脹的能量，甚

至滿溢到身體之外。就如同被橘色的汽水泡泡包圍著，且不斷冒著更多的氣泡，激發更多的泡泡產生。濃郁的果香，彷彿就至身在偌大的果園中，滿山遍野的澄黃果實，一望無盡的盛開。在飽滿香甜的果實中陪襯著更多的果實之花，象徵著永無止境的的豐收與歡慶。

推薦調合「橙氏家族」，將橙花、苦橙葉、甜橙加上豐收果香 Attar 精油調合成複方精油來使用，讓鎮靜、安撫的能量，藉由豐收果香精油能量的加入，彷彿像有一雙強大而溫柔的手輕輕貼在背上，給予你更多的勇氣與力量，鼓舞著你向前邁進的同時，也持續地陪伴你並助你一臂之力。

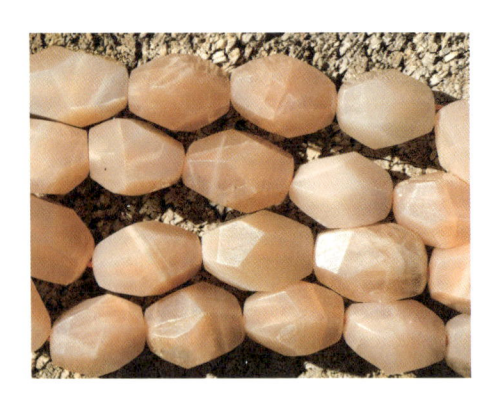

↑ 太陽石在不同面向上，呈現了不同閃光與不同面貌，就像在人生中的不同時刻與不同領域，賦予獨特的耀眼亮光，強大而溫柔。

豐收果香與太陽石水晶能量解析

豐收果香擁有黃橘色活力的果橙攜帶光亮的生命力，讓果汁中包裹著淡淡綻放的花香。

太陽是萬物生長的根本力量，而成長於自然大地上的柑橘就像是它的代表之一，那一縷陽光就像是為世間間接地提供了太陽的光明與溫暖、希望和活力，同時也做為一種生命的驅動力。當我們需要驅散內心陰霾時，豐收果香複方 Attar 精油能替我們照亮前面的道路，讓精神、心靈重新充滿力量，使無窮生機促發。

太陽石（Sunstone）可說是來自太陽贈予人類的禮物，特殊閃光呈現砂金效應，在不同面向上，呈現了不同閃光與不同面貌，就像是 DNA，使每個人都擁有專屬獨特的密碼，在人生中的不同時刻與不同領域，賦予獨特的耀眼亮光，強大而溫柔。太陽石讓我們知道真正的光不來自外在，而是內在獨自綻放，所以請停止向外找尋光源，因為你已經擁有那來自光的真正能量與源頭可以驅趕黑暗。

太陽石是最接近太陽的代表，與身為地球上太陽的代言人柑橘果類可以做為呼應的代表石。至於太陽石與豐收果香搭配應用如下：

自信心提升冥想

在需要時實現表現成功或想提升身體太陽神經叢的動能。

① 準備好靜坐舒服的姿勢，輕微深呼吸幾次，讓心與肌肉都比剛才更放鬆。

② 將豐收果香和基底油以 1：1 調和好，塗在太陽神經叢與手掌上進行吸嗅，在裡頭感受清新與光明；亦能塗抹 1 滴薄荷在衣服領口。
③ 將太陽石握在手上，閉上眼睛，放鬆，想像自己成功時的笑容表情、自信、充滿的能量與場景，持續至少 10 ～ 15 分鐘；結束後輕輕放下太陽石，感受方才情境中動能在身體裡的流淌方式與提升感。

激發創意空間

當需要靈感或創意時營造空間範圍，你可以這麼做：
① 準備擴香機，滴入 3 滴豐收果香、1 滴橙花（若想更偏柑橘口味可添加檸檬），並開始擴香。
② 工作區擺放太陽石。若你的太陽石夠大至少手掌大，那麼單純放置它即可，萬一是手珠或滾石大小，可自製白水晶盆，將其放在盆中央，抑或在太陽石周圍放至五支單尖白水晶。
③ 開始創作或工作之前，先注意力放在太陽神經叢輪，想像這裡真的有一顆激發動力創意的太陽在此處運轉出具有「激發」的光束散出，讓身體充滿能量，然後塗抹一滴豐收果香複方 Attar 精油在太陽神經叢輪、心輪、眉心輪後，開始進行工作。
④ 完成工作後，記得感謝太陽石夥伴與它建立更好的連結（連結越多啟動時間就會縮短）。

豐收果香的香氣與成分

豐收果香複方 Attar 精油的成分以柑橘為主，但是不限於柑橘，更在乎的是氣味的飽滿與鮮甜。如果拿來和一般的精油相比，例如甜橙精油，是大家都熟悉且便宜的精油，喜歡甜橙的人都會被那種柑橘水果的新鮮酸甜味而感欣喜愉悅。但是如果聞到豐收果香複方 Attar 精油，你會感受到更上一層的香味層次，是更飽和、飽滿，像是果香四溢、「榨汁爆漿」等級的鮮香味。豐收果香是以果類為主的複方精油，包含以下幾種成分來源：

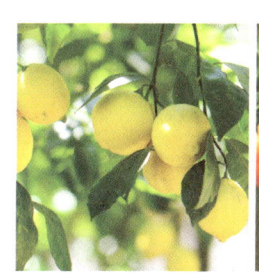

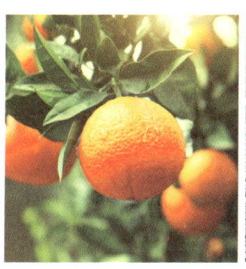

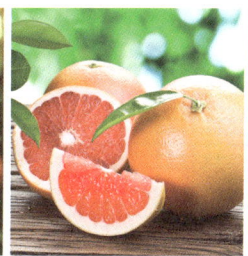

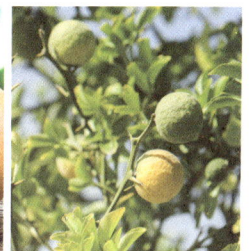

精油種類	主要化學成分	功效
檸檬精油 (Lemon Essential Oil)	檸檬烯(Limonene)、 芳樟醇(Linalool)、 檸檬酸(Citric Acid)等。	提神醒腦、消除疲勞、抗氧化、淨化空氣、清新空間。
甜橙精油 (Sweet Orange Essential Oil)	檸檬烯(Limonene)、 β-月桂烯(β-Myrcene)、 α-蒎烯(α-Pinene)等。	提升情緒、緩解焦慮、抗抑鬱、幫助入睡、具有抗炎和抗氧化特性。
葡萄柚精油 (Grapefruit Essential Oil)	檸檬烯(Limonene)、 β-月桂烯(β-Myrcene)、 α-蒎烯(α-Pinene)等。	提升心情、減輕壓力、增加專注力、促進消化、抗氧化。
佛手柑精油 (Bergamot Essential Oil)	檸檬烯(Limonene)、 芳樟醇(Linalool)、 乙酸沉香酯(Linalyl Acetate)等。	舒緩焦慮、提升情緒、抗抑鬱、幫助入睡、抗菌、抗炎。

豐收果香身心靈應用實證

個案分享：飯後按摩讓腸胃不再氣嘟嘟

76歲的男性，每頓飯後總喜歡再喝上一大碗熱湯，認為這樣能讓身體更暖和，也能更好地消化食物。每次飯後，雖然嘴巴得到了滿足，但卻常常感到腹部脹滿，只能藉由平躺休息，等食物慢慢消化，才會感覺好一點。為了改善這種狀況，試過減少湯量、調整飲食習慣，效果都不理想。

由於豐收果香複方Attar精油有多種果類精油，能夠針對消化系統問題帶來緩解，再搭配茴香、薑精油促進腸道蠕動的作用以及抗痙攣的特性，就能緩解胃腸道中的積滯。將此複方精油調成按摩油，讓他於飯後擦在肚臍和肚臍上方按摩，按摩後不久，就明顯感覺到腹部的脹氣迅速消散。

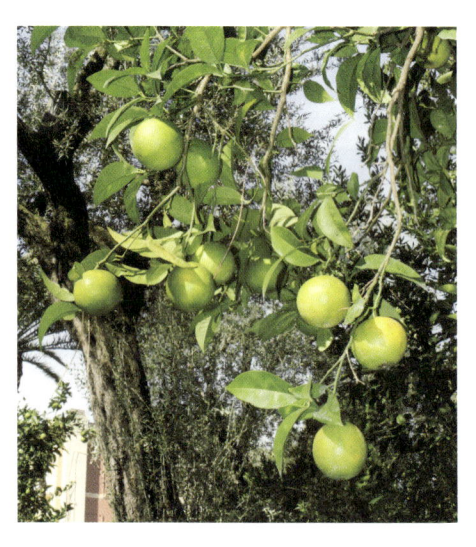

↑豐收果香複方Attar精油有多種果類精油，可以緩解消化系統的問題。

豐收果香複方 Attar 精油推薦配方

按摩油保養 ▸ 配方

配方 282

*—— 擁抱快樂

豐收果香複方 Attar 精油 3d ＋薰衣草精油 2d ＋洋甘菊精油 1d

- **基底**：葡萄籽油或甜杏仁油 10ml
- **目的/功效**：柑橘清新，帶有淡淡的花香，可放鬆身體和心靈，減輕壓力和焦慮。
- **適合對象/心情/時機/場所**：忙碌的工作人員，需要減輕壓力的人。

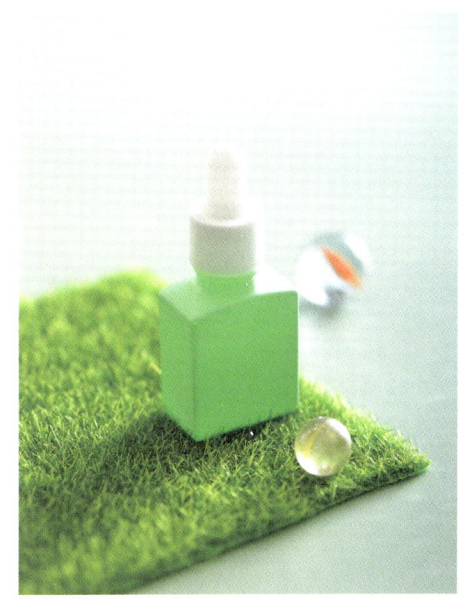

↑「幸福洋溢」按摩油可滋養皮膚，減少皺紋，提升肌膚光澤。

配方 283

*—— 幸福洋溢

豐收果香複方 Attar 精油 4d ＋乳香精油 2d ＋粉蓮花精油 1d

- **基底**：葡萄籽油或甜杏仁油 10ml
- **目的/功效**：柑橘與蓮花的芳香，溫暖而芬芳，可滋養皮膚，減少皺紋，提升肌膚光澤，充滿幸福感。
- **適合對象/心情/時機/場所**：皮膚需要滋養和護理的人。

配方 284

*—— 清爽提神

豐收果香複方 Attar 精油 3d ＋香蜂草精油 2d ＋冷杉精油 3d

- **基底**：葡萄籽油或甜杏仁油 10ml
- **目的/功效**：清新的柑橘與清涼木香的融合，提神醒腦，可增加創意與活力，減輕身體疲勞。
- **適合對象/心情/時機/場所**：需要精力和清晰思維的人。

配方 285 ＊── 平衡情緒

豐收果香複方 Attar 精油 3d ＋依蘭精油 2d ＋橙花精油 3d

- **基底**：葡萄籽油或甜杏仁油 10ml
- **目的/功效**：花香與柑橘的混合，溫暖而甜美，可平衡情緒，減輕焦慮和情感壓力。
- **適合對象/心情/時機/場所**：情緒不穩定或有情感壓力的人。

配方 286 ＊── 豁然開朗

豐收果香複方 Attar 精油 3d ＋薰衣草精油 2d ＋絲柏精油 2d

- **基底**：葡萄籽油或甜杏仁油 10ml
- **目的/功效**：柑橘與清香的混合，使人寧靜，可緩解肌肉緊張，促進身體放鬆。
- **適合對象/心情/時機/場所**：需要緩解肌肉緊張的人。

香氛擴香 ‧ 配方

配方 287 ＊── 清新工作室

豐收果香複方 Attar 精油 4d ＋薄荷精油 2d ＋絲柏精油 2d

- **目的/功效**：清涼的柑橘與薄荷，舒緩焦慮，增加專注力。提神醒腦，增強工作效率。
- **適合對象/心情/時機/場所**：辦公室、學習時需要清晰思維的人。

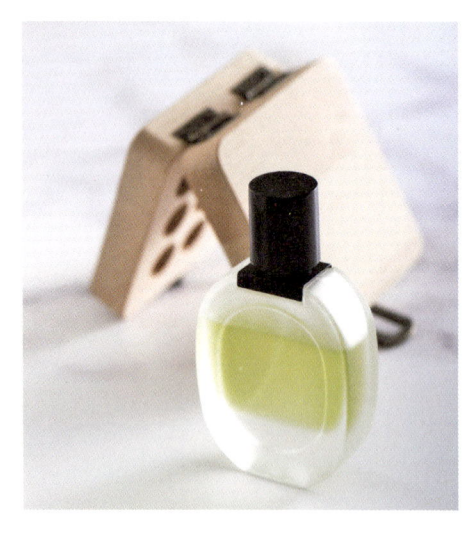

↑將「清新工作室」配方用來擴香或加入 10ml 酒精做成香氛，可提神醒腦，增強工作效率。

配方 288 ＊── 放鬆瑜伽

豐收果香複方 Attar 精油 3d ＋薰衣草精油 3d ＋檸檬草精油 2d

- **目的/功效**：深度放鬆，瑜伽或冥想時使用。柑橘與草本的和諧，幫助心靈寧靜，減輕壓力。
- **適合對象/心情/時機/場所**：瑜伽練習者、冥想愛好者。

| 配方 289 | ＊── 甜蜜浪漫

豐收果香複方 Attar 精油 4d ＋橙花精油 2d ＋茉莉精油 2d

- **目的 / 功效**：營造浪漫氛圍，提升情感。柑橘與花香的融合，溫暖而甜美，促進放鬆與親密。
- **適合對象 / 心情 / 時機 / 場所**：浪漫的晚餐、情侶相處。

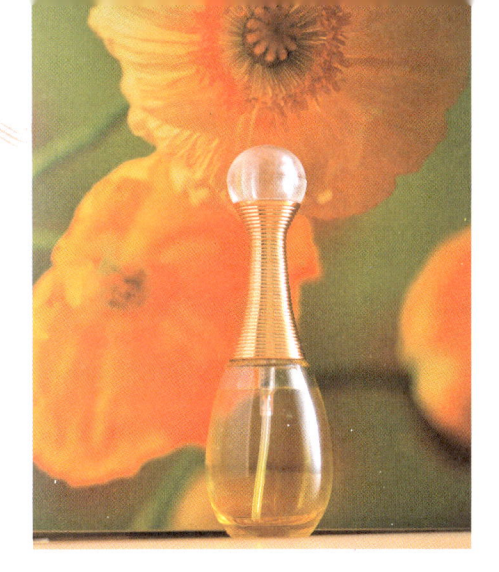

↑將「甜蜜浪漫」配方用來擴香或加入 10ml 酒精做成香氛，可營造浪漫氛圍，提升情感。

| 配方 290 | ＊── 清新沐浴

豐收果香複方 Attar 精油 3d ＋苦橙葉精油 2d ＋薰衣草精油 2d

- **目的 / 功效**：清新沐浴，提升活力。柑橘與花香的清新，幫助清醒，減輕壓力。
- **適合對象 / 心情 / 時機 / 場所**：早晨沐浴，需要清新提神的人。

| 配方 291 | ＊── 安心入眠

豐收果香複方 Attar 精油 3d ＋薰衣草精油 2d ＋檀香精油 2d

- **目的 / 功效**：幫助入睡，安心的夜晚。柑橘與木質的平靜，放鬆神經，促進深眠。
- **適合對象 / 心情 / 時機 / 場所**：入睡前，需要放鬆的人。

| 配方 292 | ＊── 秋日溫馨

豐收果香複方 Attar 精油 4d ＋乳香精油 2d ＋肉桂葉精油 2d

- **目的 / 功效**：創造溫馨秋日氛圍。柑橘與香料的溫馨，提升情感，營造溫馨氛圍。
- **適合對象 / 心情 / 時機 / 場所**：秋季聚會或溫馨居家之夜。

| 配方 293 | ＊── 歡愉加分題

豐收果香複方 Attar 精油 3d ＋薄荷精油 2d ＋迷迭香精油 2d

- **目的 / 功效**：清爽夏日，驅散悶熱。柑橘與清涼的薄荷，清爽舒適，提神解暑。
- **適合對象 / 心情 / 時機 / 場所**：夏日戶外活動、需要清涼的環境。

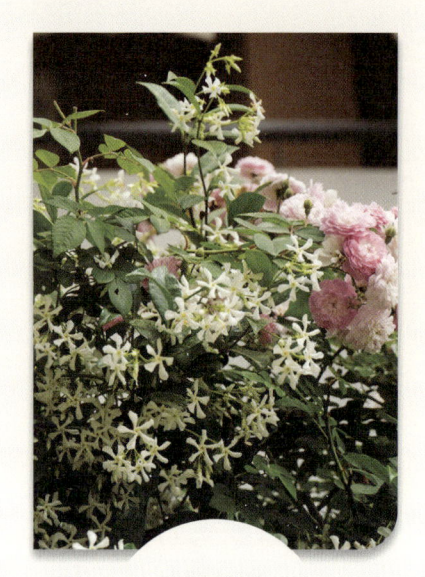

CHAKRA

七脈輪

香氣銳度　★★★☆☆☆

香氣賞析
Aroma

*── **香氣印象**

豔冠群芳的華妃，首次華麗亮相。

*── **香氣描述**

第一次做七脈輪的氣味嗅吸時，最快感受到的是滿溢的花香，略微有酸甜香氣的甜橙花、清新幽淡的白蓮花、高級回憶感的藍蓮花。不得不說，若天堂花園的氛圍感是飄逸，七脈輪的就是接地氣，一種高貴不貴的優雅香氣。在試香紙上停留十幾分鐘後，在花朵香氣的背後，一抹清涼的氣息，也悄悄並靜靜的綻放著，有一種「世俗事皆與我無關」的淡然感，也有著蓮花出淤泥而不染的畫面，優雅淡然的挺立著。到了較後段的氣味，開始有一絲果香跑出來，但是它很頑皮，發現這股氣味時，想仔細的找出「是誰」，下一秒就不見了，當想放棄尋找時，這調皮的果香，又探出頭來打招呼。就像曖昧期的彼此，自己很在意對方，卻無從打探對方心思，而對方亦然，想確認某些事、確認情感，卻又怕拉開這一紙之隔後，會是兩個極端的結果，七脈輪的後段香氣讓人有這種「心癢癢」的感受力呢！

基本檔案
Data

中文別名	無
英文俗稱	Chakra
拉丁學名	Cakra（梵語）
植物科別	七種香氣混合而成的複方精油
提 煉 法	印度古法 Attar
五　　行	屬金、水
性　　味	涼、辛、酸、甘
歸　　經	心、脾、肺經

*── **香氣搭配**

1. 七脈輪＋安息香＋沒藥→同頻共振。
2. 七脈輪＋葡萄柚＋玉蘭葉→水果茶全糖。
3. 七脈輪＋檀香＋黑胡椒→塵埃落定，安心平靜。

CHAPTER 29

心靈饗宴｜七脈輪

　　七脈輪（Chakra）複方精油是以七種稀有的香花材料，橙花、印度玫瑰、夜香茉莉、梔子花、藍蓮花、白蓮花與烏木香，再以檀香做為基底，打造這款獨特的複方 Attar 精油。呼應阿育吠陀自然療法，以七種花草對應七脈輪，協助你一次得到完美的身心靈饗宴。香味與感受會隨著你每一次心境、情緒、身體狀況的不同而能感應到不同的香氣指引。

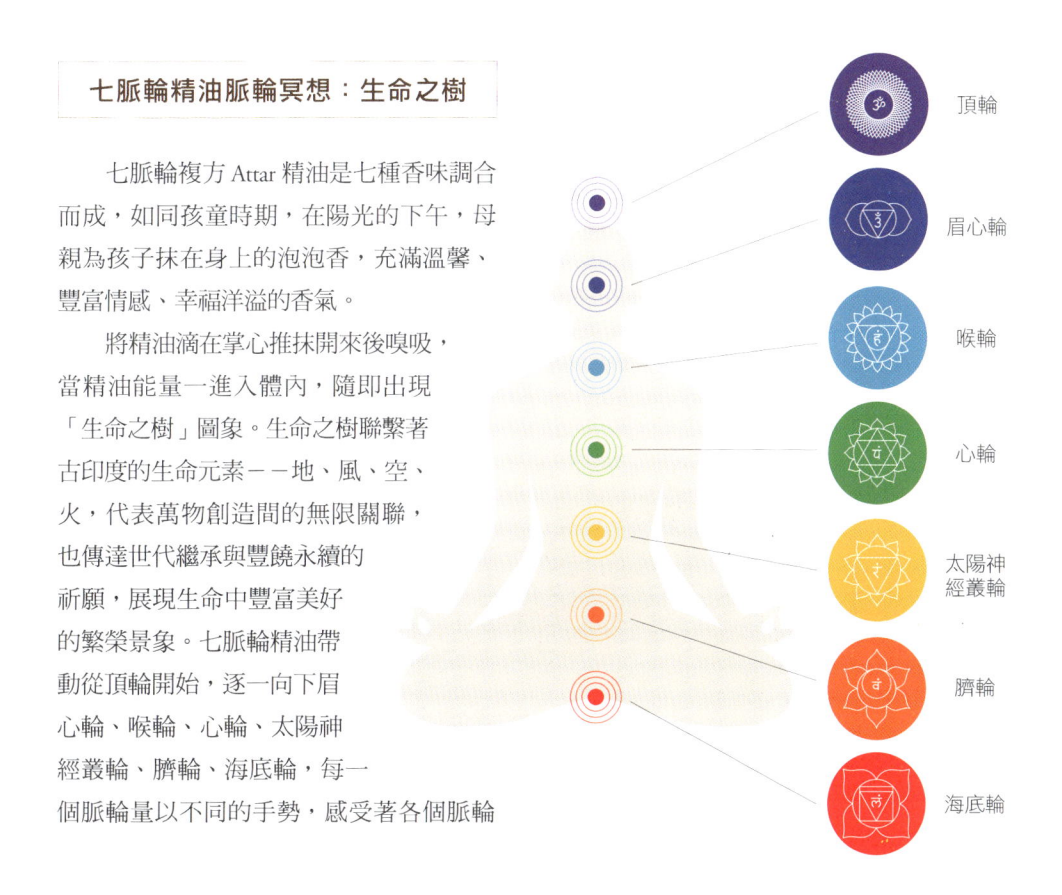

七脈輪精油脈輪冥想：生命之樹

　　七脈輪複方 Attar 精油是七種香味調合而成，如同孩童時期，在陽光的下午，母親為孩子抹在身上的泡泡香，充滿溫馨、豐富情感、幸福洋溢的香氣。

　　將精油滴在掌心推抹開來後嗅吸，當精油能量一進入體內，隨即出現「生命之樹」圖象。生命之樹聯繫著古印度的生命元素－－地、風、空、火，代表萬物創造間的無限關聯，也傳達世代繼承與豐饒永續的祈願，展現生命中豐富美好的繁榮景象。七脈輪精油帶動從頂輪開始，逐一向下眉心輪、喉輪、心輪、太陽神經叢輪、臍輪、海底輪，每一個脈輪量以不同的手勢，感受著各個脈輪

頂輪
眉心輪
喉輪
心輪
太陽神經叢輪
臍輪
海底輪

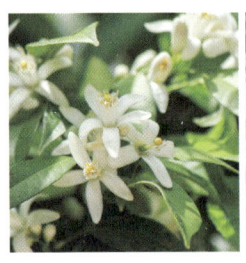

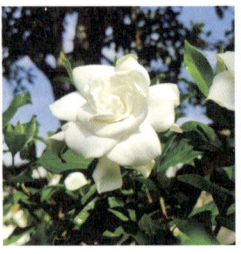

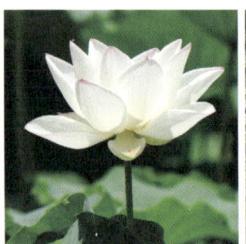

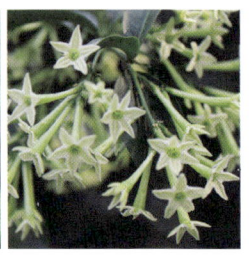

↑ 橙花、梔子花、白蓮花和夜香茉莉是七脈輪複方精油的提煉來源。

不同的能量運作。並在感受完每個脈輪能量運轉後，精油能量自然帶著雙手，自我療癒著身體不舒服的部位，釋放體內的負能量，並且透過每個不同當下跳躍而出的香氣，找到此刻的自己最需要關照的脈輪。

稀釋後的七脈輪複方 Attar 精油，香氣依舊豐富、迷人且暖心。嗅吸後，能量集中在海底輪、臍輪，不斷的運轉累積著生命能量。在能量豐沛之際，精油的能量開始帶著體內能量向上流動，逐一向上。如同一盞盞的燈光點亮在每一個脈輪，開始共振與呼應全身的能量，享受體內能量的平衡調整。

七脈輪精油最舒服的冥想方式，就是以精油進行空間擴香。舒服的躺下後，隨著一首放鬆心靈的音樂，以 10 隻手指頭逐一輕敲打每個脈輪或附近的位置，釋放身體的緊繃和阻塞的脈輪能量。

七脈輪精油更適合搭配印度阿育吠陀的手印（Mudra），來進行更多元、有趣的冥想練習，體現自己生命之樹中，各種的議題、各種的美好。生命最先需要學習的

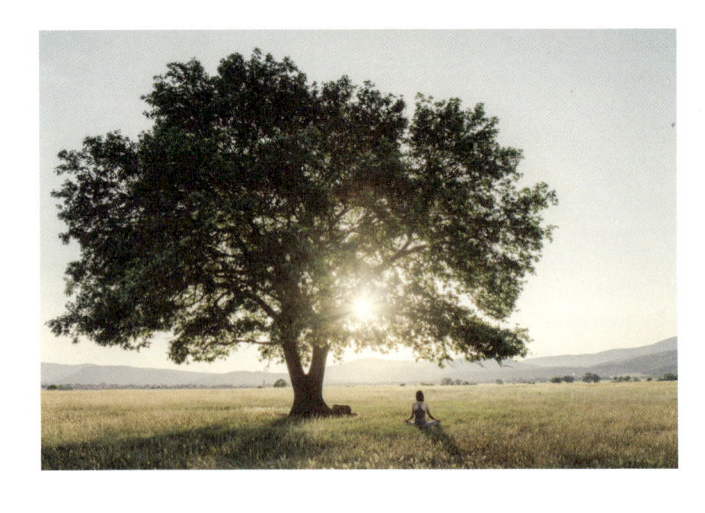

←生命之樹聯繫著古印度的生命元素－－地、風、空、火，代表萬物創造間的無限關聯，也傳達世代繼承與豐饒永續的祈願，展現生命中豐富美好的繁榮景象。

就是接納自己，覺察自己的一切，這也是靈性或探索「真我」的一種美好方式。

七脈輪精油能量解析

脈輪是否順暢和動力的表現狀態影響著安全感、勇氣、情感、直覺思考等等表現，這些與我們生活中的選擇、幸福感與追尋人生或高層次的答案息息相關；當脈輪較為平衡時，人生若有困難時往往較能順利過關。至於頂輪以上發達者，可能看待世間的一切發生會有如遊戲般的虛像感，所以可能會以超脫的角度去解釋現象。

七脈輪複方 Attar 能量傾向海底輪、心輪、頂輪，在初使用時，會有顯著的放鬆與穩定的紓壓效果。將精油與基底油以 1：1 混合好，於一天使用 2～3 次時，穩定神經成效就會越來越明顯。這種放鬆與紓壓會調整整體狀態回歸基準，此時的脈輪也會互相共鳴，使人在下意識檢視目前工作生活的狀態和穩定、是否需要做什麼努力和調整？其中感受最明顯的就是心輪的活動。

七脈輪複方 Attar 精油能將人有意識的拉回注意力，像是陷入憂鬱或陷入某種情感、鑽牛角尖等都有些幫助，還有以下能量功效：

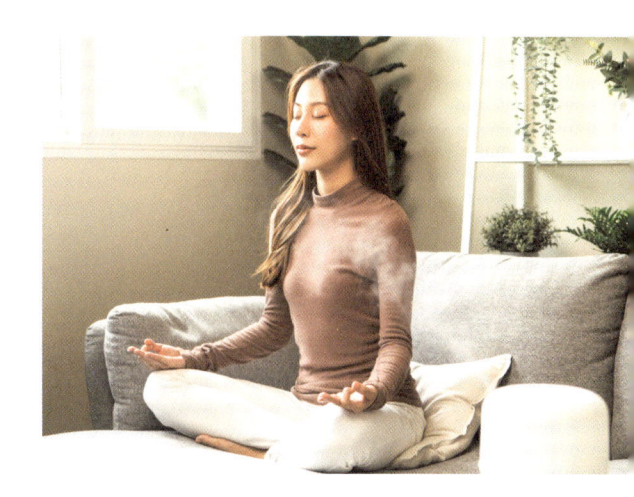

↑ 七脈輪精油更適合搭配印度阿育吠陀的手印（Mudra），來進行更多元、有趣的冥想練習。

- **調節能量平衡**：會將能量做拉提或下降，達到調節作用，這時可能會感覺身體精神與平常稍微不一樣，有人可以適應一兩天，另一些人則可能會有紓壓、放鬆與穩定感。
- **提升靈性覺知，增加靜坐或冥想效果**：在出色的香氛與能量調節作用促使注意力拉回，稀釋塗抹鼻下吸嗅，再進行靜坐或冥想，有助於專心和進入狀況。亦推薦可做專心的自我對話，例如做個舒服的 SPA 浴或是精油按摩。
- **舒緩壓力、促進放鬆**：適合以下易焦慮緊張、壓力過大、腦中和身體需持續運轉而感到疲累不適或明顯緊繃的族群。請嘗試使用七脈輪複方 Attar 精油，可以為身體補充一些精神能量和輕微穩定神經，亦能維持一定程度的注意力，讓我們得以面對壓力順利進行工作。

❖ **增強內在穩定**：能量在脊椎處與根部保持暢通，可以緩解一些浮躁並協助心靈的安定感。適合需要彈性工作、不定時接到工作或任務者，可在穩定下幫助工作正確性、盡量有節奏的處理事情。

❖ **促進療癒**：當脈輪運作或暢通表示療癒已經開始，可每天持續使用，並觀察是否有感議題的顯現，多去注意和整理它，也能配合水晶加以協助過程的舒適感或是相輔相成的更好。

至於在日常的應用方面有以下幾項：

❖ 每天早晨時，可搭配植物油稀釋成 10% 的按摩油，塗抹眉心輪、心輪、臍輪，以促進身體的能量流動與平衡。

❖ 用於冥想與做瑜珈，可塗抹頂輪、眉心輪、鼻下與海底輪。若靜心、靜坐時，可塗抹鼻下、太陽神經叢、臍輪，餘油則抹在海底輪。

❖ **睡前使用**：心輪至喉輪；睡前想太多時，可加強塗抹太陽穴及鼻下少許。

❖ **泡澡**：將 2～3 滴的七脈輪複方 Attar 精油，連同沐浴（泡澡）球一起丟進水裡，或以牛奶混合後加入浴池也可以。

總之，七脈輪複方 Attar 精油是一款促使脈輪平衡與協助看見自我議題的用油，但這必須至少使用 2～3 天以上。至於不定期使用，也能協助日常與工作的紓壓、減輕過度運轉的身心與大腦並促進穩定感。

七脈輪複方 Attar 精油推薦配方

精油香水 / 香氛擴香 ▸ 配方

配方 294　＊── 魅力光環

七脈輪複方 Attar 精油 4d ＋佛手柑精油 2d ＋檸檬香茅精油 1d ＋岩蘭草精油 2d ＋乳香精油 1d

- **目的 / 功效**：這是一種清新而深邃的氣味，專為出席社交場合而設計，讓你散發出高雅氣質與自信光環。前調的柑橘與草本清香，帶來一絲活力，中調的花香如微風輕拂，基調的檀香與乳香則賦予沉穩內斂的氣質。使用這款香水，彷彿置身於優雅的花園中，讓你散發著自信與魅力，成為人群中的焦點。

- **適合對象 / 心情 / 時機 / 場所**：純精油擴香，或加入 10ml 的 95% 酒精為精油香水。想展現高雅氣質，出席社交活動，參加藝術展覽時適用。

配方 295　＊── 欲望火焰

七脈輪複方 Attar 精油 4d ＋黑胡椒精油 1d ＋依蘭精油 3d ＋花梨木精油 1d ＋桂花原精 1d

- **目的 / 功效**：這款香水捕捉了約會時的

性感氛圍，讓你每個動作都充滿誘惑。濃烈而溫暖的香氣。前調的胡椒辛香與依蘭花香相互交融，瞬間引燃情感火花。中調的花梨木帶來溫柔的木質感，與桂花的甜美交相輝映，基調的七脈輪加上其檀香底則增添了一份深邃的性感魅力。這款香水猶如夜晚的火焰，為你的約會增添無限魅力與神祕感。

- **適合對象/心情/時機/場所**：純精油擴香，或加入 10ml 的 95% 香水酒精為精油香水。舞會或夜店，想展現神祕氣質，準備迎接親密互動時適用。

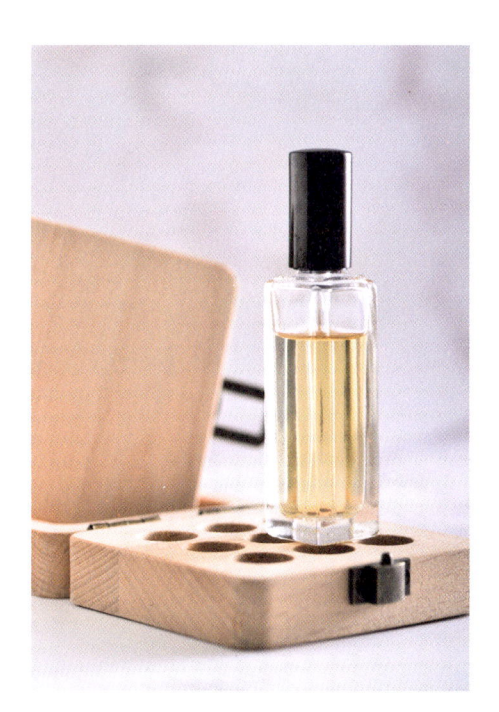

↑「魅力光環」配方適合純精油擴香，或加入 10ml 的 95% 酒精為精油香水。出席社交活動，可展現高雅氣質。

配方 296 ＊ 七脈輪的平衡

七脈輪複方 Attar 精油 2d ＋薰衣草精油 2d ＋綠岩蘭草精油 1d ＋乳香精油 2d ＋雪松精油 1d

- **目的/功效**：專為睡前的放鬆時光而設計，讓你在香氛的陪伴下進入深度睡眠。營造出一種平靜與安定的氛圍。前調的薰衣草如同夜風輕拂，迅速讓人平靜。中調的沉香和岩蘭草，帶來如同冥想般的放鬆，基調的雪松則引導著你進入安靜的夢境。這款香氛讓你在寧靜的夜晚擁有一個完美的睡眠體驗，醒來時感到身心俱疲的釋放與重生。

- **適合對象/心情/時機/場所**：純精油擴香，或加入 10ml 的 95% 酒精為精油香水。需要深度放鬆者，感到煩躁不安時，處陌生的環境下適合使用。

按摩油保養 ▶ 配方

配方 297 ＊ 瑜伽之光

七脈輪複方 Attar 精油 6d ＋生薑精油 2d ＋檸檬精油 3d ＋薄荷精油 1d

- **基底**：任一植物油 10～20ml
- **目的/功效**：這款按摩油具有七脈輪精

油的花香,搭配生薑的溫暖辛香、檸檬的清新和薄荷的涼爽感,香氣活潑且充滿活力。專為瑜伽練習前後設計,有助於激發活力並促進身體的循環與柔韌性。生薑精油具有溫暖效果,有助於舒緩肌肉;檸檬草能刺激循環系統,薄荷精油則帶來涼爽與清新感,有助於提神並增強精神專注。配合七脈輪精油,能夠進一步平衡身心,提升瑜伽練習的效果。

- **適合對象 / 心情 / 時機 / 場所**:適合瑜伽練習者在開始前進行輕度按摩,激活身體,或在練習後使用以放鬆肌肉並促進身體恢復,特別適合需要提升活力與集中力的人群。

配方 298　＊── 靜心之息

七脈輪複方 Attar 精油 6d ＋春泥精油 4d ＋鳶尾花根精油 2d ＋橙花精油 1d

- **基底**:任一植物油 10～20ml
- **目的 / 功效**:香味以春泥的泥土香為基調,七脈輪複方 Attar 精油的花香為其增添一層細膩的靈性氣息,橙花的微甜花香則輕輕點綴,使整體香氣兼具深度與清新。這款按摩油專為冥想、坐禪或靜心設計,能夠幫助使用者沉澱心靈、進入深度專注狀態。春泥與鳶尾花是強效的鎮靜劑,能夠引導心靈進入更深層的冥想狀態,橙花則能帶來心靈上的安慰與舒緩,配合七脈輪精油,形成一種神聖而靜謐的能量場,幫助平衡脈輪並提升心靈意識。

- **適合對象 / 心情 / 時機 / 場所**:適合有冥想習慣或進行靜坐的人群,特別適合需要深入心靈探索或沉澱情緒的人,亦適合於心靈療癒與靜心冥想過程中使用。

配方 299　＊── 心靈花園

七脈輪複方 Attar 精油 6d ＋薰衣草精油 4d ＋乳香精油 2d ＋羅馬洋甘菊精油 1d

- **基底**:任一植物油 10～20ml
- **目的 / 功效**:香味融合了七脈輪 Attar 精油的複雜花香與薰衣草的柔和,乳香的沉穩以及洋甘菊的溫暖草本香氣,形成一個充滿安撫和寧靜氛圍的香味。目的在紓壓安神,幫助使用者在疲憊或壓力大的時候放鬆身心。乳香和洋甘菊能夠安撫焦慮,薰衣草則有助於放鬆神經,配合七脈輪精油,更加有效地促進心靈的平靜與沉澱。

- **適合對象 / 心情 / 時機 / 場所**:適合在工作壓力大或日常生活繁忙的人群,特別適合在睡前或冥想時使用,以達到身心靈的深度放鬆。

配方 300

* ── 平衡之源

七脈輪複方 Attar 精油 6d ＋迷迭香精油 3d ＋雪松精油 2d ＋廣藿香精油 1d

- 基底：任一植物油 10 ～ 20ml
- 目的 / 功效：香味有著七脈輪複方 Attar 的花香基底，搭配迷迭香的草本清新、雪松的木質氣息與廣藿香的濃郁地氣，整體香味具有強烈的穩定與平衡感。這款配方專注於恢復身心平衡，特別適合運動後或瑜伽後使用。迷迭香能促進循環並增強精神集中，雪松和廣藿香則有助於穩定情緒，配合七脈輪複方 Attar，能有效幫助身心快速恢復平衡狀態。
- 適合對象 / 心情 / 時機 / 場所：適合喜愛運動、瑜伽，或需要在體力與精力方面找到平衡的人群，特別是在身體疲勞或緊張後使用效果更佳。

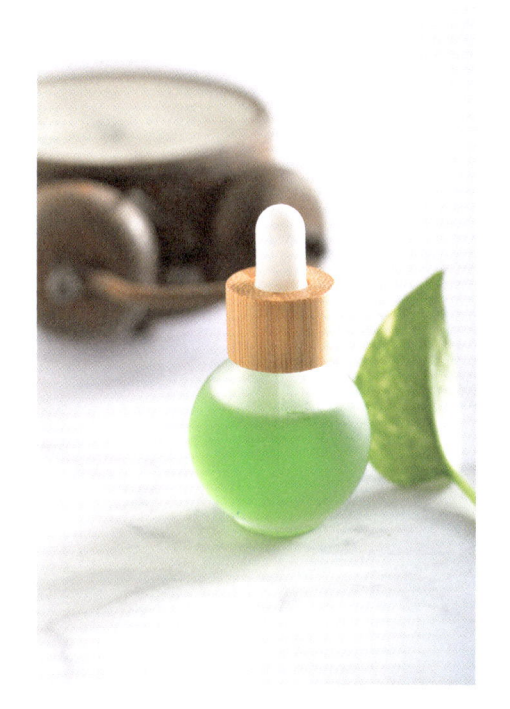

↑「心靈花園」按摩油可紓壓安神，幫助使用者在疲憊或壓力大的時候放鬆身心。

配方 301

* ── 煥然新生

七脈輪複方 Attar 精油 6d ＋玫瑰天竺葵精油 3d ＋依蘭精油 2d ＋檀香精油 1d

- 基底：任一植物油 10 ～ 20ml
- 目的 / 功效：以七脈輪複方 Attar 的多層次花香為主，融合了玫瑰天竺葵的甜美花香、依蘭的濃郁香氣與檀香的溫暖木香，整體香味豐富且有層次，帶來柔和的愉悅感受。這款配方專注於改善身心疲勞和保養皮膚。玫瑰天竺葵有助於平衡荷爾蒙與改善皮膚狀況，依蘭與檀香則能放鬆心靈與滋養肌膚，配合七脈輪複方 Attar，更能促進身心的全面恢復與再生。
- 適合對象 / 心情 / 時機 / 場所：適合皮膚需要深度保養或身心疲憊的使用者，特別適合在長時間壓力或勞累後使用，讓身心得到全方位的恢復與滋養。

Part
5

阿拉伯特色複方精油

　　由於 Attar 精油提煉法是一千多年前，在印度的伊斯蘭帝國發明的，Attar 自然擁有兩大族群的愛用者。前面一篇的四種是具有印度文化與宗教色彩的阿拉伯特色複方，接下來我們要介紹三種屬於阿拉伯特色的 Attar 複方精油，它們是：

　　烏木香 Bakhoor、伊斯蘭皇家 Majmua、天堂花園 Jannatul Firdaus。

　　這些名稱雖然都有英文，但都是印度英文名詞，所以連英語系國家都很陌生，名稱出處也都密切的與阿拉伯、伊斯蘭宗教與《可蘭經》內容息息相關，甚至就出於《可蘭經》的記載。

調香品香專家伊斯蘭

　　別忘了玫瑰精油提煉法（蒸餾法），就是波斯人發明的，於今最知名的保加利亞奧圖玫瑰精油的「奧圖」（Otto）就是註明這個典故，印度的「阿塔」（Attar）也是師出同門。今日我們所謂「波斯人」、「阿拉伯」、「穆斯林」……都是同一個族群，也就是泛稱「伊斯蘭世界」，基於強大的伊斯蘭信仰，成為全世界不可忽視的龐大族群，就算在當今以歐美為主場話語權的世界潮流中，也不能抹去伊斯蘭曾經的輝煌與成就，在調香品香這個領域就是如此。

　　香味在伊斯蘭世界擁有更高的地位與重視，香氛早已成為他們生活的一部分。如果你有過近身接觸中東人（泛指阿拉伯與伊斯蘭主要地區），你總是會聞到他們身上，無論男女，一定會有種從來沒聞過但是非常舒服好聞的香味。如果拜訪伊斯蘭家庭，入門也會有那種撲鼻而來，濃郁但也舒服的特殊香味。接下來要介紹的，就是這種香味的由來典故，及其迷人之處。

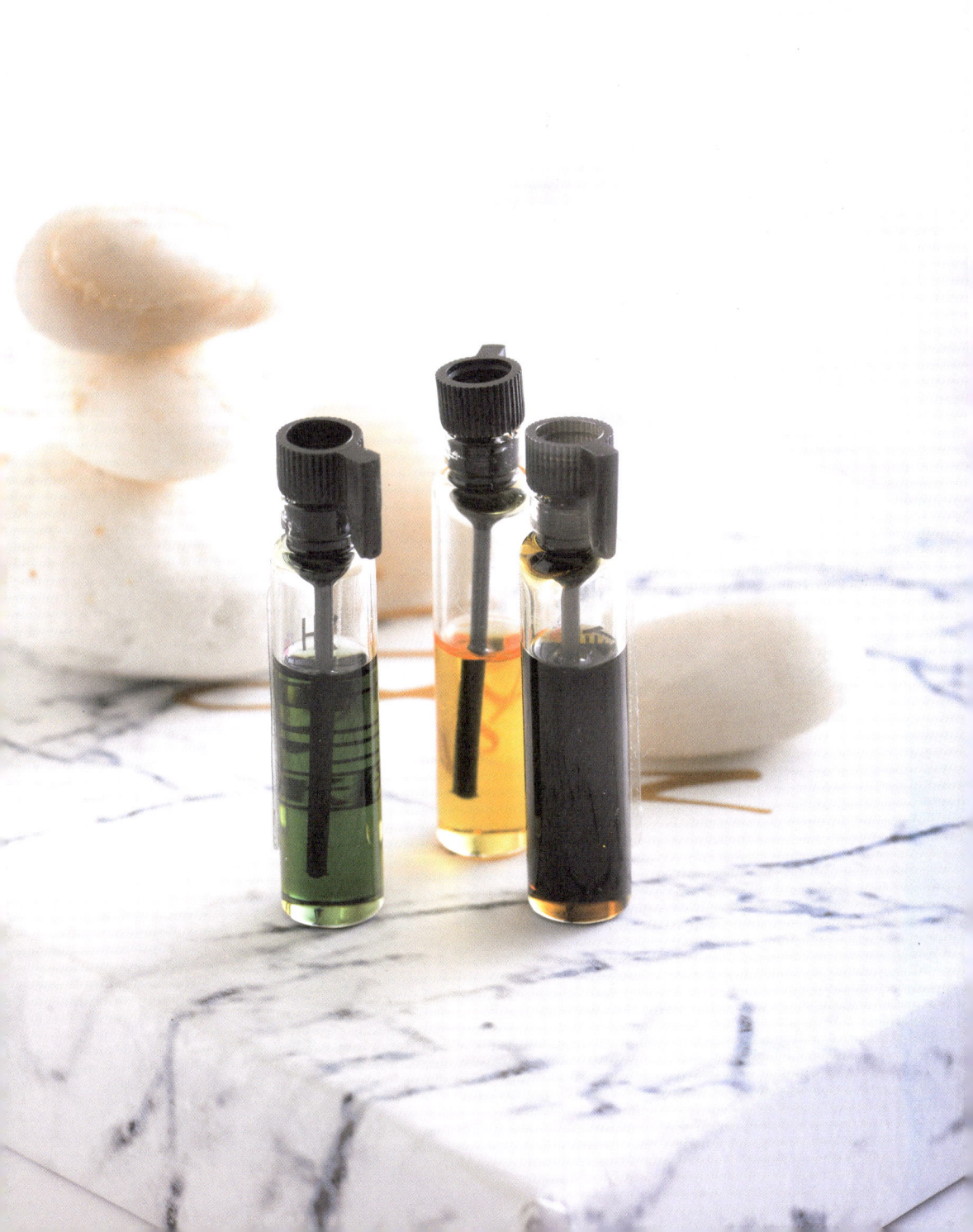

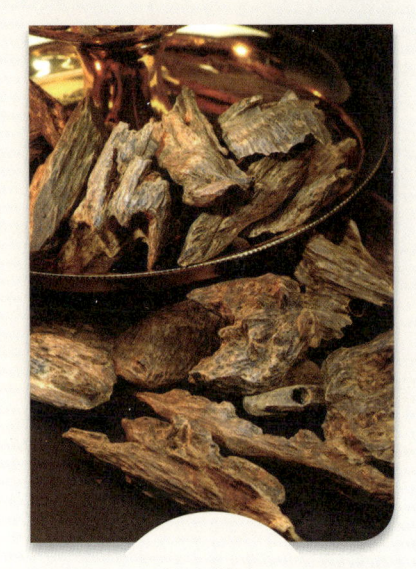

BAKHOOR

烏木香

香氣銳度　★★★★☆

香氣賞析
Aroma

*―― **香氣印象**
為出席晚會而盛裝打扮的英國老士紳。

*―― **香氣描述**
說好是烏木香，滿心期待會有特別的木質香氣在第一時間嗅吸到，結果出現意外中的香氣，像甜酒釀的氣味，甜甜的，有點微醺感。也像一位嘴上含著煙斗，梳理整齊，盛裝打扮老士紳，有一種昂然挺立的氣味。待前段的氣味較低時，香氣冒出了在手組木質家具時，殘留木板粉末的氣味，微微的，不是很容易發現。在氣味較中段時，稍稍用力一些嗅吸，有特別的煙草味出現，但並不是香菸的那種，以及氣味濃郁的橡木酒桶、獨特的酒香帶點微弱的泥煤氣味。到了後段的部分，換一種嗅吸方式，可以聞到較明顯的木質氣味，用短而快的方式嗅吸。接著把試香紙放置到遠處，傳來的是淡蜂蜜水中浸泡著煙草的氣味，甜悶甜酸的感覺。最後，在嗅吸時，會感覺似乎含了一朵桃紅色的花在咽喉處一樣，由喉嚨散發出花香。

基本檔案
Data

中文別名	阿拉伯香
英文俗稱	Bakhoor/Bukhoor
拉丁學名	*Terminalia arjuna*
植物科別	使君子科
提 煉 法	印度古法 Attar
五　　行	屬木
性　　味	溫、甘、酸
歸　　經	心、腎、肝經

*―― **香氣搭配**

1　烏木香＋岩蘭草＋春泥→奶油花生醬。
2　烏木香＋丁香＋香草→微醺甜蜜時光。
3　烏木香＋廣藿香＋黑胡椒→蜜糖香料。

CHAPTER 30

淨化神聖｜烏木香

烏木香（Bakhoor/Bukhoor）又稱為「阿拉伯香」，在伊斯蘭教文化中，烏木香與宗教儀式密切相關。它常被用於清真寺的熏香儀式，以及重要的宗教節日和儀式中。烏木香被認為能帶來神聖的氛圍，有助於精神的淨化和與神明的連接。

低調奢華阿拉伯香

烏木香自古以來就是權貴階層和富裕家庭的象徵。它被視為珍貴的奢侈品，能夠顯示持有者的財富和地位。許多阿拉伯貴族和富商會在衣物、房間和個人物品上使用烏木香，以展現他們的身分和品味。

烏木香是一種複方，最開始的由來是從印度特產的無語木（*Terminalia arjuna*，又稱為烏木），浸泡在香精油中，做為烏木香的基礎由來。而最高級的烏木香，是把沉香木泡在複雜的花香精油中，深度結合後成為烏木香。你也可以說這是升級版的沉香。

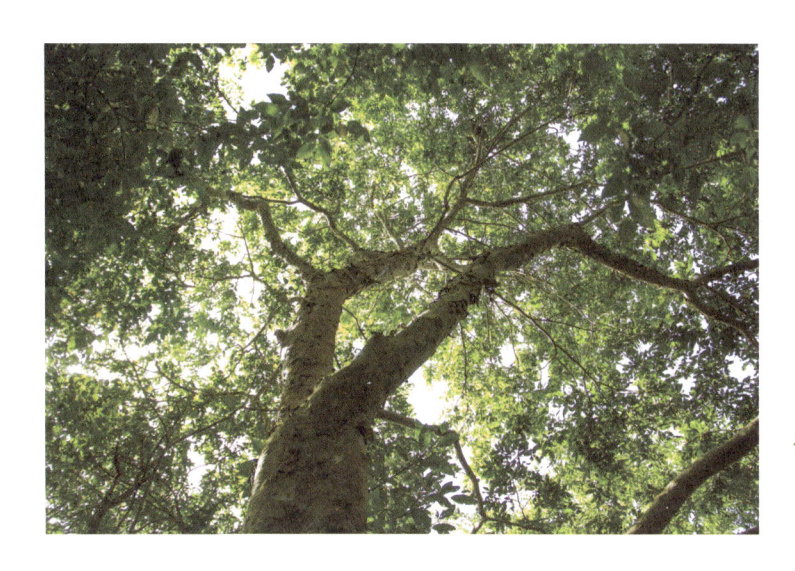

←烏木香是一種複方，最開始是從印度特產的無語木浸泡在香精油中做為基礎而來。

不管是烏木還是沉香為原材料，這種以香木為基礎，並浸泡百花精油後，通常分成小木塊方便使用。主要是以焚香的方式，也就是放在特製的香爐中加熱。不管是在居家空間環境，還是對衣物薰香，這就是他們低調奢華的品味講究。也因為烏木香本身是一種「集合名詞」——以香木原料結合了各種花草精油。所以烏木香其實有非常多的配方，每一家的烏木香都不一樣，各有特色。對我們來說，烏木香除了用焚香的形式，Attar精油的烏木香更容易使用。

眉心輪

烏木香精油脈輪冥想：眉心輪

烏木Attar香精油的氣味聞起來像黑醋栗，果香中帶著酸甜味，但給予的感知卻充滿智慧。那道智慧的光亮，如同厚重的烏雲中，找到空隙的陽光，穿越濃厚的阻隔，透出光芒。其實光一直都在，屬於你的生命之光，就環繞在你的生命裡，不斷的旋轉著，等著你找尋到這道生命中的陽光與智慧，瞭解生命的意義，品味著香氣，珍惜每個當下，活出燦爛人生。

烏木香Attar精油的美妙之處，在於精油雖然主要運作在「眉心輪」，但它會以溫潤的光與智慧，開啟所有的脈輪，帶動海底輪、臍輪、太陽神經叢輪、心輪、喉輪並柔柔的擴散開來，所以會有感知差異不同的情形。智慧的光帶著你在海底輪想起大自然的美好；在臍輪想起品味水果的脆甜、爽口；在太陽神經叢輪想起回家走在路上時，看到的美麗晚霞；在心輪想起某個充滿愛的回憶，或是更容易找回心的平靜；在喉輪想起微風吹撫你臉龐的舒服，所以每個人會感受到不同的脈輪在運作，主要的源頭來自於「眉心輪」。

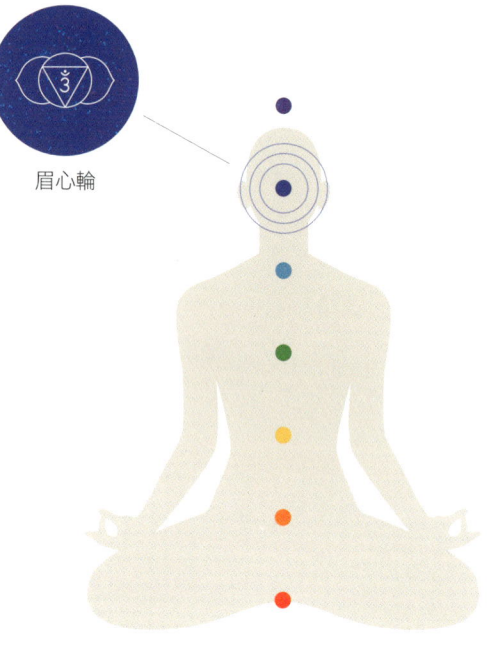

稀釋後的能量讓感知變得更加精微，甜美誘人的香氣依舊不減。這甜美的香氣，帶著你逐一品味生活中一切美好。

走在回家的路上，抬頭望見天空中的晚霞，欣賞著你才懂得的精采之美、獨特之美，使自己充滿歡愉和正向能量；品味著你愛吃的水果，它的爽脆帶點微酸，是

你才懂的清香鮮美。雨後的天空，望著七彩的虹，心中滿溢著幸福，彷彿那道虹不是掛在天邊，而是在你的心裡。品味烏木香 Attar 精油，你會試著發掘出，更多、更細微地去體會每一種生命，都順著它的特質發展著獨特之處的完美。

烏木香與舒俱徠能量解析

烏木香 Attar 精油是一款黑金系的精靈，在華麗豐富的植物花香中，提供了身體需要的「燃料」。當生命之火點燃它，緊接著啟動讓生機復原的動力，對於修養復原身體有很大的幫助。綜合烏木香 Attar，以能量為主的功能特色說明如下：

- 保護、提高能量水平：在擴香時能發揮領地作用。當我們被邀請進入它的空間時，有如進入一個堡壘，在這裡提供了具有活力的頻率空間、柔和、溫暖，會讓人感到放鬆。

- 降低過於理性、拉回覺知、感性的調整：如果工作和生活是兩款飲料，那部分的人會一起喝下去，以身心科專業醫護角度的解讀是：工作是生活的一部分。也就是真正的主角是生活，而工作是為了生活；一旦將兩種混合的飲料喝下，生活與工作將密不可分，當適應不錯時，生活品質會相較良好甚至可樂在其中；適應不良時，則精神容易被耗損、難以放鬆，生活品質也因此打折扣。

這些為了工作努力生活卻難以放鬆的族群，可嘗試到烏木香 Attar 的庇護下，只需要擴香（例如 30～50ml 水加入 1 滴烏木香 Attar 精油），並提供一個舒適柔軟的沙發和地毯，足夠的照明和工作桌，就能降低大腦運轉的速度、補充足夠的精力得以繼續工作。當身心稍微放鬆與鎮定，再

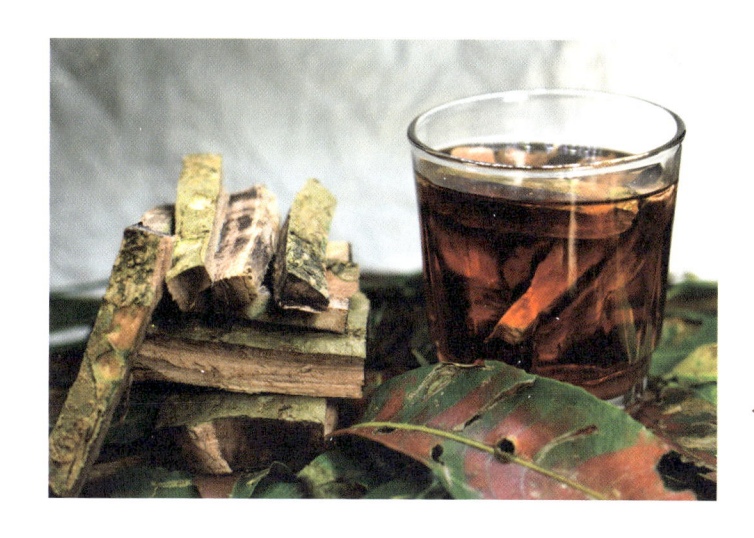

←把沉香木泡在花香精油中，深度結合後就成為烏木香，也可以說是升級版的沉香。

讓精油香氛輕拉回覺知。這種擴香法不但簡易好執行，也能替疲弱的人提供一個溫和的環境，幫助休養生息。

❖ **改善空氣／空間品質**：空間領域性很強，即使僅做為噴霧使用，連明顯的異味都能消除，並將負能量與低沉排出，進而提升空間頻率與正能量；當然也能做成隨身的噴霧使用。

❖ **降燥、促進疏通**：它有強大疏通與流動的特性，能排除身心能量過多不需要的水分，也能將良好且需要的水留下，並協助維持暢通。至於情緒能量的療養上，可以在情緒失控（生氣或流淚）、失去理性或受傷導致情感有被抽乾的感覺時使用。甚至也可以用在急性、短、中期的情緒負能量提供協助。

❖ **提供持續力**：當要做一件需高度耐力、耐性的事時，擁有持續的燃料供給與動力就很重要。烏木香 Attar 精油的滋養，能補充身體過於消耗的燃料，協助保持專注力，幫助達成目標。

❖ **口腔除菌及緩解出血**：如果能適應它的氣味在口腔裡，可用來嗽口，漱口後，口腔會有在牙科洗完牙的感覺，促進口腔潔淨感與牙齦間的舒適，建議需再次以清水漱口。一周最多使用 3～4 次或需要時再使用。

舒俱徠與烏木香的協同

「舒俱徠」（Sugilite）又稱蘇紀石、杉石。它將紫光與大地相連結，並擁有將第三眼與心智互相連通的作用，目的是協助生命意識到物質身體與外在環境的平衡。

情緒與相關的疾病，容易因為壓力產生，或使復原更緩慢，當我們使用舒俱徠在第三眼靜心的時候，讓它協助開啟「心」的連結，可以看見目前狀況的產生是經歷了什麼因果關係。例如長期壓力與睡眠不足，導致心血管問題的產生等。當看見了造成的

↑舒俱徠石。

因，就能去找到解決的方法；它也能放在淋巴血液以淨化該處能量。

舒俱徠特性與烏木香 Attar 精油多處特性相近，故以此為代表，通常礦石水晶更多會有與地、穩定、脈輪、乙太、連結等的特性，Attar 更多作用在身體、心理、脈輪等。

自然產物中在不同屬性種類，可能都會有促進某種議題或特定部位的作用，所以會有相近或相似之處（包含人類獨特議題和存在都有意義）。當擁有這些美好在身邊時，可以好好的應用和相處，因為上

天和地球總是愛護我們，祂們總是首先教導著「平衡」的智慧。

烏木香身心靈功效實證

個案分享 比你還瞭解自己的精油能量

剛接觸烏木香 Attar 精油，那種以眉心輪運作，卻帶著你逐一感受內在每一個脈輪能量的獨特性，讓我忍不住立即約每日一起靈性晨練的夥伴們一起來體驗。

調整呼吸讓身心都安靜下來後，將烏木香 Attar 精油推抹在手掌心，透過雙手掌心貼在眉心輪的前後位置，開啟體內脈輪能量的感知，並自我覺察每個脈輪的能量狀態。

體驗結束後，彼此分享冥想過程中的感知。每一個人的脈輪運作都不一樣，但一致覺察，這是烏木香 Attar 精油開啟眉心輪運作之後，對自我的覺察和引發、觸動的能量運作不同，也更能因對應的脈輪狀況，更明確的瞭解自己需要再多關照自己那些身體部位，對人事物的應對調整。只能說烏木香 Attar 精油，是一款比你還瞭解自己能量運作的精油。

烏木香 Attar 精油推薦配方

香氛擴香 ▸ 配方

配方 302 ＊ 一 黃昏幻境

烏木香 Attar 精油 4d ＋乳香精油 3d ＋檀香精油 2d ＋橙花精油 1d

- **目的／功效**：營造神秘而溫暖的氛圍，帶來安定和沉思感。
- **適合對象／心情／場所／時機**：浪漫約會、放鬆身心、晚間休息、秋季傍晚。

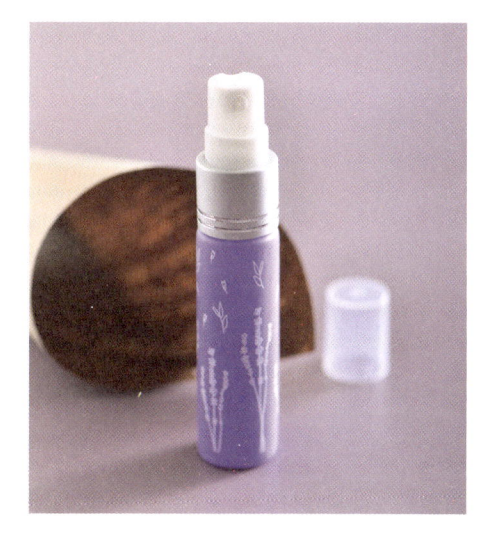

↑將「黃昏幻境」配方用來擴香，或加入 10ml 的 95% 酒精為精油香水。可營造神秘而溫暖的氛圍，帶來安定和沉思感。

| 配方 303 | ＊── 靈感之林
烏木香 Attar 精油 3d ＋佛手柑精油 3d ＋洋甘菊精油 2d ＋薰衣草精油 2d |

- **目的 / 功效**：提升創造力和集中力，帶來寧靜和平衡感。
- **適合對象 / 心情 / 場所 / 時機**：工作、創作、學習、需要專注力的時刻。

| 配方 304 | ＊── 天空之舞
烏木香 Attar 精油 4d ＋薄荷精油 3d ＋檸檬精油 2d ＋檜木精油 1d |

- **目的 / 功效**：提神醒腦，帶來清新和活力感。
- **適合對象 / 心情 / 場所 / 時機**：早晨起床、工作學習、需要提神的時刻。

| 配方 305 | ＊── 夜幕迷情
烏木香 Attar 精油 3d ＋玫瑰精油 3d ＋雪松精油 2d ＋薰衣草精油 2d |

- **目的 / 功效**：營造浪漫而優雅的氛圍，帶來放鬆和愉悅感。
- **適合對象 / 心情 / 場所 / 時機**：晚間約會、浪漫環境、放鬆休憩、冬季夜晚。

| 配方 306 | ＊── 溫暖柔情
烏木香 Attar 精油 3d ＋香草精油 3d ＋橙花精油 2d ＋檀香精油 2d |

- **目的 / 功效**：帶來溫暖、安撫和舒緩感，營造放鬆和溫馨氛圍。
- **適合對象 / 心情 / 場所 / 時機**：家庭聚會、冬季休憩、需要安撫和溫暖的時刻。

按摩油保養 ▸ 配方

| 配方 307 | ＊── 烏木療癒
烏木香 Attar 精油 3d ＋薰衣草精油 2d ＋檸檬精油 2d |

- **基底**：葡萄籽油或甜杏仁油 10ml
- **目的 / 功效**：緩解壓力和焦慮，促進身心放鬆，舒緩肌肉緊張。
- **適合對象 / 心情 / 場所 / 時機**：壓力大的人、需要放鬆和舒緩的人。

| 配方 308 | ＊── 提神活力
烏木香 Attar 精油 3d ＋薄荷精油 2d ＋檸檬精油 2d |

- 基底：葡萄籽油或甜杏仁油 10ml
- 目的/功效：提升精神活力,增強注意力和專注力。
- 適合對象/心情/場所/時機：疲倦、需要提神的人,工作或學習時需要集中注意力的人。

配方 309　＊──溫暖安定

烏木香 Attar 精油 3d ＋橙花精油 2d ＋檜木精油 2d

- 基底：葡萄籽油或甜杏仁油 10ml
- 目的/功效：舒緩情緒、帶來平靜和放鬆感,促進睡眠品質。
- 適合對象/心情/場所/時機：情緒不穩定、需要安撫和舒緩的人,有睡眠困擾的人。

配方 310　＊──舒爽清涼

烏木香 Attar 精油 3d ＋薄荷精油 3d ＋葡萄柚精油 2d

- 基底：葡萄籽油或甜杏仁油 10ml
- 目的/功效：舒緩疲勞,提供清涼感,促進血液循環。
- 適合對象/心情/場所/時機：夏季炎熱、需要提神和舒爽的人。

配方 311　＊──煥膚一新

烏木香 Attar 精油 4d ＋茶樹精油 3d ＋洋甘菊精油 2d

- 基底：葡萄籽油或甜杏仁油 10ml
- 目的/功效：舒緩皮膚敏感、修護受損皮膚、保濕滋潤。
- 適合對象/心情/場所/時機：皮膚敏感、受損的人、需要皮膚保養的人。

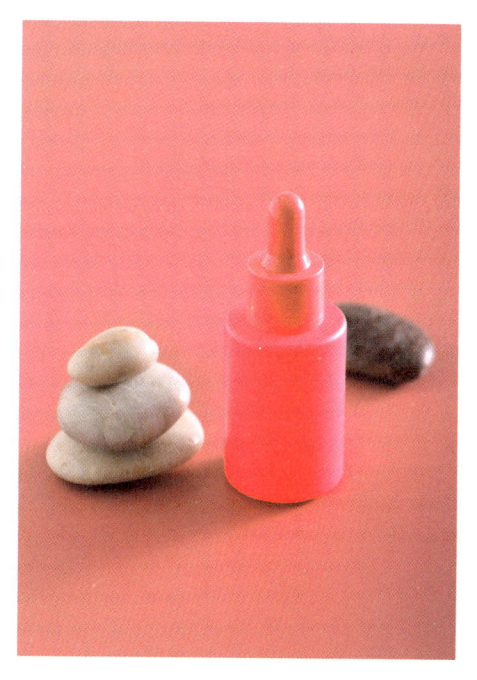

↑將「煥膚一新」配方用來按摩,可舒緩皮膚敏感,並修護受損皮膚、保濕滋潤。

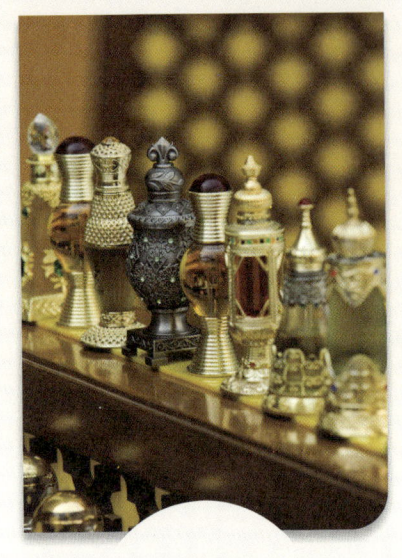

MAJMUA

伊斯蘭皇家

香氣銳度　★★★☆☆

香氣賞析
Aroma

*── **香氣印象**
第一次進遊樂園，看見旋轉木馬時的心情。

*── **香氣描述**
一開始就是高程度的花香撲面而來，好像看到滿宮的妃嬪一同盛裝迎面走來的畫面。濃郁且錯綜的花香，茉莉、梔子花、緬梔花，香氣乾淨的綠香根草、白蓮花，較為清苦氣味的指甲花、藏紅花、鳶尾花根。許多氣味閃過的瞬間，各宮裡妃嬪獨立在相對應的花間裡、樹下的倩影，似乎也一一的浮現。到了氣味中段，慢慢出現甜甜的果實氣味，像甜橙、白蜜柚、紅地球葡萄、荔枝、水蜜桃、蜜棗……等各種香甜派系的果香。在果香尾段，也能發現千葉玫瑰的蹤影，時而大膽探出頭打招呼，時而嬌羞的躲在果香後面。在整體香氣尾段的地方時，似乎有麝香系列中「白麝香」及「藍麝香」出現，乾淨俐落的香氣，混搭著千葉玫瑰，就有點像置身在藍配金的歐式皇宮般，令人有富麗堂皇的感覺。

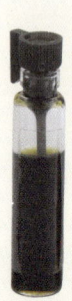

基本檔案
Data

中文別名	Majmua
英文俗稱	無
拉丁學名	無
植物科別	按照阿拉伯人的喜好而設計的複方精油
提煉法	印度古法 Attar
五　行	屬木
性　味	溫、辛、甘
歸　經	肺、心、脾經

*── **香氣搭配**
1 伊斯蘭皇家＋秀英茉莉＋乳香→溫潤如玉。
2 伊斯蘭皇家＋玫瑰天竺葵＋金香木→皇室花園。
3 伊斯蘭皇家＋千葉玫瑰＋花梨木→皇家玫瑰大賞。

CHAPTER 31

真我男香｜伊斯蘭皇家

　　Majmua 是一個阿拉伯詞語，意思是「集合」、「綜合」或「合集」。發音大致為 /mæd ˈmu /。稱之為「伊斯蘭皇家香」，這也是常見的阿拉伯香水的一種，因為它根源與伊斯蘭極深，最愛用的人是阿拉伯人，主要也只有貴族酋長才常用。

　　那 Majmua 又是怎麼「發明出來」的呢？當然是這種特定的配方是滿足阿拉伯人的喜好而調配的，因此稱為伊斯蘭皇家香或是阿拉伯香水一點不以為過。

　　因此，Majmua 就是 Attar 精油的一種複方，就像 Shamama 是按照印度人的喜好而設計，Majmua 是按照阿拉伯人的喜好而設計的複方，在阿拉伯語中才稱為「集合」、「綜合」，和 Shamama 一樣，Majmua 是每個 Attar 煉油廠的獨家配方，成分複雜多由幾十種的成分組合。

Majmua 有何特性？

　　在所有 Attar 種類中，因為伊斯蘭文化以男性為主導，Majmua 更偏向於男性喜好的香味。例如更多的木系香，如沉香、檀香、乳香，還有如春泥、香根草這類，可以說是和其他 Attar 較為明顯的差別。

　　例如在伊斯蘭習俗上，從沙漠中騎著馬風塵滾滾遠道而來的客人，下馬後，主人迎接的第一個迎賓禮就是準備一盆香水，供來客洗去塵土與旅途勞累，讓他們恢復精神，這就是 Majmua 才能達到的儀式感了。

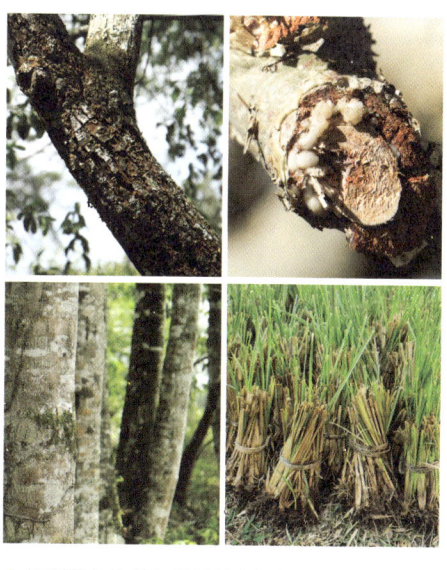

↑伊斯蘭皇家偏向於男性喜好的香味，集結了如檀香、乳香、沉香與香根草等的香氣。

阿拉伯絕大部分的沙漠或是缺水地區，以及伊斯蘭飲食習慣嗜好牛羊這些味道較重的紅肉，都造成他們對香水更講究。對阿拉伯貴族來說，價格再貴都沒問題，因此印度的 Majmua 最主要的客戶多半在中東也毫無意外了。

伊斯蘭皇家精油脈輪冥想：全身

伊斯蘭皇家 Attar 精油只需少少 1 滴的量滴在掌心，就能讓高雅的貴族香味、祈福祝願的最美力量，持續環繞在身邊 2～3 天。

進行嗅吸冥想時，第一次嗅吸就能感受到一股潔白的能量進入眉心輪。再順滑而下的進入喉輪、心輪、太陽神經叢輪、臍輪、海底輪，順滑而下的白光，如同阿拉伯國家白色長袍般，罩蓋著全身。如同阿拉伯國家對於白袍的代表意義一般，素淨、聖潔的能量覆蓋著，一種給予萬事順心、吉祥如意的祝福。美麗的祝福整整包圍了 3 天，彷彿對遠道而來的貴客給予最崇高的祈福力量一樣。

稀釋後的伊斯蘭皇家 Attar 精油，香氣沒有太多的差異，反而更容易飄揚在四周。嗅吸後，也是以一股潔白的光、能量，進入眉心輪，再順滑而下的進入喉輪、心輪、太陽神經叢輪、臍輪、海底輪，就像順滑而下的白光，如同新娘披著的幸福白紗，幸福感從頭向下環繞著，喜悅且甜美。

想要擁有這種福澤環繞的美好能量伴隨著你，可以將伊斯蘭皇家 Attar 精油取 1 滴，分別微量的點在眉心處和手腕內側、腳踝內側，形成潔白能量的光環連結，就能讓你感到被真誠的祝福能量包圍。

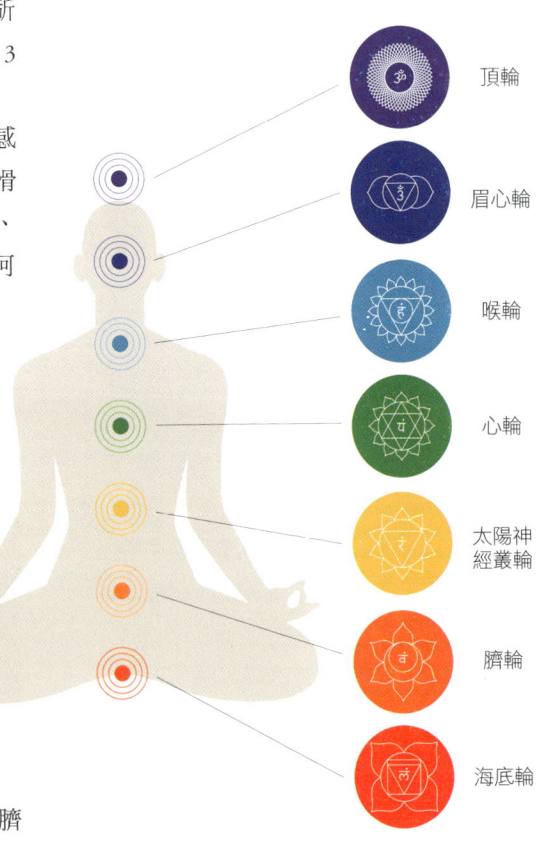

- 頂輪
- 眉心輪
- 喉輪
- 心輪
- 太陽神經叢輪
- 臍輪
- 海底輪

伊斯蘭皇家精油能量解析

伊斯蘭皇家（Majmua）融合了大自然純粹的元素，代表關鍵詞「風、潔淨」。

以樹脂香開頭，在空氣中帶來風的輕柔，吹拂經過泥土的溫潤，再融合一些潔淨的花材香，呈現淡淡的細緻輕盈粉感，有種洗好被子後曬好太陽的味道。Majmua可協助上三脈輪的平衡與放鬆，當能量滑過喉嚨，自肩膀輕柔的往下擴散，能有些安撫作用。當靜心時，Majmua可以幫助內心自我能遠離塵埃靜下來，此時和眉心輪間的溝通管道便增加敏感與暢通，在這個空間中，看見更多心輪與淺意識的表達，以釐清更多訊息，完成之後，使心靈更加的清明，並獲得更多平靜與內在的和諧。

伊斯蘭皇家 Attar 精油的能量特色

- 可紓壓、放鬆。
- **淨化與乾淨**：伊斯蘭皇家 Attar 精油的淨化功能，通常會有感停留於空間或披在身上持續一段時間，而 Majmua 輕柔的能量像是一陣風吹拂，留下沐浴後的潔淨和舒適。
- **提供清空、穩定的能量**：就像風元素和少量泥土般，風可以吹散內心雜念幫助專心，水和土則可以幫助向下穩定那些鬆動的能量；它的穩定感不像是大地岩石或是樹木，更像是長在肥沃土壤上的青草，它用一些細根部向下抓住土壤，然後上面青草隨風搖擺。在提供穩定的同時，讓思緒與心智可以自由活動和互相溝通。

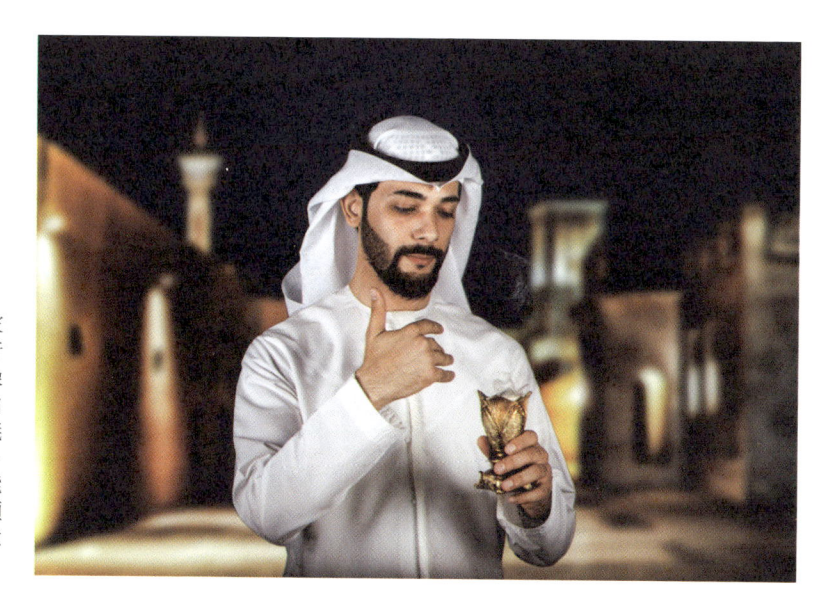

→用伊斯蘭皇家 Attar 精油進行嗅吸時，就像阿拉伯國家白袍的代表意義一般，其素淨、聖潔的能量能給予萬事順心、吉祥如意的祝福。

精油能量的生活應用

- **幫助清空思緒，找回覺知，集中精神、放鬆紓壓**：需要靜坐冥想或集中精神時，可以混合基底油以1:1稀釋成按摩油後，塗抹在眉心輪、鼻下、鼻竇、耳下至脖子與鎖骨、心輪、海底輪。

- **可淨化空間開啟保護儀式**：準備4小碗鹽、4個黑碧璽、小燭台、蠟燭、小扇子（或大羽毛）。先將空間窗戶打開流通，並將4小碗鹽和黑碧璽擺放空間的四個角落，取1～2滴Majmua於蠟燭上，均勻塗抹後，在空間正中央將蠟燭置於燭台上後點燃，加入意念想像空間，讓所有不淨與不需停留此處的所有能量。經由儀式充滿空間後，並往外擴散出去。此時一邊保持意念，一邊進行搧風（以蠟燭為中心，將向上燃燒的熱能與香氣散於四周，讓它們到四周進行淨化，再藉由黑碧璽力量向外推出），若感覺差不多，最後再將裡面的空氣往窗外搧，直到感覺空間淨化與充能完成。（鹽巴可溶於水後到馬桶沖掉。）

- 當需要替來自遠方的旅客準備洗淨香

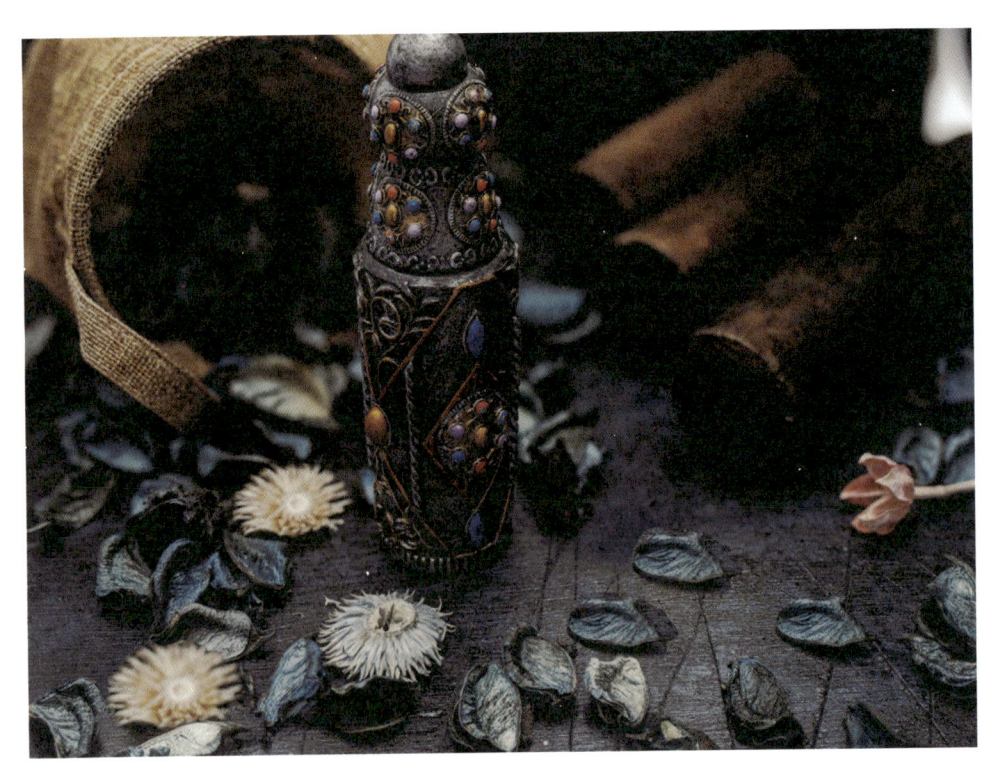

↑伊斯蘭皇家Attar精油可幫助清空思緒，找回覺知，集中精神、放鬆紓壓。

水，以去除旅途中的疲累時，可將 1～2 滴 Majmua 混合一些潔淨或曬過太陽的水，裝入木盆中，再放上一些新鮮花材或是乾燥花浸泡一下，讓棉製小毛巾吸滿香氛水與來自主人的祝福後，給予客人使用（當然也可以在木盆底下加入美麗的水晶）。這種方式能營造潔淨清爽、光明、輕鬆、溫潤，以及重視歡迎對方的儀式感，它散發無比和諧的氣息，像是深陷沙發的柔軟與剛好的支撐，可請對方閉上雙眼，以毛巾覆蓋臉部時，讓淡香氛在鼻腔之間擴散，心靈也會隨之撫慰，是很好的見面禮。（每天出門前，也能將其放在桌上準備好，當工作完回家後，換好乾淨的衣服，進行第一次的居家 SPA 儀式。）

✤ 偶爾在生活中添加儀式感，也是情趣的一部分。用天然蘆薈凝膠混合一點基底油自製成天然乳液，再滴入幾滴 Majmua 攪拌混合好，在沐浴到睡覺前的時間，塗抹全身每一吋肌膚，當作皮膚保養和心靈 SPA 的一部分，記得好好吸嗅，體會當中的訊息，因為它總是想邀請我們進入內心的放鬆，自此刻開始到夜眠時分，讓意識浸泡在若隱若現的淡淡檀香中，安穩的休息。

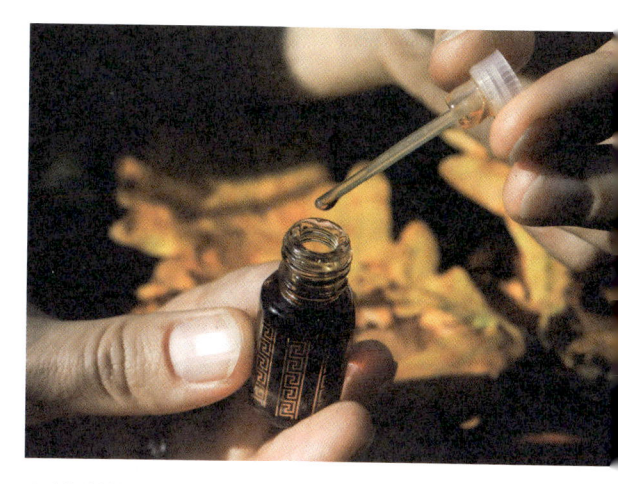

↑ 在阿拉伯國家中，Majmua 精油或香水常常被當作禮物贈送給親朋好友，做為一種表達友好、尊重和感激之情的方式。

要的傳統商品，被用於各種場合和用途。以下是一些可能的用途：

✤ **個人香氛**：阿拉伯社會非常重視個人的外表和氛圍。人們經常使用香水來為自己增添魅力和自信，並在日常生活中保持愉悅的香氣。

✤ **社交場合**：在社交場合、派對和婚禮等活動中，人們會濃烈地使用 Majmua 香水，以在人群中散發出獨特的香味，吸引他人的注意。

✤ **宗教儀式**：阿拉伯世界中的一些宗教儀式和禮拜中，人們也會使用香水。這被認為可以使自己變得更加純潔和尊榮，以及向神祈禱時表達尊敬。

✤ **禮物和贈送**：Majmua 香水常常被當作禮物贈送給親朋好友，做為一種表達友好、尊重和感激之情的方式。

伊斯蘭皇家身心靈功效實證

在阿拉伯社會，Majmua 香水是一種重

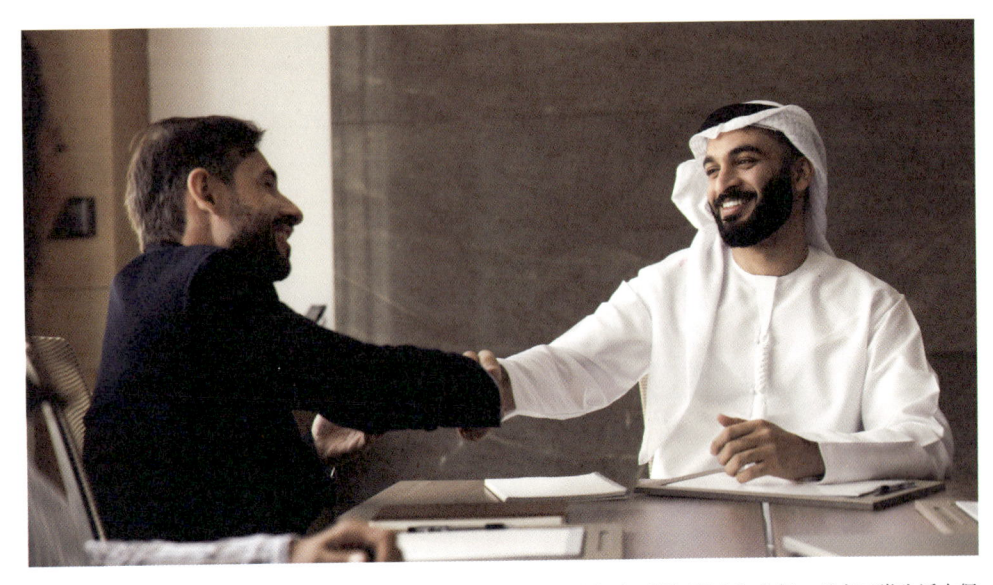

↑阿拉伯社會非常重視個人的外表和氛圍。人們經常使用香水來為自己增添魅力和自信,並在日常生活中保持愉悅的香氣。

✥ **文化傳承**:阿拉伯香水傳統在文化中有著悠久的歷史。使用這些香水可以讓人們感受到對傳統的尊重,並保持文化的連續性。

個案分享　「幸運」也能自己找到

靈氣能量導引工作接觸到最多的個案狀況,就是為健康已盡最大努力而尋求最後機會,說是已費盡洪荒之力也不為過!

曾為一個癌症末期個案,進行為期數個月的靈氣能量導引,期望以能量的調頻,到當下個案全身能量的平衡,使其身心較為舒坦些。

先將伊斯蘭皇家 Attar 精油塗抹在個案的掌心,帶領他進行靈氣能量導引。持續兩個月後,一直不願意多聊自己病情的個案,向來都講「我來了!」、「謝謝!」、「好像有比較舒服」的他,突然願意多聊了一下自己的狀況。

他說,他的癌症治療原本已用到無藥可用的地步,但不久前,醫院打電話告知,美國有一款新藥開放人體試驗,需先做基因檢測通過,才能參加新藥試用。前幾天收到檢測通過的訊息,他很感恩上天給予一次新的機會,感恩每一位幫助他的人。提及每次靈氣能量導引過程中,都有全身被一種光芒環繞的感覺。導引結束後,整個人比較有氣力一些,也許是這些美麗的光帶來的這份幸運。

伊斯蘭皇家 Attar 精油推薦配方

精油香水 ▸ 配方

配方 312　＊ 私享時光

伊斯蘭皇家 Attar 精油 9d ＋薰衣草精油 6d ＋洋甘菊精油 3d ＋佛手柑精油 1d ＋香草精油 1d

- **基底**：95% 酒精 10 ～ 20ml
- **功效 / 目的**：在一個寧靜的夜晚，你點燃了一盞薰香燈，溫暖的燈光和柔和的香氣充滿了整個房間。薰衣草的舒緩香氣幫助你放鬆身心，而伊斯蘭皇家油的木質調則為你帶來安全感。這款香水是你夜晚的最佳伴侶，讓你享受一個寧靜的夜晚。
- **適合對象 / 心情 / 時機 / 場所**：搭配薰衣草、洋甘菊等舒緩的草本香氣，營造出溫暖而寧靜的氛圍，幫助你放鬆身心，進入夢鄉。適合熱水浴後，感到身心疲憊，渴望放鬆和重置時。

配方 313　＊ 皇家盛宴

伊斯蘭皇家 Attar 精油 10d ＋大馬士革玫瑰精油 5d ＋檀香精油 3d ＋廣藿香精油 1d ＋乳香精油 1d

- **基底**：95% 酒精 10 ～ 20ml
- **功效 / 目的**：以伊斯蘭皇家 Attar 精油濃郁的木質調為基底，搭配多種花香，營造出華麗且層次豐富的香氣，展現出自信與優雅的氣質。
- **適合對象 / 心情 / 時機 / 場所**：想像你身著華麗晚禮服，走進金碧輝煌的宮殿，四周瀰漫著濃郁的檀香與玫瑰香氣。伊斯蘭皇家 Attar 精油的木質調為你增添一份神秘感，而大馬士革玫瑰的甜美花香則讓你散發出女性的柔美。這款香水適合出席重要社交場合，讓你成為全場焦點。或適合渴望提升氣場，在重要場合中需要自信時，出席私人晚會。

配方 314　＊ 沙漠之夜

伊斯蘭皇家 Attar 精油 8d ＋肉桂精油 4d ＋琥珀精油 4d ＋黑胡椒精油 2d ＋廣藿香精油 2d

- **基底**：95% 酒精 10 ～ 20ml
- **功效 / 目的**：在月光下，沙漠中的香料市集熱鬧非凡。你漫步其中，被一股濃郁的香氣所吸引。這是一款充滿神秘感的香水，肉桂和黑胡椒的辛辣為你增添了一絲危險的魅力，而琥珀的溫暖則讓你散發出迷人的性感。
- **適合對象 / 心情 / 時機 / 場所**：以伊斯蘭皇家 Attar 精油搭配辛辣的香料和濃郁的琥珀，營造出神秘而性感的氛圍，讓人

忍不住想一探究竟。適合約會夜，異國旅行，想散發性感魅力時或獨特的聚會。

按摩油保養 ▸ 配方

配方 315

*—— 皇家紓壓

伊斯蘭皇家複方 Attar 精油 4d ＋薰衣草精油 3d ＋甜橙精油 2d ＋羅馬洋甘菊精油 1d

- **基底油**：任一植物油 10～20ml
- **功效 / 目的**：伊斯蘭皇家帶來溫暖、安定的能量，舒緩身心。薰衣草舒緩緊張情緒，促進睡眠。甜橙提振心情，減輕焦慮。羅馬洋甘菊抗炎、舒緩，幫助放鬆肌肉。
- **適合對象 / 心情 / 時機 / 場所**：木質調的伊斯蘭皇家與花果香的薰衣草、甜橙、羅馬洋甘菊完美融合，營造出溫暖、舒適的氛圍，有助於放鬆身心，進入深度睡眠。適合壓力大、失眠、焦慮的人群。

配方 316

*—— 回復元氣

伊斯蘭皇家複方 Attar 精油 3d ＋黑胡椒精油 3d ＋生薑精油 2d ＋肉桂精油 1d ＋羅勒精油 1d

- **基底**：任一植物油 10～20ml

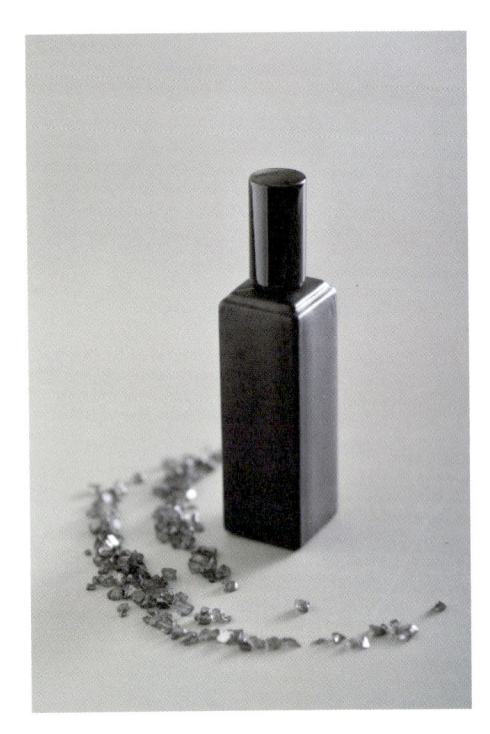

↑「舒眠放鬆的私享時光——寧靜之夜」配方是夜晚的最佳伴侶，薰衣草的舒緩香氣可放鬆身心，而伊斯蘭皇家油的木質調則帶來安全感。

- **功效 / 目的**：伊斯蘭皇家提供能量，提振精神。黑胡椒、生薑、肉桂可溫暖身體，促進血液循環。羅勒提神醒腦，改善疲勞。
- **適合對象 / 心情 / 時機 / 場所**：辛辣溫暖的香氣，能有效驅散疲勞，提振精神。適合身心疲勞、缺乏活力的人群。

配方 317 ＊── 伊斯蘭換膚術

伊斯蘭皇家複方 Attar 精油 3d ＋玫瑰精油 3d ＋檀香精油 2d ＋沒藥精油 1d

- 基底：任一植物油 10 ～ 20ml
- 功效 / 目的：伊斯蘭皇家、檀香滋潤肌膚，延緩老化。玫瑰調理肌膚，改善乾燥。沒藥消炎殺菌，促進傷口癒合。
- 適合對象 / 心情 / 時機 / 場所：花果木質調的香氣，能帶給肌膚深層的滋養。適合乾燥、敏感肌膚者。

配方 318 ＊── 全神貫注

伊斯蘭皇家複方 Attar 精油 3d ＋佛手柑精油 2d ＋依蘭依蘭精油 2d ＋雪松精油 1d ＋廣藿香精油 2d

- 基底：任一植物油 10 ～ 20ml
- 功效 / 目的：伊斯蘭皇家 Attar 精油連結身心，平衡能量。佛手柑、依蘭依蘭提升情緒，帶來愉悅感。雪松、廣藿香穩定心神，接地氣。
- 適合對象 / 心情 / 時機 / 場所：清新花果木質調，能幫助冥想者集中注意力，達到身心平衡。適合想要進行冥想、瑜珈的人群。

配方 319 ＊── 全身暢通

伊斯蘭皇家複方 Attar 精油 3d ＋薄荷精油 3d ＋杜松精油 2d ＋黑胡椒精油 1d

- 基底：任一植物油 10 ～ 20ml
- 功效 / 目的：伊斯蘭皇家 Attar 精油舒緩肌肉，緩解疲勞。薄荷清涼舒爽，鎮靜肌膚。杜松促進血液循環，消除水腫。黑胡椒溫暖身體，緩解肌肉酸痛。葡萄籽油滋潤肌膚，保護肌膚。
- 適合對象 / 心情 / 時機 / 場所：清涼辛辣的香氣，能有效舒緩運動後的肌肉酸痛，適合運動後需要放鬆肌肉的人群。

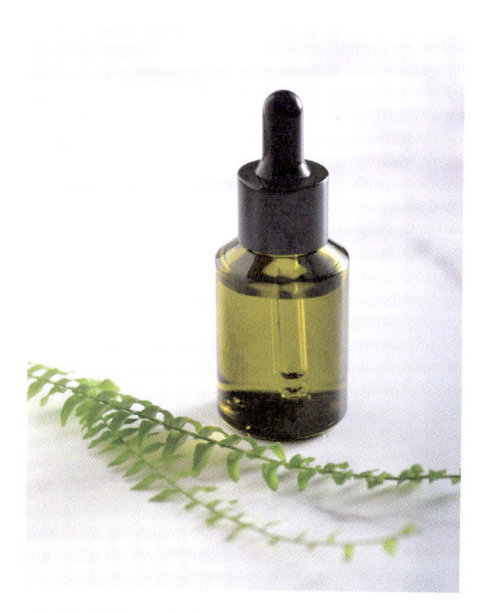

↑「全身暢通」按摩油配方清涼辛辣的香氣，能有效舒緩運動後的肌肉酸痛，適合運動後需要放鬆肌肉的人群。

JANNARUL FIRDAUS

天堂花園

香氣銳度　★★★★☆☆

香氣賞析
Aroma

*──**香氣印象**

遊歷日本熱鬧街頭時，看見林立各種店舖的新鮮感。

*──**香氣描述**

果然是氣味如其名，取出一滴後，自身的周遭有如走進盛開花朵的園子裡，清淡的、濃郁的花香，不斷交錯，並且都是在和煦陽光照耀下的花香氣味，金香木、紅花緬梔、大花茉莉、藍蓮花……等，甚至也有微微的果香透出，是一股令人興奮到內心雀躍的氣味。這也是一種讓我回想起第一次到日本自由行時，站在商店街街口，看著兩旁琳瑯滿目的商店，心裡頭那股悸動感，如同天堂花園帶出來的氣味一樣，是給人一種陽光、正向、願意努力向前的感受。到了較尾段的時候，類似藍麝香、綠香根草的氣味也釋放了出來，更有在喝完乳酸飲料後，留在口中尚未散去的甜香氣味，而前段的香氣也一直保留到了後段，靜靜的嗅吸下，有讓人輕輕躺在了羽毛枕頭上的感覺，是柔軟、溫暖的氣味感。

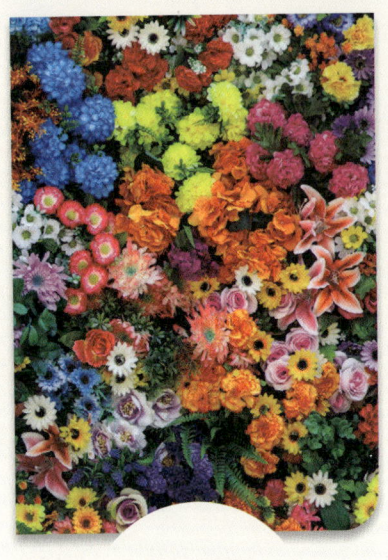

基本檔案
Data

中文別名	至高天堂
英文俗稱	Jannatul Firdaus（阿拉伯語）
拉丁學名	無
植物科別	利用多種植物材料做提煉來源的複方精油
提煉法	印度古法 Attar
五　　行	屬水
性　　味	溫、甘、酸
歸　　經	肝、脾經

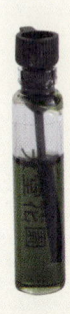

*──**香氣搭配**

1 天堂花園＋藍蓮花＋藍麝香→漫步雲端花園。
2 天堂花園＋玫瑰天竺葵＋羅馬洋甘菊→百花谷。
3 天堂花園＋春泥＋雪松→高山花徑。

CHAPTER 32

至高無上｜天堂花園

Attar 精油提煉法開拓了植物精油另一個全新的領域，不但讓植物精華與香氛的提煉達到更純粹的領域，無限的配方創意又結合了印度特有的文化與宗教。像常見的 Attar 品種就有上百種，但接下來介紹的 Jannatul Firdaus Attar 就是其中極具特色的一種，因為 Jannatul Firdaus 的翻譯是「天堂花園」，到底有什麼香氛配方能形容為「天堂花園」呢？

此香只應天堂有

Jannatul Firdaus 是阿拉伯語，而這個名詞出現於伊斯蘭教最高經典《可蘭經》中，jannatul 字面意思是花園，firdaus 是天堂。伊斯蘭教的天堂，有許多不同的層次。而 Jannatul firdaus 是天堂的最高層，在那裡你可以找到先知穆罕默德，因此把 Jannatul Firdaus 翻譯為「天堂花園」，或是「至高天堂」都是可以的。

天堂花園 Attar 的配方組成是什麼？

Attar 精油提煉法的發明源自伊斯蘭帝國佔領印度期間，因此 Attar 的宗教文化意義也會同時出現在伊斯蘭教與印度教的受眾中。對阿拉伯人來說，Attar 還有另一種獨家的意義，就是 Attar 是「沒有酒精的香水」（絕大多數的香水都是香精/精油加上酒精的）。嚴謹的伊斯蘭教義是不得接觸有「酒」的東西，因為「酒」會蠱惑心智。

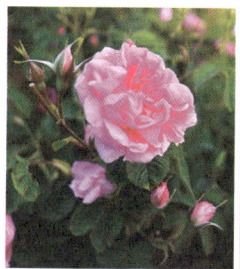

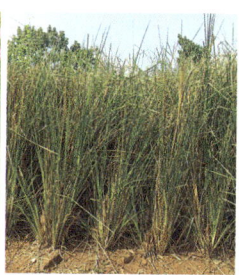

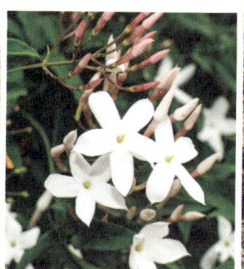

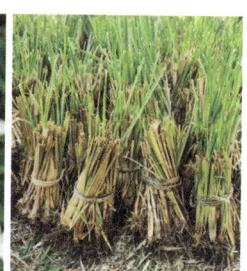

↑ 玫瑰、香根草、茉莉與岩蘭草都是天堂花園複方精油的提煉來源。

在這種定義中，Attar 成了唯一不含酒精，卻提供愉悅香氛的代替品，這是 Attar 在伊斯蘭世界中無敵存在的原因。

Jannatul Firdaus 天堂花園其實是一種複方，它是用多種植物材料做提煉來源，例如茉莉、琥珀、岩蘭草、香根草、麝香草、玫瑰、蓮花……。

就像 Shamama 印度香、Majmua 天堂花園這些複方一樣，每一個品牌的 Jannatul Firdaus 天堂花園都是獨家的配方，香味都會各有差異，但是唯一不變的是：都是淡綠色。

這個淡綠色的來源，應該和綠香根草或是綠岩蘭草有關，但是請注意！Jannatul Firdaus 天堂花園的綠色是標準規格，且符合伊斯蘭教義。

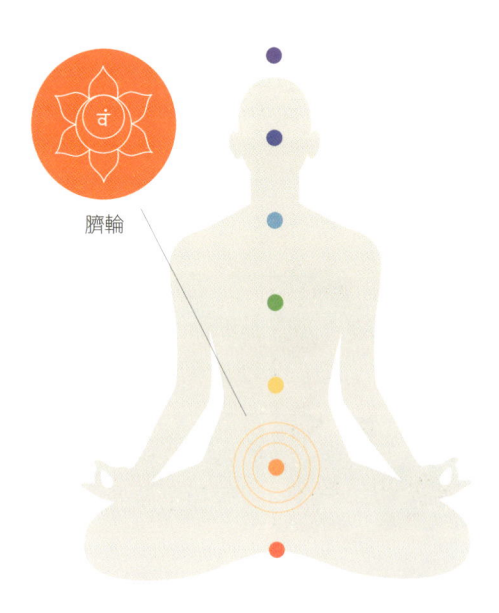

臍輪

天堂花園精油脈輪冥想：臍輪

初聞天堂花園 Attar 精油會有一股熟悉的藥皂味道，但靜下心細細感受，就能懂得「天堂花園」香如其名。如同站在百花齊放的花園裡，品味著花園中各種花香調。天堂花園 Attar 精油可以將幽雅、甜美、濃厚的各類花氣恰如其分地融合在一起，透過嗅吸，將精油的能量帶入體內，能量落入腹部之內，在「臍輪」擴展著。

冥想感受天堂花園 Attar 精油能量的過程中，隨著其中一種花香調出眾的顯露出來，彷彿一叢叢的豔麗綻放在腹部之內、生命之中，如入鳥語花香的夢幻仙境，活躍生命能量，開始不斷的向上跳動、升飛。觸動太陽神經叢輪般散發著炫麗的光彩和花香，卻又立即被向下拉動的力量，紮根入海底輪，尋求生命的安定、踏實。而此時，草根香氣亦隨之逐漸突顯浮出，將能量回歸到腹部的臍輪之內。在體內向上、向下跳躍的能量，如同音符在五線譜上歡快的跳躍著，享受動人弦律之時，卻又忍不住的從樂譜回到發出美妙樂音的樂器上。天堂花園 Attar 精油的能量，讓人懂得享受生命的歡樂，也不忘探究創造美好生命的根源。

很特別的是，天堂花園 Attar 精油在稀釋後，精油裡隱藏最深處的麝香、琥珀氣味反而顯得突出。嗅吸稀釋的「天堂花園」，就像能量流入腹部有明顯的鼓脹感，

但能量的運作,不如精油般的明顯上下跳躍,而是以一種輕搖而上、緩緩而沉的方式運作。能量同樣向上運作至太陽神經叢輪,向下帶入海底輪。而此時,綠香根草的氣味才浮現出來,隨著冥想持續地感受能量的輕柔運作,後味有更多層次的花香依次展現,如同一片花園中花朵隨著各自的步調,逐一綻放。

天堂花園精油能量解析

在伊斯蘭皇家(Majmua)複方 Attar 精油中,我們體會到了像風吹拂後留下的潔淨與柔軟,像是最終能夠安穩的休息,但現在要體會的是,回到最後快樂的歸宿:天堂花園(Jannatul Firdaus)。

這時候的靈魂已從休息中甦醒,並且全面昇華完成,由美麗天使指引,到達一個充滿能量與完美和諧的家,這裡充滿綠樹、河流、果實、心曠神怡的芬芳,還有各種能享受的地方。

天堂花園 Jannatul Firdaus 的香味比伊斯蘭皇家 Majmua 更有份量些,相較濃郁的花香在能量與質量中的份量也比較重。以柔軟的方式充滿後腦,均勻向下柔撫到雙腳,走過身體每個重要脈輪與角落,這種散落的運動方式,像是征服人生每個課題,直到靈魂呈現最美的樣子。最美可能沒有定義的模樣,但當那一刻來臨時一定知曉,也許有些人透過天堂花園 Jannatul Firdaus 裡的花料、木材,來傳達一些訊息,同時在味道帶來更多療癒和平衡。

天堂花園 Jannatul Firdaus 的香氛就像是鋪滿大量鮮花朵的花床,閉上眼,躺上花床,進行一場心輪與自我間的關係療癒。香氛能量的獨特點在於:它是下三脈輪與上三脈輪的轉接點,在重視靈性發展與平衡中,更能保持心輪的沉穩溫暖。

以方便使用來說,非常推薦尋求內在平衡與靈性成長,還有渴望心靈休息一下的人。天堂花園 Jannatul Firdaus 的綜合應用為:

- **心輪的平衡與情感支持**:替孤獨提供溫暖的支持陪伴,當能量補充並蓄勢待發之時,輕輕推開心上的門,準備迎接更多對世界的探索,迎來期待和勇氣。

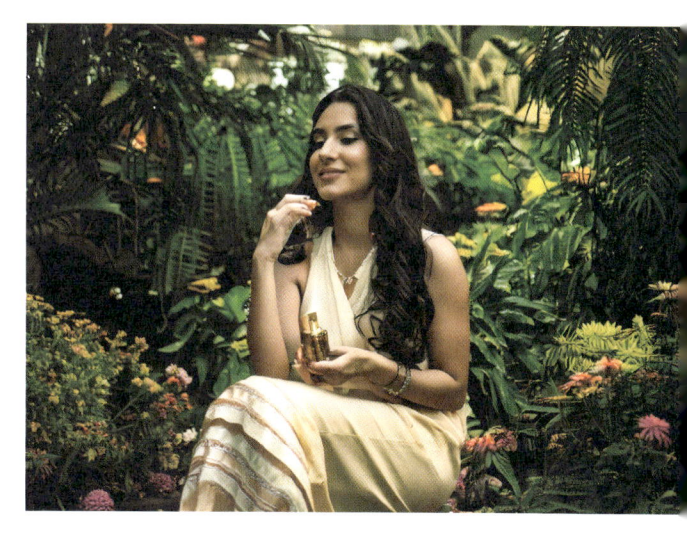

↑ 天堂花園 Attar 精油的能量,讓人懂得享受生命的歡樂,也不忘探究創造美好生命的根源。

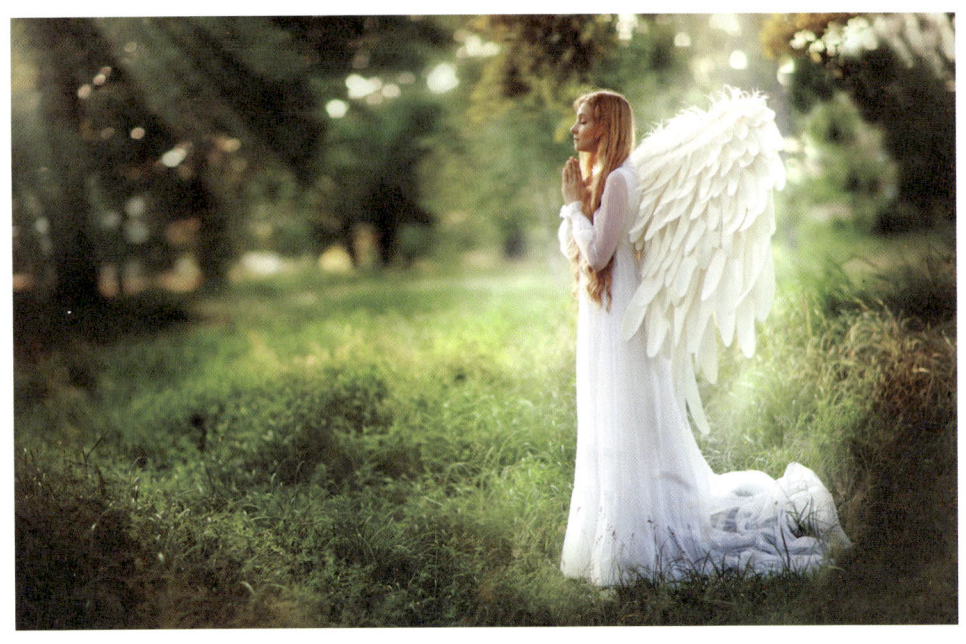

↑ 天常花園非常推薦尋求內在平衡與靈性成長，還有渴望心靈休息一下的人使用。

❖ 清潔能量場、促進靈性成長：純潔的力量能清潔淨化身心，並增加直覺力與心靈的清明。

❖ 增強根輪穩定與安全感：若 Majmua 像是青草往土層裡向下抓地，那天堂花園 Jannatul Firdaus 的穩定，更像是岩石長出的野草根，往岩石和土層內更加延伸它的根系，並且抓住更多土、木、脂，以增強安全感和穩定性。這種力量能幫助找不到方向、漂浮感的生命們，漸漸重拾內在力量，找回平衡和穩定。

❖ 深層療癒、情緒修復：療癒能量能清除與疏通情緒的淤積，替內心某個自我空間清出一個位置，以獲得呼吸與休息，這些是往好的開始的第一步。

❖ 靈性力量平衡：平衡脈輪與通過人生考驗並不容易，人生每個難關都是靈魂的課題，這些或許是通往那個美麗的天堂花園必經之路，就讓天堂花園 Jannatul Firdaus 來幫忙指引道路。如同使用了水平儀，嘗試著調整屬於自己該有的平衡。而我們要做的是，在它帶來的能量中，去體會與領悟它，其餘交給它，若你有興趣這麼做，請記得一定要實修。

❖ 增加自信與勇氣：這是源於平衡帶來的一部分，適合曾有負面經驗而難以向前的人，當面對變革時，也能給予精神勇氣面對。

天堂花園身心靈功效實證

精妙的天堂花園複方 Attar 精油使用異常簡單，可以直接點塗在有感的身體部位，若你懂得七脈輪的位置，就點在對應的位置即可。當然想用香氛擴香的方式也可以，添加在按摩油中做 SPA 按摩，或單獨使用或是加在原有的精油配方也沒問題。它既有自身的魔力，也能協助原有的精油配方得到更好的身心靈保養。

個案分享　換季肌膚救星

40 歲女性，是公司人資主管，每天面對大量的會議和面試，職業形象對她來說至關重要。由於工作需要經常上妝，但一換季皮膚就變得乾燥、粗糙，甚至脫皮，妝容根本無法服貼，讓她非常困擾。多年來，她不斷在保養品上投資，從百貨專櫃的高端品牌到醫學美容產品，都沒能有效解決她的皮膚困擾，即使在皮膚科醫生的指導下使用藥物，過敏依然反覆發作。

建議她早晚洗臉後，改用保加利亞玫瑰純露加上天堂花園複方 Attar 精油。由於玫瑰純露具有高度保濕和舒緩效果，且適用所有膚質，加上天堂花園富含多種對皮膚有益的成分，可以先安撫她受傷中的肌膚，並塗抹無香乳霜鎖住水分，不帶給肌膚多餘負擔。才僅僅使用一天，她的皮膚狀況就得到了明顯改善，脫皮的部位變得平滑，過敏的紅腫也逐漸消退，第二天起床時，她直言皮膚感覺柔軟了許多。

天堂花園 Attar 精油推薦配方

精油香水 ▸ 配方

配方 320

*　絕代風華

天堂花園複方 Attar 精油 8d ＋ 茉莉精油 5d ＋ 玫瑰精油 4d ＋ 依蘭依蘭精油 2d ＋ 佛手柑精油 1d

- **基底**：95% 酒精 10～20ml
- **目的 / 功效**：以天堂花園的清新花香為基底，搭配茉莉、玫瑰等經典花香，營造出優雅迷人的氛圍，適合出席各種社交場合。彷彿置身於一個繁花盛開的花園，清風拂過，帶來陣陣花香。茉莉的甜美、玫瑰的浪漫、依蘭依蘭的熱烈，與天堂花園的清新完美融合，讓你成為眾人矚目的焦點。
- **適合對象 / 心情 / 時機 / 場所**：重要的商務會議，時尚派對，希望吸引他人注意時。

| 配方 321 | * —— 秘密花園
天堂花園複方 Attar 精油 8d ＋肉桂精油 5d ＋檀香精油 4d ＋黑胡椒精油 2d ＋廣藿香精油 1d |

- **基底**：95% 酒精 10～20ml
- **目的 / 功效**：以天堂花園的清新花香為基底，加入辛辣的肉桂和溫暖的檀香，營造出神秘性感的氛圍，適合浪漫約會。就像是一座神秘的私人花園，空氣中彌漫著辛辣花香的混合。肉桂的溫暖與黑胡椒的刺激，為這份香氣增添了一絲神秘感，讓人忍不住想要探索。
- **適合對象 / 心情 / 時機 / 場所**：豪華酒店房間，想要展現性感時，渴望一場浪漫約會時。

| 配方 322 | * —— 夜闌人靜
天堂花園複方 Attar 精油 8d ＋橙花精油 5d ＋洋甘菊精油 4d ＋佛手柑精油 2d ＋香草精油 1d |

- **基底**：95% 酒精 10～20ml
- **目的 / 功效**：以天堂花園的清新花香為基底，搭配橙花、洋甘菊等舒緩香氣，營造出溫馨舒適的居家氛圍。彷彿置身於一個溫馨的客廳，柔和的燈光下，空氣中彌漫著淡淡的薰衣草和花香。這是一種讓人感到放鬆舒適的香氣，適合在家中使用。

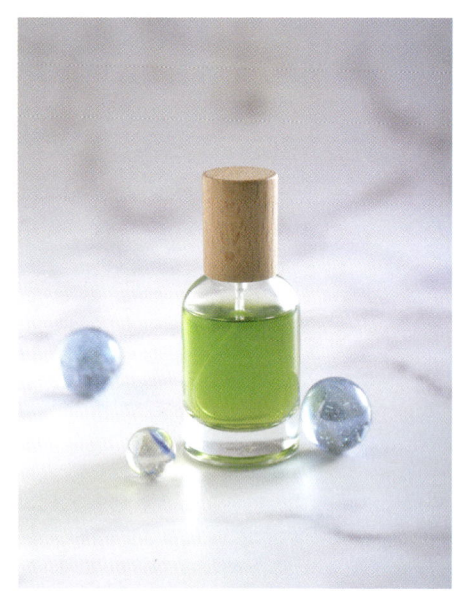

↑「夜闌人靜」以天堂花園的清新花香為基底，搭配橙花、洋甘菊等舒緩香氣，營造出溫馨舒適的居家氛圍。

- **適合對象 / 心情 / 時機 / 場所**：提升居家生活質感，與家人或朋友共享寧靜時刻時，忙碌的一天結束後。

| 配方 323 | * —— 靈感泉源
天堂花園複方 Attar 精油 8d ＋檸檬精油 5d ＋迷迭香精油 4d ＋薑精油 2d ＋葡萄柚精油 1d |

- **基底**：95% 酒精 10～20ml
- **目的 / 功效**：以天堂花園的清新花香為基底，搭配檸檬、迷迭香等提神香氣，營造出清新愉悅的工作氛圍，激發靈感。

彷彿置身於一個充滿綠意的工作室，空氣中彌漫著檸檬的清新和迷迭香的提神。這種香氣能幫助你集中注意力，激發靈感。

- **適合對象/心情/時機/場所**：早晨，需要激發靈感時，需要高效率工作時。

配方 324　＊　甜蜜夢鄉

天堂花園複方 Attar 精油 8d ＋ 檀香精油 5d ＋ 薰衣草精油 4d ＋ 白麝香精油 2d ＋ 茉莉精油 1d

- **基底**：95% 酒精 10～20ml
- **目的/功效**：以天堂花園的清新花香為基底，搭配檀香、薰衣草等舒緩香氣，營造出寧靜舒適的睡眠氛圍。彷彿躺在一片柔軟的草地上，仰望星空，耳邊傳來陣陣蟲鳴。檀香和薰衣草的香氣讓你感到無比放鬆，幫助你快速進入夢鄉。
- **適合對象/心情/時機/場所**：臥室，難以入睡者，需要放鬆身心的人。

按摩油保養 ▸ 配方

配方 325　＊　月夜花語

天堂花園複方 Attar 精油 8d ＋ 薰衣草精油 6d ＋ 洋甘菊精油 4d ＋ 甜橙精油 2d

- **基底**：葡萄籽油 20ml
- **目的/功效**：舒緩緊張情緒、改善睡眠品質，適合失眠、焦慮者。清甜的花果香調，營造寧靜、溫暖的氛圍，有助於放鬆身心。
- **適合對象/心情/時機/場所**：睡前時光，情緒緊繃時，渴望溫暖與慰藉。

配方 326　＊　晨曦曙光

天堂花園複方 Attar 精油 7d ＋ 葡萄柚精油 5d ＋ 迷迭香精油 4d ＋ 生薑精油 2d ＋ 黑胡椒精油 2d

- **基底**：葡萄籽油 20ml
- **目的/功效**：提振精神、改善疲勞，適合長期處於高壓狀態的人。清新辛辣的香氣，能有效驅散疲勞，提振精神。
- **適合對象/心情/時機/場所**：高壓工作者，考生，生活節奏快的人，工作間隙。

配方 327　＊　花顏月貌

天堂花園複方 Attar 精油 3d ＋ 玫瑰精油 3d ＋ 檀香精油 2d ＋ 乳香精油 1d

- **基底**：甜杏仁油 20ml
- **目的/功效**：滋潤肌膚、延緩老化，適合乾燥、敏感肌膚。花果木質調的香氣，能帶給肌膚深層的滋養。
- **適合對象/心情/時機/場所**：乾燥膚質，敏感膚質，日常護膚程序。

配方 328 ＊—— 靈魂花園

天堂花園複方 Attar 精油 6d ＋佛手柑精油 5d ＋依蘭依蘭精油 5d ＋雪松精油 2d ＋廣藿香精油 2d

- **基底**：葡萄籽油 20ml
- **目的 / 功效**：平衡身心、促進靈性成長，適合追求心靈平靜的人。清新花果木質調，能幫助冥想者集中注意力，達到身心平衡。
- **適合對象 / 心情 / 時機 / 場所**：感覺身心失衡，想集中注意力，追求心靈平靜的人，靜心時刻。

配方 329 ＊—— 絕不認輸

天堂花園複方 Attar 精油 3d ＋薄荷精油 3d ＋杜松精油 2d ＋黑胡椒精油 1d

- **基底**：葡萄籽油 10ml
- **目的 / 功效**：舒緩肌肉酸痛，促進血液循環，適合運動愛好者。清涼辛辣的香氣，能有效舒緩運動後的肌肉酸痛。
- **適合對象 / 心情 / 時機 / 場所**：健身後，運動愛好者，久坐族群。

配方 329 ＊—— 保養三效合一

天堂花園複方 Attar 精油 3d ＋天竺葵精油 3d ＋茴香精油 2d ＋快樂鼠尾草精油 1d

- **基底**：葡萄籽油 10ml
- **目的 / 功效**：暖胃幫助消化、子宮保養、消除腹部贅肉三效合一。
- **適合對象 / 心情 / 時機 / 場所**：飯後按摩 10 分鐘幫助消化，生理期前後及日常小腹按摩保養使用。

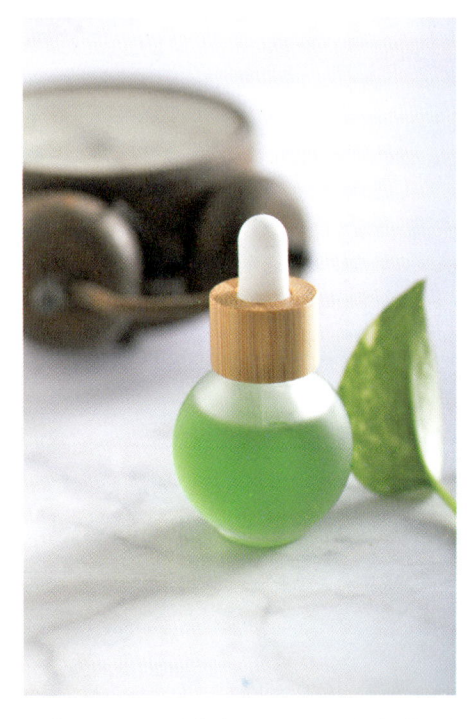

↑「靈魂花園」按摩油可平衡身心、促進靈性成長，適合追求心靈平靜的人。

Attar 精油與 MBTI 人格活用術

什麼是 MBTI？

早在1960年就開發出來的MBTI（Myers – Briggs Type Indicator）是一項性格測驗，全稱為「麥布二氏心理類型量表」，官方版的 MBTI 測驗共有 93 題，大概要花十幾分鐘，測驗的結果會用四個英文字母簡稱，歸納出每個受測者的性格，並分成 16 種類型。

早在 1920 年，MBTI 就被一對母女心理學家設計出來，但是為什麼直到 1960 年才被心理學界接受？大致原因是因為早期女性在心理學界並不受待見，且有些意見挑剔覺得這套 MBTI 的設計理論並不嚴謹，總之，MBTI 就被冷藏了數十年。

比星座還夯的 MBTI

為什麼一個幾十年前的性格測驗，會突然在這幾年會爆紅，大概有以下幾個原因：
① 疫情期間大量無聊的人在隔離中，獨處中，各種的心理測驗玩法大行其道。
② 以韓國為主的社交圈、短視頻、偶像劇⋯⋯開始瘋傳每個人是什麼型。
③ 一時之間，MBTI 成為流行主題，也成為社交話題。

就算如此，為何 MBTI 並沒有短暫的喧鬧後就消失，反而持續的成為人們長期接受的定義？正面表列、簡單好玩、可塑性強，這四個特點才是 MBTI 能爆紅並被接受的真正原因。

正面表列

你會常聽到「我是 E 人，你是 I 人」這種說法，在 MBTI 中這是最開始的兩大類型。相當於 E 人較為外向活躍，I 人較為內向保守，但是沒有人會排斥「內向保守」是個負面字眼。因為在 MBTI 的分類中，都是正面表列，也就是 I 人 E 人各有特點。MBTI 只是幫助你了解這些特點，所以每個人做完測驗，知道自己是那一型，都很高興，沒有人覺得自己有缺陷，但是知道自己的特點，也理解自己的風格，這是每個人都能接受 MBTI 的分析結果。

簡單好玩

只要搜尋「MBTI 測驗」就可以在網路上找到許多免費的線上 MBTI 測驗，不到十分鐘就可以知道自己的四個英文字代號，分別是自己四個方向的特徵，以及你是 16 種人格定義的發明家還是領導者。

在社交圈中，「我是天蠍座」就跟「我是 ISFJ 守護者」一樣，都是快速的與人溝通，讓人瞭解你，創造話題建立人際關係的方式。結論的 16 型就像是 12 星座一樣，都能快速塑造出你的自我介紹。且因為 MBTI 是通過客觀的測驗得出結論，有可能比星座更讓人信服。也就是說，以後在面試時直接說出「我是 ISFJ 守護者」可能更容易讓面試官了解你的人格特點。

因為簡單好玩，MBTI 近年已經逐漸的在社會上普及，成為流行趨勢之一，在年齡層目前偏向 2000 千禧年代為主，逐漸向上普及。

可塑性強

另一個令人更接受 MBTI 的原因是它的可塑性。也就是不同時期做 MBTI 可能得到的結論會不一樣，也就是你的 MBTI 也會變。這是很合理的，因為人的性格特徵本來就會變，例如你從最 E 的 I 人變成最 I 的 E 人，或是對某個原則有另一個想法產生微調，這種可塑性也是 MBTI 更能符合理想的自我定義方式。

你是哪一型？

所以，你知道你是哪一型嗎？如果不知道，請盡速上網查詢【MBTI 測驗】，不到十分鐘你就知道答案，因為我們接下來就要告訴你，如何善用 Attar 精油的香氛氣場，來協助與提振你的人格特點。

香氛氣場提振人格特點：
當香氛氣場 vs MBTI 16 型

A 獲得能量方式

內向（字母 I，Introvert）
透過自處獲得動力

I 型人，習慣透過獨處獲得能量、關注自己的內心世界，偏好有深度的交流。針對這種特性，Attar 精油可以輔助能量的方向為：增加自信心，建立沉穩，與維持執著的毅力。

外向（字母 E，Extravert）
透過與他人相處獲得動力

E 型人透過交際互動為自己充電，喜歡獲得關注與肯定，勇於表達自己的意見，因此需要 Attar 精油輔助的能量為：強化社交，與增加互動與溝通力。

某些特定的 Attar 精油的香氛對於 I 型與 E 型可以提供的共同點是「平衡」，也

就是能在兩種獲得能量的方式間取得平衡，同時兼顧。

B 蒐集資料方式

直覺（字母 N，INtuition）
思考較抽象，在乎事件背後的意義

所謂蒐集資料，指的是感知我們這個世界的方式。N 型人較為巨觀，理解的角度是以事物大概的輪廓與整體的方向，看見的往往是事物的趨勢與未來。

Attar 精油適合輔助的能量方向為：強化靈感與創意，保持思想的靈活性，這些都屬於 N 型人的優勢。

感覺（字母 S，Sensing）
注重實際、通過五感來認識世界

S 型人關注細節，並從中尋找解決問題的實際作法，更傾向將注意力放在周遭環境與現實問題的處理。Attar 精油可以強化並協助的能量方向為提高觀察力與細節的縝密，並給予務實落地的心態場域。

某些特定的 Attar 精油的香氛可以在提高共同點，也就是對整體環境事務的「求知慾」做激發，所以同時適用於 N 型及 S 型人。

C 做決定的考量方式

感覺（字母 F，Feeling）
以人是否能和平共處做決定

這也就是我們習慣的理性與感性的差別。F 型人做決定時偏向人性與感受，較有溫度但也較為有彈性，Attar 精油在香氛氣場上會以增加感性的溫度，提高共情與包容力，更符合 F 型人的情緒價值觀。

思考（字母 T，Thinking）
以規則、邏輯來做決定

T 型人會客觀地看待事實、並做理性分析與邏輯思考，有效率的解決問題。因此 Attar 精油可以協助以上的流程，維持理性與效率的風格，強化 T 行人自豪的效率與客觀。

但是，不管是理性還是感性，必須在乎的共同點就是「自省力」，這也是 F 型與 T 型人都應該要求的，因為不管你做任何決定，隨時保持自省力，才能從曾做過的錯誤決定中，不斷的自我升級。

D 生活態度

知覺（字母 P，Perception）
心態保持靈活，接受不同安排

生活態度的差異，J 型人喜歡有秩序而

且確保情況按部就班都在控制中，P 型人則是以隨機而有彈性的生活方式，因此 P 型人較為隨興、放鬆，而 Attar 精油可以讓「樂觀」、「活力」成為隨身的香氛氣場維持這種活潑性，但是也可以提供「知性」的氣場讓活潑性不會毫無秩序。

判斷（字母 J，Judegment）
偏好完整規劃、有條理的事

J 型人的生活態度是盡可能把所有事情都計畫好，盡可能的照規劃進行，他們喜歡這種一切都在掌握之中的條理性。J 型人可以利用 Attar 精油達到的氛圍就是協助積極性，保持隨時的反省檢討，並維持遠見。

P 型與 J 型人在生活態度上的共同點，就是保持「正能量」，因為不管你是隨性還是規格化的安排生活，保持正能量都可以保證生活走向正軌。

Attar 的 MBTI 活用術

在提供的 Attar 對照表中，詳列了 40 種 Attar 精油的分析屬性，除了本書前面所提到的脈輪分類外，還有 MBTI 的對照表。也就是每一種 Attar 對 MBTI 的不同分類，能提供的香氛能量輔助方向。

除了每一個分類都有安排各三個關鍵字外，另外還有一個關鍵字是兩個類型都存在可用的，這樣提供了更多元的靈活性，畢竟我們自己也常常在兩個類型中猶豫不決。

掌握了 40 種 Attar 的屬性定義，又該如何運用呢？最簡單的方式就是用其作為香氛氣場。方法如下：

① 以你歸屬的類型找出你想要強化的關鍵字，並找到該關鍵字對應的 Attar 精油，最多不超過三種。
② 每種使用的比例以均等為原則，也就是滴數相同。
③ 純精油可以用香氛機、擴香儀直接使用，或用 10 倍的 95% 酒精稀釋成精油香水，隨身噴灑使用。
④ 不管是香氛擴香，還是香水噴灑，均是以建立自身的香氛氣場為原則。
⑤ MBTI 為近年日漸普及的顯學，網路上有大量的分析解說，如有興趣者可自行研究，本書在此不做過多的篇幅介紹。

＊ 如果對此內容有任何疑問，歡迎掃描 QRcode 加入群組討論。

Attar 精油與 MBTI 對照表

類別	品項	英文	五行	脈輪	獲得動力	蒐集資料	做決定的考量	生活態度	適合 MBTI 型	I/E
非植物	春泥	Mitti	土	海底輪	I 自信	S 細節	T 理性	P/J 正能量	物流師 / 鑑賞家	I
單方	金香木	Champaca	土	太陽神經叢輪	I/E 平衡	N 創意	F 包容	P 樂觀	競選者 / 調停者	IE
單方	晚香玉	Tuberose	金	臍輪	I 沉穩	S 務實	F 感性	J 積極	守衛者	I
單方	紅花緬梔	Frangipani	木	心輪	E 社交	N 靈活	F 包容	P 知性	競選者	E
單方	金銀花	Honeysuckle	金	喉輪	I 沉穩	S/N 求知慾	T 決策	J 反省	物流師 / 建築師	I
單方	印度百合	Lily	金	喉輪	E 溝通	N 靈感	F 共情	P 樂觀	競選者	E
單方	藏紅花	Saffron	火	臍輪	I 自信	N 創意	T 決策	P 活力	邏輯學家	I
單方	鳶尾花根	Iris Root	土	頂輪	E 互動	S 觀察	F 包容	J 遠見	執政官	E
單方	梔子花	Gardenia	水	臍輪	I 執著	N 靈活	F 感性	J 反省	提倡者	I
單方	指甲花	Hina	火	心輪	E 互動	S 細節	T/F 自省力	P 知性	企業家 / 表演者	E
單方	黃金團花	Kadamb	水	喉輪	I 執著	S 務實	F 感性	J 積極	守衛者	I
單方	金盞花	Marigold	金	臍輪	E 社交	N 靈感	F 共情	J 遠見	主人公	E
單方	鳳凰木	Poinciana	火	喉輪	E 互動	N 創意	T 效率	J 遠見	指揮官	E
單方	印蒿	Davana	水	心輪	E 溝通	N 靈感	T 理性	J 積極	指揮官	E
蓮花家族	藍蓮花	Blue Lotus	水	海底輪	E 社交	N 創意	F 感性	P/J 正能量	主人公 / 競選者	E
蓮花家族	粉蓮花	Pink Lotus	金	心輪	I 執著	N 靈活	T/F 自省力	P 知性	邏輯學家 / 調停者	I
蓮花家族	白蓮花	White Lotus	水	喉輪以上	I 沉穩	S 觀察	T 理性	P 樂觀	工匠	I
麝香家族	黑麝香	Black Musk	水	海底輪	I 執著	N 靈感	T 效率	J 遠見	建築師	I
麝香家族	白麝香	White Musk	木	海底輪	I 自信	N 靈感	F 包容	P/J 正能量	提倡者 / 調停者	I
麝香家族	藍麝香	Blue Musk	金	海底輪	E 社交	S 務實	F 共情	J 積極	執政官	E

家族	名稱	英文	五行	脈輪						
茉莉家族	印度茉莉	Juhi Jasmine	火	臍輪	E 溝通	N 靈活	T 效率	P 知性	辯論家	E
	夜香茉莉	Raat Rani	水	臍輪	E 社交	N 創意	T 效率	P 活力	辯論家	E
	繡球茉莉	Motia	火	臍輪	I 自信	S 觀察	F 感性	P 樂觀	探險家	I
	珊瑚茉莉	Harsringar	火	臍輪	I 沉穩	N 創意	T 理性	P 樂觀	邏輯學家	I
玫瑰家族	麝香玫瑰	Mask Rose	火	喉輪	E 互動	S 觀察	F 共情	P 活力	表演者	E
	千葉玫瑰	Rose Centifolia	火	喉輪	E 溝通	N 靈活	T 理性	P 活力	辯論家	E
	茶玫瑰	Tea Rose	火	喉輪	I 自信	N 靈感	F 感性	J 積極	提倡者	I
草香家族	綠香根草	Green Vetiver	土	臍輪	I 沉穩	S 觀察	F 包容	J 反省	守衛者	I
	綠岩蘭草	Green Vetiver	土	海底輪	I 自信	S 細節	T/F 自省力	P 知性	鑑賞家 / 探險家	I
乾焙家族	乾焙乳香	Choya Loban	金	頂輪	I 執著	S 細節	T 理性	J 積極	物流師	I
	乾焙望天樹	Choya Ral	木	海底輪	E 社交	S 細節	T 決策	J 反省	總經理	E
	乾焙貝殼	Choya Nakh	金	喉輪	I 執著	S 務實	F 包容	P 樂觀	探險家	I
複方	沉香	Agarwood	火	七脈輪	E 社交	S 務實	T 決策	P 活力	企業家	E
印度特色複方	琥珀	Amber	金	頂輪	E 溝通	S/N 求知慾	T 理性	J 遠見	總經理 / 指揮官	E
	印度香	Shamama	水	全身	E 溝通	S 細節	T 效率	J 遠見	總經理	E
	豐收果香	Mandrin Complex	水	臍輪	E 互動	S 觀察	F 共情	P 樂觀	表演者	E
	七脈輪	Chakras	金	全身	I/E 平衡	S 務實	F 包容	J 積極	執政官 / 守衛者	IE
阿拉伯特色複方	烏木香	Barkhoor	木	眉心輪	I 自信	S/N 求知慾	T 理性	J 反省	物流師 / 建築師	I
	伊斯蘭皇家	Majmua	木	全身	E 溝通	N 靈活	F 包容	J 積極	主人公	E
	天堂花園	Jannatul Firdaus	水	臍輪	E 社交	N 靈活	T/F 自省力	J 遠見	指揮官 / 主人公	E

本書配方依功能性分類一覽表

香氛擴香配方

- 配方 1　　清新晨曦　　　　　　P.61
- 配方 2　　平心靜氣　　　　　　P.61
- 配方 3　　放輕鬆　　　　　　　P.61
- 配方 4　　淨化空間　　　　　　P.62
- 配方 5　　靈活創意　　　　　　P.62
- 配方 6　　美好友誼　　　　　　P.62
- 配方 7　　浪漫感性　　　　　　P.62
- 配方 8　　招財開運　　　　　　P.62
- 配方 20　兒時鄉村　　　　　　P.70
- 配方 21　煥然一新　　　　　　P.70
- 配方 22　通行無阻　　　　　　P.71
- 配方 23　暢快呼吸　　　　　　P.71
- 配方 24　夜幕低垂　　　　　　P.77
- 配方 25　寧靜家居　　　　　　P.77
- 配方 26　幸福假期　　　　　　P.77
- 配方 41　熱帶夢幻　　　　　　P.85
- 配方 42　芬多森林　　　　　　P.86
- 配方 43　安眠放鬆　　　　　　P.86
- 配方 44　浪漫花園　　　　　　P.86
- 配方 45　迷情幽夢　　　　　　P.87
- 配方 46　深層放鬆　　　　　　P.87
- 配方 54　隨心所欲　　　　　　P.95
- 配方 55　舒緩呼吸　　　　　　P.95
- 配方 56　抗病毒　　　　　　　P.95
- 配方 57　金銀超能力　　　　　P.95
- 配方 63　情緒舒緩　　　　　　P.101
- 配方 64　放鬆入睡　　　　　　P.101
- 配方 65　溫暖浪漫　　　　　　P.101
- 配方 66　清新提神　　　　　　P.101
- 配方 67　溫馨安撫　　　　　　P.101
- 配方 68　日出的第一道光芒　　P.107
- 配方 69　漫步在山間小徑上　　P.108
- 配方 70　花園中的搖椅　　　　P.108
- 配方 71　深山中品嘗一口泉水　P.108
- 配方 72　微笑的夢　　　　　　P.108
- 配方 81　黃昏花園　　　　　　P.116
- 配方 82　清新靈感　　　　　　P.117

- 配方 83　夏日悠閒　　　　　　P.117
- 配方 84　森林小屋　　　　　　P.117
- 配方 85　浪漫今夜　　　　　　P.117
- 配方 93　晨曦花園　　　　　　P.125
- 配方 94　夢幻森林　　　　　　P.125
- 配方 95　寧靜禪院　　　　　　P.125
- 配方 96　花漾悅魅　　　　　　P.125
- 配方 97　冥想空間　　　　　　P.125
- 配方 103　荒漠綠洲　　　　　P.132
- 配方 104　月光花園　　　　　P.132
- 配方 105　陽光檸檬茶　　　　P.132
- 配方 106　森林雨露　　　　　P.133
- 配方 107　溫暖冬夜　　　　　P.133
- 配方 108　清晨露珠　　　　　P.133
- 配方 109　夜幕下的秘密　　　P.133
- 配方 114　午后陽光庭園　　　P.140
- 配方 115　夏日森林的微風　　P.140
- 配方 116　花香滿溢的庭院　　P.140
- 配方 117　寧靜的夜晚　　　　P.140
- 配方 118　清新活力的早晨　　P.141
- 配方 119　浪漫的燭光晚餐　　P.141
- 配方 120　放鬆的 SPA　　　　P.141
- 配方 121　漫步在林間　　　　P.141
- 配方 134　晨曦的輕語　　　　P.156
- 配方 135　下午茶　　　　　　P.157
- 配方 136　浪漫黃昏　　　　　P.157
- 配方 137　臥房中的鳳凰　　　P.157
- 配方 138　森呼吸　　　　　　P.157
- 配方 149　夜幕藍蓮池　　　　P.172
- 配方 150　清新能量在於晨　　P.172
- 配方 151　心靈寧靜去煩躁　　P.173
- 配方 152　古寺花園　　　　　P.173
- 配方 153　山林靈感　　　　　P.173
- 配方 154　創意之源　　　　　P.173
- 配方 155　愛的溫馨　　　　　P.173
- 配方 161　夢幻花園　　　　　P.180
- 配方 162　清新森林　　　　　P.181
- 配方 163　貴妃的臥房　　　　P.181
- 配方 164　陽光沙灘　　　　　P.181

359

● 配方 165	靈感書房	P.181
● 配方 171	夢幻湖畔	P.189
● 配方 172	淨化清心	P.190
● 配方 173	靜謐寧靜	P.190
● 配方 174	柔情浪漫	P.190
● 配方 175	青草悠遊	P.190
● 配方 176	平和寧靜	P.190
● 配方 177	活力晨曦	P.191
● 配方 178	平衡和諧	P.191
● 配方 179	夏日花園	P.191
● 配方 180	溫馨之家	P.191
● 配方 186	森林之夢	P.204
● 配方 187	星光花園	P.204
● 配方 188	清晨露珠	P.204
● 配方 189	古典之夜	P.205
● 配方 190	海洋微風	P.205
● 配方 191	暖冬記憶	P.205
● 配方 200	春日綻放	P.224
● 配方 201	夏日清風	P.224
● 配方 202	秋意濃情	P.224
● 配方 203	冬季暖陽	P.224
● 配方 204	晨曦微光	P.224
● 配方 205	花語晚安	P.225
● 配方 206	心靈休息站	P.225
● 配方 207	本我對話	P.225
● 配方 208	靈感旅者	P.225
● 配方 218	玫瑰閨蜜	P.242
● 配方 219	睡前舒眠	P.243
● 配方 220	溫柔的力量	P.243
● 配方 221	浪漫氛圍	P.243
● 配方 222	清新淨化	P.243
● 配方 223	優雅女性	P.243
● 配方 224	永遠的春天	P.243
● 配方 225	靜思冥想	P.244
● 配方 226	清爽夏日	P.244
● 配方 227	溫暖冬陽	P.244
● 配方 228	香氣交響曲	P.244
● 配方 229	雲淡風輕	P.245
● 配方 230	活力早晨	P.245
● 配方 231	浪漫夜晚	P.245
● 配方 233	如釋重負	P.250
● 配方 234	自信滿滿	P.250
● 配方 235	專心一意	P.250
● 配方 236	安然入睡	P.250
● 配方 237	無憂無慮	P.250

● 配方 242	溪頭日出	P.259
● 配方 243	夜幕低垂	P.259
● 配方 244	浪漫花園	P.259
● 配方 245	心靈靜思	P.259
● 配方 246	腦力激盪	P.259
● 配方 247	令人放心的「老爸的味道」	P.275
● 配方 248	增強自信的「可依靠的肩膀」	P.275
● 配方 249	「山中古剎」上一炷香	P.275
● 配方 250	海景套房的陽台	P.276
● 配方 251	海灘椰子樹下的吊床	P.277
● 配方 259	安寧之森	P.288
● 配方 260	夏日清新	P.288
● 配方 261	安逸之窩	P.288
● 配方 262	清晨活力	P.288
● 配方 263	情侶之夜	P.288
● 配方 264	靜心冥想	P.289
● 配方 265	春日花園	P.289
● 配方 266	森林之旅	P.289
● 配方 271	沉靜的琥珀之夜	P.300
● 配方 272	琥珀溫馨居家	P.300
● 配方 273	夢幻琥珀花園	P.301
● 配方 274	寧靜的琥珀森林	P.301
● 配方 275	琥珀之甜蜜誘惑	P.301
● 配方 279	正能量	P.307
● 配方 280	順心如意	P.307
● 配方 281	補中益氣	P.307
● 配方 287	清新工作室	P.314
● 配方 288	放鬆瑜伽	P.314
● 配方 289	甜蜜浪漫	P.315
● 配方 290	清新沐浴	P.315
● 配方 291	安心入眠	P.315
● 配方 292	秋日溫馨	P.315
● 配方 293	歡愉加分題	P.315
● 配方 294	魅力光環	P.320
● 配方 295	欲望火焰	P.320
● 配方 296	七脈輪的平衡	P.321
● 配方 302	黃昏幻境	P.331
● 配方 303	靈感之林	P.332
● 配方 304	天空之舞	P.332
● 配方 305	夜幕迷情	P.332
● 配方 306	溫暖柔情	P.332

按摩油保養配方

● 配方 9	舒緩芳香	P.62

•	配方 10	滋潤 Q 彈	P.63	• 配方 110	粉撲輕拂	P.138
•	配方 11	青春活力	P.63	• 配方 111	提神醒腦	P.139
•	配方 12	幸福隨身	P.63	• 配方 112	睡眠舒眠	P.139
•	配方 13	一覺到天亮	P.63	• 配方 113	東方美人	P.139
•	配方 14	微笑拈花	P.68	• 配方 122	舒敏修護	P.148
•	配方 15	幸福荷爾蒙	P.69	• 配方 123	透亮輕盈	P.148
•	配方 16	注入能量	P.69	• 配方 124	平衡肌膚	P.148
•	配方 17	呼吸暢通	P.69	• 配方 125	溫柔呵護	P.149
•	配方 30	夜來花語	P.78	• 配方 126	肌膚水噹噹	P.149
•	配方 31	活力奔放	P.79	• 配方 127	美麗人生	P.149
•	配方 32	百花輕撫	P.79	• 配方 128	乾淨絕不妥協	P.154
•	配方 33	清風吹拂	P.79	• 配方 129	花香精靈	P.155
•	配方 34	神采飛揚	P.79	• 配方 130	留住青春	P.155
•	配方 35	無痛一身輕	P.84	• 配方 139	身心安頓	P.162
•	配方 36	暢通無阻	P.84	• 配方 140	活力回春	P.163
•	配方 37	深層保濕	P.84	• 配方 141	美肌滋養	P.163
•	配方 38	絕色佳人	P.85	• 配方 142	脈輪平衡	P.163
•	配方 39	修護過敏	P.85	• 配方 143	閃電充能	P.163
•	配方 40	舒緩燒曬傷	P.85	• 配方 144	睡蓮之心	P.171
•	配方 47	享受金銀	P.92	• 配方 145	佛心滋潤	P.171
•	配方 48	提升免疫力	P.92	• 配方 146	神采飛揚	P.171
•	配方 49	清新醒腦	P.93	• 配方 147	情感平衡	P.172
•	配方 50	心靈平衡	P.93	• 配方 148	心智加分	P.172
•	配方 58	減壓放鬆	P.99	• 配方 156	來自遠方的祈福	P.179
•	配方 59	提升情緒	P.100	• 配方 157	安神平衡	P.179
•	配方 60	還我漂亮肌	P.100	• 配方 158	活力提神	P.179
•	配方 61	百合花床	P.100	• 配方 159	粉蓮佳人	P.180
•	配方 62	平衡荷爾蒙	P.100	• 配方 160	粉蓮貴婦	P.180
•	配方 73	推動搖籃的手	P.109	• 配方 166	夜夜好眠	P.188
•	配方 74	乾淨透亮	P.109	• 配方 167	氣質美人	P.189
•	配方 75	一切如新	P.109	• 配方 168	悠閒從容	P.189
•	配方 76	靜夜安寧	P.115	• 配方 169	緩解疲勞	P.189
•	配方 77	晨曦煥活	P.115	• 配方 170	減壓生活禪	P.189
•	配方 78	永恆之美	P.115	• 配方 181	麝香寧神	P.203
•	配方 79	心靈淨土	P.116	• 配方 182	晚安助眠	P.203
•	配方 80	平衡之源	P.116	• 配方 183	能量升級	P.203
•	配方 89	好好愛自己	P.123	• 配方 184	溫暖放鬆	P.204
•	配方 90	活力充沛	P.124	• 配方 185	皮膚滋潤	P.204
•	配方 91	花間輕舞	P.124	• 配方 195	月光輕舞	P.222
•	配方 92	休養生息	P.124	• 配方 196	元氣喚醒	P.222
•	配方 98	寧靜之息	P.131	• 配方 197	花漾光彩	P.223
•	配方 99	活力復甦	P.131	• 配方 198	靈魂之窗	P.223
•	配方 100	絲滑潤澤	P.131	• 配方 199	活力再生	P.223
•	配方 101	能量平衡	P.131	• 配方 209	溫柔時光	P.240
•	配方 102	自在輕盈	P.132	• 配方 210	玫瑰天堂	P.240

- 配方 211　紓壓安神 P.241
- 配方 212　幸福香氣 P.241
- 配方 213　超越自我 P.241
- 配方 214　宛若重生 P.241
- 配方 215　海闊天空 P.241
- 配方 216　輕鬆自在 P.242
- 配方 217　迎向朝陽 P.242
- 配方 238　大地能量 P.258
- 配方 239　日日幸福 P.258
- 配方 240　百花之吻 P.258
- 配方 241　身心平衡 P.258
- 配方 252　漫步心靈海灘 P.277
- 配方 253　海洋的溫柔撫觸 P.277
- 配方 254　境隨心轉 P.286
- 配方 255　溫柔撫慰 P.286
- 配方 256　美好時光 P.287
- 配方 257　愉悅心情 P.287
- 配方 258　放鬆舒眠 P.287
- 配方 267　放鬆紓壓 P.299
- 配方 268　清爽舒暢 P.299
- 配方 269　琥珀換膚 P.299
- 配方 270　情感平衡 P.300
- 配方 276　暮光再生 P.306
- 配方 277　心靈庇護 P.306
- 配方 278　能量之輪 P.307
- 配方 282　擁抱快樂 P.313
- 配方 283　幸福洋溢 P.313
- 配方 284　清爽提神 P.313
- 配方 285　平衡情緒 P.314
- 配方 286　豁然開朗 P.314
- 配方 297　瑜伽之光 P.321
- 配方 298　靜心之息 P.322
- 配方 299　心靈花園 P.322
- 配方 300　平衡之源 P.323
- 配方 301　煥然新生 P.323
- 配方 307　烏木療癒 P.332
- 配方 308　提神活力 P.332
- 配方 309　溫暖安定 P.333
- 配方 310　舒爽清涼 P.333
- 配方 311　煥膚一新 P.333
- 配方 315　皇家紓壓 P.342
- 配方 316　回復元氣 P.342
- 配方 317　伊斯蘭換膚術 P.343
- 配方 318　全神貫注 P.343
- 配方 319　全身暢通 P.343

- 配方 325　月夜花語 P.351
- 配方 326　晨曦曙光 P.351
- 配方 327　花顏月貌 P.351
- 配方 328　靈魂花園 P.352
- 配方 329　絕不認輸 P.352
- 配方 330　保養三效合一 P.352

精油香水配方

- 配方 27　星光璀璨 P.77
- 配方 28　魅惑之夜 P.78
- 配方 29　安然入夢 P.78
- 配方 86　華麗盛宴 P.122
- 配方 87　魅力情人 P.123
- 配方 88　公主夢境 P.123
- 配方 131　晚宴婚宴香氛——優雅鳳凰 P.155
- 配方 132　約會性感香氛——鳳凰之惑 P.156
- 配方 133　日常睡前香氛——夜眠鳳凰 P.156
- 配方 192　夜色茉莉 P.221
- 配方 193　知性文青 P.221
- 配方 194　浪漫約會 P.222
- 配方 232　百搭室內香氛 P.249
- 配方 294　魅力光環 P.320
- 配方 295　欲望火焰 P.320
- 配方 296　七脈輪的平衡 P.321
- 配方 312　私享時光 P.341
- 配方 313　皇家盛宴 P.341
- 配方 314　沙漠之夜 P.341
- 配方 320　絕代風華 P.349
- 配方 321　秘密花園 P.350
- 配方 322　夜闌人靜 P.350
- 配方 323　靈感泉源 P.350
- 配方 324　甜蜜夢鄉 P.351

精華油保養配方

- 配方 51　容光煥發 P.93
- 配方 52　光彩耀眼 P.94
- 配方 53　凍齡女神 P.94

其他

- 配方 18　泡澡放鬆沐浴鹽 P.70
- 配方 19　能量提升沐浴凝膠 P.70

客廳 Living 0011

發現精油新大陸
印度古法 Attar 精油經典
40 種珍稀精油機密檔案
＋ 330 種專業配方毫無保留全公開

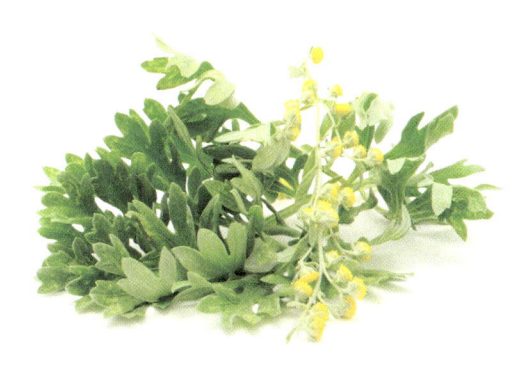

國家圖書館出版品預行編目資料

發現精油新大陸：印度古法 Attar 精油經典：
40 種珍稀精油機密檔案 + 330 種專業配方毫
無保留全公開 / Kenny 賓至剛 &EORDA 顧問群
著. -- 初版. --
臺北市：日日學文化出版：聯合發行股份有限
公司發行, 2025.03
面； 公分. -- (客廳；ASLI0011)

ISBN 978-626-99551-0-7(平裝)

1.CST: 芳香療法 2.CST: 香精油 3.CST: 印度

418.995　　　　　　　　　114002506

作　　者	**Kenny** 賓志剛 **&EORDA** 顧問群
總 編 輯	鄭淑娟
行銷主任	邱秀珊
協力編輯	丁曉珊
精油攝影	周禎和
美術設計	行者創意
總 審 定	鄭淑娟
出 版 者	日日學文化
電　　話	（02）2368-2956
傳　　真	（02）2368-1069
地　　址	106 台北市和平東路一段 10 號 12 樓之 1
郵撥帳號	50263812
戶　　名	日日幸福事業有限公司
法律顧問	王至德律師
電　　話	（02）2341-5833
發　　行	聯合發行股份有限公司
電　　話	（02）2917-8022
製　　版	中茂分色製版印刷股份有限公司
電　　話	（02）2225-2627
初版一刷	2025 年 3 月
定　　價	750 元

版權所有　翻印必究
※ 本書如有缺頁、破損、裝訂錯誤，請寄回本公司更換

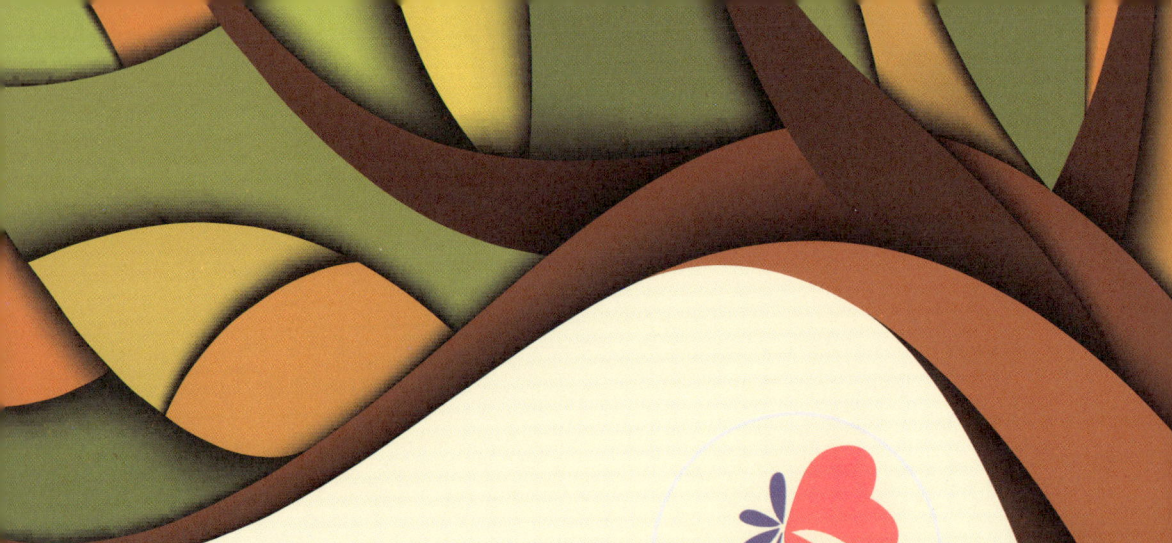

香草魔法學苑

Attar精油領導品牌

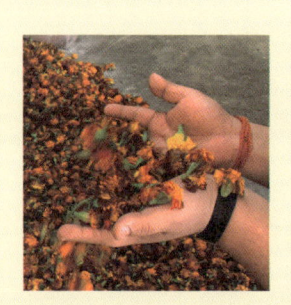

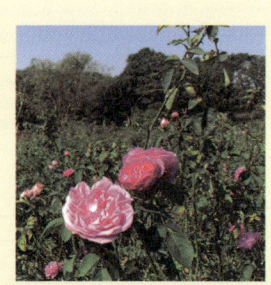

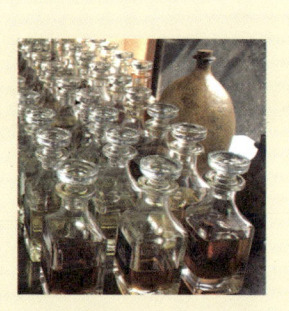

親赴印度原產地調研/採購

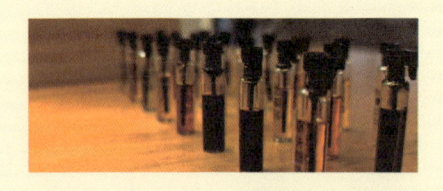

全台唯一40餘種現貨供應

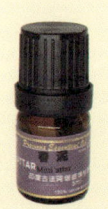

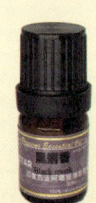

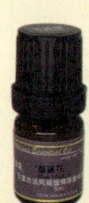

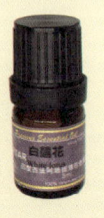

掃碼開啟
Attar寶庫

https://herbcare.me/ATTAR

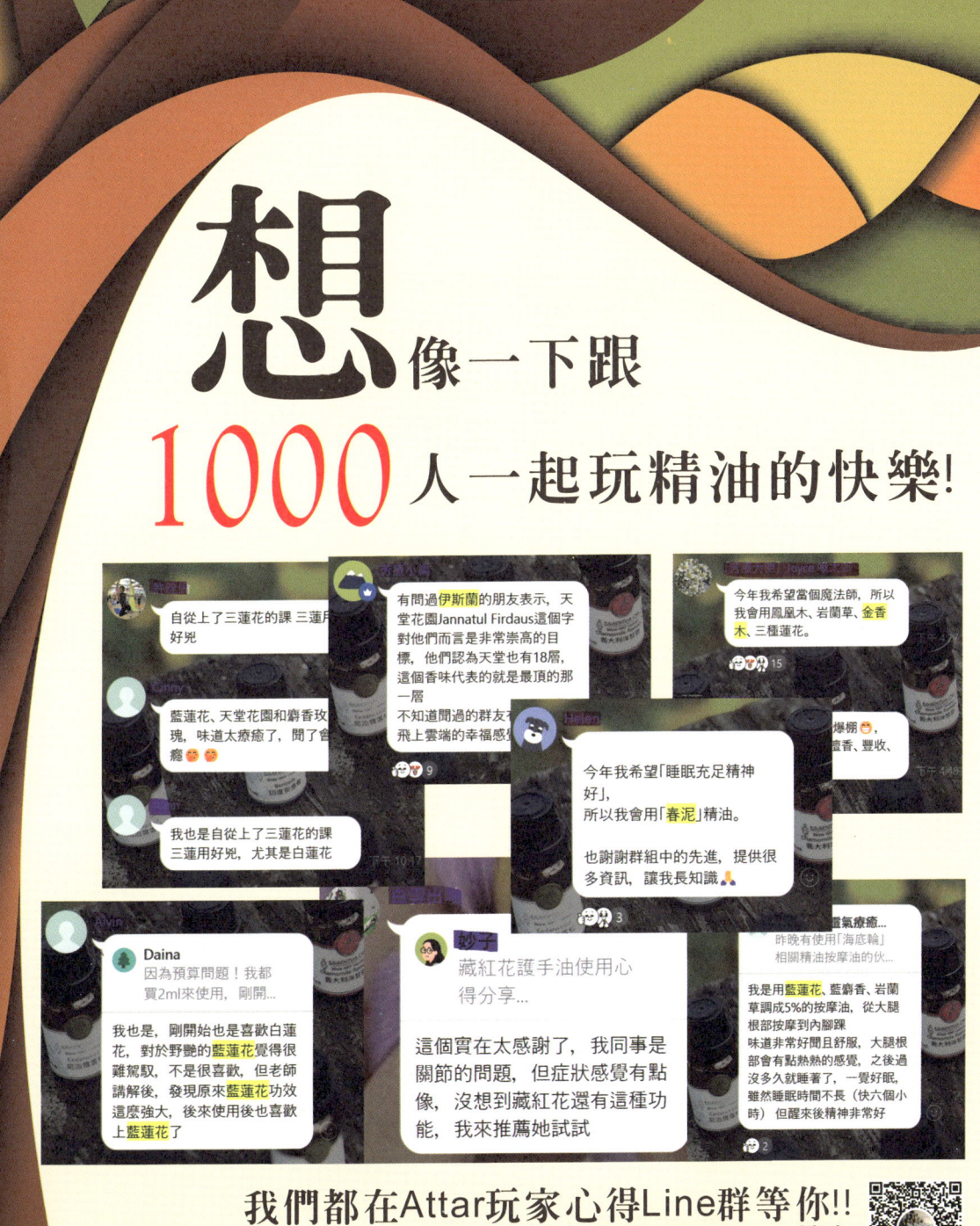

想像一下跟 1000 人一起玩精油的快樂!

> **眠眠大隊**
> 自從上了三蓮花的課 三蓮用好兇

> **Ginny**
> 藍蓮花、天堂花園和麝香玫瑰,味道太療癒了,聞了會上癮 😋😋

> 我也是自從上了三蓮花的課 三蓮用好兇,尤其是白蓮花

> **昨晚大爆**
> 有問過伊斯蘭的朋友表示,天堂花園Jannatul Firdaus這個字對他們而言是非常崇高的目標,他們認為天堂也有18層,這個香味代表的就是最頂的那一層
> 不知道聞過的群友會不會飛上雲端的幸福感覺 9

> **Helen**
> 今年我希望「睡眠充足精神好」,所以我會用「春泥」精油。
> 也謝謝群組中的先進,提供很多資訊,讓我長知識 🙏 3

> **藍蓮大隊/Joyce 晚天天**
> 今年我希望當個魔法師,所以我會用鳳凰木、岩蘭草、**金香木**,三種蓮花。 15

> 爆棚 😊
> 查香、豐收、

> **Alvia**
> **Daina**
> 因為預算問題!我都買2ml來使用,剛開
> 我也是,剛開始也是喜歡白蓮花,對於野豔的**藍蓮花**覺得很難駕馭,不是很喜歡,但老師請解後,發現原來**藍蓮花**功效這麼強大,後來使用後也喜歡上**藍蓮花**了

> **妙子**
> 藏紅花護手油使用心得分享...
> 這個實在太感謝了,我同事是關節的問題,但症狀感覺有點像,沒想到藏紅花還有這種功能,我來推薦她試試

> **靈氣療癒...**
> 昨晚有使用「海底輪」相關精油按摩油的伙
> 我是用藍蓮花、藍麝香、岩蘭草調成5%的按摩油,從大腿根部按摩到內腳踝
> 味道非常好聞且舒服,大腿根部會有點熱熱的感覺,之後過沒多久就睡著了,一覺好眠,雖然睡眠時間不長(快六個小時)但醒來後精神非常好 2

我們都在Attar玩家心得Line群等你!!
掃碼加入。入群密碼請寫Attar讀者

好康豪華禮大相送都在日日學文化！

只要填好讀者回函卡寄回本公司（直接投郵），您就有機會得到以下各項大獎。

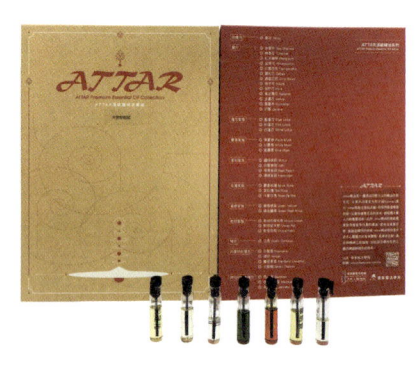

獎項內容

天堂好眠組

**含春泥×1、白麝香×1、印度香×1、粉蓮花×1、天堂花園×1、豐收（果香）×2
共7支精油**

- 每管內容物為純Attar精油1ml，透明瓶裝可觀察顏色，內附香棒可聞香試香。
- 可隨身攜失做為隨身香氛香水，亦可純收藏把玩。
- Attar 精油無保存期限限制，請鎖蓋放置陰涼處，以免揮發。

市價 3,000元／共10組

參加辦法

只要購買《發現精油新大陸：印度古法Attar精油經典——40種珍稀精油機密檔案＋330種專業配方毫無保留全公開》，填妥書裡「讀者回函卡」（免貼郵票）於2025年6月20日前（郵戳為憑）寄回【日日學文化】，本公司將抽出共10位幸運的讀者，得獎名單將於2025年6月30日公布在：

日日學文化粉絲團：https://www.facebook.com/AlwaysStudyingCultural/

◎以上獎項，非常感謝香草魔法學苑獨家大方熱情贊助。